AME 科研时间系列医学图书 012

食管癌

主编： 赫捷、Wayne Hofstetter、Guy Eslick

中南大学出版社
www.csupress.com.cn

AME
Publishing Company

ASVIDE
AME Surgical Video Database

图书在版编目（CIP）数据

食管癌/赫捷，［美］霍夫斯特(Hofstetter, w.)，［澳］埃斯利克(Eslick, G.)主编. —长沙：中南大学出版社，2016.12

ISBN 978 - 7 - 5487 - 2238 - 0

Ⅰ.①食…　Ⅱ.①赫…　②霍…　③埃…　Ⅲ.①食管癌—诊疗　Ⅳ.①R735.1

中国版本图书馆CIP数据核字(2016)第098403号

AME 科研时间系列医学图书 012

食管癌

SHI GUAN AI

赫捷　Wayne Hofstetter　Guy Eslick　主编

□丛书策划　郑　杰　汪道远　李　媚

□整理编辑　袁　舒　潘美欣

□责任编辑　孙娟娟

□责任校对　石曼婷

□责任印制　易红卫　谢础圆

□版式设计　林子钰　胡晓艳

□出版发行　中南大学出版社

　　　　　　社址：长沙市麓山南路　　　　　　　邮编：410083

　　　　　　发行科电话：0731-88876770　　　　传真：0731-88710482

□策　划　方　AME Publishing Company 易研出版公司

　　　　　　地址：香港沙田石门京瑞广场一期，16 楼 C

　　　　　　网址：www.amegroups.com

□印　　装　天意有福科技股份有限公司

□开　　本　880×1230　1/16　□印张 20　□字数 631 千字　□插页 5

□版　　次　2016 年 12 月第 1 版　□2016 年 12 月第 1 次印刷

□书　　号　ISBN 978 - 7 - 5487 - 2238 - 0

□定　　价　285.00 元

编者风采

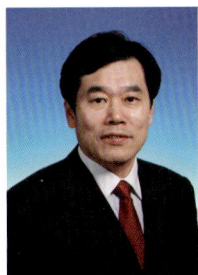

主编：赫捷 教授，主任医师，博士生导师

中国科学院院士
中国医学科学院肿瘤医院院长兼党委书记
中国国家癌症中心主任

中华医学会胸心血管外科学分会候任主任委员
中国医师协会胸外科医师分会候任会长
北京医学会胸外科学会主任委员

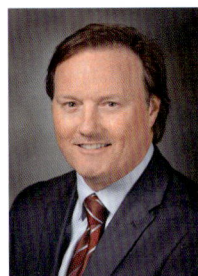

主编：Wayne L. Hofstetter, MD

Department of Thoracic and Cardiovascular Surgery, University of Texas, MD Anderson Cancer Center, Houston, Texas, USA
Professor, Department of Thoracic and Cardiovascular Surgery, The University of Texas MD Anderson Cancer Center, Houston, TX; Director, Esophageal Surgery Program, Department of Thoracic and Cardiovascular Surgery - Research, The University of Texas MD Anderson Cancer Center, Houston, TX

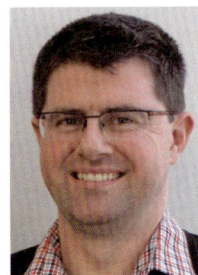

主编：Guy D. Eslick, DrPH, PhD

The Whiteley-Martin Research Centre, The Discipline of Surgery, The University of Sydney, Sydney Medical School, Nepean, Penrith, New South Wales, Australia
Associate Professor of Surgery and Cancer Epidemiology, Surgery, Nepean Clinical School

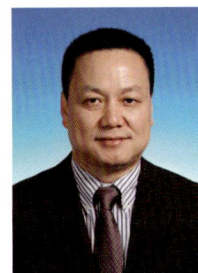

副主编：高树庚 教授，主任医师，博士生导师

中国医学科学院肿瘤医院胸外科主任

中国医疗保健与国际交流促进会胸外科分会副主任委员
中华医学会胸心血管外科学分会委员兼副秘书长
中国医师协会胸外科医师分会常委兼副总干事
中国医师协会胸外科医师分会微创外科专家委员会副主委
北京医学会胸外科分会副主委兼秘书长、肺癌学组组长

I

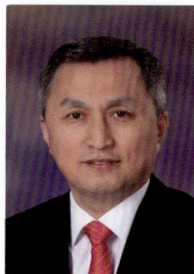

副主编：陈海泉 教授，主任医师，博士生导师

复旦大学附属肿瘤医院胸部肿瘤多学科诊治组首席专家
复旦大学肺癌防治中心主任

美国胸外科学会(AATS)会员及会员发展部委员
欧洲胸外科医师协会会员(ESTS)
美国胸外科医师协会(STS)会员及国际理事
美国胸科医师学院资深会员(FCCP)
中国医师协会胸外科医师分会常务委员
上海胸外科学会副主任委员
上海市抗癌协会胸部肿瘤委员会主任委员

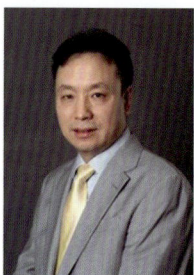

副主编：韩泳涛 主任医师，硕士生导师

四川省肿瘤医院胸外科

卫生部全国肿瘤规范化诊治专家委员会专家
中国抗癌协会食管癌专委会常务委员
全国食管癌临床研究分中心负责人
四川省抗癌协会食管癌专委会副主任委员
四川省医学会胸心血管外科专委会常委
陕西省抗癌协会微创外科专委会常委
《中国食管癌规范化诊治指南》编委
《癌症》杂志编委
四川省卫生厅学术技术带头人
ISDE会员及中国区常委
国际胸腺协作组中国区常委

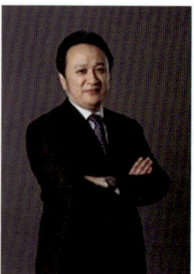

副主编：李印 教授，主任医师，博士生导师

河南省肿瘤医院副院长、胸外科主任

中华医学会胸心血管外科分会食管疾病、肺癌学组委员
中国抗癌协会食管癌专业委员会副主任委员
中国医师协会胸外科医师分会食管外科专家委员会副主任委员
中国医师协会胸外科医师分会常委
中国医师协会胸外科医师分会微创胸外科专家委员会常委
中国内镜医师分会胸外科内镜与微创专业委员会常务理事
全国内镜与微创专业技术考评委员会胸外科分会常务理事
大中华胸腔镜外科学院委员
国际肺癌研究会(IASLC)会员

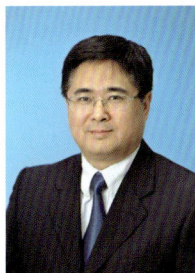

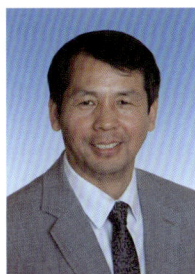

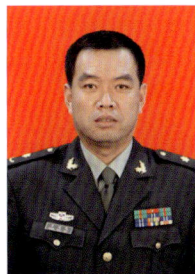

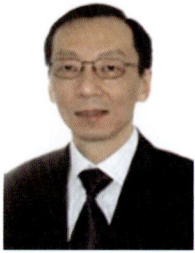

方文涛　主任医师，博士生导师

上海交通大学附属胸科医院胸外科，上海市胸科医院胸外科，上海交通大学食管疾病临床诊治中心主任

卫生部国家临床重点专科学科带头人
全国抗癌协会食管癌专业委员会委员
上海市超声内镜学组成员
先后赴日本东京国立癌症中心食管外科和美国波士顿哈佛大学医学院麻省总医院胸外科进修学习
担任 *Annals of Thoracic Surgery* 等多本国际学术期刊的编委

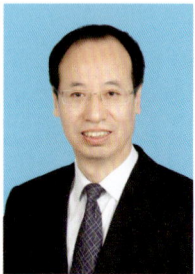

付军科　教授，主任医师

西安交通大学第一附属医院胸外科主任

中国医师协会胸外科分会委员
中国医师协会微创专家委员会常委
中国医师协会食管专家委员会委员
陕西省医学会胸外分会副主委
陕西抗癌协会食管癌专业委员候任主委
陕西省抗癌协会肺癌专业委员会常委
《中国肺癌杂志》常务编委

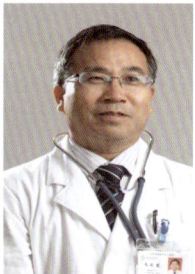

朱成楚　教授，主任医师，硕士生导师

台州恩泽医疗中心(集团)党工委书记、副主任

中华医学会胸心血管外科学分会电视胸腔镜学组委员
全国卫生系统先进工作者、享受国务院特殊津贴
浙江省医学会胸心血管外科分会常委及胸腔镜学组组长
浙江省有突出贡献中青年专家

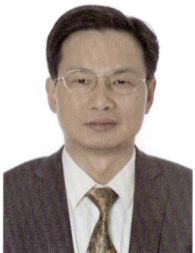

朱坤寿　主任医师，硕士生导师

福建省肿瘤医院四病区行政主任

福建省肺癌专业委员会委员
福建省小儿外科协会委员
省级以上刊物发表论文十余篇

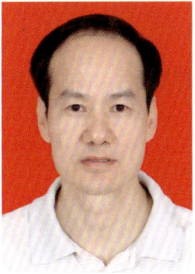

刘汉云 副教授，主任医师，大外科主任，首席专家

嘉应学院医学院副院长
嘉应学院医学院附属医院常务副院长、党总支书记

享受第三届梅州市政府津贴的专家
梅州市医学会胸外科分会主任委员
广东省医师协会胸外科分会常务委员
广东省医学会胸外科分会委员
广东省医疗行业协会胸外科分会常务委员
广东省微创外科学会胸外科学组委员

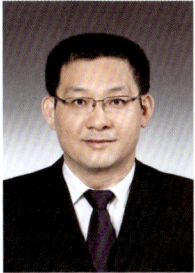

刘永煜 主任医师，硕士生导师

沈阳市胸科医院院长、胸外科行政主任

中国抗癌协会食管癌专业委员会常委、中国抗癌协会肺癌专业委员会委员
中国胸外科肺癌联盟副主席、国家卫计委食管癌早诊早治试点工作辽宁地区首席指导专家
国际肺癌研究协会(IASLC)会员、国际食管疾病学会委员(ISDE)、日本肺癌学会会员
辽宁省高层次科技专家库专家、辽宁省医学会胸外科分会主任委员
辽宁省抗癌协会食管癌专业委员会主任委员、辽宁省抗癌协会肺癌专业委员会副主任委员
中华医学会肿瘤分会青年委员、中华医学会胸心血管外科学分会委员
全国食管癌临床研究分中心主任、辽宁省医学会理事、辽宁省抗癌协会常务理事、
中国医师协会胸外科分会辽宁工作部副主任委员
辽宁省医学会肿瘤分会常务委员、辽宁省中西医结合学会肿瘤分会副主任委员
*Annals of Thoracic*中文版、《中国肿瘤》《肿瘤学杂志》编委。

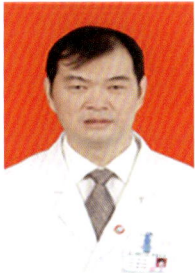

孙伟 副主任，医学博士，主任医师，副教授，硕士生导师

新疆医科大学附属肿瘤医院胸外科

《中华实验外科》审稿专家
中国抗癌协会肿瘤营养与支持专业委员会肿瘤营养通路学组委员
中国西部肺癌协作中心胸外科委员
新疆医学会胸心血管专业委员会常务委员
新疆医学会肿瘤学专业委员会常委、秘书长
新疆肿瘤研究所食管癌中心主任

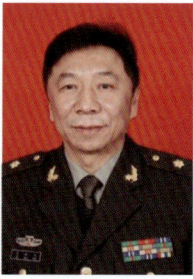

李小飞 教授，主任医师，博士生导师

现任国家重点学科、全军胸腔外科中心、陕西省优势医疗专科、陕西省胸腔外科疾病临床医学研究中心、第四军医大学唐都医院胸腔外科主任

陕西省医学会胸外科分会主任委员
全军胸心外科学会副主任委员
中国医师协会创伤外科委员会副主任委员
中国医师协会整合医学分会胸外科专业委员会主任委员
中华医学会胸心血管外科学会委员
中国医师协会胸外科医师分会常委
中国抗癌学会食管癌专业委员会常委

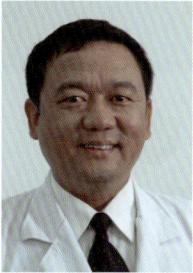

李高峰 教授，主任医师，博士生导师

云南省肿瘤医院副院长

云南省预防医学会常务理事兼肺癌专业委员会主任委员
云南省抗癌协会胸部肿瘤微创治疗专委会主任委员
云南省抗癌协会肺癌专业委员会常务副主任委员
云南省医师协会胸外科分会副主任委员
云南省医学会胸心外科分会副主任委员
云南省老年学学会副主任委员
云南省预防医学会慢性病预防与控制分会副主任委员
中华医学会肿瘤学分会全国委员
中国医师协会肿瘤学分会全国委员

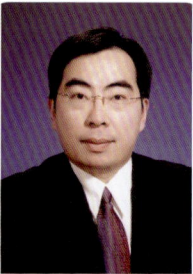

李辉 主任医师，博士生导师

首都医科大学附属北京朝阳医院胸外科主任医师

美国胸外科学会(AATS)会员、美国胸外科医师协会(STS)会员
欧洲胸外科医师协会(ESTS)会员、国际心肺移植协会(ISHLT)会员
国际肺癌研究协会(IASLC)会员、国际食管疾病研究会(ISDE)会员
北京胸外科学会副主任委员、多本专业杂志编委
曾获国家科技进步二等奖等重要奖项、获国家自然科学基金2项
发表高质量论文数十篇，其中SCI收录30余篇
作为主编、副主编、主译出版专著10部

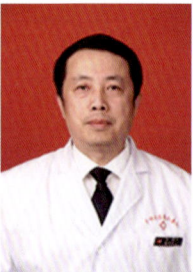

任倜 教授，主任医师，博士生导师

吉林大学第二医院胸外科主任

吉林省抗癌协会食管专业委员会副主任委员
国家自然科学基金函审专家
《吉林医学》杂志编委
省、市医疗事故鉴定委员会专家库成员
长春市中级人民法院医学顾问

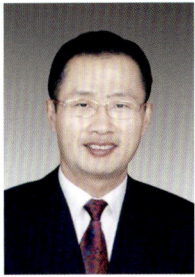

张建华 教授，主任医师，医学博士，硕士生导师

南方医科大学深圳医院胸外科主任

赴英访问学者
甘肃省胸心血管外科专业领军人才
《食管外科学》编委
《中国现代医学》编委
《中国医学工程》编委
《兰州大学学报(医学版)》编委
深圳市医师协会胸外科专业委员会副主任委员
深圳市抗癌学会精准治疗专业委员会副主任委员
前甘肃省医学会胸心血管外科专业委员会主任委员
前甘肃省医师协会胸外科专业委员会候任主任委员
中华医学会胸心血管外科专业委员会全国委员
中国医师协会胸外科专业委员会全国委员
中华医学会器官移植学会心肺移植学组全国委员

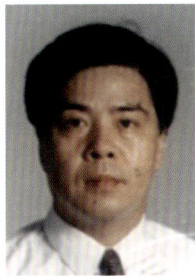

郑世营 医学博士，教授，博士生导师

苏州大学附属第一医院胸外科主任医师

中国抗癌协会江苏省食管癌专业委员会副主任委员、江苏省抗癌协会肺癌专业委员会常委
中华医学会江苏省胸外科分会肺移植组副组长、中华医学会江苏省胸外科分会食管学组委员
中华医学会苏州胸心外科分会常委
《实用老年医学》常务编委、《中华实验外科杂志》编委
《中国循证心血管病杂志》《中国肿瘤临床》《中国基础与临床医学杂志》编委
在国内核心期刊发表学术论文150余篇，其中SCI收录60余篇，参编著作3部
获得省部级科技成果奖6项，市厅级科技成果奖7项
主持和参与国家自然基金面上项目1项，重大项目1项
国家临床重点专科和江苏省临床重点学科重点项目各1项，省级社会发展项目2项

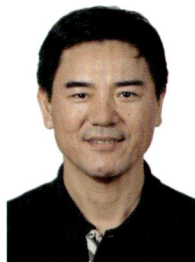

骆金华 教授，主任医师，硕士生导师

南京医科大学第一附属医院胸外科副主任
南京医科大学第一附属医院胸外科I病区主任

中国抗癌协会食管癌专业委员会委员
江苏省抗癌协会食管癌专业委员会副主任委员
江苏省肿瘤学会食管癌专业委员会委员
江苏省胸心外科质量控制委员会委员
《中国肿瘤临床》杂志审稿专家
中国抗癌协会肿瘤与营养支持治疗专业委员会委员

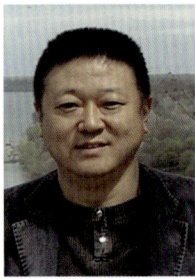

柴瑾 胸外科主任

浙江大学附属第二医院胸外科主任

中国医师协会胸外科分会常委
全国胸部创伤外科专家委员会副主任委员
卫生部全国考评委员会胸外科内镜与微创专业委员会理事
中国医师协会胸外科内镜与微创专业委员会理事
世界内镜医师协会中国胸外科内镜与微创专业委员会理事
世界华人胸外科学会理事
浙江省医学会胸心血管外科分会副主任委员
浙江省医师协会胸外科分会副会长
浙江省抗癌协会理事
浙江省抗癌协会肺癌专业委员会副主任委员 等

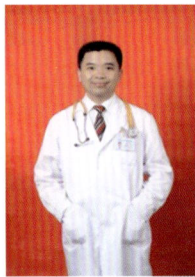

康明强 医学博士，教授，主任医师，博士生导师

福建医科大学附属协和医院胸外二科主任、支部书记

国际肺癌研究协会会员、中国医师协会胸外科分会常委、
中国胸外科医师协会福建省工作部主任
福建省医学会胸外科分会第一届常委、福建省器官移植学会委员
入选"福建省卫生系统学科带头人""福建省高校优秀人才"和"福建省百千万人才"
《中国肺癌杂志》《中华胸部外科杂志》、*Journal of Visualized Surgery*编委
在国内核心期刊及SCI杂志发表学术论文数十篇
主持参与国家自然科学基金、省自然科学基金、福建省科技计划重点项目等多项科研课题
2次获福建省科技进步三等奖(第一完成人)

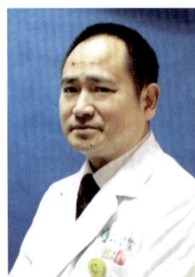

曾富春 主任医师

四川省人民医院胸外科主任医师

四川省医学会心胸外科分会委员
四川省医学会心胸外科分会胸腔镜学组副组长
四川省医学会心胸外科分会食管学组副组长
四川省抗癌协会食管癌专委会委员
成都市医学会心胸外科分会常委
成都市康复学会肺康复专委会副主任委员

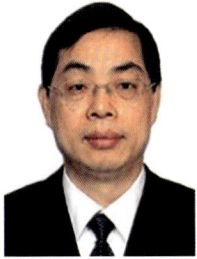

廖永德 主任医师，博士生导师，德国医学博士

华中科技大学同济医学院附属同济医院胸外科(国家级重点专科)副主任

国家自然科学基金获得者
《中国微创外科杂志》(核心期刊)编委、《肿瘤防治研究》(核心期刊)编委
《BMC Pulmonary Medicine》(SCI)审稿专家
海峡两岸医药卫生交流协会胸外科常委
国际食管疾病学会(ISDE)专家
中国食管疾病协会(CSDE)常委
中国西部肿瘤研究协会中心微创外科学组副组长
教育部学位和研究生教育发展中心专家
湖北省海外留学人员联谊会常务理事
湖北省肺癌专业委员会常委
湖北省食管癌专业委员会常委
湖北省免疫学会肿瘤生物治疗委员会常委
武汉市胸心血管外科学会常委
湖北省医疗鉴定专家

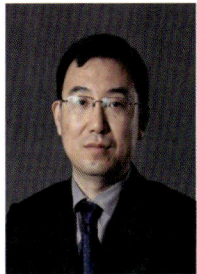

谭黎杰 主任医师，外科学博士，博士生导师

复旦大学附属中山医院胸外科副主任，食管外科主任

上海市呼吸病研究所细胞与分子生物学研究室副主任
中国抗癌协会食管癌专业委员会委员
中国医师协会胸外科分会食管外科专家委员会委员
中国医师协会内镜医师分会理事
中国食管疾病学会常委
上海市抗癌协会胸部肿瘤分会微创学组组长
上海市肿瘤学会胸部肿瘤学组委员
上海市中西医结合学会胸外科分会常委
ISDE、ITMIG等多个国际研究性组织成员

EDITORS

Jie He, MD, PhD
Department of Thoracic Surgical Oncology, Cancer Institute & Hospital, Chinese Academy of Medical Sciences and Peking Union Medical College; National Cancer Center, Beijing 100021, China.

Wayne L. Hofstetter, MD
Department of Thoracic and Cardiovascular Surgery, University of Texas, MD Anderson Cancer Center, Houston, Texas, USA.

Guy D. Eslick, DrPH, PhD
The Whiteley-Martin Research Centre, The Discipline of Surgery, The University of Sydney, Sydney Medical School, Nepean, Penrith, New South Wales, Australia

ASSOCIATE EDITORS

Shugeng Gao, MD, PhD
Department of Thoracic Surgical Oncology, Cancer Institute & Hospital, Chinese Academy of Medical Sciences and Peking Union Medical College; National Cancer Center, Beijing 100021, China.

Haiquan Chen, MD, PhD
Department of Thoracic Surgery, Fudan University Shanghai Cancer Center (FUSCC), Shanghai 200032, China; Department of Oncology, Shanghai Medical College, Fudan University, Shanghai 200032, China

Yin Li, MD, PhD
Department of Thoracic Surgery, The Affiliated Cancer Hospital of Zhengzhou University, Henan Cancer Hospital, Henan 450008, China

Yongtao Han, MD
Department of Thoracic Surgery, Sichuan Cancer Hospital and Institute, Chengdu, China

ASSISTANT EDITORS

Yaxing Shen, MD
Division of Thoracic Surgery, Zhongshan Hospital of Fudan University, Shanghai 200032, China

Yan Zheng, MD, PhD
Department of Thoracic Surgery, The Affiliated Cancer Hospital of Zhengzhou University, Henan Cancer Hospital, Henan 450008, China

AUTHORS

Andrea Abbott
Moffitt Cancer Center, Tampa, FL, USA

Jaffer A. Ajani
Department of Gastrointestinal Medical Oncology, The University of Texas MD Anderson Cancer Center, Houston, TX 77030, USA

Pamela K. Allen
Department of Radiation Oncology, The University of Texas MD Anderson Cancer Center, Houston, TX 77030, USA

Khaldoun Almhanna
Department of Gastrointestinal Oncology, H. Lee Moffitt Cancer Center and Research Institute, Tampa, FL 33612, USA

Katelyn M. Atkins
School of Medicine, Oregon Health & Science University, Portland, OR, USA

Lodovico Balducci
Senior Adult Oncology Program, Moffitt Cancer Center, Tampa, FL 33618, USA

Mark F. Berry
Department of Surgery, Division of Thoracic Surgery, Duke University Medical Center, Durham, North Carolina, USA

Anubha Bharthuar
Department of Medicine, Roswell Park Cancer Institute and University at Buffalo New York, USA

Jennifer D. Black
Department of Pathology, Roswell Park Cancer Institute, Buffalo New York, USA

Shanda H. Blackmon
Division of Thoracic Surgery, Weill Cornell Medical College of Cornell University & Houston Methodist Hospital, 6550 Fannin Street, Houston, TX 77030, USA

Dustin Boothe
Radiation Oncology Department, University of Utah, Huntsman Cancer Institute, Salt Lake City, UT 84112, USA

DuyKhanh P. Ceppa
Division of Cardiothoracic Surgery, Indiana University School of Medicine, Indianapolis, Indiana, USA

Bryan W. Chang
Department of Therapeutic Radiology, Yale University School of Medicine, New Haven, CT, USA

Haiquan Chen
Department of Thoracic Surgery, Fudan University Shanghai Cancer Center (FUSCC), Shanghai 200032, China; Department of Oncology, Shanghai Medical College, Fudan University, Shanghai 200032, China

Ke-Neng Chen
Key laboratory of Carcinogenesis and Translational Research (Ministry of Education), The First Department of Thoracic Surgery, Peking University Cancer Hospital & Institute, Beijing 100142, China

Michael D. Chuong
Department of Radiation Oncology, University of Maryland Medical Systems, Baltimore, USA

Arlene M. Correa
Department of Thoracic and Cardiovascular Surgery, The University of Texas MD Anderson Cancer Center, Houston, TX 77030, USA

Michael R. Cox
The Whiteley-Martin Research Centre, Discipline of Surgery, The Sydney Medical School Nepean, Penrith, New South Wales, Australia

Thomas A. D'Amico
Duke University Medical Center, Durham, North Carolina 27710, USA

Xavier Benoit D'Journo
Department of Thoracic Surgery and Diseases of the Esophagus, Aix-Marseille University Marseille, France

Brian S. Diggs
Department of Surgery, Oregon Health & Science University, Portland, OR, USA

William Dinwoodie
Department of Gastrointestinal Oncology, H. Lee Moffitt Cancer Center & Research Institute, Tampa, FL 33612, USA

Matt Doepker
Moffitt Cancer Center, Tampa, FL, USA

James P. Dolan
Department of Surgery, Oregon Health & Science University, Portland, OR, USA

Guy D. Eslick
The Whiteley-Martin Research Centre, The Discipline of Surgery, The University of Sydney, Sydney Medical School, Nepean, Penrith, New South Wales, Australia

Mingxiang Feng
Division of Thoracic Surgery, Zhongshan Hospital of Fudan University, Shanghai 200032, China

Jonathan Frandsen
Radiation Oncology Department, University of Utah, Huntsman Cancer Institute, Salt Lake City, UT 84112, USA

David K. Gaffney
Radiation Oncology Department, University of Utah, Huntsman Cancer Institute, Salt Lake City, UT 84112, USA

Puja Gaur
Division of Thoracic Surgery, Weill Cornell Medical College of Cornell University & Houston Methodist Hospital, 6550 Fannin Street, Houston, TX 77030, USA

Hans Gerdes
Gastroenterology and Nutrition Service, Department of Medicine, Memorial Sloan-Kettering Cancer Center, New York, NY 10065, USA

Rakhi Goel
Department of Diagnostic Imaging, Baltimore Veterans Affairs Medical Center, Baltimore, USA

Karyn A. Goodman
Department of Radiation Oncology, Memorial Sloan Kettering Cancer Center, New York, NY 10065, USA

Ashwini Gowryshankar
The Whiteley-Martin Research Centre, The Discipline of Surgery, The University of Sydney, Sydney Medical School, Nepean, Penrith, New South Wales, Australia

Wei Guo
Department of Thoracic Surgery, Fudan University Shanghai Cancer Center (FUSCC), Shanghai 200032, China; Department of Oncology, Shanghai Medical College, Fudan University, Shanghai 200032, China

Noboru Hanaoka
Department of Gastrointestinal Oncology, Osaka Medical Center for Cancer and Cardiovascular Diseases, 3-3 Nakamichi 1-chome, Higashinari-ku, Osaka 537-8511, Japan

Ken Hatogai
Department of Gastroenterology, Endoscopy Division, National Cancer Center Hospital East, Kashiwa, Japan

Fernando A. M. Herbella
Department of Surgery, Escola Paulista de Medicina, Federal University of Sao Paulo, Sao Paulo, Brazil

Koji Higashino
Department of Gastrointestinal Oncology, Osaka Medical Center for Cancer and Cardiovascular Diseases, 3-3 Nakamichi 1-chome, Higashinari-ku, Osaka 537-8511, Japan

Sarah Hoffe
Department of Radiation Oncology, H. Lee Moffitt Cancer Center & Research Institute, Tampa, FL 33612, USA

Wayne L. Hofstetter
Department of Thoracic and Cardiovascular Surgery, The University of Texas MD Anderson Cancer Center, Houston, TX 77030, USA

Chananya Hokierti
Minimally Invasive Surgery Unit, Division of General Surgery, Department of Surgery, Faculty of Medicine Siriraj Hospital, Mahidol University, Bangkok, Thailand

Lingling Huang
Department of Surgery, Duke University, Durham, NC, USA

John G. Hunter
Department of Surgery, Oregon Health & Science University, Portland, OR, USA

Hiroyasu Iishi
Department of Gastrointestinal Oncology, Osaka Medical Center for Cancer and Cardiovascular Diseases, 3-3 Nakamichi 1-chome, Higashinari-ku, Osaka 537-8511, Japan

Haruo Ikeda
Digestive Disease Center, Showa University Northern Yokohama Hospital, 35-1 Chigasakichuo, Tsuzuki-ku, Yokohama 224-8503, Japan

Haruhiro Inoue
Digestive Disease Center, Showa University Northern Yokohama Hospital, 35-1 Chigasakichuo, Tsuzuki-ku, Yokohama 224-8503, Japan

Ryu Ishihara
Department of Gastrointestinal Oncology, Osaka Medical Center for Cancer and Cardiovascular Diseases, 3-3 Nakamichi 1-chome, Higashinari-ku, Osaka 537-8511, Japan

Renuka Iyer
Department of Medicine, Roswell Park Cancer Institute and University at Buffalo New York, USA

Salma K. Jabbour
Department of Radiation Oncology, Cancer Institute of New Jersey, University of Medicine and Dentistry of New Jersey, Robert Wood Johnson Medical School, New Bruswick, NJ, USA

Nobuo Kanai
Institute of Advanced Biomedical Engineering and Science (TWIns), Tokyo Women's Medical University, 8-1 Kawada-cho, Shinjuku-ku, Tokyo 162-8666, Japan

Kazuhiro Kaneko
Department of Gastroenterology, Endoscopy Division, National Cancer Center Hospital East, Kashiwa, Japan

Samuel J. Klempner
Division of Hematology-Oncology, University of California Irvine, Orange, CA 92868, USA

Seth Kligerman
Department of Diagnostic Radiology and Nuclear Medicine, University of Maryland Medical Systems, Baltimore, USA

Nishi Kothari
Department of Gastrointestinal Oncology, H. Lee Moffitt Cancer Center and Research Institute, Tampa, FL 33612, USA

Yunhua Leng
Department of Cardio-thoracic Surgery, Jingjiang People's Hospital, Jingjiang 214500, China

Charles Levea
Department of Pathology, Roswell Park Cancer Institute, Buffalo New York, USA

Bin Li
Department of Thoracic Surgery, Fudan University Shanghai Cancer Center (FUSCC), Shanghai 200032, China; Department of Oncology, Shanghai Medical College, Fudan University, Shanghai 200032, China

Hecheng Li
Department of Thoracic Surgery, Fudan University Shanghai Cancer Center (FUSCC), Shanghai 200032, China; Department of Oncology, Shanghai Medical College, Fudan University, Shanghai 200032, China

Jingpei Li
Division of Thoracic Surgery, Zhongshan Hospital of Fudan University, Shanghai 200032, China

Yin Li
Department of Thoracic Surgery, The Affiliated Cancer Hospital of Zhengzhou University, Henan Cancer Hospital, Henan 450008, China

Zhongxing Liao
Department of Radiation Oncology, The University of Texas MD Anderson Cancer Center, Houston, TX 77030, USA

James L. Lin
Division of Gastroenterology, City of Hope, 1500 East Duarte Rd, Duarte, CA 91010, USA

Jolinta Lin
Department of Radiation Oncology, University of Maryland Medical Systems, Baltimore, USA

Steven H. Lin
Department of Radiation Oncology, The University of Texas MD Anderson Cancer Center, Houston, TX 77030, USA

Shane Lloyd
Radiation Oncology Department, University of Utah, Huntsman Cancer Institute, Salt Lake City, UT 84112, USA

Xiao Ma
Department of Thoracic Surgery, Fudan University
Shanghai Cancer Center (FUSCC), Shanghai 200032,
China; Department of Oncology, Shanghai Medical
College, Fudan University, Shanghai 200032, China;

Usha Malhotra
Department of Medicine, Roswell Park Cancer Institute
and University at Buffalo New York, USA

Reema Mallick
Northeastern Ohio Universities College of Medicine,
Rootstown, Ohio, USA

Dipen M. Maru
Department of Pathology, The University of Texas MD
Anderson Cancer Center, Houston, TX 77030, USA

Terry L. Mashtare
Department of Biostatistics, Roswell Park Cancer Institute
and University at Buffalo New York, USA

Christopher K. Mehta
Division of Thoracic Surgery, Northwestern University,
Feinberg School of Medicine, Chicago IL, 60611, USA

Kenneth Meredith
Department of Gastrointestinal Oncology, H. Lee Moffitt
Cancer Center & Research Institute, Tampa, FL 33612,
USA

Shari L. Meyerson
Division of Thoracic Surgery, Northwestern University,
Feinberg School of Medicine, Chicago IL, 60611, USA

Jacob R. Moremen
Division of Cardiothoracic Surgery, Indiana University
School of Medicine, Indianapolis, Indiana, USA

Hiroyuki Morimoto
Department of Gastroenterology, Endoscopy Division,
National Cancer Center Hospital East, Kashiwa, Japan

Vinayak Nagaraja
The Whiteley-Martin Research Centre, The Discipline of
Surgery, The University of Sydney, Sydney Medical School,
Nepean, Penrith, New South Wales, Australia

Teruo Okano
Institute of Advanced Biomedical Engineering and Science
(TWIns), Tokyo Women's Medical University, 8-1 Kawada-
cho, Shinjuku-ku, Tokyo 162-8666, Japan

Mark Onaitis
Department of Surgery, Duke University, Durham, NC,
USA

Santosh Kumar Patnaik
Department of Thoracic Surgery, Roswell Park Cancer
Institute, Buffalo, New York, USA

Marco G. Patti
Department of Surgery, Pritzker School of Medicine,
University of Chicago, Chicago, IL, USA

Chainarong Phalanusitthepha
Minimally Invasive Surgery Unit, Division of General
Surgery, Department of Surgery, Faculty of Medicine Siriraj
Hospital, Mahidol University, Bangkok, Thailand

Alexander G. Raufi
Department of Medicine, Orange, CA, USA

Nadia Saeed
Moffitt Cancer Center, Tampa, FL, USA

Sana Saif Ur Rehman
Department of Medicine, Roswell Park Cancer Institute
and University at Buffalo New York, USA

Payam Sajedi
Department of Diagnostic Radiology and Nuclear
Medicine, University of Maryland Medical Systems,
Baltimore, USA

Hiroki Sato
Digestive Disease Center, Showa University Northern
Yokohama Hospital, 35-1 Chigasakichuo, Tsuzuki-ku,
Yokohama 224-8503, Japan

Chiaki Sato
Digestive Disease Center, Showa University Northern
Yokohama Hospital, 35-1 Chigasakichuo, Tsuzuki-ku,
Yokohama 224-8503, Japan

Pari M. Shah
Gastroenterology and Nutrition Service, Department of Medicine, Memorial Sloan-Kettering Cancer Center, New York, NY 10065, USA

Yaxing Shen
Division of Thoracic Surgery, Zhongshan Hospital of Fudan University, Shanghai 200032, China

Ravi Shridhar
Department of Radiation Oncology, H. Lee Moffitt Cancer Center & Research Institute, Tampa, FL 33612, USA

Faisal A. Siddiqui
Department of Radiation Medicine, Oregon Health & Science University, Portland, OR, USA

Elaine N. Skopelja
Ruth Lilly Medical Library, Indiana University School of Medicine, Indianapolis, Indiana, USA

Jonathan Strosberg
Department of Gastrointestinal Oncology, H. Lee Moffitt Cancer Center & Research Institute, Tampa, FL 33612, USA

Haibo Sun
Department of Thoracic Surgery, The Affiliated Cancer Hospital of Zhengzhou University, Henan Cancer Hospital, Henan 450008, China

Mohan Suntharalingam
Department of Radiation Oncology, University of Maryland Medical Systems, Baltimore, USA

Stephen G. Swisher
Department of Thoracic and Cardiovascular Surgery, The University of Texas MD Anderson Cancer Center, Houston, TX 77030, USA

Guilherme F. Takassi
Department of Surgery, Escola Paulista de Medicina, Federal University of Sao Paulo, Sao Paulo, Brazil

Yoji Takeuchi
Department of Gastrointestinal Oncology, Osaka Medical Center for Cancer and Cardiovascular Diseases, 3-3 Nakamichi 1-chome, Higashinari-ku, Osaka 537-8511, Japan

Lijie Tan
Division of Thoracic Surgery, Zhongshan Hospital of Fudan University, Shanghai 200032, China

Pascal Alexandre Thomas
Department of Thoracic Surgery and Diseases of the Esophagus, Aix-Marseille University Marseille, France

Charles R. Thomas Jr
Department of Radiation Medicine, Oregon Health & Science University, Portland, OR, USA

Noriya Uedo
Department of Gastrointestinal Oncology, Osaka Medical Center for Cancer and Cardiovascular Diseases, 3-3 Nakamichi 1-chome, Higashinari-ku, Osaka 537-8511, Japan

Hao Wang
Division of Thoracic Surgery, Zhongshan Hospital of Fudan University, Shanghai 200032, China

Qun Wang
Division of Thoracic Surgery, Zhongshan Hospital of Fudan University, Shanghai 200032, China

Jingya Wang
Department of Radiation Oncology, The University of Texas MD Anderson Cancer Center, Houston, TX 77030, USA

Zongfei Wang
Department of Thoracic Surgery, The Affiliated Cancer Hospital of Zhengzhou University, Henan Cancer Hospital, Henan 450008, China

Thomas J. Watson
Division of Thoracic and Foregut Surgery, Department of Surgery, University of Rochester School of Medicine and Dentistry, Rochester, New York, USA

Brent D. Wilson
Division of Cardiology, University of Utah, University Hospital, Salt Lake City, UT 84112, USA

Abraham J. Wu
Department of Radiation Oncology, Memorial Sloan Kettering Cancer Center, New York, NY 10065, USA

Yong Xi
Division of Thoracic Surgery, Zhongshan Hospital of
Fudan University, Shanghai 200032, China

Jiaqing Xiang
Department of Thoracic Surgery, Fudan University
Shanghai Cancer Center (FUSCC), Shanghai 200032,
China; Department of Oncology, Shanghai Medical
College, Fudan University, Shanghai 200032, China

Sachiko Yamamoto
Department of Gastrointestinal Oncology, Osaka Medical
Center for Cancer and Cardiovascular Diseases, 3-3
Nakamichi 1-chome, Higashinari-ku, Osaka 537-8511,
Japan

Masayuki Yamato
Institute of Advanced Biomedical Engineering and Science
(TWIns), Tokyo Women's Medical University, 8-1 Kawada-
cho, Shinjuku-ku, Tokyo 162-8666, Japan

Su Yang
Department of Thoracic Surgery, Nan Jing Chest Hosptial,
Nanjing 210029, China

Tomonori Yano
Department of Gastroenterology, Endoscopy Division,
National Cancer Center Hospital East, Kashiwa, Japan

Sai Yendamuri
Department of Thoracic Surgery, Roswell Park Cancer
Institute, Buffalo, New York, USA; Department of Surgery,
State University of New York at Buffalo, Buffalo, New York,
USA

Yusuke Yoda
Department of Gastroenterology, Endoscopy Division,
National Cancer Center Hospital East, Kashiwa, Japan

Yawei Zhang
Department of Thoracic Surgery, Fudan University
Shanghai Cancer Center (FUSCC), Shanghai 200032,
China; Department of Oncology, Shanghai Medical
College, Fudan University, Shanghai 200032, China

Ruixiang Zhang
Department of Thoracic Surgery, The Affiliated Cancer
Hospital of Zhengzhou University, Henan Cancer Hospital,
Henan 450008, China

Yan Zheng
Department of Thoracic Surgery, The Affiliated Cancer
Hospital of Zhengzhou University, Henan Cancer Hospital,
Henan 450008, China

Xiaoli Zhu
Department of Thoracic Surgery, Fudan University
Shanghai Cancer Center (FUSCC), Shanghai 200032,
China; Department of Pathology, Fudan University
Shanghai Cancer Center (FUSCC), Shanghai 200032,
China

译者（以姓氏笔画为序）：

车云
安徽医科大学第一附属医院普胸外科二病区

王晓宇
徐州医学院附属医院

邓喜成
湖南省儿童医院心胸外科

邓伟豪
中山大学附属肿瘤医院

申鹏
南方医院

刘小萌
千佛山医院胸外科

朱季香
四川省遂宁市第一人民医院消化科

庄园
常州肿瘤医院

李俊霖
永州市中心医院南院

郗钟兴
北京协和医院胸外科

李勇
河北医科大学第四医院暨河北省肿瘤医院胸外五科

李云
山东大学附属山东省立医院胸外科

陈硕
北京市呼吸与肺循环疾病实验室

李俊霖
永州市中心医院南院

冷雪峰
成都大学附属医院

李云雷
乐清市人民医院

张冲
重庆市涪陵中心医院病理科

范博
大连医科大学附属第一医院泌尿外科

郑燕
河南肿瘤医院

赵晓华
潍坊医学院附属医院

赵彦
北京市呼吸与肺循环疾病实验室

贺未
北医三院胸外科

祝鸿程
南京医科大学第一附属医院放疗科

姜龙
北京大学肿瘤医院胸外科

郭威
复旦大学附属肿瘤医院胸外科

黄清源
上海市胸科医院胸外科

黄德波
泰安市肿瘤防治院放疗科

梁颖
中山大学肿瘤防治中心

康晓征
北京大学肿瘤医院胸外科

董思远
中国医科大学附属第一医院胸外科

谢天
徐州医学院普外科

彭隽晖
顺德区中医院外二科

褚旭
兰州大学第一医院老年呼吸科

蔡文杰
福建省泉州市东街泉州市第一医院19病区

审校者（以姓氏笔画为序）：

马建群
哈尔滨医科大学附属肿瘤医院

于振涛
天津肿瘤医院

邓垒
中国医学科学院肿瘤医院

方文涛
上海胸科医院

王述民
沈阳陆军总院

王鑫
中国医学科学院肿瘤医院

王文卿
中国医学科学院肿瘤医院

付军科
西安交通大学第一附属医院

朱坤寿
福建省肿瘤医院

朱成楚
浙江省台州医院

刘永煜
辽宁省肿瘤医院

刘汉云
梅州人民医院

孙伟
新疆医科大学附属肿瘤医院

毕楠
中国医学科学院肿瘤医院

李小飞
第四军医大学唐都医院

李印
河南省肿瘤医院

李辉
北京朝阳医院

张建华
兰州大学第二医院

李高峰
云南省肿瘤医院

佟倜
吉林大学第二医院

张涛
中国医学科学院肿瘤医院

汪灏
复旦大学附属中山医院

郑世营
苏州大学附属第一医院

茅腾
上海胸科医院

骆金华
江苏省人民医院

赵晋波
第四军医大学唐都医院

高树庚
中国医学科学院肿瘤医院

顾劲扬
上海交通大学医学院附属仁济医院

柴璟
浙江大学附属第二医院

黄镜
中国医学科学院肿瘤医院

康明强
福建医科大学附属协和医院

韩泳涛
四川省肿瘤医院

曾富春
四川省人民医院

惠周光
中国医学科学院肿瘤医院

赫捷
中国医学科学院肿瘤医院

谭黎杰
复旦大学附属中山医院

廖永德
武汉同济医院

丛书介绍

很高兴，由 AME 出版社、中南大学出版社和丁香园网站联合策划的"AME 科研时间系列医学图书"，如期与大家见面！

虽然学了四年零三个月医科，但是，仅仅做了三个月实习医生，就选择弃医了，不务正业，直到现在在做医学学术出版和传播这份工作。2015 年，毕业十周年。想当医生的那份情结依旧有那么一点，有时候不经意间会触动到心底深处……

2011 年 4 月，我和丁香园的创始人李天天一起去美国费城出差，参观了一家医学博物馆——马特博物馆 (Mütter Museum)。该博物馆隶属于费城医学院，创建于 1858 年，如今这里已经成为一个展出各种疾病、伤势、畸形案例，以及古代医疗器械和生物学发展的大展厅，展品逾 20 000 件，其中包括战争中伤者的照片、连体人的遗体、侏儒的骸骨以及人体病变结肠等。此外还有世界上独一无二的收藏，比如一个酷似肥皂的女性尸体、一个长有两个脑袋的儿童的颅骨等。该博物馆号称"The Birth of American Medicine"。走进一个礼堂，博物馆的解说员介绍宾夕法尼亚大学医学院开学典礼都会在这个礼堂举行。当时，我忍不住问了李天天一个问题：如果当初你学医的时候，开学典礼在这样的礼堂召开的话，你会放弃做医生吗？他的回答是：不会。

2013 年 5 月，参加 BMJ 的一个会议，会议之后，有一个晚宴，BMJ 对英国一些优秀的医疗团队颁奖，BMJ 的主编和 BBC 电台的著名节目主持人共同主持这个年度颁奖晚宴。令我惊讶的是，BMJ 给每个获奖团队的颁奖词，从未提及该团队在过去几年在什么大牛杂志上发表过什么大牛论文，而是，关注这些团队在某个领域提高医疗服务质量，减轻病患痛苦，降低医疗费用等方面所作出的贡献。

很多朋友好奇地问我，AME 是什么意思？

AME 的意思就是，Academic Made Easy, Excellent and Enthusiastic。2014 年 9 月 3 日，我在朋友圈贴出 3 张图片，请大家帮忙一起从 3 个版本的 AME 宣传彩页中选出一个喜欢的。最后，上海中山医院胸外科的沈亚星医生竟然给出一个 AME 的"神翻译"：欲穷千里目，快乐搞学术。

AME 是一个年轻的公司，拥有自己的梦想。我们的核心价值观第一条是：Patients Come First！以"科研 (Research)"为主线。于是，2014 年 4 月 24 日，我们的微信公众号上线，取名为"科研时间"。"爱临床，爱科研，也爱听故事。我是科研时间，这里提供最新科研资讯，一线报道学术活动，分享科研背后的故事。用国际化视野，共同关注临床科研，相约科研时间。"希望我们的 AME 平台，能够推动医学学术向前进步，哪怕是一小步！

如果说酒品如人品，那么，书品更似人品。希望我们"AME 科研时间系列医学图书"丛书能将临床、科研、人文三者有机结合到一起，像西餐一样，烹调出丰富的味道，搭配出一道精美的佳肴，一一呈现给各位。

汪道远

AME出版社社长

序（一）

食管癌是你几乎没有真正从媒体中了解过的癌症之一。它是一种罕见的癌症。遗憾的是，食管癌很少通过媒体受到国内或国际资助机构的关注。许多人会惊讶地发现周围人有可能会患上这种所谓的"食物管道"癌症，但一般来说都缺乏对导致这种癌症的危险因素的认识。在西方，由于食管癌的患病率逐渐上升，迫切需要对早期诊断、治疗和持续管理水平进行大幅度提高。尽管在过去 60 年中食管癌的治疗方式发生了很大的变化，遗憾的是 5 年内患者的死亡率仍高达 85%~90%。所以当务之急是各类癌症组织和资助机构提供资金和资源，加深对食管癌前沿的认识，降低其发病率，改善患者生存率。

第一版《食管癌》包含了大量来自 AME 期刊的文章，涉及分子生物学专业、诊断和治疗、内镜治疗、外科、放射治疗和药物治疗等多个方面。本书可以为研究人员和临床医生提供大量实用性文章，希望对大家有所裨益。

Guy D. Eslick, DrPH, PhD
The Whiteley-Martin Research Centre, The Discipline of Surgery,
The University of Sydney, Sydney Medical School, Nepean, Penrith, New South Wales, Australia

Jie He, MD, PhD
Department of Thoracic Surgical Oncology, Cancer Institute & Hospital,
Chinese Academy of Medical Sciences and Peking Union Medical College;
National Cancer Center, Beijing 100021, China

Wayne L. Hofstetter, MD
Department of Thoracic and Cardiovascular Surgery,
University of Texas, MD Anderson Cancer Center, Houston, Texas, USA

（译者：邓伟豪，中山大学附属肿瘤医院
审校者：顾劲扬，上海交通大学医学院附属仁济医院）

序（二）

经过编辑和作者们的努力，非常高兴 AME 系列丛书中的《食管癌》一书终于和读者见面了。这本书整合了已发表的文章、经典研究、独家专题、专家综述，内容涵盖了食管癌癌前病变到晚期食管癌等多方面。

该书有广泛的读者群，可以服务于从初学者，也可以服务于专家级的临床医生和科学家。显而易见，这本书汇集了多学科的资源，反应了食管疾病多学科治疗的现状。读者可以感受影像科医生、肿瘤内科医生、放疗科医生、自然科学家、外科医生等的不同视角。多元化的重要性怎么描述都不会夸张。从不同专家的不同角度了解食管癌治疗方式的多样性对认识并理解食管癌是非常必要的。

相信这本书能带给读者完全不同的体会。它展示的不是陈旧的观点，数据也并非源自老教科书。该书是 AME 出版社用旗下杂志最近最新已被同行审阅的科学研究报道汇集而成，可以保证读者获取最前沿的经验和数据，紧跟当下的临床实践。这种类型的资料对于研究、治疗和教育有很好的引导作用，这一点对于临床医生和科学家来讲是非常重要的。在互联网信息化的时代，知识就在我们的指尖上，我希望看到患者拿着这本书到我的门诊，渴望得到解释、指导，并获得全球范围内先进的治疗。

这本书还有另外一个令人振奋的地方，著书专家分布于全球各地且不乏新面孔。全球不同区域的领先理念汇聚在一起，这一特点消除了教育的地域性差异，也真实地反应了经济和科学的全球化。一旦打破距离和文化的壁垒，我们就能获得快速发展。

这些关于食管癌的突出的问题、未解之谜以及争议是食管界学者终其一生的追求。这曾是一个鲜有人问津的孤独领域，因此我非常高兴这本书给予食管疾病的广阔视野和高度关注。我非常荣幸地参与了这本书的编写，我会把它放在书桌上触手可及的地方，它将是我最为珍贵的收藏品。我恭喜并且感谢该书的每一位作者，以及为该书出版奉献心力的幕后工作者。

Wayne L. Hofstetter, MD
Deputy Chair and Director of Esophageal Surgery and Research
Dept of Thoracic and Cardiovascular Surgery
University of Texas, MD Anderson Cancer Center, Houston, Texas, USA

（译者：郑燕，河南省肿瘤医院胸外科）

目录

第六部分　预后与预测

第一部分　分子生物学

第一章 微小 RNA 与食管癌

Santosh Kumar Patnaik[1], Reema Mallick[2], Sai Yendamuri[1,3]

[1]Department of Thoracic Surgery, Roswell Park Cancer Institute, Buffalo, New York, USA; [2]Northeastern Ohio Universities College of Medicine, Rootstown, Ohio, USA; [3]Department of Surgery, State University of New York at Buffalo, Buffalo, New York, USA

Correspondence to: Sai Yendamuri, MBBS, FACS. Department of Thoracic Surgery, Roswell Park Cancer Institute, Elm and Carlton Streets, Buffalo, NY 14263, USA. Email: sai. yendamuri@roswellpark.org.

摘要：食管癌是一种恶性程度高、预后较差的恶性肿瘤，因此加深对食管癌分子生物学方面的了解，对提高大家对食管癌的认识具有重要意义。随着我们对微小RNA在肿瘤领域作用的深入了解，我们应该把更多的精力用于微小RNA与食管癌关系的研究上来。因此我们对微小RNA在食管癌中的发生发展、生物学行为、研究技术和研究现状作简要介绍。

关键词：Barrett食管；表观遗传学机制；食管癌；基因表达；微小RNA

View this article at: http://www.thejgo.org/article/view/12/html_11

1 简介

世界范围内食管癌的发生率和死亡率分别位于恶性肿瘤的第6位和第8位[1]，鳞癌和腺癌占全部食管癌的95%左右，在美国大约有一半的患者为食管腺癌，但腺癌在亚洲国家的发生率不足美国的1/20[1-2]。这两种病理类型的食管癌具有不同的病因、流行病学和临床特点，对治疗的反应也不尽相同。在20世纪的后20年中，在美国的高加索人群中食管鳞癌的发病率在缓慢下降，但可能是由于肥胖导致的胃食管反流病发生率上升的缘故，食管腺癌的发病率却增加了4~6倍，达到了3.2/100 000~4.0/100 000[3]。食管癌的总体预后较差，单纯接受手术治疗的5年生存率只有8%~30%，术后辅助治疗并未对生存率有显著的提高[4]。尽管诊治水平有了较大提高，但在食管癌的早期诊断、分期、预后和对合适治疗方法的选择等方面还存在诸多挑战。另一个挑战是对胃食管反流病患者进行筛查和随访，无论是否存在Barrett食管，少部分这样的患者很可能进展为食管腺癌，而唯一的随访方法是内镜检查。为了寻找食管癌临床有用的肿瘤标记物和探寻新的治疗模式，我们需要深入了解这种疾病的分子生物学特征。多年来我们一直在寻找基于基因组DNA改变、特定的mRNA和蛋白质表达和代谢产物的生物标记物[5]。微小RNA作为一类新的生物分子在健康和病态的细胞功能中都有重要作用，并且可能成为一种潜在的生物标记物。这些参与表观遗传学调控的短链的非编码RNA可以通过与mRNA的相互作用来调节蛋白质的表达。本文主要介绍微小RNA在食管癌中的生物学行为和研究现状。

2 微小 RNA 的生物合成和作用机制

图1简要地介绍了微小RNA的合成、加工和转运方

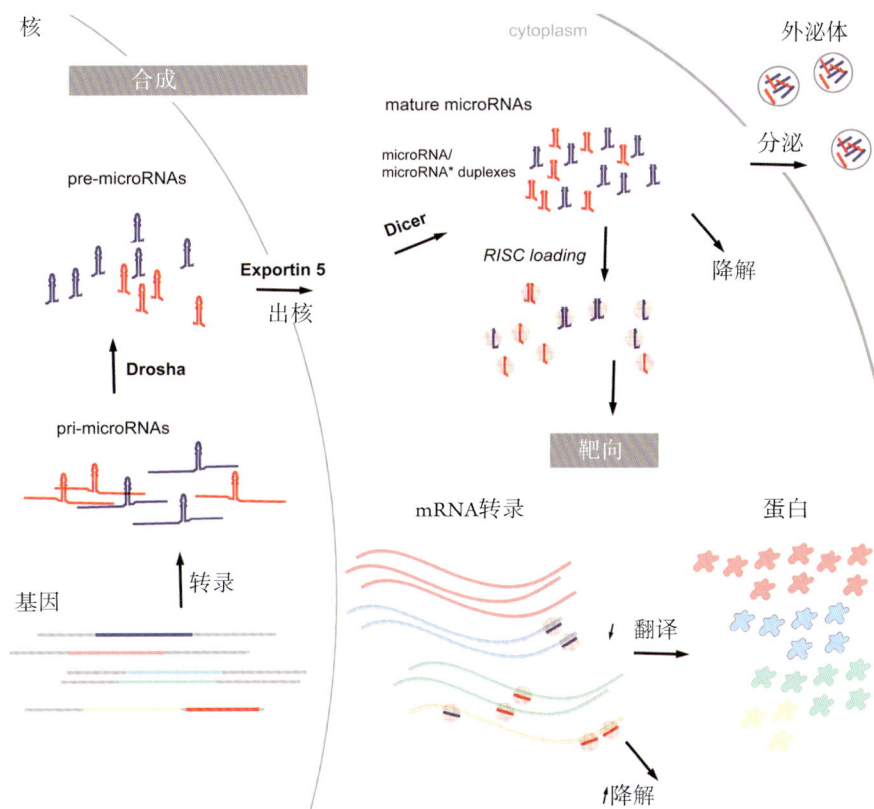

图1　微小RNA的合成和转运

成熟的微小RNA起源于一对互补的RNA分子，位于细胞质内，其由微小RNA前体在Dicer内切核糖核酸酶的作用下生成。微小RNA的前体是具有双链二级结构且含有成熟微小RNA序列的单链RNA分子。原始微小RNA序列在细胞核内经另外一种核糖核酸酶Drosha的作用下生成微小RNA，并且由输出蛋白5转运至细胞质。编码蛋白质的mRNA序列需要转运至RISC蛋白复合体才能实现微小RNA对其的调控。当转运至RISC复合体后微小RNA双链中的一条被降解，另外一条则引导RISC复合体对mRNA进行调控。一种微小RNA能够对多个不同的mRNA进行调控，一个mRNA也能够被多种微小RNA调控。

式。功能活跃或成熟的微小RNA是一组由18~22个核苷酸组成的单链RNA分子，其3′端由羟基组成，5′端由磷酸基团组成。新生的微小RNA由双链的RNA前体转变而来，其前体由60~80个核苷酸组成，并且具有发夹似的茎环二级结构。具有茎环结构的微小RNA的前体经过具有核糖核酸内切功能的Dicer酶加工，转变为微小RNA。编码微小RNA的基因经过RNA聚合酶Ⅱ和Ⅲ的转录生成微小RNA的前体，微小RNA的前体在细胞核内由另一种核糖核酸内切酶Drosha进行剪切，从而生成微小RNA[6-7]。Exportin 5转运蛋白可以识别两个核苷酸长度的微小RNA前体3′端并将其转运入细胞质[8]。还有其他一些蛋白也参与了微小RNA的生成。例如，鸟苷三磷酸参与了微小RNA前体的转运，双链的RNA结合蛋白DGCR8(DiGeorge关键区域8)和TRBP(反式激活应答原件RNA结合蛋白)分别同Drosha和Dicer一起参与微小RNA的生成。但少数特殊的微小RNA并不是由这个体系产生，例如，miR-451的成熟不需要Dicer介导的分裂[9]，miR-1234的前体实际上由编码蛋白mRNA的内含子拼接而成[10]。成熟的微小RNA序列的3′端可以发生尿苷化、腺苷酸化或核苷酸替代等改变，通常会影响其产量和功能[11]。

成熟的微小RNA通过多蛋白的RNA诱导沉默复合体(RISC)发挥生理作用，小干扰RNA(siRNA)对RNA的干扰也是通过该体系起作用。不成熟的微小RNA最初作为双链存在，在RISC复合体上展开为单链成熟的微小RNA(图1)。其中一条作为"引导链"被保存了下来，另一条作为"过客链"则被降解。"引导链"的选择并不是随机的，而是有5′端降低的热力学稳定性和其他序列特征决定的[12-13]。Argonaute家族蛋白作为RISC复合体的重要组成部分，参与了引导链的选择过程。RISC复合体在成熟微小RNA的引导下像引导链一样降解mRNA，通过内切和过早分离核糖体来阻止转录[14]。我们发现，成熟的微小RNA在细胞核内也可以被检测出来[15]，而且它们可以直接正向或负向调节基因转录的过程[16-17]。

只要部分序列互补微小RNA就能识别靶向的mRNA，微小RNA既可以识别mRNA的编码序列也可以识别非转录序列。因此，一种成熟的微小RNA可以作用于多种mRNA，而且一种mRNA可以被多种微小RNA作用。大部分mRNA的目标位点表现出与微小RNA的"种子序列"(2~7个核苷酸)高度互补[18]。微小RNA的3′端增强的配对碱基可以弥补种子序列的不匹配[19]。如果目标区域内既缺乏完美的种子配对又缺乏3′端的互补配对，则可以通过沃森-克里克碱基配对法则来识别微小RNA上的靶向区域[20]。还有一些例如miRanda和PicTar利用生物信息学方法就可以预测mRNA的靶区域，尽管准确率不是很高[21]。应用免疫共沉淀技术识别与靶向RNA相关的RISC蛋白复合体，也可以帮助寻找目标mRNA[22-23]。通过改变微小RNA的表达水平来检测相关mRNA和蛋白水平的变化，可以用于验证微小RNA的靶点。一些携带微小RNA靶点的编码荧光蛋白的mRNA也经常用于此类研究。生物学上，微小RNA能在何种程度上调控mRNA转录不仅取决于微小RNA和mRNA的数量[24]，还取决于mRNA上存在多少微小RNA的目标位点。如已经被证明的PTEN和KRAS基因[25]，微小RNA可以作为诱饵被带有目标位点的mRNA稀释。序列多态性、微小RNA或其目标位点的突变可以增强或减弱对mRNA的定位[26]。流行病学研究也已经证实了基因多态性和人类各种疾病的关系[27-28]。

3 微小RNA的命名、分离和检测

截至2010年7月，我们已经确定了940种人类的成熟微小RNA，还确定了包括病毒、原生动物、苍蝇和植物在内的132种其他生物的14 000种微小RNA。新的微小RNA的发现主要通过高通量测序、生物标本中直接测量、克隆测序和基因组生物信息预测等手段来实现[29-30]。微小RNA的命名主要由miRBase数据库负责[31]，其命名通常由数字和代表物种的前缀组成。例如，hsamiR-16，mmu-miR-16和bta-miR-16分别代表成熟人类、鼠类和牛的miR-16。同一家族的微小RNA有相同或非常相似的序列，如果它们来自不同的基因则用不同的后缀加以区分。例如miR-16-1和miR-16-2、miR-200a和miR-200b。因为微小RNA的前体可以产生两种不同的成熟微小RNA，微小RNA尾端的"3p"或"5p"用以表示发夹结构的产生部位。有些微小RNA的尾端会附加星号(*)用以表明为该微小RNA为"过客链"，丰度将低于成熟的微小RNA。因此，miR-200b-3p也可以表示为miR-200b*。由于历史的原因，秀丽隐杆线虫来源的微小RNA let-7命名前缀并不含有"miR"，例如，hsa-let-7b和mmu-let-7e。

在哺乳动物中，微小RNA的基因位点出现在Y染色体以外的所有其他染色体上[32]。相当多的微小RNA的基因位点以集簇形式存在，与观察到的微小RNA以集簇形式表达相一致[33]。虽然微小RNA在细胞中普遍表达，各种微小RNA在不同细胞中的表达数量却存在差异，并且随着生理或病理状态发生改变。例如，let-7a、miR-16和miR-21在哺乳动物中表达丰富，miR-302a和miR-122却只在特定的组织中表达[29,34]。若以重量计算，微小RNA占全部细胞RNA的比例小于5%，但由于它们长度较小，形成了一个相当大的摩尔分数。细胞外的微小RNA，大部分从细胞微泡中分泌而来(图1)，可以从尿液、乳液、血清和痰液中检测到。微小RNA之所以能够在这些体液中保持活性是因为其被滤泡包绕以免受核糖核酸酶的降解[35-36]，还可能因为与其结合的特殊蛋白对其产生保护作用[37]。用于提取RNA的方法都可以用于微小RNA的提取，例如，有机溶剂和离心柱方法，提高RNA提取总量的方法也可以用于微小RNA。由于微小RNA的长度较小，不仅在福尔马林中可以，保存在石蜡固定的组织中也能保存良好[38]，而且在RNA提取的过程中也可免受破坏[39]。细胞外的微小RNA即使在未冰冻的情况下也能在干燥的体液中保存[40-41]。

一些RNA的检测技术例如：Northern blotting、RT-PCR、原位核酸杂交和微阵列芯片同样也适用于微小RNA。最近，表面增强拉曼光谱[42]和纳米机械传感[43]等新方法也被应用于微小RNA的检测。各种检测方法的敏感性和特异性各异，每种检测方法都有自己的优势[44]。例如，原位杂交技术能够提供更多微小RNA的空间分布特征，而Northern blotting在定量微小RNA的同时能够检测其前体的表达水平。

我们目前对微小RNA的功能和目标mRNA了解得还不多，研究时通常会从微小RNA在某些疾病中的异常表达开始。与微小RNA不同的是，我们对mRNA在食管癌中的表达水平有较深入的了解[45]。至少我们对mRNA的生物学功能有所了解，并且与微小RNA相比，mRNA的研究更容易揭示生理过程中所涉及的通路水平变化。微小RNA的研究不必为新鲜或冰冻的组织标本，而且无细胞的体液也可以用于微小RNA的研究。由于微小RNA的长度仅为mRNA长度的1/20~1/30，它的表达情况更容易进行研究，分类也更加准确[46]。

4　微小RNA的异常表达和工程学

不仅在包括癌症[47]和糖尿病[48]在内的一些疾病中，某些特定微小RNA的表达水平会发生变化，即使在怀孕[49]和肌肉肥大[50]等一些生理情况下，微小RNA的表达水平可能也会发生变化。病理情况下微小RNA的表达水平在包括血清、唾液和尿液在内的体液内会发生变化，例如心肌损伤、干燥综合征和膀胱癌[51-53]。尽管我们对分子生物学改变有了一定的了解，但是这些微小RNA发生改变的确切原因尚不清楚。在慢性淋巴细胞白血病中我们发现基因缺失导致了miR-15和miR-16表达水平的下降[54]。在许多基因重排的急性混合细胞白血病中，DNA拷贝数的扩增能够引起miR-17-92集簇的表达增高[55]。在许多肿瘤中，一种能够引起聚尿苷化和前体微小RNA let-7降解的RNA结合蛋白Lin28的过表达可以引起微小RNA let-7的表达水平下降[56]。微小RNA在癌细胞中的整体表达下降也引起了我们的关注[46]。这可能归因于家族肺母细胞瘤中Dicer编码基因DICER1的突变[57]，miR-103和miR-107在转移性乳腺癌能够影响Dicer的转录[58]，在许多恶性肿瘤中编码TRBP蛋白的基因发生突变[59]。我们在一些情况下还发现了微小RNA水平的表达升高，如在高风险的骨髓瘤中，Ago 2蛋白的过表达能够引起微小RNA的水平升高[60]。

在离体的细胞培养实验中已经证实，一些生理情况的改变也会引起特定微小RNA水平的变化。例如，在人类血管平滑肌收缩的过程中，通过转化生长因子β(TGFβ)和骨形态发生蛋白(BMP)家族的信号转导可以引起miR-21水平的快速上升[61]。在人乳腺癌细胞中，激活雌激素受体α(ERα)可以抑制包括miR-16和miR-145在内的多种微小RNA的成熟，进而引起其表达水平的下降[62]。缺氧诱导因子1α(HIF1α)与缺氧反应原件在

miR-210启动子区域的结合能引起miR-210在缺氧细胞中的表达上升[63]。

无论是在体外还是体内实验中，我们可以通过改变一些特定微小RNA的表达水平来研究其生物学行为和潜在治疗靶点。通过基因敲除或过表达等转基因技术实现微小RNA在包括大鼠在内的动物和细胞中的表达水平改变[64-65]。利用传统的分子生物学方法也可以实现基因的过表达，例如向细胞内转染携带微小RNA的质粒、微小RNA的前体分子和携带微小RNA的慢病毒。降低微小RNA的表达通常应用反义核酸分子等方法实现[66]。在体内外通过慢病毒转染微小RNA靶点的诱饵可以功能性敲除微小RNA，而并未降低微小RNA的真实表达水平[67]。许多关于微小RNA治疗方面的研究取得了令人振奋的结果。例如，微小RNA let-7在肺癌中呈低表达，无论是肿瘤内还是全身过表达微小RNA let-7，都可以引起小鼠肺癌模型肿瘤体积的缩小[68]。在肝细胞癌的小鼠模型中，通过腺病毒转染实现miR-26a全身过表达，可以延缓肿瘤进展[69]。

5　微小RNA与食管癌

Guo在2008年第一次报道了微小RNA在食管癌中的表达情况，他应用基因芯片探测了31对冰冻食管癌和癌旁组织中435种微小RNA的表达[70]，一共检测成功了191种微小RNA，应用此结果鉴别癌和正常组织的准确率达到90%以上。miR-25、miR-424和miR-151在癌组织中表达高于癌旁组织，miR-100、miR-99a、miR-29c和miR-140*在癌组织中低于癌旁组织。miR-103和miR-107的过表达能够通过下调Dicer的水平从而增加转移风险，并且预后较差[58]。同年Feber应用基因芯片检测了10例食管鳞癌、10例食管腺癌和5例Barrett食管新鲜组织中328种微小RNA的表达情况[71]，与正常食管组织相比，在这三种疾病中miR-203和miR-205的表达量降低了2~10倍，miR-21则升高了3~5倍。在一项应用基因芯片检测了16例个体中的377种微小RNA的研究中发现：miR-203和miR-205在柱状上皮的表达低于鳞状上皮[72]。在一项包含9例Barrett食管患者的研究中，应用氩离子凝固治疗后，miR-205在Barrett食管黏膜中的表达量低于临近正常上皮和非鳞状上皮[73]。一项应用RT-PCR方法检测了20例食管鳞癌和7株鳞癌细胞系的研究发现，miR-21的表达量上升。在另外两项研究中，miR-21则通过调控程序细胞死亡蛋白4(PDCD4)的转录促进细胞转

化从而表现为原癌基因[72,74-76]。尽管之前的一些研究表明miR-21、miR-100、miR-203和miR-205仅在食管癌中异常表达，许多在食管腺癌和Barrett食管中呈高表达的基因，如miR-143、miR-145和miR-215，在食管鳞癌中则不然[74]。这可能是由不同的人群特征、RNA定量技术、不同的标本大小和分析技术造成的，在我们探索肿瘤标记物的过程中经常会遇到这种情况。

在一项应用基因芯片检测了329种微小RNA的大样本(70例食管鳞癌和100例食管腺癌)研究中发现：miR-194和miR-375在食管腺癌中的表达是食管鳞癌的5~6倍[74]。在伴随Barrett食管的食管腺癌中，miR-375低表达的患者预后较差(风险比=0.3，95%置信区间：0.2~0.7)。在食管鳞癌患者中，无论是miR-146b、miR-155和miR-188的高表达，还是miR-21的低表达均预后不佳，风险比为2~4。有研究应用RT-PCR方法分析了32例Barrett食管和食管腺癌之间微小RNA的表达差异，结果显示miR-143、miR-145和miR-215在Barrett食管中的表达高于食管腺癌[72]。在一项包含50例Barrett食管和25例食管腺癌的类似研究中发现miR-143和 miR-145在Barrett食管中表达量高于腺癌[77]，这项研究还通过基因芯片发现在5例Barrett食管伴随低度不典型增生患者的病变组织和周围正常组织中微小RNA的表达没有差异，而在5例Barrett食管伴随重度不典型增生和6例食管腺癌中分别有32种和39种微小RNA表达发生改变，其中14种呈高表达，10种呈低表达。

目前转化医学研究的重要方向是预测患者对放疗或化疗的敏感性和可能达到的疗效。因为食管癌的诊断均需要行内镜取样，使得这方面的预测可以在食管癌的治疗领域得以实现。尽管治疗效果有限，但目前食管癌术前均常规行放疗或化疗。在NCI-60细胞系中的研究表明，微小RNA的表达情况和食管癌对化疗的敏感性有密切联系，因此微小RNA可能作为预测化疗敏感性的指标甚至能够调节肿瘤对化疗的敏感性[78-79]。Hong的一项研究表明在食管鳞癌患者中miR-296的高表达提示预后较差，通过调节MDR1耐药相关基因的转录影响各种食管癌对化疗的敏感性[80]。另外，miR-27a也能够改变食管癌对化疗的敏感性[81]。

除了研究食管癌与微小RNA之间的关系外，还研究了其他与微小RNA相关的分子。在一项包含了71例食管癌患者的研究中，RNASEN mRNA的表达水平与术后生存率呈负相关，而Dicer和DGCR8的转录水平与生存率无关联[82]，风险比为4.6，95%置信区间为1.5~13.8。

在食管癌细胞系中对RNASEN进行敲除后，细胞增殖情况受到了抑制。还发现RNASEN蛋白能够与DGCR8相互作用并影响微小RNA前体的加工[83]。在对346例高加索人的食管癌病例与食管癌相关微小RNA相关基因的遗传变异进行研究后发现：包括编码基因Dicer、DGCR8和Ago 1在内的26个基因发生了41种变异[84]。miR-196a-2和miR-631的基因多态性能够增加食管癌发生的几率(比值比为1.7)，而另一种miR-423的多态性则能够减少这种几率的发生(比值比为0.6)。我们还发现miR-196a-2的多态性还与肺癌、肝癌、乳腺癌、胃癌和头颈部恶性肿瘤的发生相关[27-28,85-87]。在一项包含11例患者的队列研究中发现：miR-196a表达水平的升高可以作为Barrett食管—低级别不典型增生—高级别不典型增生—食管腺癌进展的标志物[88]。这可能是通过miR-196a作用于一种抗增殖和凋亡调节蛋白——膜联蛋白A1的转录来实现的[88]，该微小RNA还能够调控S100A9蛋白即迁移抑制因子相关蛋白14(MRP14)的转录，在食管鳞癌中这种蛋白的低表达通常与低分化相关[89]。在一项包含了444例中国汉族人群的食管鳞癌患者的研究中发现：miR-146a基因的单核酸的多态性能够增加食管鳞癌的发生几率(比值比：2.4，95%置信区间：1.4~4.2)，在吸烟者中尤其明显(比值比：3.2，95%置信区间：1.7~4.5)[90]。一个单独的多态性通常与较高的临床病理分期(TNM分期)相关。

一些利用食管癌细胞系的体外实验能够帮助我们深入了解一些微小RNA在食管癌中的生物学功能，以及其在食管癌发生发展中的作用。例如，miR-373能够调控大肿瘤同源抑制蛋白2(LATS2)的转录，而该蛋白基因位点杂合的缺失能够促进食管癌的增殖[91]。miR-10b能够通过调控KLF4蛋白的转录来增强食管癌细胞的侵袭能力[92]。这两项研究还发现了微小RNA在食管癌组织中的高表达。类似的研究还有能够阻断与食管鳞癌发生相关的肌结合同源蛋白1转录过程的miR-145、miR-133和miR-133b在鳞癌中也呈低表达[93]。

6　结论

虽然关于微小RNA与食管癌关系的研究刚刚起步，但在不久的将来一定会有深入的进展。尤其在mRNA和蛋白表达相关研究中，它们将会帮助我们阐明疾病的生物学机理。一些微小RNA将会作为生物标记物在疾病的诊断和治疗中起到重要的作用。

致谢

感谢美国胸外科协会为我们提供暑期实习奖的机会。本工作还受到了巴斯韦尔和胸外科基金会的资助。

参考文献

[1] Hongo M, Nagasaki Y, Shoji T. Epidemiology of esophageal cancer: Orient to Occident. Effects of chronology, geography and ethnicity. J Gastroenterol Hepatol, 2009, 24: 729-735.

[2] Trivers KF, Sabatino SA, Stewart SL. Trends in esophageal cancer incidence by histology, United States, 1998-2003. Int J Cancer, 2008, 123: 1422-1428.

[3] Cook MB, Chow WH, Devesa SS. Oesophageal cancer incidence in the United States by race, sex, and histologic type, 1977-2005. Br J Cancer, 2009, 101: 855-859.

[4] Hyngstrom JR, Posner MC. Neoadjuvant strategies for the treatment of locally advanced esophageal cancer. J Surg Oncol, 2010, 101: 299-304.

[5] Jankowski JA, Odze RD. Biomarkers in gastroenterology: between hope and hype comes histopathology. Am J Gastroenterol, 2009, 104: 1093-1096.

[6] Lee Y, Kim M, Han J, Yeom KH, Lee S, Baek SH, et al. MicroRNA genes are transcribed by RNA polymerase II. EMBO J, 2004, 23: 4051-4060.

[7] Borchert GM, Lanier W, Davidson BL. RNA polymerase III transcribes human microRNAs. Nat Struct Mol Biol, 2006, 13: 1097-1101.

[8] Okada C, Yamashita E, Lee SJ, Shibata S, Katahira J, Nakagawa A, et al. A high-resolution structure of the pre-microRNA nuclear export machinery. Science, 2009, 326: 1275-1279.

[9] Cifuentes D, Xue H, Taylor DW, Patnode H, Mishima Y, Cheloufi S, et al. A novel miRNA processing pathway independent of Dicer requires Argonaute2 catalytic activity. Science, 2010, 328: 1694-1698.

[10] Berezikov E, Chung WJ, Willis J, Cuppen E, Lai EC. Mammalian mirtron genes. Mol Cell, 2007, 28: 328-336.

[11] Ebhardt HA, Tsang HH, Dai DC, Liu Y, Bostan B, Fahlman RP. Metaanalysis of small RNA-sequencing errors reveals ubiquitous posttranscriptional RNA modifications. Nucleic Acids Res, 2009, 37: 2461-2470.

[12] Khvorova A, Reynolds A, Jayasena SD. Functional siRNAs and miRNAs exhibit strand bias. Cell, 2003, 115: 209-216.

[13] Schwarz DS, Hutvagner G, Du T, Xu Z, Aronin N, Zamore PD. Asymmetry in the assembly of the RNAi enzyme complex. Cell, 2003, 115: 199-208.

[14] Ender C, Meister G. Argonaute proteins at a glance. J Cell Sci, 2010, 123: 1819-1823.

[15] Hwang HW, Wentzel EA, Mendell JT. A hexanucleotide element directs microRNA nuclear import. Science, 2007, 315: 97-100.

[16] Place RF, Li LC, Pookot D, Noonan EJ, Dahiya R. MicroRNA-373 induces expression of genes with complementary promoter sequences. Proc Natl Acad Sci U S A, 2008, 105: 1608-1613.

[17] Kim DH, Saetrom P, Snove O Jr, Rossi JJ. MicroRNA-directed transcriptional gene silencing in mammalian cells. Proc Natl Acad Sci U S A, 2008, 105: 16230-16235.

[18] Lewis BP, Burge CB, Bartel DP. Conserved seed pairing, often flanked by adenosines, indicates that thousands of human genes are microRNA targets. Cell, 2005, 120: 15-20.

[19] Bartel DP. MicroRNAs: target recognition and regulatory functions. Cell, 2009, 136: 215-233.

[20] Shin C, Nam JW, Farh KK, Chiang HR, Shkumatava A, Bartel DP. Expanding the microRNA targeting code: functional sites with centered pairing. Mol Cell, 2010, 38: 789-802.

[21] Min H, Yoon S. Got target? Computational methods for microRNA target prediction and their extension. Exp Mol Med, 42: 233-244.

[22] Hafner M, Landthaler M, Burger L, Khorshid M, Hausser J, Berninger P, et al. Transcriptome-wide identification of RNA-binding protein and microRNA target sites by PAR-CLIP. Cell, 2010, 141: 129-141.

[23] Easow G, Teleman AA, Cohen SM. Isolation of microRNA targets by miRNP immunopurification. RNA, 2007, 13: 1198-1204.

[24] Arvey A, Larsson E, Sander C, Leslie CS, Marks DS. Target mRNA abundance dilutes microRNA and siRNA activity. Mol Syst Biol, 2010, 6: 363.

[25] Poliseno L, Salmena L, Zhang J, Carver B, Haveman WJ, Pandolfi PP. A coding-independent function of gene and pseudogene mRNAs regulates tumour biology. Nature, 2010, 465: 1033-1038.

[26] Saunders MA, Liang H, Li WH. Human polymorphism at microRNAs and microRNA target sites. Proc Natl Acad Sci U S A, 2007, 104: 3300-3305.

[27] Peng S, Kuang Z, Sheng C, Zhang Y, Xu H, Cheng Q. Association of microRNA-196a-2 gene polymorphism with gastric cancer risk in a Chinese population. Dig Dis Sci, 2010, 55: 2288-2293.

[28] Christensen BC, Avissar-Whiting M, Ouellet LG, Butler RA, Nelson HH, McClean MD, et al. Mature microRNA sequence polymorphism in MIR196A2 is associated with risk and prognosis of head and neck cancer. Clin Cancer Res, 2010, 16: 3713-3720.

[29] Landgraf P, Rusu M, Sheridan R, Sewer A, Iovino N, Aravin A, et al. A mammalian microRNA expression atlas based on small RNA library sequencing. Cell, 2007, 129: 1401-1414.

[30] Neely LA, Patel S, Garver J, Gallo M, Hackett M, McLaughlin

S, et al. A single-molecule method for the quantitation of microRNA gene expression. Nat Methods, 2006, 3: 41-46.

[31] Griffiths-Jones S. miRBase: the microRNA sequence database. Methods Mol Biol, 2006, 342: 129-138.

[32] Guo X, Su B, Zhou Z, Sha J. Rapid evolution of mammalian X-linked testis microRNAs. BMC Genomics, 2009, 10: 97.

[33] Yu J, Wang F, Yang GH, Wang FL, Ma YN, Du ZW, et al. Human microRNA clusters: genomic organization and expression profile in leukemia cell lines. Biochem Biophys Res Commun, 2006, 349: 59-68.

[34] Morin RD, O'Connor MD, Griffith M, Kuchenbauer F, Delaney A, Prabhu AL, et al. Application of massively parallel sequencing to microRNA profiling and discovery in human embryonic stem cells. Genome Res, 2008, 18: 610-21.

[35] Hunter MP, Ismail N, Zhang X, Aguda BD, Lee EJ, Yu L, et al. Detection of microRNA expression in human peripheral blood microvesicles. PLoS One, 2008, 3: e3694.

[36] Valadi H, Ekstrom K, Bossios A, Sjostrand M, Lee JJ, Lotvall JO. Exosomemediated transfer of mRNAs and microRNAs is a novel mechanism of genetic exchange between cells. Nat Cell Biol, 2007, 9: 654-659.

[37] Wang K, Zhang S, Weber J, Baxter D, Galas DJ. Export of microRNAs and microRNA-protective protein by mammalian cells. Nucleic Acids Res 2010, Jul 7. [Epub ahead of print]

[38] Szafranska AE, Davison TS, Shingara J, Doleshal M, Riggenbach JA, Morrison CD, et al. Accurate molecular characterization of formalin-fixed, paraffin-embedded tissues by microRNA expression profiling. J Mol Diagn, 2008, 10: 415-423.

[39] Jung M, Schaefer A, Steiner I, Kempkensteffen C, Stephan C, Erbersdobler A, et al. Robust microRNA stability in degraded RNA preparations from human tissue and cell samples. Clin Chem, 2010, 56: 998-1006.

[40] Patnaik SK, Mallick R, Yendamuri S. Detection of microRNAs in dried serum blots. Analytical Biochem, 2010 Aug 7. [Epub ahead of print]

[41] Zubakov D, Boersma AW, Choi Y, van Kuijk PF, Wiemer EA, Kayser M. MicroRNA markers for forensic body fluid identification obtained from microarray screening and quantitative RT-PCR confirmation. Int J Legal Med, 2010, 124: 217-226.

[42] Driskell JD, Seto AG, Jones LP, Jokela S, Dluhy RA, Zhao YP, et al. Rapid microRNA (miRNA) detection and classification via surface-enhanced Raman spectroscopy (SERS). Biosens Bioelectron, 2008, 24: 923-928.

[43] Husale S, Persson HH, Sahin O. DNA nanomechanics allows direct digital detection of complementary DNA and microRNA targets. Nature, 2009, 462: 1075-8.

[44] Koshiol J, Wang E, Zhao Y, Marincola F, Landi MT. Strengths and limitations of laboratory procedures for microRNA detection. Cancer Epidemiol Biomarkers Prev, 2010, 19: 907-911.

[45] Guo W, Jiang YG. Current gene expression studies in esophageal carcinoma. Curr Genomics, 2009, 10: 534-539.

[46] Lu J, Getz G, Miska EA, Alvarez-Saavedra E, Lamb J, Peck D, et al. MicroRNA expression profiles classify human cancers. Nature, 2005, 435: 834-838.

[47] Croce CM. Causes and consequences of microRNA dysregulation in cancer. Nat Rev Genet, 2009, 10: 704-714.

[48] Pandey AK, Agarwal P, Kaur K, Datta M. MicroRNAs in diabetes: tiny players in big disease. Cell Physiol Biochem, 2009, 23: 221-232.

[49] Pineles BL, Romero R, Montenegro D, Tarca AL, Han YM, Kim YM, et al. Distinct subsets of microRNAs are expressed differentially in the human placentas of patients with preeclampsia. Am J Obstet Gynecol, 2007, 196: 261 e1-e6.

[50] Care A, Catalucci D, Felicetti F, Bonci D, Addario A, Gallo P, et al. MicroRNA-133 controls cardiac hypertrophy. Nat Med 2007, 13: 613-618.

[51] Ji X, Takahashi R, Hiura Y, Hirokawa G, Fukushima Y, Iwai N. Plasma miR-208 as a biomarker of myocardial injury. Clin Chem 2009, 55: 1944-1949.

[52] Michael A, Bajracharya SD, Yuen PS, Zhou H, Star RA, Illei GG, et al. Exosomes from human saliva as a source of microRNA biomarkers. Oral Dis, 2010, 16: 34-8.

[53] Hanke M, Hoefig K, Merz H, Feller AC, Kausch I, Jocham D, et al. A robust methodology to study urine microRNA as tumor marker: microRNA-126 and microRNA-182 are related to urinary bladder cancer. Urol Oncol, 2009, Apr 16. [Epub ahead of print]

[54] Calin GA, Dumitru CD, Shimizu M, Bichi R, Zupo S, Noch E, et al. Frequent deletions and down-regulation of micro-RNA genes miR15 and miR16 at 13q14 in chronic lymphocytic leukemia. Proc Natl Acad Sci U S A, 2002, 99: 15524-15529.

[55] Mi S, Li Z, Chen P, He C, Cao D, Elkahloun A, et al. Aberrant overexpression and function of the miR-17-92 cluster in MLL-rearranged acute leukemia. Proc Natl Acad Sci U S A, 2010, 107: 3710-3715.

[56] Viswanathan SR, Daley GQ. Lin28: A microRNA regulator with a macro role. Cell, 2010, 140: 445-449.

[57] Hill DA, Ivanovich J, Priest JR, Gurnett CA, Dehner LP, Desruisseau D, et al. DICER1 mutations in familial pleuropulmonary blastoma. Science, 2009, 325: 965.

[58] Martello G, Rosato A, Ferrari F, Manfrin A, Cordenonsi M, Dupont S, et al. A MicroRNA targeting dicer for metastasis control. Cell, 2010, 141: 1195-1207.

[59] Melo SA, Ropero S, Moutinho C, Aaltonen LA, Yamamoto H, Calin GA, et al. A TARBP2 mutation in human cancer impairs

microRNA processing and DICER1 function. Nat Genet, 2009, 41: 365-370.

[60] Zhou Y, Chen L, Barlogie B, Stephens O, Wu X, Williams DR, et al. High-risk myeloma is associated with global elevation of miRNAs and overexpression of EIF2C2/AGO2. Proc Natl Acad Sci U S A, 2010, 107: 7904-7909.

[61] Davis BN, Hilyard AC, Lagna G, Hata A. SMAD proteins control DROSHA-mediated microRNA maturation. Nature, 2008, 454: 56-61.

[62] Yamagata K, Fujiyama S, Ito S, Ueda T, Murata T, Naitou M, et al. Maturation of microRNA is hormonally regulated by a nuclear receptor. Mol Cell, 2009, 36: 340-347.

[63] Huang X, Ding L, Bennewith KL, Tong RT, Welford SM, Ang KK, et al. Hypoxia-inducible mir-210 regulates normoxic gene expression involved in tumor initiation. Mol Cell, 2009, 35: 856-867.

[64] Miyaki S, Sato T, Inoue A, Otsuki S, Ito Y, Yokoyama S, et al. MicroRNA-140 plays dual roles in both cartilage development and homeostasis. Genes Dev, 2010, 24: 1173-1185.

[65] Weidenfeld I, Gossen M, Low R, Kentner D, Berger S, Gorlich D, et al. Inducible expression of coding and inhibitory RNAs from retargetable genomic loci. Nucleic Acids Res, 2009, 37: e50.

[66] Esau CC. Inhibition of microRNA with antisense oligonucleotides. Methods, 2008, 44: 55-60.

[67] Gentner B, Schira G, Giustacchini A, Amendola M, Brown BD, Ponzoni M, et al. Stable knockdown of microRNA in vivo by lentiviral vectors. Nat Methods, 2009, 6: 63-66.

[68] Trang P, Medina PP, Wiggins JF, Ruffino L, Kelnar K, Omotola M, et al. Regression of murine lung tumors by the let-7 microRNA. Oncogene, 2010, 29: 1580-1587.

[69] Kota J, Chivukula RR, O'Donnell KA, Wentzel EA, Montgomery CL, Hwang HW, et al. Therapeutic microRNA delivery suppresses tumorigenesis in a murine liver cancer model. Cell, 2009, 137: 1005-1017.

[70] Guo Y, Chen Z, Zhang L, Zhou F, Shi S, Feng X, et al. Distinctive microRNA profiles relating to patient survival in esophageal squamous cell carcinoma. Cancer Res, 2008, 68: 26-33.

[71] Feber A, Xi L, Luketich JD, Pennathur A, Landreneau RJ, Wu M, et al. MicroRNA expression profiles of esophageal cancer. J Thorac Cardiovasc Surg, 2008, 135: 255-260.

[72] Wijnhoven BP, Hussey DJ, Watson DI, Tsykin A, Smith CM, Michael MZ. MicroRNA profiling of Barrett's oesophagus and oesophageal adenocarcinoma. Br J Surg, 2010, 97: 853-861.

[73] Dijckmeester WA, Wijnhoven BP, Watson DI, Leong MP, Michael MZ, Mayne GC, et al. MicroRNA-143 and -205 expression in neosquamous esophageal epithelium following Argon plasma ablation of Barrett's esophagus. J Gastrointest Surg, 2009, 13: 846-853.

[74] Mathe EA, Nguyen GH, Bowman ED, Zhao Y, Budhu A, Schetter AJ, et al. MicroRNA expression in squamous cell carcinoma and adenocarcinoma of the esophagus: associations with sur vival. Clin Cancer Res, 2009, 15: 6192-6200.

[75] Hiyoshi Y, Kamohara H, Karashima R, Sato N, Imamura Y, Nagai Y, et al. MicroRNA-21 regulates the proliferation and invasion in esophageal squamous cell carcinoma. Clin Cancer Res, 2009, 15: 1915-1922.

[76] Lu Z, Liu M, Stribinskis V, Klinge CM, Ramos KS, Colburn NH, et al. MicroRNA-21 promotes cell transformation by targeting the programmed cell death 4 gene. Oncogene, 2008, 27: 4373-4379.

[77] Yang H, Gu J, Wang KK, Zhang W, Xing J, Chen Z, et al. MicroRNA expression signatures in Barrett's esophagus and esophageal adenocarcinoma. Clin Cancer Res, 2009, 15: 5744-5752.

[78] Blower PE, Verducci JS, Lin S, Zhou J, Chung JH, Dai Z, et al. MicroRNA expression profiles for the NCI-60 cancer cell panel. Molecular cancer therapeutics, 2007, 6: 1483-1491.

[79] Blower PE, Chung JH, Verducci JS, Lin S, Park JK, Dai Z, et al. MicroRNAs modulate the chemosensitivity of tumor cells. Molecular cancer therapeutics, 2008, 7: 1-9.

[80] Hong L, Han Y, Zhang H, Li M, Gong T, Sun L, et al. The prognostic and chemotherapeutic value of miR-296 in esophageal squamous cell carcinoma. Annals of surgery, 251: 1056-1063.

[81] Zhang H, Li M, Han Y, Hong L, Gong T, Sun L, et al. Down-regulation of miR-27a might reverse multidrug resistance of esophageal squamous cell carcinoma. Digestive diseases and sciences, 55: 2545-2551.

[82] Sugito N, Ishiguro H, Kuwabara Y, Kimura M, Mitsui A, Kurehara H, et al. RNASEN regulates cell proliferation and affects survival in esophageal cancer patients. Clin Cancer Res, 2006, 12: 7322-7328.

[83] Han J, Lee Y, Yeom KH, Kim YK, Jin H, Kim VN. The Drosha-DGCR8 complex in primary microRNA processing. Genes Dev, 2004, 18: 3016-3027.

[84] Ye Y, Wang KK, Gu J, Yang H, Lin J, Ajani JA, et al. Genetic variations in microRNA-related genes are novel susceptibility loci for esophageal cancer risk. Cancer Prev Res (Phila Pa), 2008, 1: 460-469.

[85] Qi P, Dou TH, Geng L, Zhou FG, Gu X, Wang H, et al. Association of a variant in MIR 196A2 with susceptibility to hepatocellular carcinoma in male Chinese patients with chronic hepatitis B virus infection. Hum Immunol, 2010, 71: 621-626.

[86] Kim MJ, Yoo SS, Choi YY, Park JY. A functional polymorphism in the premicroRNA-196a2 and the risk of lung cancer in a Korean population. Lung Cancer, 2010, 69: 127-129.

[87] Hoffman AE, Zheng T, Yi C, Leaderer D, Weidhaas J, Slack F,

et al. microRNA miR-196a-2 and breast cancer: a genetic and epigenetic association study and functional analysis. Cancer Res, 2009, 69: 5970-5977.

[88] Maru DM, Singh RR, Hannah C, Albarracin CT, Li YX, Abraham R, et al. MicroRNA-196a is a potential marker of progression during Barrett's metaplasia-dysplasia-invasive adenocarcinoma sequence in esophagus. Am J Pathol, 2009, 174: 1940-1948.

[89] Kong JP, Ding F, Zhou CN, Wang XQ, Miao XP, Wu M, et al. Loss of myeloid-related proteins 8 and myeloid-related proteins 14 expression in human esophageal squamous cell carcinoma correlates with poor differentiation. World J Gastroenterol, 2004, 10: 1093-1097.

[90] Guo H, Wang K, Xiong G, Hu H, Wang D, Xu X, et al. A functional varient in microRNA-146a is associated with risk of esophageal squamous cell carcinoma in Chinese Han. Fam Cancer, 2010 Aug 1. [Epub ahead of print]

[91] Lee KH, Goan YG, Hsiao M, Lee CH, Jian SH, Lin JT, et al. MicroRNA-373 (miR-373) post-transcriptionally regulates large tumor suppressor, homolog 2 (LATS2) and stimulates proliferation in human esophageal cancer. Exp Cell Res, 2009, 315: 2529-2538.

[92] Tian Y, Luo A, Cai Y, Su Q, Ding F, Chen H, et al. MicroRNA-10b promotes migration and invasion through KLF4 in human esophageal cancer cell lines. J Biol Chem, 2010, 285: 7986-7994.

[93] Kano M, Seki N, Kikkawa N, Fujimura L, Hoshino I, Akutsu Y, et al. miR-145, miR-133a and miR-133b: Tumor suppressive miRNAs target FSCN1 in esophageal squamous cell carcinoma. Int J Cancer 2010, Mar 2. [Epub ahead of print].

译者：董思远，医学博士，讲师，中国医科大学附属第一医院胸外科

审校：王述民，教授，沈阳军区总医院胸外科暨沈阳军区胸腔镜微创外科中心主任

Cite this article as: Patnaik S, Mallick R, Yendamuri S. MicroRNAs and esophageal cancer. J Gastrointest Oncol 2010;1(1):55-63. doi:10.3978/j.issn.2078-6891.2010.011

点评

　　本文从分子生物学层面探讨了微小RNA与食管癌的关系，从微小RNA的生物合成和作用机制、命名规则和分离检测、异常表达和敲除转染及其与食管癌的关系等几个方面，系统地介绍了微小RNA在食管癌方面的生物学行为和目前研究进展，提出了其作为新的治疗靶点和放化疗敏感性检测位点的可能性，并预计继续深入的研究可能对阐明食管癌的生物学机理有所帮助。本文内容准确详实，是一篇难得的专门论述微小RNA对食管癌诊断治疗价值的全面综述。

　　　　　　——王述民教授，沈阳军区总医院胸外科暨沈阳军区胸腔镜微创外科中心主任

第二章　进展期食管胃结合部腺癌药物治疗的最新进展

Nishi Kothari, Khaldoun Almhanna

Department of Gastrointestinal Oncology, H. Lee Moffitt Cancer Center and Research Institute, Tampa, FL 33612, USA
Correspondence to: Khaldoun Almhanna, MD, MPH. Department of Gastrointestinal Oncology, H. Lee Moffitt Cancer Center & Research Institute, 12902 Magnolia Drive, Tampa, FL 33612, USA. Email: khaldoun.almhanna@moffitt.org.

摘要：食管胃结合部腺癌是致死率很高的恶性肿瘤，即使化疗药物选择众多，其5年生存率仍旧较低。化学治疗为其主流治疗，然而患者却常因其毒性及局限性限制了它的效用。由于分子生物学上的异质性，以肿瘤发生潜在的分子途径作为肿瘤分类依据，并进行特异的靶向治疗就具有重大的意义。曲妥珠单抗(人源性表皮生长因子受体2单克隆抗体)与以顺铂为基础的化疗联合应用治疗HER2高表达的食管胃结合部腺癌和胃癌患者，可明显提高缓解率，改善无病生存率和总的存活率。然而，HER2高表达的食管胃结合部肿瘤所占比例并不高，因此，发展新的靶向目标就显得更为迫切。尽管新的药物不断涌现，在食管胃结合部癌的治疗中应用靶向治疗却面临独特的挑战。在这篇综述中，我们概述与食管胃结合部腺癌有关的致癌途径，包括HER2、表皮生长因子受体(EGFR)、血管内皮生长因子(VEGF)、成纤维细胞生长因子(FGF)、肝细胞生长因子(HGF)和c-Met，并讨论针对这些途径的靶向制剂以及相关的临床试验。

关键词：食管胃腺癌；靶向治疗

View this article at: http://dx.doi.org/10.3978/j.issn.2078-6891.2014.098

1　引言

食管胃结合部腺癌通常被诊断时即为晚期，具有高致死率，已有转移病变者的中位生存期少于1年[1-2]。过去的50年，尽管通过诊断技术的提高、外科技术的进步、多学科合作的指导，其生存率的提高仍不理想。

化疗依旧是局部进展期食管胃结合部腺癌和转移患者的主要治疗方法。包括铂剂、伊立替康、氟尿嘧啶、紫杉烷类、蒽环类抗生素在内的多种化学药物对其均具有治疗活性。上述三种药物联合应用与两种药物联合应用相比更能提高生存率，但是却要以显著的药物毒性为代价[3]。

食管胃结合部腺癌的发病机制涉及多种遗传和表观遗传变异、染色体畸变、基因突变和分子途径的改变。近年来，可能与肿瘤发生和转移相关的分子异常已经得到阐明。这些相关分子异常和信号途径已经可以通过药物干预(图1)。靶向治疗已经在临床前期试验中得到评价，正迅速地转向临床试验(表1)。血管内皮生长因子受体(VEGF)、表皮生长因子受体(EGFR)、人类表皮生长因子受体2(HER2)、胰岛素样生长因子受体 (IGFR)、磷酸肌醇3激酶/蛋白激酶B Akt/哺乳动物雷帕霉素靶蛋白途径(PI3K/ Akt/mTor)、c-Met，成纤维细胞生长因子受体(FGFR)，聚腺苷二磷酸-核糖聚合酶(PARP)抑制剂以及免疫治疗等的治疗作用已得到评价。在本文中，我们将讨

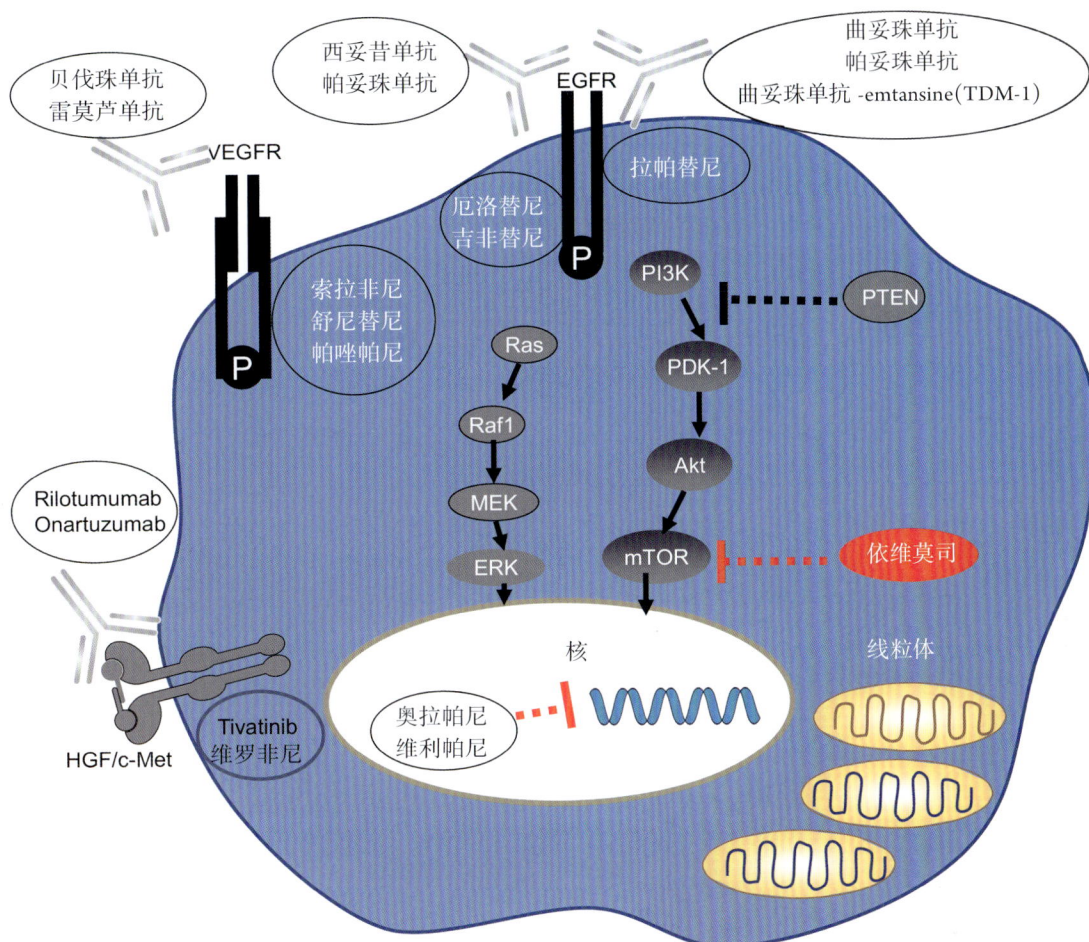

图1 胃癌的靶向治疗作用靶点

VEGFR(vascular endothelial growth factor receptor)，血管内皮细胞生长因子受体；EGFR(epidermal growth factor receptor)，表皮生长因子受体；PI3K(phosphatadylinositol 3-kinase)，磷脂酰肌醇3-激酶；PTEN(phosphatase and tensin homolog),磷酸酶和张力蛋白同源；PDK-1(phosphoinositide-dependent kinase 1)，磷酸化3磷酸肌醇依赖性蛋白激酶1；Akt(protein kinase B)，蛋白激酶B；mTOR(mammalian target of rapamyin)，哺乳动物雷帕霉素靶蛋白;HGF(hepatocyte growth factor)，肝细胞生长因子；MEK(mitogen-activated protein/extracellular signal-regulated kinase kinase)，促分裂素原活化蛋白/胞外信号调节激酶激酶；ERK(extracellular-regulated kinase)，细胞外调控激酶。

论目前已经批准的针对食管胃结合部腺癌患者的新的分子靶向制剂。

2 HER2 抑制剂

　　HER2受体是EGFR/HER家族成员之一，与引起细胞生长和分化的信号转导有关。HER2基因是一种原癌基因，位于人类17号染色体的长臂[4]，编码185 kD的跨膜糖蛋白受体，它与细胞内酪氨酸激酶的活性有关[5]。

研究结果表明，食管胃结合部腺癌患者中HER2过度表达或扩增范围在7%~34%之间。与区域淋巴结或者远处转移相比，免疫组化(IHC)和荧光原位杂交(FISH)检测HER2基因扩增在原发肿瘤部位似乎有较高的一致性[6-8]。目前有共识的是:免疫组化(IHC)值为0或1时为阴性，IHC值为3则提示HER2阳性。IHC值2则为可疑，需要通过FISH试验进一步确定[9]。

　　临床前期研究已经表明拮抗HER2治疗在胃癌的体

表1 靶向药物对食管胃结合部腺癌的临床试验

类型	药物	临床试验
VEGFR抑制剂		
单抗	贝伐珠单抗	Ⅲ期
	雷莫芦单抗	Ⅲ期
酪氨酸激酶受体	舒尼替尼	Ⅱ期
	索拉非尼	Ⅰ/Ⅱ期
	帕唑帕尼	Ⅱ期
	凡德他尼	Ⅰ/Ⅱ期
	替拉替尼	Ⅱ期
EGFR抑制剂		
单抗	西妥昔单抗	Ⅲ期
	帕尼单抗	Ⅲ期
酪氨酸激酶受体	吉非替尼	Ⅲ期
	厄洛替尼	Ⅱ期
HER2抑制剂		
单抗	曲妥单抗	Ⅲ期
	帕妥珠单抗	Ⅲ期
	曲妥珠单抗-emtansine	Ⅱ期/Ⅲ期
酪氨酸激酶受体	拉帕替尼	Ⅲ期
c-Met抑制剂		
酪氨酸激酶受体	维罗非尼	Ⅱ期
单抗	利妥木单抗	Ⅱ/Ⅲ期
	欧那土珠单抗	Ⅱ/Ⅲ期
PARP抑制剂		
	奥拉帕尼	Ⅱ/Ⅲ期
	维利帕尼	Ⅰ期

VEGFR(vascular endothelial growth factor receptor)，血管内皮细胞生长因子受体；EGFR (epidermal growth factor receptor)，表皮生长因子受体；HER2(human epidermal growth factor receptor type 2)，人类表皮生长因子受体2；PARP(poly-adenosine diphosphate ribose polymerase)，聚二磷酸腺苷核糖多聚酶。

内外实验模型中可以发挥明显的治疗作用[10-11]。最常用的针对HER2的靶向手段是通过单克隆抗体(曲妥珠单抗和帕妥珠单抗)阻断或酪氨酸激酶抑制剂(TKIs)(拉帕替尼)来实现的。两种抑制剂的作用均已经在食管胃结合部腺癌患者的临床试验中得到验证。

2.1 曲妥珠单抗，帕妥珠单抗和曲妥珠单抗–emtansine (TDM-1)

曲妥珠单抗是一种人源化单克隆抗体，1998年以来，就已经被美国食品药品监督管理局(FDA)批准用于乳腺癌的治疗了。曲妥珠单抗能够靶向地与HER2受体的细胞外片段结合，在一些针对食管胃结合部肿瘤

患者的临床试验中，它常与细胞毒性化疗制剂联合应用。曲妥珠单抗在胃癌患者中的临床试验(ToGA)是一个国际性的、非盲的Ⅲ期临床试验。在试验中，具有HER2过度表达且已有原发转移或处于局部进展期却不能手术切除的胃癌或食管胃结合部腺癌患者被随机地分成两组，一组患者接受曲妥珠单抗联合化疗治疗；另一组只单独接受化学治疗。HER2的过度表达定义为IHC值为3+或FISH阳性[12]。

患者每3周接受顺铂+氟尿嘧啶6个周期，在此基础上，联合或者不联合使用曲妥珠单抗，联合组在经静脉接受首次负荷剂量8 mg/kg后，每个周期再次接受曲妥珠单抗6 mg/kg。

接受曲妥珠单抗患者的总中位数存活率提高了2.7个月(实验组和对照组中位生存期分别为13.8个月和11.1个月)。曲妥珠单抗联合化疗组的反应率、疾病进展时间和反应持续时间与化疗组相比均有显著差异。然而，在此试验中化疗组的生存中值却比预想的高，这可能与此研究中亚洲患者所占的高比重有关(55%)。联合组除了增加无症状的左心室功能障碍和输液反应等风险外，耐受性均较好。这次试验直接导致了在2010年FDA首次批准靶向治疗在胃癌和食管胃结合部腺癌中的应用[13]。

在这些令人振奋的结果面前，有关曲妥珠单抗的其他研究也正在开展。HELOISE试验(关于赫赛汀联合顺铂/卡培他滨在HER2阳性的已有转移的胃癌或食管胃结合部癌患者的研究)目前正在招募患者，以评估曲妥珠单抗对治疗进展期胃癌和食管胃结合部肿瘤患者的合适剂量[14]。对于无转移者，NCT01130337是研究曲妥珠单抗、卡培他滨和奥沙利铂对于此类患者治疗作用的Ⅱ期临床试验，在此组中患者在手术前接受曲妥珠单抗，卡培他滨，奥沙利铂的联合治疗3个周期。如果能够做到R0或者R1切除，患者再接受3个周期的治疗。此后曲妥珠单抗再继续使用1年[15]。类似的，TOXAG试验也正在进行中(关于奥沙利铂、卡培他滨、赫赛汀、放化疗联合对于HER2阳性的胃癌或食管胃结合部腺癌手术患者的辅助治疗的研究)[16]。HER-FLOT试验(HER2阳性的局部进展期食管胃结合部腺癌患者在术前接受赫赛汀联合FLOT方案治疗)在手术前接受曲妥珠单抗联合应用FLOT(5-氟尿嘧啶、多西他赛、奥沙利铂)治疗4个周期。接下来，患者分别接受曲妥珠单抗联合化疗4个周期，并再次单独接受曲妥珠单抗9个周期[17]。RTOG1010是针对局部的进展期食管癌或食管结合部腺癌的Ⅲ期试验，患者在术前随机的接受1周的紫杉醇、卡铂、放疗，联合或者不联合曲妥珠单抗[18]。这些研究成果将改变具有HER2过度表达的食管胃结合部腺癌的治疗状况。

由于针对HER2的靶向治疗的耐药性正逐步升高，大家对HER2靶向制剂的第二代药物帕妥珠单抗的兴趣也逐渐强烈。帕妥珠单抗与HER2受体的特殊部位结合(潜在的HER3)，引起二聚体的解离，从而阻断下游信号的转导。基于食管胃结合部腺癌的前期临床数据，以及联合应用曲妥珠单抗和帕妥珠单抗在乳腺癌患者中的疗效[19]，Ⅲ期临床试验JACOB(关于perjeta联合赫赛汀剂化疗对治疗HER2阳性已转移的食管胃结合部腺癌或胃癌患者的

研究)将已转移或处于局部进展期却不能手术切除的患者随机地接受一线的顺铂、氟尿嘧啶和曲妥珠单抗治疗，联合或者不联合帕妥珠单抗[20]。

TDM-1，是一种能与过表达的HER2共轭的抗体药物，它通过与HER2共价结合对癌细胞发挥细胞毒作用，这一点已在过度表达HER2的食管胃结合部腺癌中得到验证。TDM-1在进展期胃癌的Ⅱ/Ⅲ期临床试验正在招募中，试验分为如下三组：TDM-1 3.6 mg/kg，每3周应用一次；TDM-1 2.4 mg/kg，每周应用一次；由医生选择单独使用紫杉醇或多西他赛[14]。

2.2 拉帕替尼

拉帕替尼是一种口服的小分子表皮生长因子和HER2双酪氨酸激酶抑制剂，经批准作为HER2阳性的进展期乳腺癌的治疗药物，在曲妥珠单抗之前应用，可联合内分泌治疗并用于转移的三阳乳腺癌的治疗[21-23]。

拉帕替尼联合标准化的化疗对胃癌和食管胃结合部腺癌患者的疗效已经得到验证。在Ⅲ期试验LOGIC中(拉帕替尼在HER2阳性的胃癌中的优化研究)，HER2过度表达的局部进展期胃癌和食管胃结合部腺癌的患者被随机地分为接受化疗(卡培他滨和奥沙利铂)联合拉帕替尼组和对照组[24]。在该研究中虽然其亚组(60岁以下的亚洲人)本应受益，但是总生存率的改善并未实现。

作为二线治疗的Ⅲ期试验TyTAN(研究泰立沙联合紫杉醇作为胃癌患者二线治疗的Ⅲ临床试验)，每周使用紫杉醇或者紫杉醇联合拉帕替尼作为HER2阳性的进展期疾病患者的二线治疗的比较研究。虽然拉帕替尼组的反应率增加明显，与对照组相比有显著差异，但是总生存率和无进展生存却无受益[25]。目前，拉帕替尼并没有做好在食管胃结合部腺癌患者中广泛应用的准备，进一步的研究可以更好地确定它与其他靶向药物联合应用的作用。

在所有的单克隆抗体制剂中，只有曲妥珠单抗被批准应用于已有转移或处于局部进展期却不能切除的食管胃结合部腺癌和胃癌患者。然而，随着更多的关于辅助应用曲妥珠单抗、帕妥珠单抗和TDM-1的试验结果的出现，单克隆抗体制剂在食管胃结合部腺癌中的应用将得到进一步拓展。

3 表皮生长因子受体(EGFR)抑制剂

表皮生长因子受体(EGFR)是一种跨膜糖蛋白受体，

胞外具有与表皮生长因子家族结合的蛋白结合域[26]，在胃肠道的恶性肿瘤中表达。配体与胞外结构域结合引起表皮生长因子激活，促使胞内的酪氨酸激酶发生磷酸化，直接引起Ras/Raf/MAPK(丝裂原活化的蛋白激酶)活化，或者激活Akt/mTOR途径[27]。30%~50%的食管胃结合部癌存在EGFR高表达。它与高龄、组织浸润性和进展分期有关[28-30]。

最常见的抑制EGFR的手段是通过单克隆抗体(如西妥昔单抗和帕尼单抗)或TKI制剂(如吉非替尼、厄洛替尼)抑制EGFR途径的活化。这两种方法均已在食管胃结合部腺癌患者中进行了试验研究。

3.1 西妥昔单抗

西妥昔单抗是一种免疫球蛋白G1(IgG1)，它是一种嵌合性单克隆抗体，与人源EGFR的胞外结合域相结合，竞争性地阻滞EGF及其他配体的结合，从而阻断受体介导的酪氨酸激酶的活化和自磷酸化。这种抗体-受体反应阻断了受体的二聚化，并阻断了配体诱导的EGFR酪氨酸激酶的活化。西妥昔单抗也能诱导EGFR内化、下调和分解[31]。目前已经批准用于晚期KRAS野生型的结直肠癌和头颈部鳞状细胞癌的治疗[32-33]。

基于Ⅱ期试验令人鼓舞的数据，Ⅲ期临床试验，EXPAND(在进展期食管胃结合部腺癌患者中联合应用爱必妥希罗达和顺铂)随机地将904名患者分组并接受顺铂、卡培他滨，联合或不联合使用西妥昔单抗的治疗。但是，在西妥昔单抗组并没有获得无进展生存期或总生存率的收益[34]。Ⅲ期临床试验RTOG0436，让局部进展期食管癌患者每周随机地同时接受顺铂(50 mg/m²)，紫杉醇(25 mg/m²)的治疗连续6周，并每天接受50.4 Gy/1.8 Gy的放疗±每周应用西妥昔单抗(第一天，400 mg/m²，接下来每周250 mg/m²)连续6周[35]。西妥昔单抗组并没有获得总生存期的获益。

与结直肠癌不同，食管胃结合部腺癌中的KRAS变异并没有被证明为对西妥昔单抗疗效响应的阴性预测标志[36]。尽管其他生物标志物包括EGFR表达，拷贝数和磷酸化已经进行了评估，但是样本大小和分析回顾性分析均已排除了有意义的结论[37-40]。

3.2 帕尼单抗

帕尼单抗是第一个完全人源化的单克隆抗体IgG2，靶向作用于表皮生长因子受体。关于胃癌的REAL-3试

验(随机、开放、多中心的临床研究，用来评估表柔比星、奥沙利铂和卡培他滨联合帕尼单抗治疗未接受过治疗的食管胃结合部腺癌的疗效)没有显示出预先计划的任何好处，并已提前终止[41]。这些消极结果可能与联合治疗组中减少了化疗药物的剂量有关系[42]。在无对照的Ⅱ期临床试验ACOSOG Z4051中，可进行手术切除的患者辅助性地接受多西他赛、顺铂、西妥昔单抗及放疗[43]。一些治疗活性也已体现，但却以显著的毒性为代价。

3.3 吉非替尼

吉非替尼是一种口服的表皮生长因子酪氨酸激酶抑制剂，在一些恶性肿瘤的早期临床试验中显示出有前途的抗肿瘤活性。在Ⅱ期临床试验数据的基础上[44]，三期临床试验(NCT01243398)将进展期的食管胃结合部腺癌患者在进行积极的化疗后随机地接受吉非替尼和对照组治疗。这项研究已经完成，未公布的结果将更好地勾画出吉非替尼在食管胃结合部腺癌中的应用前景[45]。

3.4 厄洛替尼

厄洛替尼是另一种口服的表皮生长因子酪氨酸激酶抑制剂，在美国已经被批准用于肺癌和胰腺癌的治疗。在Ⅱ期临床试验中，厄洛替尼在食管胃结合部腺癌中显示出活性，反应率为9%，但是对胃癌无治疗作用[46]。

4 血管内皮生长因子受体阻滞剂

血管生成是肿瘤发生中重要的因素，并且对肿瘤增殖及生长起着关键作用。在许多人类癌症中[47](包括食管胃结合部腺癌)血管内皮细胞生长因子在血管发生、肿瘤生长、转移中起着举足轻重的作用，因此也吸引了众多针对于它的治疗。血管内细胞生长因子-A是生理和病理条件下血管发生的重要中间介质[48]，它的活性由两种酪氨酸激酶受体调控：VEGFR-1和VEGFR-2。食管胃结合部腺癌患者血浆中的血管内细胞生长因子浓度与转移及恶性预后有关[49-50]。目前已经开发了多种制剂靶向地针对血管内皮细胞生长因子途径，包括单克隆抗体和酪氨酸激酶阻滞剂。

4.1 贝伐单抗

贝伐单抗是一种针对血管内皮细胞生长因子的重

组人IgG1单克隆抗体，已证明对结肠癌、肺癌、卵巢癌、肾细胞有治疗效果[13,51-54]。已发现的不良反应包括血栓性事件、胃肠道穿孔和高血压。

在食管胃结合部腺癌可喜的Ⅱ期临床试验结果的基础上，启动了AVAGST试验(阿瓦斯汀在胃癌中的应用)，它是多中心、随机、对照的Ⅲ期临床试验，评估在顺铂为基础的化疗方案中加入贝伐单抗作为一线治疗进展期胃癌的疗效[55]。该试验招募了来自17个国家的774名患者，约50%的患者来自亚洲。贝伐单抗加化疗组的中位总生存期为12.1个月，而安慰剂加化疗组为10.1个月(危险比0.87，95%置信区间：0.73~1.03，P=0.1002)。虽然试验并未达到预先设计的总生存率目标，但是贝伐单抗的中位无进展生存期(median PFS)和总反应率(ORR)均明显提高。没有贝伐单抗相关的安全信号被识别。胃癌的遗传异质性可以解释Ⅱ临床试验和Ⅲ临床试验之间结果的差异。此外，AVAGST试验中接受贝伐单抗治疗的食管胃结合部腺癌患者的反应率高达85%，总生存率也有提高。除去治疗上的差异，与欧美患者相比，亚洲患者的总生存率和无进展生存期更高。选择偏差，样本量，研究设计均可能影响无对照的Ⅱ期临床试验结果。

为了更好地选择出会受益于抗血管内皮细胞生长因子治疗的患者，在AVAGST试验中，一系列的肿瘤血管因子也被评估，包括内皮细胞生长因子受体、血管内皮细胞生长因子-A、血管内皮细胞生长因子受体-1、血管内皮细胞生长因子受体-2和神经菌毛素[56]。低神经菌毛素表达与对照组的总生存率有关。添加贝伐单抗似乎可以改变低神经菌毛素组患者的总生存率和危险比，并且比高神经菌毛素组患者的更高。因此，神经菌毛素自然成为了有前途的预测预后的生物标志候选者，并且可以预估对贝伐单抗的反应特性。此外，较低基线的血浆血管内皮细胞生长因子-A与更长的总生存率有关。类似的生物标志物也在进一步评估中。

在英国，贝伐单抗被作为新辅助治疗的成员正在被评估中。MAGIC-B试验(医学研究理事会辅助胃灌注化疗)正是评估贝伐单抗在可手术的胃腺癌和食管胃结合部腺癌的术前化疗所起的作用。

4.2　雷莫芦单抗

雷莫芦单抗是一种完全人源性IgG1单克隆抗体，它能特异性地阻断血管内皮细胞生长因子受体-2。雷莫芦单抗的有效性和耐受性已在一些试验中阐明。Ⅲ期试验，REGARD(雷莫芦单抗单药对先前治疗过的进展期胃癌或食管胃结合部腺癌的治疗作用)随机化地将治疗后的胃癌或食管胃结合部腺癌患者接受雷莫芦单抗单药或最佳支持治疗[57]。所得的结果是雷莫芦单抗组中位生存率为5.2个月，对照组为3.8个月，P=0.042[57]。基于此项研究，2014年FDA批准雷莫芦单抗作为单药在含有铂或氟尿嘧啶的化疗方案的基础上，用于胃癌或食管胃结合部腺癌的治疗[58]。这是首个被批准用于非特定人群的食管胃结合部腺癌治疗的生物制剂。为了刻画出更好的受益人群，生物标志研究也正稳步前行中。

Ⅲ期临床试验RAINBOW(是一项全球、随机、双盲、Ⅲ期研究雷莫芦单抗联合紫杉醇、安慰剂联合紫杉醇治疗已接受过含铂和含氟尿嘧啶化疗的转移性食管胃结合部癌和胃腺癌)随机纳入665名已治疗过的进展期胃或食管胃结合部腺癌患者，接受紫杉醇联合雷莫芦单抗的治疗。联合应用组的中位生存率为9.6个月，而单独使用紫杉醇组的中位生存率为7.4个月。联合应用组患者拥有更高的粒细胞减少症和高血压发生率[59]。这些研究结果将可能促使FDA在今年晚些时候批准雷莫芦单抗与紫杉醇的联合应用。然而雷莫芦单抗联合FOLFOX应用的前期Ⅱ期试验并没有显示无进展生存期方面的改善[60]。与贝伐单抗和雷莫芦单抗有关的主要临床研究结果已在表2中描述。

另一种靶向阻断VEGF途径的方法是一种被称为肝脏激酶(广谱激酶)阻断剂，它不仅可以阻断VEGF受体，也可以阻断FLT-3、c-kit和RET。目前被评估的一些酪氨酸激酶阻滞剂将在以下部分描述。

4.3　舒尼替尼

舒尼替尼是一种口服的多靶点血管内皮细胞生长因子受体酪氨酸激酶抑制剂，靶点包括：血小板源性生长因子受体、c-kit和FLT3。已经被批准用于治疗晚期肾细胞癌和伊马替尼治疗失败或不能耐受的胃肠间质瘤。

舒尼替尼作为单药治疗食管胃结合部腺癌的一些临床试验正在评估。舒尼替尼作为治疗进展期胃癌和食管胃结合部腺癌单独的二线治疗药物的Ⅱ期临床试验结果表明，78名患者中，2位患者出现部分回应，而25名患者持续的发病时间大于6周。其中位无进展期生存期为2.3个月，中位总生存期为6.8个月(95%置信区间：4.4~9.6个月)[62]。舒尼替尼联合化疗的治疗作用研究也已有开展。将107名患者随机分配到多西他赛联合

表2　针对VEGFR的靶向药物用于胃癌和食管胃结合部腺癌患者的Ⅱ/Ⅲ期临床试验

研究	试验阶段	一线或二线	药物	患者数	PFS	OS
Shah *et al.*[61]	Ⅱ	一线	伊立替康、顺铂和贝伐单抗	47	ORR: 6.5 mo	12.3 mo
Ohtsu *et al.* / AVAGAST[55]	Ⅲ	一线	顺铂/5-Fu±贝伐单抗	774	38.0 *vs.* 29.5 mo，$P=0.0121$	12.1 *vs.* 10.1 mo，$P=1.002$
Fuchs *et al.* / REGARD[57]	Ⅲ	二线	雷莫芦单抗与BSC对照	355	2.1 *vs.* 1.3 mo，$P<0.0001$	5.2 *vs.* 3.8 mo，$P=0.047$
Wilke *et al.* / RAINBOW[59]	Ⅲ	二线	紫杉醇±雷莫芦单抗	665	4.4 *vs.* 2.9 mo，$P<0.0001$	9.6 *vs.* 7.4 mo，$P=0.017$
Yoon *et al.*[60]	Ⅱ	一线	FOLFOX±雷莫芦单抗	168	6.4 *vs.* 6.7 mo，$P=0.89$	11.7 *vs.* 11.5 mo，*P* not available，HR 1.08，95% CI，0.73~1.58

VEGFR(vascular endothelial growth factor receptor)，血管内皮细胞生长因子受体；PFS(progression free survival)，无进展生存期；OS(overall survival)，总生存期；ORR(overall response rate)，总反应率；mo，月；5-Fu(5-fluorouracil)，5-氟尿嘧啶；BSC(best supportive care)；FOLFOX；亚叶酸钙；奥沙利铂；HR(hazard ratio)，风险度；CI(confidence interval)，置信区间。

舒尼替尼治疗组或单药多西他赛治疗组的二期临床试验结果表明，其反应时间并无显著差异(舒尼替尼组为3.9个月，多西他赛组为2.6个月)，但是反应率在舒尼替尼组增加率为41.4%，而多西他赛组为14.3%[63]。

类似于其他的酪氨酸激酶抑制剂，舒尼替尼可与多种药物发生反应，能引起QT间期延长，并且影响CYP3A4底物的代谢。常见的毒性有高血压、手足综合征和肝功能紊乱。

4.4　索拉非尼

索拉非尼是一种新型的Raf激酶抑制剂，也能阻断其他的酪氨酸激酶受体，如血管内皮细胞生长因子受体-2、血管内皮细胞生长因子受体-3和血小板源性生长因子受体-β。基于Ⅲ期临床试验结果，索拉非尼已经被批准用于肾细胞癌和肝细胞的治疗[64-65]。在胃癌的肿瘤异种移植模型中，索拉非尼能有效地抑制肿瘤细胞的生长和肿瘤的血管生发[66]。

索拉非尼联合化疗或单药对于进展期的胃癌和食管胃结合部腺癌的治疗作用也已在一系列研究中得以验证。Ⅰ/Ⅱ临床试验中的44名胃癌患者接受索拉非尼联合多西他赛、铂剂的治疗中，其PFS为5.8个月，中位生存期为13.6个月[67]。然而其他的相关研究并没有得出类似的结果，反而因为低反应率在早期就已停止了试验[68-69]。

4.5　帕唑帕尼

帕唑帕尼是一种能通过多种途径如VEGFR、PDGFR、c-kit阻断血管形成的口服制剂。基于Ⅱ期试验成果[70-71]，FDA已经批准它用于晚期肾细胞和晚期的软组织肉瘤的治疗。同时，帕唑帕尼在晚期的甲状腺癌中也有治疗活性[72]。

目前正有两个关于帕唑帕尼联合化疗治疗食管胃结合部腺癌患者的临床试验正在评估中。在Ⅱ期临床试验中，PaFLO(关于FLO±帕唑帕尼作为进展期胃癌一线治疗的作用研究)让初诊的进展期胃癌患者随机化地接受5-氟尿嘧啶、亚叶酸钙和奥沙利铂的治疗，联合或者不联合帕唑帕尼，这一临床研究目前正在征集患者中[73]。另一项关于帕唑帕尼联合卡培他滨和奥沙利铂用于进展期胃癌患者治疗的Ⅰ/Ⅱ期临床试验也正在招募患者中[74]。这些研究结果将有助于确定帕唑帕尼在进展期胃癌及食管胃结合部腺癌中的治疗作用。

5　胰岛素样生长因子1抑制剂

胰岛素样生长因子1受体隶属于胰岛素受体家族。胰岛素样生长因子1受体位于细胞表面，它可以引起细胞内底物的磷酸化，导致MAPK及PI3K/Akt途径的活化，在包括食管胃结合部腺癌等癌症中，此途径的激活可以促进肿瘤细胞的生长、进一步进展及局部浸润[75]。

食管胃结合部腺癌切除标本中胰岛素样生长因子1受体的表达与临床预后差相关[76]。在一些肿瘤模型中，胰岛素样生长因子信号途径与对细胞毒治疗的耐受有关，通过阻断胰岛素样生长因子途径可以引起肿瘤细胞的凋亡增加[77]。胰岛素样生长因子受体途径能靶向地被单克隆抗体(胰岛素样生长因子1受体反转录RNA，siRNA)和酪氨酸激酶受体阻断。

一项包含86名胃癌患者被切除标本的研究，结果表明，具有低度表达胰岛素样生长因子1受体和表皮生长因子的患者的生存率与缺乏表达者相比有显著差异性[76]。在多西他赛联合CP-751、871(胰岛素样生长因子1受体单抗)的Ⅰ期临床试验结果让人振奋，值得进一步探索[78]。

6　成纤维细胞生长因子 (FGF) 酪氨酸激酶抑制剂 (TKIs)

成纤维细胞生长因子及其信号转导受体拥有包括细胞增殖、分化、动力及转化在内的多种生物活性[79-80]。成纤维细胞生长因子2受体在恶性表型的低分化胃癌(硬癌)中高表达，提示它为潜在的靶向治疗位点[81]。

在临床前模型，AZD2171，一种强效口服VEGF、FGFR1、PDGFRB和VEGFR-2的酪氨酸激酶抑制剂，能在胃癌裸鼠移植瘤模型中起到肿瘤抑制作用，并呈剂量依赖效应。抗肿瘤作用在过度表达的成纤维细胞生长因子2受体的异质模型中更加明显。这些研究成果预示着对于有成纤维细胞生长因子2受体表达的胃癌患者来说，AZD2171会带来临床受益[82]。

Ki23057，一种非特异的成纤维细胞生长因子受体2酪氨酸激酶抑制剂，能阻断成纤维细胞生长因子受体1、成纤维细胞生长因子2和血管内皮细胞生长因子2酪氨酸激酶。它能抑制具有成纤维细胞生长因子受体2基因扩增的胃硬癌细胞的增殖。批准的Ki23057口服制剂能阻断胃癌细胞的生长和腹膜播散，这一机制是通过阻断成纤维细胞生长因子受体2-RAS/细胞外信号调节激酶途径实现，而非通过成纤维细胞生长因子受体2-PI3k-AKT途径实现[83]。就目前而言，并无此类制剂在胃癌中应用的研究报道。

7　c-Met 酪氨酸激酶抑制剂

C-Met是一种酪氨酸激酶受体，它在表皮细胞及内皮细胞均有表达。C-Met的过度表达及变异在包括食管胃结合部腺癌在内的多种恶性肿瘤中均存在，并与预后不良相关[84-85]。它的配体为肝细胞生长因子，在间充质细胞谱系中表达。

Foretonib(GSK1363089)是一种口服的、C-Met和VEGFR-2小分子抑制剂，它可以作为单一药剂治疗晚期胃癌患者，其安全性和有效性将在Ⅱ期临床试验中得以验证。Foretonib在c-Met非特定的人群中表现出良好的耐受性，但是抗肿瘤活性却较低[86]。

Rilotumumab(靶向抑制HGF的一种人源性单抗)的Ⅱ期试验体现了它对经免疫组化检测出MET表达增多的亚型患者的治疗效应[87]。基于此结果，Ⅲ期临床试验RILOMET-1目前正在招募患者中，RILOMET-1试验是rilotumumab联合表柔比星、顺铂、卡培他滨作为进展期、MET阳性的胃癌或食管胃结合部腺癌患者的一线治疗的国际多中心的、随机、双盲安慰剂的Ⅲ期临床试验[88]。然而，最近此种联合应用(卡培他滨是否联合rilotumumab)的双盲随机Ⅱ期临床研究显示，它并不能改善无进展生存期[89]。

Onartuzumab(一种靶向阻断MET的人源性单抗)联合FOLFOX方案治疗MET阳性、HER2阴性的食管胃癌患者的随机的Ⅲ期试验正在评估中，预计将于2015年完成[90]。

8　PI3K 途径抑制剂

PI3K酶与细胞膜脂质肌醇的磷酸化有关[91]。PI3K的活化促使磷脂酰肌醇二磷酸转化为第二信使磷脂酰3，4，5'三磷酸肌醇。这些细胞膜的招募蛋白包括Akt/PKB激酶，并通过磷酸肌醇依赖激酶1和2发生磷酸化[92-93]。

PI3K/AKT/mTOR通路的失调可以继发引起致癌基因PIK3CA的突变[94]、PTEN功能缺失[95-96]、Akt/PKB亚型突变[97]，或者通过其他途径如IGF-1R引起上游途径激活。胃癌中的PTEN蛋白异常表达约为11%，它与肿瘤的分化、临床分期及肿瘤耐药性有关[98]。PI3K/Akt/mTOR下游途径的上调与不良预后有关，并促使了对化疗耐药性的形成[99]。

依维莫司是一种口服的mTOR抑制剂，在Ⅰ期、Ⅱ期临床试验中均已体现出抗肿瘤活性[100-101]。Ⅲ期临床试验，GRANITE-1研究(依维莫司单药结合最好的支持治疗对进展期胃癌患者的安全性和有效性研究)正在进行，并在进一步评估中。656名二线或者三线进展期胃癌患者随机接受依维莫司单独治疗组和BSC对照组的治疗。依维莫司组的中位生存期为5.39个月，对照组的中位生存期则为4.34个月，没有显著差异[102]。

9 PARP 抑制剂

PARP的功能为修复单链断裂。如果单链断裂得不到修复，将在下一个复制叉处形成双链断裂，引起细胞死亡。作为肿瘤的治疗潜能，PARP抑制剂能阻断肿瘤细胞的单链断裂修复机制，最终导致肿瘤细胞死亡[103]。相应的制剂已经在卵巢癌和乳腺癌中表现出抗肿瘤活性，尤其是在存在BRCA1和BRCA2基因突变患者身上更加明显。

关于PARP抑制剂奥拉帕尼作为二线治疗转移或复发的食管胃结合部腺癌的Ⅱ期临床试验已经进行。患者接受紫杉醇或者联合奥拉帕尼的治疗[104]。无病生存率虽然没有显著差异，但是奥拉帕尼组的总生存率却有所升高。由于前期的临床数据提示低运动失调性血管扩张症变异蛋白(ATM)患者对奥拉帕尼的敏感性更高[105]。此结果分析提示低ATM表达患者接受奥拉帕尼能改善总生存率。基于此，紫杉醇或者紫杉醇联合奥拉帕尼治疗食管胃结合部腺癌的Ⅲ期随机临床试验正在进行[106]。当前，另一种PARP抑制剂veliparib联合FLOFIRI方案的Ⅰ期临床试验也正在招募中[107]。

10 免疫治疗

肿瘤在演化过程中获得了多种机制来规避宿主免疫系统的识别[108]。通过阻断负性免疫调节途径，增强免疫活动，为肿瘤的免疫治疗提供了一种新的针对肿瘤细胞的攻击途径。随着伊匹单抗被批准用于治疗黑色素瘤，免疫疗法用于其他疾病的治疗也引起了大家浓厚的兴趣。伊匹单抗通过阻断抑制剂受体、细胞毒性T淋巴细胞相关性抗原4(CTLA-4)，减缓负性免疫调节径路。

免疫治疗剂nivolumab在肿瘤中的治疗作用最近也已评估。这种药物通过与阻断表达于T细胞的抑制性受体程序性细胞死亡受体1与细胞程式死亡配体1结合，防止T细胞死亡。Nivolumab有应用于胃癌患者的Ⅰ期临床试验中，但是，这些患者并未纳入疗效分析[109]。

Pembrolizumab是另一种阻断PD-1和PDL-1(以及PDL2)结合的免疫制剂。Pembrolizumab用于经免疫组化确定的具有PD-L1肿瘤活性的复发和转移的胃癌和食

管胃结合部腺癌患者治疗的ⅠB期临床试验成果已经在2014年欧洲肿瘤内科学会上发布[110]。其耐受性和抗肿瘤性均已被证明。另一种抗PDL-1制剂，MEDI4736也已经在胃癌治疗中显示出活性[111]。

CTLA-4和PDL-1阻滞剂的联合应用也已经在研究中。在黑色素瘤患者中，此组与单独用药组相比，能提高反应率，增加生存率，这提示了此类制剂的协同治疗作用[112]。基于令人振奋的临床前数据，MEDI4736和tremilumumab的联合应用对于包括胃癌在内的晚期实体肿瘤患者的治疗作用正在研究中[113]。对于不能从传统的化疗中受益或不能进一步耐受传统化疗的进展期胃癌患者，免疫治疗能满足患者迫切的临床需求。

11 鸟苷酸环化酶 C 抑制剂

鸟苷酸环化酶C是一种跨细胞膜表面受体，除了在正常的小肠组织中表达外，在胃肠道的恶性细胞中也有表达。它的表达可以作为一个良好的预后信号[39]。基于临床前数据，肿瘤细胞的GCC变异主要发生在表皮细胞连接处，抗体药物MLNO264也已经开发，并显示出了潜在的靶向肿瘤细胞的能力。基于有前景的Ⅰ期试验结果[114]，Ⅱ期试验研究(MLN0264对非初诊的经免疫组化检测有GCC表达胃和食管胃结合部癌的治疗效应研究)正在招募患者中[115]。

12 结论

总之，食管胃结合部腺癌是全球性的最为普遍的恶性肿瘤[116]。诊断时，大约有50%的已经超出了局部范围。几十年来，细胞毒性药物一直是系统性治疗的支柱，但是却有较大的毒性反应。

近年来，食管胃结合部腺癌发生时存在的分子异常已经确定，也促使了靶向针对此类分子的研究，大部分研究均将这些药物联合化疗应用，这些已在本综述中进行了阐述。

食管胃结合部腺癌中潜在存在的异常分子网络的复杂特性以及多种信号通路异常的共存网络已经建立起来[117]。由于肿瘤分子路径固有的复杂性，靶向药物作为单制剂或与化疗联用应用仍难以明显改善治疗效用。然而，同时追求多个靶向目标存在逻辑上的困难，如在当前对如何联合应用靶向药物的知识的匮乏，且存在潜在的额外毒性。在未来，分子分析将在识别特定的、可能从靶向治疗获益的患者、验证药物

抑制的目标、并确定肿瘤的目标方面发挥重要作用。

为了更好地实现这一目标，生物标志物应用于预测抗癌药物的疗效和毒性反应，正如HER2过度表达能预测对曲妥珠单抗的效应一样。然而，虽然基于预测因素选择患者是明智之举，但是由于食管胃结合部腺癌患者缺乏有效的生物标志、恶性肿瘤转化过程中所需分子异常的多样性以及复发或者转移等因素的影响，使得将生物标志纳入临床试验显得困难重重。

最后，Ⅲ期试验在证明生存获益上的失败，以及与Ⅱ期研究上存在的差异，表明我们可能需要改变目前的评价体系。靶向药物常常导致病情稳定，从而使得评价更有挑战性。总生存率依旧是临床试验的主要终点，因为食管胃结合部腺癌的患者生存期短。

除了本文所叙述的分子靶向治疗，用于食管胃结合部腺癌治疗的其他药物目前也正在评估中。诚然，随机试验是验证靶向治疗在晚期食管胃结合部腺癌中所起作用的必要手段。关于如何确定最佳的靶向治疗，使用恰当的生物标志以及对食管胃结合部腺癌患者的个性化治疗尚需要进一步的研究。

声明

本文作者宣称无任何利益冲突。

参考文献

[1] Siegel R, Ma J, Zou Z, et al. Cancer statistics, 2014. CA Cancer J Clin, 2014, 64: 9-29.

[2] Jemal A, Siegel R, Ward E, et al. Cancer statistics, 2009. CA Cancer J Clin, 2009, 59: 225-249.

[3] Ajani JA, Moiseyenko VM, Tjulandin S, et al. Clinical benefit with docetaxel plus fluorouracil and cisplatin compared with cisplatin and fluorouracil in a phase III trial of advanced gastric or gastroesophageal cancer adenocarcinoma: the V-325 Study Group. J Clin Oncol, 2007, 25: 3205-3209.

[4] Coussens L, Yang-Feng TL, Liao YC, et al. Tyrosine kinase receptor with extensive homology to EGF receptor shares chromosomal location with neu oncogene. Science, 1985, 230: 1132-1139.

[5] King CR, Kraus MH, Aaronson SA. Amplification of a novel v-erbB-related gene in a human mammary carcinoma. Science, 1985, 229: 974-976.

[6] Bilous M, Osamura RY, Rüschoff J, et al. HER-2 amplification is highly homogenous in gastric cancer. Hum Pathol, 2010, 41: 304-305; author reply 305-306.

[7] Marx AH, Tharun L, Muth J, et al. HER-2 amplification is highly homogenous in gastric cancer. Hum Pathol, 2009, 40: 769-777.

[8] Bozzetti C, Negri FV, Lagrasta CA, et al. Comparison of HER2 status in primary and paired metastatic sites of gastric carcinoma. Br J Cancer, 2011, 104: 1372-1376.

[9] Stintzing S, Jung A, Rossius L, et al. Mutations within the EGFR signaling pathway: Influence on efficacy in FIRE-3—A randomized phase III study of FOLFIRI plus cetuximab or bevacizumab as first-line treatment for wild-type (WT) KRAS (exon 2) metastatic colorectal cancer (mCRC) patients. J Clin Oncol, 2014, 32(suppl 3, abstr 445).

[10] Tanner M, Hollmén M, Junttila TT, et al. Amplification of HER-2 in gastric carcinoma: association with Topoisomerase IIalpha gene amplification, intestinal type, poor prognosis and sensitivity to trastuzumab. Ann Oncol, 2005, 16: 273-278.

[11] Matsui Y, Inomata M, Tojigamori M, et al. Suppression of tumor growth in human gastric cancer with HER2 overexpression by an anti-HER2 antibody in a murine model. Int J Oncol, 2005, 27: 681-685.

[12] Bang YJ, Van Cutsem E, Feyereislova A, et al. Trastuzumab in combination with chemotherapy versus chemotherapy alone for treatment of HER2-positive advanced gastric or gastro-oesophageal junction cancer (ToGA): a phase 3, open-label, randomised controlled trial. Lancet, 2010, 376: 687-697.

[13] Hurwitz H, Fehrenbacher L, Novotny W, et al. Bevacizumab plus irinotecan, fluorouracil, and leucovorin for metastatic colorectal cancer. N Engl J Med, 2004, Jun, 350: 2335-2342.

[14] A study of trastuzumab emtansine versus taxane in patients with advanced gastric cancer [Internet]. 2014 [cited 2014 June 12]. Available online: http://clinicaltrials.gov/show/NCT01641939

[15] A study of capecitabine [xeloda] in combination with trastuzumab [herceptin] and oxaliplatine in patients with resectable gastric cancer [Internet]. 2014 [cited 2014 June 12]. Available online: http://clinicaltrials.gov/show/ NCT01130337

[16] A study of the combination of oxaliplatin, capecitabine and herceptin (trastuzumab) and chemoradiotherapy in the adjuvant setting in operated patients with HER2+ gastric or gastro-esophageal junction cancer (TOXAG study) [Internet]. 2014 [cited 2014 June 12]. Available online: http://www.clinicaltrials.gov/show/NCT01748773

[17] Explorative phase II study of perioperative treatment in patients with adenocarcinoma of the gastroesophageal junction or

stomach (HerFLOT) [Internet]. 2014 [cited 2014 June 12]. Available online: http://www.clinicaltrials.gov/ct2/show/NCT01472029?term=NCT01472029&rank=1

[18] Radiation therapy, paclitaxel, and carboplatin with or without trastuzumab in treating patients with esophageal cancer [Internet]. 2014 [cited 2014 June 12]. Available online: http://clinicaltrials.gov/show/NCT01196390

[19] Baselga J, Cortés J, Kim SB, et al. Pertuzumab plus trastuzumab plus docetaxel for metastatic breast cancer. N Engl J Med, 2012, 366: 109-119.

[20] Hoff P, Tabernero J, Shen L, et al. P-0111 Pertuzumab, trastuzumab and chemotherapy in HER2-positive metastatic gastric or gastro-oesophageal junction cancer: an international phase III study (JACOB). Ann Oncol, 2013, 24: iv67.

[21] Cameron D, Casey M, Press M, et al. A phase III randomized comparison of lapatinib plus capecitabine versus capecitabine alone in women with advanced breast cancer that has progressed on trastuzumab: updated efficacy and biomarker analyses. Breast Cancer Res Treat, 2008, 112: 533-543.

[22] Geyer CE, Forster J, Lindquist D, et al. Lapatinib plus capecitabine for HER2-positive advanced breast cancer. N Engl J Med, 2006, 355: 2733-2743.

[23] Administration US FDA. Lapatinib 2014 [Internet]. [cited 2014 June 14]. Available online: http://www.accessdata.fda.gov/drugsatfda_docs/label/2013/022059s016s017lbl.pdf

[24] Hecht JR, Bang YJ, Qin S, et al. Lapatinib in combination with capecitabine plus oxaliplatin (CapeOx) in HER2- positive advanced or metastatic gastric, esophageal, or gastroesophageal adenocarcinoma (AC): The TRIO-013/LOGiC Trial. J Clin Oncol, 2013, 31: abstr LBA4001.

[25] Satoh T, Xu RH, Chung HC, et al. Lapatinib plus paclitaxel versus paclitaxel alone in the second-line treatment of HER2-amplified advanced gastric cancer in Asian populations: TyTAN--a randomized, phase III study. J Clin Oncol, 2014, 32: 2039-2049.

[26] Herbst RS. Review of epidermal growth factor receptor biology. Int J Radiat Oncol Biol Phys, 2004, 59: 21-26.

[27] Oda K, Matsuoka Y, Funahashi A, et al. A comprehensive pathway map of epidermal growth factor receptor signaling. Mol Syst Biol, 2005, 1: 2005.0010.

[28] Wang KL, Wu TT, Choi IS, et al. Expression of epidermal growth factor receptor in esophageal and esophagogastric junction adenocarcinomas: association with poor outcome. Cancer, 2007, 109: 658-667.

[29] Galizia G, Lieto E, Orditura M, et al. Epidermal growth factor receptor (EGFR) expression is associated with a worse prognosis in gastric cancer patients undergoing curative surgery. World J Surg, 2007, 31: 1458-1468.

[30] Lieto E, Ferraraccio F, Orditura M, et al. Expression of vascular endothelial growth factor (VEGF) and epidermal growth factor receptor (EGFR) is an independent prognostic indicator of worse outcome in gastric cancer patients. Ann Surg Oncol, 2008, 15: 69-79.

[31] Martinelli E, De Palma R, Orditura M, et al. Anti-epidermal growth factor receptor monoclonal antibodies in cancer therapy. Clin Exp Immunol, 2009, 158: 1-9.

[32] Saltz LB, Lenz HJ, Kindler HL, et al. Randomized phase II trial of cetuximab, bevacizumab, and irinotecan compared with cetuximab and bevacizumab alone in irinotecan-refractory colorectal cancer: the BOND-2 study. J Clin Oncol, 2007, 25: 4557-4561.

[33] Vermorken JB, Mesia R, Rivera F, et al. Platinum-based chemotherapy plus cetuximab in head and neck cancer. N Engl J Med, 2008, 359: 1116-1127.

[34] Lordick F, Kang YK, Chung HC, et al. Capecitabine and cisplatin with or without cetuximab for patients with previously untreated advanced gastric cancer (EXPAND): a randomised, open-label phase 3 trial. Lancet Oncol, 2013, 14: 490-499.

[35] Ilson DH, Moughan J, Suntharalingam M, et al. RTOG 0436: A phase III trial evaluating the addition of cetuximab to paclitaxel, cisplatin, and radiation for patients with esophageal cancer treated without surgery. J Clin Oncol, 2014, 32: abstr 4007.

[36] Park SR, Kook MC, Choi IJ, et al. Predictive factors for the efficacy of cetuximab plus chemotherapy as salvage therapy in metastatic gastric cancer patients. Cancer Chemother Pharmacol, 2010, 65: 579-587.

[37] Luber B, Deplazes J, Keller G, et al. Biomarker analysis of cetuximab plus oxaliplatin/leucovorin/5-fluorouracil in first-line metastatic gastric and oesophago-gastric junction cancer: results from a phase II trial of the Arbeitsgemeinschaft Internistische Onkologie (AIO). BMC Cancer, 2011, 11: 509.

[38] Moehler M, Mueller A, Trarbach T, et al. Cetuximab with irinotecan, folinic acid and 5-fluorouracil as first-line treatment in advanced gastroesophageal cancer: a prospective multi-center biomarker-oriented phase II study. Ann Oncol, 2011, 22: 1358-1366.

[39] Pinto C, Di Fabio F, Siena S, et al. Phase II study of cetuximab in combination with FOLFIRI in patients with untreated advanced gastric or gastroesophageal junction adenocarcinoma (FOLCETUX study). Ann Oncol, 2007, 18: 510-517.

［40］ Lordick F，Luber B，Lorenzen S，et al. Cetuximab plus oxaliplatin/leucovorin/5-fluorouracil in first-line metastatic gastric cancer：a phase II study of the Arbeitsgemeinschaft Internistische Onkologie (AIO). Br J Cancer，2010，102：500-555.

［41］ Waddell T，Chau I，Cunningham D，et al. Epirubicin，oxaliplatin，and capecitabine with or without panitumumab for patients with previously untreated advanced oesophagogastric cancer (REAL3)：a randomised，open-label phase 3 trial. Lancet Oncol，2013，14：481-489.

［42］ Waddell T，Chau I，Barbachano Y，et al. A randomized multicenter trial of epirubicin，oxaliplatin，and capecitabine (EOC) plus panitumumab in advanced esophagogastric cancer (REAL3). J Clin Oncol，2012，30：abstr LBA4000.

［43］ Lockhart AC，Reed CE，Decker PA，et al. Phase II study of neoadjuvant therapy with docetaxel，cisplatin，panitumumab，and radiation therapy followed by surgery in patients with locally advanced adenocarcinoma of the distal esophagus (ACOSOG Z4051). Ann Oncol，2014，25：1039-1044.

［44］ Rojo F，Tabernero J，Albanell J，et al. Pharmacodynamic studies of gefitinib in tumor biopsy specimens from patients with advanced gastric carcinoma. J Clin Oncol，2006，24：4309-4316.

［45］ Gefitinib in treating patients with esophageal cancer that is progressing after chemotherapy [Internet]. 2014 [cited 2014 June 14]. Available online：http：//www.clinicaltrials.gov/ct2/show/NCT01243398?term=NCT01243398&rank=1

［46］ Dragovich T，McCoy S，Fenoglio-Preiser CM，et al. Phase II trial of erlotinib in gastroesophageal junction and gastric adenocarcinomas：SWOG 0127. J Clin Oncol，2006，24：4922-4927.

［47］ Carmeliet P. Angiogenesis in health and disease. Nat Med，2003，9：653-660.

［48］ Ferrara N，Gerber HP，LeCouter J. The biology of VEGF and its receptors. Nat Med，2003，9：669-676.

［49］ Karayiannakis AJ，Bolanaki H，Syrigos KN，et al. Serum vascular endothelial growth factor levels in pancreatic cancer patients correlate with advanced and metastatic disease and poor prognosis. Cancer Lett，2003，194：119-124.

［50］ Maeda K，Chung YS，Takatsuka S，et al. Clinical significance of angiogenesis in gastric carcinoma as a predictive marker for recurrence. [Article in Japanese]. Gan To Kagaku Ryoho，1994，21：1283-1285.

［51］ Sandler A，Gray R，Perry MC，et al. Paclitaxel-carboplatin alone or with bevacizumab for non-small-cell lung cancer. N Engl J Med，2006，355：2542-2550.

［52］ Cannistra SA，Matulonis UA，Penson RT，et al. Phase II study of bevacizumab in patients with platinum-resistant ovarian cancer or peritoneal serous cancer. J Clin Oncol，2007，25：5180-5186.

［53］ Escudier B，Pluzanska A，Koralewski P，et al. Bevacizumab plus interferon alfa-2a for treatment of metastatic renal cell carcinoma：a randomised，double-blind phase III trial. Lancet，2007，370：2103-2111.

［54］ Miller K，Wang M，Gralow J，et al. Paclitaxel plus bevacizumab versus paclitaxel alone for metastatic breast cancer. N Engl J Med，2007，357：2666-2676.

［55］ Ohtsu A，Shah MA，Van Cutsem E，et al. Bevacizumab in combination with chemotherapy as first-line therapy in advanced gastric cancer：a randomized，double-blind，placebo-controlled phase III study. J Clin Oncol，2011，29：3968-3976.

［56］ Shah M，Kang Y，Ohtsu A，et al. Tumor and blood plasma biomarker analyses in the AVAGAST phase III randomized study of first-line bevacizumab + capecitabine/cisplatin in patients with advanced gastric cancer. European Society for Medical Oncology (ESMO) 2010.

［57］ Fuchs CS，Tomasek J，Yong CJ，et al. Ramucirumab monotherapy for previously treated advanced gastric or gastro-oesophageal junction adenocarcinoma (REGARD)：an international，randomised，multicentre，placebo-controlled，phase 3 trial. Lancet，2014，383：31-39.

［58］ Administration US FDA. Ramucirumab 2014 [Internet]. [2014 June 15]. Available online：http：//www.accessdata.fda.gov/drugsatfda_docs/label/2014/125477lbl.pdf

［59］ Wilke H，Van Cutsem E，Oh SC，et al. RAINBOW：A global，phase 3，randomized，double-blind study of ramucirumab plus paclitaxel versus placebo plus paclitaxel in the treatment of metastatic gastric adenocarcinoma following disease progression on first-line platinum- and fluoropyrimidine-containing combination therapy：Results of a multiple Cox regression analysis adjusting for prognostic factors. J Clin Oncol，2014，32：abstr 4076.

［60］ Yoon HH，Bendell JC，Braiteh FS，et al. Ramucirumab (RAM) plus FOLFOX as front-line therapy (Rx) for advanced gastric or esophageal adenocarcinoma (GE-AC)：Randomized，double-blind，multicenter phase 2 trial. J Clin Oncol，2014，32：abstr 4004.

［61］ Shah MA，Ramanathan RK，Ilson DH，et al. Multicenter phase II study of irinotecan，cisplatin，and bevacizumab in patients with metastatic gastric or gastroesophageal junction adenocarcinoma. J Clin Oncol，2006，24：5201-5206.

[62] Bang YJ, Kang YK, Kang WK, et al. Phase II study of sunitinib as second-line treatment for advanced gastric cancer. Invest New Drugs, 2011, 29: 1449-1458.

[63] Yi JH, Lee J, Lee J, et al. Randomised phase II trial of docetaxel and sunitinib in patients with metastatic gastric cancer who were previously treated with fluoropyrimidine and platinum. Br J Cancer, 2012, 106: 1469-1474.

[64] Escudier B, Eisen T, Stadler WM, et al. Sorafenib in advanced clear-cell renal-cell carcinoma. N Engl J Med, 2007, 356: 125-134.

[65] Llovet JM, Ricci S, Mazzaferro V, et al. Sorafenib in advanced hepatocellular carcinoma. N Engl J Med, 2008, 359: 378-390.

[66] Yang S, Ngo VC, Lew GB, et al. AZD6244 (ARRY-142886) enhances the therapeutic efficacy of sorafenib in mouse models of gastric cancer. Mol Cancer Ther, 2009, 8: 2537-2545.

[67] Sun W, Powell M, O'Dwyer PJ, et al. Phase II study of sorafenib in combination with docetaxel and cisplatin in the treatment of metastatic or advanced gastric and gastroesophageal junction adenocarcinoma: ECOG 5203. J Clin Oncol, 2010, 28: 2947-2951.

[68] Martin-Richard M, Gallego R, Pericay C, et al. Multicenter phase II study of oxaliplatin and sorafenib in advanced gastric adenocarcinoma after failure of cisplatin and fluoropyrimidine treatment. A GEMCAD study. Invest New Drugs, 2013, 31: 1573-1579.

[69] Sorafenib as a second line treatment in patients with advanced or metastatic gastric cancer [Internet]. 2014 [cited 15 June 2014]. Available online: http://www.clinicaltrials. gov/ct2/show/NCT00595985

[70] Sternberg CN, Davis ID, Mardiak J, et al. Pazopanib in locally advanced or metastatic renal cell carcinoma: results of a randomized phase III trial. J Clin Oncol, 2010, 28: 1061-1068.

[71] van der Graaf WT, Blay JY, Chawla SP, et al. Pazopanib for metastatic soft-tissue sarcoma (PALETTE): a randomised, double-blind, placebo-controlled phase 3 trial. Lancet, 2012, 379: 1879-1886.

[72] Bible KC, Suman VJ, Molina JR, et al. Efficacy of pazopanib in progressive, radioiodine-refractory, metastatic differentiated thyroid cancers: results of a phase 2 consortium study. Lancet Oncol, 2010, 11: 962-972.

[73] FLO +/- pazopanib as first-line treatment in advanced gastric cancer (PaFLO) [Internet]. 2014 [cited 2014 June 22]. Available online: http://clinicaltrials.gov/ct2/show/ NCT01503372

[74] A study of pazopanib with CAPEOX in AGC patients [Internet]. 2014 [cited 2014 June 22]. Available online: http://

clinicaltrials.gov/ct2/show/NCT01130805

[75] Foulstone E, Prince S, Zaccheo O, et al. Insulin-like growth factor ligands, receptors, and binding proteins in cancer. J Pathol, 2005, 205: 145-153.

[76] Matsubara J, Yamada Y, Nakajima TE, et al. Clinical significance of insulin-like growth factor type 1 receptor and epidermal growth factor receptor in patients with advanced gastric cancer. Oncology, 2008, 74: 76-83.

[77] Baserga R, Peruzzi F, Reiss K. The IGF-1 receptor in cancer biology. Int J Cancer, 2003, 107: 873-877.

[78] Attard G, Fong PC, Molife R, et al. Phase I trial involving the pharmacodynamic (PD) study of circulating tumour cells, of CP-751,871 (C), a monoclonal antibody against the insulin-like growth factor 1 receptor (IGF-1R), with docetaxel (D) in patients (p) with advanced cancer. J Clin Oncol, 2006, 24: abstr 3023.

[79] Grose R, Dickson C. Fibroblast growth factor signaling in tumorigenesis. Cytokine Growth Factor Rev. 2005, 16: 179-186.

[80] Moffa AB, Tannheimer SL, Ethier SP. Transforming potential of alternatively spliced variants of fibroblast growth factor receptor 2 in human mammary epithelial cells. Mol Cancer Res, 2004, 2: 643-652.

[81] Hattori Y, Itoh H, Uchino S, et al. Immunohistochemical detection of K-sam protein in stomach cancer. Clin Cancer Res, 1996, 2: 1373-1381.

[82] Takeda M, Arao T, Yokote H, et al. AZD2171 shows potent antitumor activity against gastric cancer over-expressing fibroblast growth factor receptor 2/keratinocyte growth factor receptor. Clin Cancer Res, 2007, 13: 3051-3057.

[83] Nakamura K, Yashiro M, Matsuoka T, et al. A novel molecular targeting compound as K-samII/FGF-R2 phosphorylation inhibitor, Ki23057, for Scirrhous gastric cancer. Gastroenterology, 2006, 131: 1530-1541.

[84] Lee JH, Han SU, Cho H, et al. A novel germ line juxtamembrane Met mutation in human gastric cancer. Oncogene, 2000, 19: 4947-4953.

[85] Nakajima M, Sawada H, Yamada Y, et al. The prognostic significance of amplification and overexpression of c-met and c-erb B-2 in human gastric carcinomas. Cancer, 1999, 85: 1894-1902.

[86] Jhawer M, Kindler HL, Wainberg Z, et al. Assessment of two dosing schedules of GSK1363089 (GSK089), a dual MET/ VEGFR2 inhibitor, in metastatic gastric cancer (GC): Interim results of a multicenter phase II study. J Clin Oncol, 2009, 27:

abstr 4502.

[87] Oliner KS, Tang R, Anderson A, et al. Evaluation of MET pathway biomarkers in a phase II study of rilotumumab (R, AMG 102) or placebo (P) in combination with epirubicin, cisplatin, and capecitabine (ECX) in patients (pts) with locally advanced or metastatic gastric (G) or esophagogastric junction (EGJ) cancer. J Clin Oncol, 2012, 30: abstr 4005.

[88] First-line treatment for locally advanced or metastatic mesenchymal epithelial transition factor (MET)-positive gastric, lower esophageal, or gastroesophageal junction (GEJ) adenocarcinoma (RILOMET-1) [Internet]. 2014 [cited 2014 August 23]. Available online: https://clinicaltrials.gov/ct2/show/NCT01697072

[89] Iveson T, Donehower RC, Davidenko I, et al. Rilotumumab in combination with epirubicin, cisplatin, and capecitabine as first-line treatment for gastric or oesophagogastric junction adenocarcinoma: an open-label, dose de-escalation phase 1b study and a double-blind, randomised phase 2 study. Lancet Oncol, 2014, 15: 1007-1018.

[90] A study of onartuzumab (MetMAb) in combination with mFOLFOX6 in patients with metastatic HER2-negative and Met-positive gastroesophageal cancer (MetGastric) [Internet]. 2014 [cited 2014 August 23]. Available online: http://clinicaltrials.gov/ct2/show/NCT01662869

[91] Vivanco I, Sawyers CL. The phosphatidylinositol 3-Kinase AKT pathway in human cancer. Nat Rev Cancer, 2002, 2: 489-501.

[92] Yap TA, Garrett MD, Walton MI, et al. Targeting the PI3K-AKT-mTOR pathway: progress, pitfalls, and promises. Curr Opin Pharmacol, 2008, 8: 393-412.

[93] Yang ZZ, Tschopp O, Baudry A, et al. Physiological functions of protein kinase B/Akt. Biochem Soc Trans 2004, 32: 350-4.

[94] Samuels Y, Wang Z, Bardelli A, et al. High frequency of mutations of the PIK3CA gene in human cancers. Science, 2004, 304: 554.

[95] Suzuki H, Freije D, Nusskern DR, et al. Interfocal heterogeneity of PTEN/MMAC1 gene alterations in multiple metastatic prostate cancer tissues. Cancer Res, 1998, 58: 204-209.

[96] Yoshimoto M, Cunha IW, Coudry RA, et al. FISH analysis of 107 prostate cancers shows that PTEN genomic deletion is associated with poor clinical outcome. Br J Cancer, 2007, 97: 678-685.

[97] Bellacosa A, Kumar CC, Di Cristofano A, et al. Activation of AKT kinases in cancer: implications for therapeutic targeting. Adv Cancer Res, 2005, 94: 29-86.

[98] Oki E, Baba H, Tokunaga E, et al. Akt phosphorylation associates with LOH of PTEN and leads to chemoresistance for gastric cancer. Int J Cancer, 2005, 117: 376-380.

[99] Yu HG, Ai YW, Yu LL, et al. Phosphoinositide 3-kinase/Akt pathway plays an important role in chemoresistance of gastric cancer cells against etoposide and doxorubicin induced cell death. Int J Cancer, 2008, 122: 433-443.

[100] Okamoto I, Doi T, Ohtsu A, et al. Phase I clinical and pharmacokinetic study of RAD001 (everolimus) administered daily to Japanese patients with advanced solid tumors. Jpn J Clin Oncol, 2010, 40: 17-23.

[101] Doi T, Muro K, Boku N, et al. Multicenter phase II study of everolimus in patients with previously treated metastatic gastric cancer. J Clin Oncol, 2010, 28: 1904-1910.

[102] Van Cutsem E, Yeh KH, Bang YJ, et al. Phase III trial of everolimus (EVE) in previously treated patients with advanced gastric cancer (AGC): GRANITE-1. J Clin Oncol, 2012, 30: abstr LBA3.

[103] Underhill C, Toulmonde M, Bonnefoi H. A review of PARP inhibitors: from bench to bedside. Ann Oncol, 2011, 22: 268-279.

[104] Bang YJ, Im SA, Lee KW, et al. Olaparib plus paclitaxel in patients with recurrent or metastatic gastric cancer: A randomized, double-blind phase II study. J Clin Oncol, 2013, 31: abstr 4013.

[105] Kubota E, Williamson CT, Ye R, et al. Low ATM protein expression and depletion of p53 correlates with olaparib sensitivity in gastric cancer cell lines. Cell Cycle, 2014, 13: 2129-2137.

[106] Efficacy and safety study of olaparib in combination with paclitaxel to treat advanced gastric cancer [Internet]. 2014 [cited 2014 June 22]. Available online: http://clinicaltrials.gov/ct2/show/NCT01924533

[107] Evaluating the safety and tolerability of the Poly-ADP ribose (PARP) inhibitor with FOLFIRI in subjects with solid tumor [Internet]. 2014 [cited 2014 June 22]. Available online: http://clinicaltrials.gov/ct2/show/NCT01123876

[108] Hamid O, Robert C, Daud A, et al. Safety and tumor responses with lambrolizumab (anti-PD-1) in melanoma. N Engl J Med, 2013, 369: 134-144.

[109] Brahmer JR, Tykodi SS, Chow LQ, et al. Safety and activity of anti-PD-L1 antibody in patients with advanced cancer. N Engl J Med, 2012, 366: 2455-2465.

[110] Muro K, Bang Y, Shankaran V, et al. LBA15 A phase 1b study of pembrolizumab (PEMBRO, MK-3475) in patients (PTS) with advanced gastric cancer. Ann Oncol, 2014, 25: v1-v41.

[111] Lutzky J, Antonia SJ, Blake-Haskins A, et al. A phase 1 study of MEDI4736, an anti–PD-L1 antibody, in patients with advanced solid tumors. J Clin Oncol, 2014, 32: abstr 3001.

[112] National Comprehensive Cancer Network. Gastric Cancer (Version 1.2014). Available online: http://www.debbiesdream.org/portal/documents/33005/671772/NCC N+Gastric+Canc er+Guidelines+2014.pdf

[113] A phase 1 study to evaluate MEDI4736 in combination with tremelimumab [Internet]. 2014 [cited 2014 November 2]. Available online: http://clinicaltrials.gov/ct2/show/NCT01975831

[114] Messersmith W, Almhanna K, Rodon J, et al. PD-0032MLN0264, an investigational, first-in-class antibody-drug conjugate targeting guanylyl cyclase C (GCC): first-in-human study in patients with advanced gastrointestinal malignancies.

Cite this article as: Kothari N, Almhanna K. Current status of novel agents in advanced gastroesophageal adenocarcinoma. J Gastrointest Oncol 2015;6(1):60-74. doi: 10.3978/j.issn.2078-6891.2014.098

Ann Oncol, 2013, 24: piv36.

[115] A study of MLN0264 in patients with cancer of the stomach or gastroesophageal junction [Internet]. 2014 [cited 2014 August 24]. Available online: http://clinicaltrials.gov/ct2/show/NCT02202759

[116] Jemal A, Bray F, Center MM, et al. Global cancer statistics. CA Cancer J Clin, 2011, 61: 134.

[117] Wang K, Yuen ST, Xu J, et al. Whole-genome sequencing and comprehensive molecular profiling identify new driver mutations in gastric cancer. Nat Genet, 2014, 46: 573-82.

译者：李俊霖，永州市中心医院普外科
审校：方文涛，沈阳陆军总院
　　　茅腾，沈阳陆军总院

第二部分　诊断与治疗概况

第三章 食管癌的分期系统和治疗指南

Mark F. Berry

Department of Surgery, Division of Thoracic Surgery, Duke University Medical Center, Durham, North Carolina, USA
Correspondence to: Mark F. Berry, MD. Associate Professor, DUMC Box 3652, Department of Surgery, Duke University Medical Center, Durham, NC 27710, USA. Email: mark.berry@duke.edu.

摘要：食管癌患者的5年生存率近年来虽然有所提高但总体来看仍然较低。食管癌分期是根据肿瘤的浸润深度、区域淋巴结受累情况，以及是否存在转移来确认的。确定准确的治疗前分期十分重要，这样做可以避免治疗不足和过度治疗。治疗策略应建立在多方面评估的基础上并遵循指南建议。

关键词：食管肿瘤；肿瘤分期；食管切除术

View this article at: http://dx.doi.org/10.3978/j.issn.2072-1439.2014.03.11

1 简介

食管癌的发病率正在不断增加，2012年美国有大约17 460例新发病例[1-5]。在美国超过90%的食管癌是腺癌(57%)和鳞状细胞癌(37%)[1-3,6]。肿瘤类型因种族不同而分布不同：白种人中有64%的病例是腺癌，而黑种人中则有82%的是鳞癌[6]。有趣的是，近来白种人男性的发病率几乎增加了一倍，而在黑种人中的发病率则已经下降了近50%[6]。烟草使用和纵隔放疗史是两种类型肿瘤的危险因素[2]。其他的危险因素包括胃食管反流病(GERD)、肥胖和巴雷特食管[2]。巴雷特食管伴有重度不典型增生是一种癌前状态，50%的病例在活检时已经发现具有隐匿的恶性肿瘤[7]。鳞状细胞癌的其他危险因素包括导致慢性食管刺激和炎症的情况，例如酗酒、贲门失弛缓症、食管憩室和经常食用非常热的饮品[2]。约3/4的腺癌位于食管末端，而鳞状细胞癌通常分布在食管的中下段[2]。

获取准确的治疗前分期和随后提供适当的治疗对于优化食管癌预后是至关重要的。食管癌患者总的5年生存率仍然较低，虽然在过去的40年里略有改进(从5%增加到19%)[4-6]。这种改善有可能是源于对Barrett食管的早期检测、围手术期护理的改进和辅助放化疗的使用。然而，食管癌的治疗尤其是食管切除术也与预后显著相关。准确的分期和适当的治疗可以避免治疗不足和过度治疗，也可以平衡潜在的预后获益和相关并发症带来的风险。

2 分期系统和指南

2.1 分期定义

食管癌的分期是由美国癌症联合委员会(AJCC)所建立的TNM分期系统，包括原发肿瘤的浸润深度(T)，区域淋巴结是否受累(N)和是否存在转移(M)。最新的第7版AJCC癌症分期手册关于食管及贲门癌的研究是基于数据库中4 627名均未接受诱导或辅助治疗的食管癌患者[8]。这些数据来自于全球食管癌协作组(WECC)中3大洲5个国家的13家医疗机构[9]。具体的第7版TNM分期情

表1　食管及胃食管结合部肿瘤AJCC第7版TNM分期

T分期		
T_{is}	局限在上皮层内，未侵出基底膜	
T1	肿瘤侵出上皮层，如侵犯固有膜、黏膜肌层或黏膜下层	
T2	肿瘤侵犯肌层，未达食管外膜	
T3	肿瘤侵及食管外膜	
T4a	肿瘤侵犯胸膜、心包或膈肌，但可手术切除	
T4b	肿瘤因侵犯气管、主动脉、脊柱或其他重要脏器不能手术切除	
N分期		
N0	无邻近淋巴结转移	
N1	邻近淋巴组有1或2枚淋巴结转移	
N2	邻近淋巴组有3~6枚淋巴结转移	
N3	邻近淋巴结组有超过7枚淋巴结转移	
M分期		
M0	肿瘤无远处脏器和淋巴结转移	
M1	肿瘤已转移至远处淋巴结和/或其他脏器	
G分级		
G1	细胞分化好的高分化癌	
G2	细胞中等分化的中分化癌	
G3	细胞分化差的低分化癌	
G4	未分化癌	

况见表1。第7版TNM分期与第6版相比，在下列几个方面存在差别[10-11]。T分期中将Tis更改为重度异型增生和所有的非侵袭性的肿瘤性上皮细胞。T4则根据局部结构的侵犯情况被细分为可切除的T4a(如胸膜与膈肌)和不可切除的T4b(如主动脉和椎体)。

区域淋巴结也被重新定义为任何食管旁淋巴结，包括颈部或腹腔淋巴结。N分期在第6版中被简单区分为淋巴结阴性或淋巴结阳性，而在第7版中根据转移的淋巴结个数被新定义为N0~N3。第6版中的M1a和M1b两个亚分类在第7版中被汇总为M1。第7版分期中也考虑了组织病理细胞类型、分化程度、肿瘤部位的重要性。在第7版中，腺癌和鳞癌的分期不再相同，详见表2。

2.2　诊断和分期

美国胸外科医师协会(The Society of Thoracic Surgeons，STS)公布了食管癌的诊断和分期指南[12]。食管癌患者的病情检查通常从患者出现吞咽困难、隐匿性

体重下降等非典型症状开始[2,13]。因此，最常用于诊断食管癌的是上消化道(GI)造影和上消化内镜活检。在上消化道造影中，恶性肿瘤通常呈现为狭窄或溃疡。上消化道内镜检查可以确定肿瘤的位置、长度和进行病理活检。随后在治疗前获得准确的组织学诊断。

静脉注射造影剂的胸腹部计算机断层(CT)扫描是获取食管癌组织学诊断后的首选的临床分期检查。CT扫描对于食管癌局部淋巴结转移的评估有一定的限制，但对于识别远处转移如肝或肺转移是非常有用的。若发现有远处转移并且经活检确诊时，进一步评估T和N分期通常不会影响后续的治疗。在CT扫描没有检出转移时，正电子发射断层扫描(PET)扫描检测可以提高15%~20%的分期准确性，因此可以考虑作为替代或者补充的检查手段[14-15]。

如果CT和PET没有检出远处转移时，可以用超声内镜(EUS)评估局部病变的程度[2]。与PET和CT相比，EUS对于肿瘤浸润深度(T分期)和淋巴结受累程度(N分期)的评估更为精确[16-17]。不过，EUS对于早期病变如T1或T2评估的准确性不如较晚期的肿瘤[18-21]。缺少对局部淋巴结状态的评估是大多数分期下降的原因。EUS结合细针穿刺(FNA)比单独应用EUS更能提高准确性和敏感性[22]。

上述方法确定的治疗前临床分期可用于指导后续的治疗，这将在下面的章节中进行讨论。然而，有时候额外的检查可能也是有价值的。其一，对于食管上、中段肿瘤应考虑行支气管镜检查以排除气道侵犯。CT和EUS扫描虽然也可提示气道受累但不如气管镜检查那样直观和准确。此外，即使完成了上述分期评估仍有没有发现远处转移病变的可能。PET和CT扫描都有可能遗漏肝或肺的微小转移，以及胸腔或腹腔转移[23]。通过微创外科技术如腹腔镜、胸腔镜进行分期可以提高上述非侵入性检测的准确性[23-25]。微创外科检查虽然比较少见，但可以有选择性地在患者中使用，例如那些可能有较高手术相关并发症风险的患者。腹腔镜分期对于食管腺癌和食管胃结合部腺癌的患者具有意义[26]。

3　治疗指南

美国国家综合癌症网络(NCCN)提供了对食管癌的治疗指南[27]。治疗方法包括局部黏膜切除或消融治疗、手术、化疗、放射治疗。选择哪种治疗方法主要取决于肿瘤的位置和分期，患者的身体条件。然而，仍然缺乏

表2　AJCC第7版TNM分期

分期	食管腺癌				食管鳞癌				
	T	N	M	G	T	N	M	G	Location
0	is	0	0	1	is	0	0	1	任何
ⅠA	1	0	0	1-2	1	0	0	1	任何
ⅠB	1	0	0	3	1	0	0	2~3	任何
	2	0	0	1-2	2-3	0	0	1	下段
ⅡA	2	0	0	3	2-3	0	0	1	上,中
					2-3	0	0	2~3	下段
ⅡB	3	0	0	任何	2-3	0	0	2~3	上,中
	1-2	1	0	任何	1-2	1	0	任何	任何
ⅢA	1-2	2	0	任何	1-2	2	0	任何	任何
	3	1	0	任何	3	1	0	任何	任何
	4a	0	0	任何	4a	0	0	任何	任何
ⅢB	3	2	0	任何	3	2	0	任何	任何
ⅢC	4a	1~2	0	任何	4a	1~2	0	任何	任何
	4b	任何	0	任何	4b	任何	0	任何	任何
	任何	3	0	任何	任何	3	0	任何	任何
Ⅳ	任何	任何	1	任何	任何	任何	1	任何	任何

肿瘤位置定义：上段食管距门齿20~25 cm，中段食管距门齿25~30 cm，下段食管距门齿30~40 cm。

来自于随机临床试验的最终结果。很多治疗策略的疗效也普遍较差，因此建立最佳的个体化治疗策略仍然是研究的热点领域[28]。NCCN指南反映出的证据不足，往往使许多临床情况存在替代疗法。由于整体的预后较差，与治疗相关的并发症发病率高，外科手术、肿瘤内科治疗、放射治疗等治疗方法应进行综合考虑。不遵循指南的治疗方法应该只被用在临床试验的情况下。

上述两个阶段的分期对于提供预后和指导治疗是非常有用的。然而，当考虑治疗方法时，患者可以更简单地加以区分。在选择食管癌患者的治疗方案时，首先要明确患者是属于早期浅表癌、局部浸润但无远处转移，还是已经发生远处转移。以上每个类别的治疗指南将在下面的章节中讨论。

3.1 浅表癌

对于分期为T1~2N0的食管癌患者通常推荐手术治疗[27]，无需诱导治疗。黏膜内及黏膜下层(T1)的食管癌治疗后的预后明显优于其他患者[8]。食管切除术对于肿瘤治疗是有效的，尽管随着时间的推移和微创技术的发展这种方法仍具有相当的并发症发生率和死亡率[29-35]。虽然近年来来自大中心的数据显示死亡率已经降低至1%~3.5%，然而以人群普查为基础的数据库以及多中心研究显示，食管切除术仍然有较高的围手术期死亡率(8.8%~14%)[30,32,35-37]。局部治疗方法如内镜黏膜切除术、射频消融术、冷冻疗法、光动力疗法可以为浅表肿瘤提供有效的治疗，且并发症更少[38-50]。这些局部治疗对于仅涉及黏膜的浅表肿瘤来说可作为一种不错的替代治疗方法(T1a)，但在治疗后必须进行严密的内镜复查。不过，局部黏膜疗法目前被认为不适合于累及黏膜下层的肿瘤患者(T1b)，因为这些病例中有多达50%的患者存在淋巴结转移[51-52]。所以对于浅表肿瘤累及黏膜下层(T1b)的患者来说，推荐使用食管切除术。

临床分期为T2N0M0的食管癌的临床治疗更加具有争议[53]。这种亚类型的术前诊断的准确性不甚可靠，有相当比例的患者被低估或被高估了[18,54-57]。也许正是因为临床分期的不准确，导致相当高比例的患者在外科手术切除时已经存在淋巴结的转移。2011年美国胸外科协会(STS)数据库报道，超过50%的患者使用了诱导治疗[54]。然而，目前仍缺乏术前诱导治疗在生存获益方面优于单纯手术治疗的证据[58]。与最佳治疗方案不确定性一致的是，NCCN指南对于特定的患者也允许提供广泛的治疗方法，包括根治性的放化疗、单纯食管切除术，以及加用诱导治疗或辅助治疗[27]。

3.2 局部或局部进展期病变

大约32%的食管癌患者在诊断时已经存在局部转移，其5年生存率为10%~30%[1-2,8]。对于无远处转移且可切除的局部进展期食管癌(T3~4aN0，T1~4aN1M0)的治疗方法在临床实践中是各不相同的[59]。NCCN指南缺乏最佳治疗方案的确切数据，可以考虑进行外科切除和放化疗或者根治性的放化疗[27]。

多项涉及手术和化疗、放疗之间不同组合治疗局部晚期食管癌的研究显示出了相互矛盾的结果[28,37,60-66]。然而，近来的证据表明，诱导放化疗后手术切除是T3~4a肿瘤或有淋巴结转移患者的最佳治疗方案。最近的一些回顾性研究和荟萃分析显示，综合治疗能够使患者生存获益[67-72]。最为重要的是，最新发表的一项随机试验已经证实了诱导放化疗后手术与单纯手术治疗相比能够使得食管癌或贲门癌患者生存获益[73]。

放疗后手术与单纯手术相比并不能提高生存率，因此术前诱导放疗是不推荐的[27,65]。有一些大中心习惯采用术前诱导化疗，但是它能否获得生存获益各个报道结果不一。NCCN建议其可以作为腺癌患者可选择的治疗方法之一[27,37,64]。根治性的放化疗是治疗T4b期(不可切除的)肿瘤的常用方案，偶尔也能让某些患者的手术切除变得可行。

3.3 转移性或不可切除的病变

大约50%的患者在诊断时已经有远处转移的证据[2,6]。对于此类患者推荐采用姑息疗法，包括化疗、临床试验入组或者最佳支持治疗。最佳支持治疗往往是最合适的治疗选择。根据患者的身体机能状态确定是否增加化疗作为支持治疗。需要姑息治疗的具体症状包括吞咽困难、疼痛、恶心。肿瘤学家常常犹豫是否需要为Ⅳ期癌症患者放置鼻饲管，但对于某些患者来说这可能是合理的选择。放疗或内镜技术(如扩张治疗)和支架植入术可以用来缓解吞咽困难或治疗食管肿瘤出血。姑息性切除术对于转移性的肿瘤患者来说很少应用，对于那些无论手术与否预后都很差的患者尤其要慎重考虑。

4 其他方面的考虑

4.1 食管切除术对食管癌的作用

同步放化疗对于颈段食管鳞状细胞癌患者来说是一种有效的治疗选择[74-77]。NCCN指南推荐对于这些患者进行根治性的放化疗[27]。对于没有远处转移及可手术患者首选手术治疗。食管切除术可以通过几种不同的技术进行，对于个体患者如何选择最佳的手术方式要综合考虑患者本身和外科医生的技术等因素。一些研究表明，完整的手术切除是治疗没有远处转移的患者的最好方法[64,78-79]。以Ⅰ~Ⅲ期接受手术治疗的患者为例，其5年生存率为28%，而那些接受其他治疗的患者只有10%[78]。然而，可手术切除的局部进展期食管癌患者仅有30%~40%采用手术切除，这也许是因为食管切除术长期以来一直有较高的并发症发生率和死亡率且预后令人失望[78,80]。采用任何可能的方式减少围手术期并发症是提高手术应用的关键，而对那些拒绝手术、晚期食管癌或被认为不适合手术的患者则应选择非手术治疗。

4.2 鳞状细胞癌对比腺癌

鳞状细胞癌以前是最常见的食管癌组织学类型，目前仅占37%[1,3]，而最常见的是腺癌。从前我们发现，腺癌和鳞状细胞癌经过治疗后具有相似的长期生存情况，于是认为这两种组织类型具有相同的治疗模式和相似的生理和细胞学特性[81]，因此，腺癌和鳞状细胞癌的分期和治疗指南在以前基本上是相同的。然而，最近的研究认识到了这两种类型在预后和治疗反应上的不同，因此在最新版中已经将两者的分期进行了区分，修改后的分期系统写入了NCCN指南[8,27]。

对于腺癌和鳞状细胞癌的治疗指南仍然是相似的[27]。然而，对于鳞状细胞癌单纯手术切除与根治性放化疗相比在生存获益方面受到了质疑[82]。特别是几项随机对照试验表明，根治性的放化疗可以在局部晚期非转移性食管鳞状细胞癌患者中提供与局部手术切除相同的生存率[83-85]。目前对于可手术切除的病例，NCCN指南建议放化疗只适合那些坚持拒绝手术的患者[27]。不过，一些中心倡导对于肿瘤无缓解或者局部复发的病例可以采用放化疗后再进行手术治疗的方案[86]。

4.3 辅助治疗

术后辅助治疗可能对于食管癌患者有一定的作用。术后放疗可减少患者术后残余肿瘤的局部复发率，但不适用于没有局部肿瘤残留的患者[2,87-88]。术后化疗与单纯手术切除相比并没有被明确证明能够增加生存率，尽管额外的治疗可能有益于那些有高转移可能的患者，例如存在较多阳性淋巴结的患者[89]。如果鳞状细胞食管癌患者已经进行了完整的R0切除，NCCN不推荐加行辅助治疗；对于行手术切除的腺癌患者，如果属于淋巴结阳性或者T2~T4a期肿瘤[27]，推荐行辅助放化疗或对术前放疗的患者行辅助化疗。该指南还建议对于镜下或肉眼发现肿瘤残留的患者进行辅助治疗。

5 结论

食管癌生存率近年来有所提高但仍然很不理想。食管癌分期是根据肿瘤的浸润深度、区域淋巴结受累情况以及是否存在转移来确定的。大多数患者被发现时已处于局部近展期或存在肿瘤转移。准确的病情检查对于明确治疗前分期是至关重要的，可以避免治疗不足和治疗过度。分期评估应该始于CT或PET扫描，对于没有远处转移的患者应该进行EUS检查以确定疾病的局部区域范围。治疗策略应遵循指南建议并全面评估。浅表肿瘤应考虑手术切除或局部黏膜治疗；对于局部进展期肿瘤采用包括外科手术在内的多学科治疗是最好的方案；而已有转移的患者应考虑辅助化疗和最佳支持治疗。

致谢

Berry博士已收到来自美国国家卫生研究院(NIH)的资助以及胸心外科研究网络中心的支持。

声明

本文作者宣称无任何利益冲突。

参考文献

[1] Howlader N, Noone AM, Krapcho M, et al. SEER Cancer Statistics Review, 1975-2008, National Cancer Institute. Bethesda, MD. Available online: http://seer.cancer.gov/csr/1975_2008/, based on November 2010 SEER data submission, posted to the SEER web site, 2011. 2011.

[2] Enzinger PC, Mayer RJ. Esophageal cancer. N Engl J Med, 2003, 349: 2241-2252.

[3] Pennathur A, Luketich JD. Resection for esophageal cancer: strategies for optimal management. Ann Thorac Surg, 2008, 85: S751-S756.

[4] Siegel R, Naishadham D, Jemal A. Cancer statistics, 2012. CA Cancer J Clin, 2012, 62: 10-29.

[5] Dubecz A, Gall I, Solymosi N, et al. Temporal trends in long-term survival and cure rates in esophageal cancer: a SEER database analysis. J Thorac Oncol, 2012, 7: 443-447.

[6] Horner M, Ries L, Krapcho M, et al. SEER Cancer Statistics Review, 1975-2006, National Cancer Institute. Bethesda, MD. Available online: http://seer.cancer.gov/csr/1975_2006/, based on November 2008 SEER data submission, posted to the SEER web site, 2009.

[7] Nigro JJ, Hagen JA, DeMeester TR, et al. Occult esophageal adenocarcinoma: extent of disease and implications for effective therapy. Ann Surg, 1999, 230: 433-8.

[8] Rice TW, Rusch VW, Ishwaran H, et al. Cancer of the esophagus and esophagogastric junction: data-driven staging for the seventh edition of the American Joint Committee on Cancer/International Union Against Cancer Cancer Staging Manuals. Cancer, 2010, 116: 3763-3773.

[9] Rice TW, Rusch VW, Apperson-Hansen C, et al. Worldwide esophageal cancer collaboration. Dis Esophagus, 2009, 22: 1-8.

[10] Rice TW, Blackstone EH, Rusch VW. 7th Edition of the AJCC Cancer Staging Manual: esophagus and esophagogastric Junction. Ann Surg Oncol, 2010, 17: 1721-1724.

[11] Greene FL, Page DL, Fleming ID, et al. eds. AJCC Cancer Staging Manual. 6th ed. New York: Springer-Verlag, 2003.

[12] Varghese TK Jr, Hofstetter WL, Rizk NP, et al. The society of thoracic surgeons guidelines on the diagnosis and staging of patients with esophageal cancer. Ann Thorac Surg, 2013, 96: 346-356.

[13] Daly JM, Fry WA, Little AG, et al. Esophageal cancer: results of an American College of Surgeons Patient Care Evaluation Study. J Am Coll Surg, 2000, 190: 562-572.

[14] Downey RJ, Akhurst T, Ilson D, et al. Whole body 18FDG-PET and the response of esophageal cancer to induction therapy: results of a prospective trial. J Clin Oncol, 2003, 21: 428-432.

[15] Luketich JD, Schauer PR, Meltzer CC, et al. Role of positron emission tomography in staging esophageal cancer. Ann Thorac Surg, 1997, 64: 765-769.

[16] Choi J, Kim SG, Kim JS, et al. Comparison of endoscopic ultrasonography (EUS), positron emission tomography (PET), and computed tomography (CT) in the preoperative locoregional staging of resectable esophageal cancer. Surg Endosc, 2010, 24: 1380-1386.

[17] Sandha GS, Severin D, Postema E, et al. Is positron emission

tomography useful in locoregional staging of esophageal cancer? Results of a multidisciplinary initiative comparing CT, positron emission tomography, and EUS. Gastrointest Endosc, 2008, 67: 402-409.

[18] Rice TW, Mason DP, Murthy SC, et al. T2N0M0 esophageal cancer. J Thorac Cardiovasc Surg, 2007, 133: 317-324.

[19] Kutup A, Link BC, Schurr PG, et al. Quality control of endoscopic ultrasound in preoperative staging of esophageal cancer. Endoscopy, 2007, 39: 715-719.

[20] Pech O, Günter E, Dusemund F, et al. Accuracy of endoscopic ultrasound in preoperative staging of esophageal cancer: results from a referral center for early esophageal cancer. Endoscopy, 2010, 42: 456-461.

[21] DeWitt J, Kesler K, Brooks JA, et al. Endoscopic ultrasound for esophageal and gastroesophageal junction cancer: impact of increased use of primary neoadjuvant therapy on preoperative locoregional staging accuracy. Dis Esophagus, 2005, 18: 21-27.

[22] Vazquez-Sequeiros E, Wiersema MJ, Clain JE, et al. Impact of lymph node staging on esophageal carcinoma therapy. Gastroenterology, 2003, 125: 1626-1635.

[23] Luketich JD, Friedman DM, Weigel TL, et al. Evaluation of distant metastases in esophageal cancer: 100 consecutive positron emission tomography scans. Ann Thorac Surg, 1999, 68: 1133-1136.

[24] Krasna MJ, Reed CE, Jaklitsch MT, et al. Thoracoscopic staging of esophageal cancer: a prospective, multiinstitutional trial. Cancer and Leukemia Group B Thoracic Surgeons. Ann Thorac Surg, 1995, 60:1337-1340.

[25] Krasna MJ, Flowers JL, Attar S, et al. Combined thoracoscopic/laparoscopic staging of esophageal cancer. J Thorac Cardiovasc Surg, 1996, 111: 800-806.

[26] de Graaf GW, Ayantunde AA, Parsons SL, et al. The role of staging laparoscopy in oesophagogastric cancers. Eur J Surg Oncol, 2007, 33: 988-992.

[27] Ajani JA, Barthel JS, Bentrem DJ, et al. Esophageal and esophagogastric junction cancers. J Natl Compr Canc Netw, 2011, 9: 830-887.

[28] D'Amico TA. Surgery for esophageal cancer. Gastrointest Cancer Res, 2008, 2:S6-S9.

[29] Chang LC, Oelschlager BK, Quiroga E, et al. Long-term outcome of esophagectomy for high-grade dysplasia or cancer found during surveillance for Barrett's esophagus. J Gastrointest Surg, 2006, 10: 341-346.

[30] Bailey SH, Bull DA, Harpole DH, et al. Outcomes after esophagectomy: a ten-year prospective cohort. Ann Thorac Surg, 2003, 75: 217-222; discussion 222.

[31] Chang AC, Ji H, Birkmeyer NJ, et al. Outcomes after transhiatal and transthoracic esophagectomy for cancer. Ann Thorac Surg,

2008, 85: 424-429.

[32] Rentz J, Bull D, Harpole D, et al. Transthoracic versus transhiatal esophagectomy: a prospective study of 945 patients. J Thorac Cardiovasc Surg, 2003, 125: 1114-1120.

[33] Connors RC, Reuben BC, Neumayer LA, et al. Comparing outcomes after transthoracic and transhiatal esophagectomy: a 5-year prospective cohort of 17,395 patients. J Am Coll Surg, 2007, 205: 735-740.

[34] Dimick JB, Wainess RM, Upchurch GR, et al. National trends in outcomes for esophageal resection. Ann Thorac Surg, 2005, 79: 212-216.

[35] Ra J, Paulson EC, Kucharczuk J, et al. Postoperative mortality after esophagectomy for cancer: development of a preoperative risk prediction model. Ann Surg Oncol, 2008, 15: 1577-1584.

[36] Berry MF, Atkins BZ, Tong BC, et al. A comprehensive evaluation for aspiration after esophagectomy reduces the incidence of postoperative pneumonia. J Thorac Cardiovasc Surg, 2010, 140: 1266-1271.

[37] Orringer MB, Marshall B, Chang AC, et al. Two thousand transhiatal esophagectomies: changing trends, lessons learned. Ann Surg, 2007, 246: 363-372.

[38] Soetikno R, Kaltenbach T, Yeh R, et al. Endoscopic mucosal resection for early cancers of the upper gastrointestinal tract. J Clin Oncol, 2005, 23: 4490-4498.

[39] Galey KM, Wilshire CL, Watson TJ, et al. Endoscopic management of early esophageal neoplasia: an emerging standard. J Gastrointest Surg, 2011, 15: 1728-1735.

[40] Pech O, Behrens A, May A, et al. Long-term results and risk factor analysis for recurrence after curative endoscopic therapy in 349 patients with high-grade intraepithelial neoplasia and mucosal adenocarcinoma in Barrett's oesophagus. Gut, 2008, 57: 1200-1206.

[41] Prasad GA, Wu TT, Wigle DA, et al. Endoscopic and surgical treatment of mucosal (T1a) esophageal adenocarcinoma in Barrett's esophagus. Gastroenterology, 2009, 137: 815-823.

[42] Chennat J, Konda VJ, Ross AS, et al. Complete Barrett's eradication endoscopic mucosal resection: an effective treatment modality for high-grade dysplasia and intramucosal carcinoma--an American single-center experience. Am J Gastroenterol, 2009, 104: 2684-2692.

[43] Ciocirlan M, Lapalus MG, Hervieu V, et al. Endoscopic mucosal resection for squamous premalignant and early malignant lesions of the esophagus. Endoscopy, 2007, 39: 24-29.

[44] Larghi A, Lightdale CJ, Ross AS, et al. Long-term follow-up of complete Barrett's eradication endoscopic mucosal resection (CBE-EMR) for the treatment of high grade dysplasia and intramucosal carcinoma. Endoscopy, 2007, 39: 1086-1091.

[45] Sibille A, Lambert R, Souquet JC, et al. Long-term survival after

photodynamic therapy for esophageal cancer. Gastroenterology, 1995, 108: 337-344.

[46] Corti L, Skarlatos J, Boso C, et al. Outcome of patients receiving photodynamic therapy for early esophageal cancer. Int J Radiat Oncol Biol Phys, 2000, 47: 419-424.

[47] Tanaka T, Matono S, Nagano T, et al. Photodynamic therapy for large superficial squamous cell carcinoma of the esophagus. Gastrointest Endosc, 2011, 73: 1-6.

[48] Fujita H, Sueyoshi S, Yamana H, et al. Optimum treatment strategy for superficial esophageal cancer: endoscopic mucosal resection versus radical esophagectomy. World J Surg, 2001, 25: 424-431.

[49] Greenstein AJ, Wisnivesky JP, Litle VR. Effect of local therapy for the treatment of superficial esophageal cancer in non-operative candidates. Dis Esophagus, 2008, 21: 673-678.

[50] Berry MF, Zeyer-Brunner J, Castleberry AW, et al. Treatment modalities for T1N0 esophageal cancers: a comparative analysis of local therapy versus surgical resection. J Thorac Oncol, 2013, 8: 796-802.

[51] Nigro JJ, Hagen JA, DeMeester TR, et al. Prevalence and location of nodal metastases in distal esophageal adenocarcinoma confined to the wall: implications for therapy. J Thorac Cardiovasc Surg, 1999, 117: 16-23.

[52] Rice TW, Zuccaro G Jr, Adelstein DJ, et al. Esophageal carcinoma: depth of tumor invasion is predictive of regional lymph node status. Ann Thorac Surg, 1998, 65: 787-792.

[53] Kountourakis P, Correa AM, Hofstetter WL, et al. Combined modality therapy of cT2N0M0 esophageal cancer: the University of Texas M. D. Anderson Cancer Center experience. Cancer, 2011, 117: 925-930.

[54] Crabtree TD, Kosinski AS, Puri V, et al. Evaluation of the reliability of clinical staging of T2 N0 esophageal cancer: a review of the Society of Thoracic Surgeons database. Ann Thorac Surg, 2013, 96: 382-390.

[55] Crabtree TD, Yacoub WN, Puri V, et al. Endoscopic ultrasound for early stage esophageal adenocarcinoma: implications for staging and survival. Ann Thorac Surg, 2011, 91: 1509-1515.

[56] Stiles BM, Mirza F, Coppolino A, et al. Clinical T2-T3N0M0 esophageal cancer: the risk of node positive disease. Ann Thorac Surg, 2011, 92: 491-496.

[57] Zhang JQ, Hooker CM, Brock MV, et al. Neoadjuvant chemoradiation therapy is beneficial for clinical stage T2 N0 esophageal cancer patients due to inaccurate preoperative staging. Ann Thorac Surg, 2012, 93: 429-35.

[58] Martin JT, Worni M, Zwischenberger JB, et al. The role of radiation therapy in resected T2 N0 esophageal cancer: a population-based analysis. Ann Thorac Surg, 2013, 95: 453-458.

[59] Smith GL, Smith BD, Buchholz TA, et al. Patterns of care and locoregional treatment outcomes in older esophageal cancer patients: the SEER-Medicare Cohort. Int J Radiat Oncol Biol Phys, 2009, 74: 482-489.

[60] Graham AJ, Shrive FM, Ghali WA, et al. Defining the optimal treatment of locally advanced esophageal cancer: a systematic review and decision analysis. Ann Thorac Surg, 2007, 83: 1257-1264.

[61] Fiorica F, Di Bona D, Schepis F, et al. Preoperative chemoradiotherapy for oesophageal cancer: a systematic review and meta-analysis. Gut, 2004, 53: 925-930.

[62] Kaklamanos IG, Walker GR, Ferry K, et al. Neoadjuvant treatment for resectable cancer of the esophagus and the gastroesophageal junction: a meta-analysis of randomized clinical trials. Ann Surg Oncol, 2003, 10: 754-761.

[63] Chirieac LR, Swisher SG, Ajani JA, et al. Posttherapy pathologic stage predicts survival in patients with esophageal carcinoma receiving preoperative chemoradiation. Cancer, 2005, 103: 1347-55.

[64] Kelsen DP, Winter KA, Gunderson LL, et al. Long-term results of RTOG trial 8911 (USA Intergroup 113): a random assignment trial comparison of chemotherapy followed by surgery compared with surgery alone for esophageal cancer. J Clin Oncol, 2007, 25: 3719-3725.

[65] Arnott SJ, Duncan W, Gignoux M, et al. Preoperative radiotherapy for esophageal carcinoma. Cochrane Database Syst Rev, 2005, (4): CD001799.

[66] Walsh TN, Noonan N, Hollywood D, et al. A comparison of multimodal therapy and surgery for esophageal adenocarcinoma. N Engl J Med, 1996, 335: 462-467.

[67] Worni M, Castleberry AW, Gloor B, et al. Trends and outcomes in the use of surgery and radiation for the treatment of locally advanced esophageal cancer: a propensity score adjusted analysis of the surveillance, epidemiology, and end results registry from 1998 to 2008. Dis Esophagus 2013. [Epub ahead of print].

[68] Burmeister BH, Smithers BM, Gebski V, et al. Surgery alone versus chemoradiotherapy followed by surgery for resectable cancer of the oesophagus: a randomised controlled phase III trial. Lancet Oncol, 2005, 6: 659-668.

[69] Tepper J, Krasna MJ, Niedzwiecki D, et al. Phase III trial of trimodality therapy with cisplatin, fluorouracil, radiotherapy, and surgery compared with surgery alone for esophageal cancer: CALGB 9781. J Clin Oncol, 2008, 26: 1086-1092.

[70] Sjoquist KM, Burmeister BH, Smithers BM, et al. Survival after neoadjuvant chemotherapy or chemoradiotherapy for resectable oesophageal carcinoma: an updated meta-analysis. Lancet Oncol, 2011, 12: 681-692.

[71] Schwer AL, Ballonoff A, McCammon R, et al. Survival effect of neoadjuvant radiotherapy before esophagectomy for patients

with esophageal cancer: a surveillance, epidemiology, and end-results study. Int J Radiat Oncol Biol Phys, 2009, 73: 449-455.

[72] Solomon N, Zhuge Y, Cheung M, et al. The roles of neoadjuvant radiotherapy and lymphadenectomy in the treatment of esophageal adenocarcinoma. Ann Surg Oncol, 2010, 17: 791-803.

[73] van Hagen P, Hulshof MC, van Lanschot JJ, et al. Preoperative chemoradiotherapy for esophageal or junctional cancer. N Engl J Med, 2012, 366: 2074-2084.

[74] Burmeister BH, Dickie G, Smithers BM, et al. Thirty-four patients with carcinoma of the cervical esophagus treated with chemoradiation therapy. Arch Otolaryngol Head Neck Surg, 2000, 126: 205-208.

[75] Wang S, Liao Z, Chen Y, et al. Esophageal cancer located at the neck and upper thorax treated with concurrent chemoradiation: a single-institution experience. J Thorac Oncol, 2006, 1: 252-259.

[76] Uno T, Isobe K, Kawakami H, et al. Concurrent chemoradiation for patients with squamous cell carcinoma of the cervical esophagus. Dis Esophagus, 2007, 20: 12-18.

[77] Tong DK, Law S, Kwong DL, et al. Current management of cervical esophageal cancer. World J Surg, 2011, 35: 600-607.

[78] Paulson EC, Ra J, Armstrong K, et al. Underuse of esophagectomy as treatment for resectable esophageal cancer. Arch Surg, 2008, 143: 1198-1203.

[79] Abrams JA, Buono DL, Strauss J, et al. Esophagectomy compared with chemoradiation for early stage esophageal cancer in the elderly. Cancer, 2009, 115: 4924-4933.

[80] Dubecz A, Sepesi B, Salvador R, et al. Surgical resection for locoregional esophageal cancer is underutilized in the United States. J Am Coll Surg, 2010, 211: 754-761.

[81] Chang DT, Chapman C, Shen J, et al. Treatment of esophageal cancer based on histology: a surveillance epidemiology and end results analysis. Am J Clin Oncol, 2009, 32: 405-410.

[82] Yamashita H, Nakagawa K, Yamada K, et al. A single institutional non-randomized retrospective comparison between definitive chemoradiotherapy and radical surgery in 82 Japanese patients with resectable esophageal squamous cell carcinoma. Dis Esophagus, 2008, 21: 430-436.

[83] Bedenne L, Michel P, Bouche O, et al. Chemoradiation followed by surgery compared with chemoradiation alone in squamous cancer of the esophagus: FFCD 9102. J Clin Oncol, 2007, 25: 1160-1168.

[84] Stahl M, Stuschke M, Lehmann N, et al. Chemoradiation with and without surgery in patients with locally advanced squamous cell carcinoma of the esophagus. J Clin Oncol, 2005, 23: 2310-2317.

[85] Chiu PW, Chan AC, Leung SF, et al. Multicenter prospective randomized trial comparing standard esophagectomy with chemoradiotherapy for treatment of squamous esophageal cancer: early results from the Chinese University Research Group for Esophageal Cancer (CURE). J Gastrointest Surg, 2005, 9: 794-802.

[86] Castoro C, Scarpa M, Cagol M, et al. Complete clinical response after neoadjuvant chemoradiotherapy for squamous cell cancer of the thoracic oesophagus: is surgery always necessary? J Gastrointest Surg, 2013, 17: 1375-1381.

[87] Fok M, Sham JS, Choy D, et al. Postoperative radiotherapy for carcinoma of the esophagus: a prospective, randomized controlled study. Surgery, 1993, 113: 138-147.

[88] Ténière P, Hay JM, Fingerhut A, et al. Postoperative radiation therapy does not increase survival after curative resection for squamous cell carcinoma of the middle and lower esophagus as shown by a multicenter controlled trial. French University Association for Surgical Research. Surg Gynecol Obstet, 1991, 173: 123-130.

[89] Peyre CG, Hagen JA, DeMeester SR, et al. Predicting systemic disease in patients with esophageal cancer after esophagectomy: a multinational study on the significance of the number of involved lymph nodes. Ann Surg, 2008, 248: 979-985.

译者：郗钟兴，北京协和医院胸外科医师

审校：谭黎杰，主任医师，博士生导师，复旦大学附属中山医院胸外科副主任

汪灏，外科学博士，复旦大学附属中山医院胸外科主治医师

Cite this article as: Berry MF. Esophageal cancer: staging system and guidelines for staging and treatment. J Thorac Dis 2014;6(S3):S289-S297. doi: 10.3978/j.issn.2072-1439.2014.03.11

第四章 最新分子影像学：食管癌诊断、预后、疗效的预测

Jolinta Lin[1], Seth Kligerman[2], Rakhi Goel[3], Payam Sajedi[2], Mohan Suntharalingam[1], Michael D. Chuong[1]

[1]Department of Radiation Oncology, [2]Department of Diagnostic Radiology and Nuclear Medicine, University of Maryland Medical Systems, Baltimore, USA; [3]Department of Diagnostic Imaging, Baltimore Veterans Affairs Medical Center, Baltimore, USA
Correspondence to: Michael Chuong, MD. Department of Radiation Oncology, University of Maryland Medical Systems, 22 South Greene St, GGJ-84, Baltimore, MD 21201, USA. Email: mchuong@umm.edu.

摘要： 除了标准的影像学方法，如内镜超声(EUS)和计算机断层扫描(CT)，分子影像技术正在被越来越多地应用于食管癌等许多癌症的诊断与治疗。在这篇回顾中，我们将讨论^{18}F-脱氧葡萄糖(^{18}F-FDG)正电子发射断层摄影技术(PET)——这种被广泛应用的分子影像技术的用途。^{18}F-FDG PET有许多潜在的应用，从初次诊断时提高分期的准确性到帮助划分放射靶区的体积。另外，^{18}F-FDG PET还可以用于评估新辅助治疗过程中或治疗后的效果。最后，我们将讨论其他可能有益于癌症治疗的新的分子影像技术。

关键词： 正电子发射断层摄影技术(PET)；食管癌；分子影像学；新辅助疗法

View this article at: http://dx.doi.org/10.3978/j.issn.2078-6891.2014.062

1 介绍

2014年大约有18 170例新发食管癌患者被诊断，其中大约有15 450例患者死于这种疾病[1]。尽管通过新辅助化疗、新辅助放化疗及手术等方法，治疗效果已得到改善，但是局部晚期食管癌的治疗效果仍然不理想[2]。通过外加CRT的局部进展期患者局部复发率甚至超过50%[3-4]。

个体化用药时代使人们更加关注于不同的肿瘤生物驱动基因、治疗反应和远期预后。分子影像学技术的发展促进了食管癌的分期和治疗。尽管^{18}F-脱氧葡萄糖(^{18}F-FDG)正电子发射断层摄影技术(PET)的研究和临床应用广泛，初步结果显示，其他分子影像学技术的发展也可以进一步改善食管癌的治疗。

2 分子影像学介质

^{18}F-FDG是PET影像的最常用介质。但是，它对于小肿瘤的敏感性低，其摄取量取决于氧气供应和糖酵解[5]。胆碱衍生物，例如^{11}C-胆碱、^{18}F-氟代乙酯胆碱、^{18}F-氟代胆碱，因为它们在纵隔内更多地被选择性摄取，因此已经被研究[6-7]。胆碱是磷脂酰胆碱生物合成的前提，它也是细胞膜磷脂的主要组成成分。因此，胆碱摄取和细胞分裂程度是相对应的。它的优势是在正常组织中，如大脑、肺、心脏、骨骼和骨骼肌，它有很低的正电子标记的胆碱摄取。与肺、心脏及纵隔组织的低摄取量相比较，恶性纵隔淋巴结肿大的摄取量更加惊人。胆碱衍生物的另一点优势是放射示踪剂注射2~3 min后，静脉给药后血液中放射性标记

的胆碱迅速被清除，可以使PET成像迅速开始[6]。Tian等比较了[11]C-胆碱PET和[18]F-FDG PET在38例不同肿瘤患者中的应用，结果发现肿瘤的良恶性与其摄取量有很高的相关性[8]。这些研究者发现了成像获得时间的不同，PET成像在[11]C-胆碱注射5 min后获得，而[18]F-FDG注射则需要40 min。[11]C-胆碱一个重要的缺点是半衰期很短(20 min)，这限制了它用于现场的回旋加速器[8]。[18]F-氟代胆碱有个半衰期较长的同位素，它的半衰期为110 min，与几分钟内的注射相比有高的肿瘤对比结果[9]。正常脑组织相对低的胆碱摄取有助于脑内疾病的描述，患者可以在静脉注射20 min后进行扫描。但是，肝脏组织的胆碱正常摄取可能阻碍膈下远处转移疾病的分辨[9]。

L-[3-^{18}F]-α-甲基酪氨酸(^{18}F-FAMT)是一种用于PET成像的氨基酸示踪剂。[18]F-FAMT通过氨基酸转运系统LAT-1聚集在肿瘤细胞附近，它在细胞增殖和癌症表达尤其是鳞状细胞癌(SCC)中有重要作用[10]。在口腔SCC中，[18]F-FAMT的摄取与LAT-1的表达、细胞增殖、肿瘤最大径、疾病分期之间关系密切，它在恶性肿瘤中比[18]F-FDG更特异[10]。在一项包含21例食管SCC患者的研究中，[18]F-FAMT在淋巴结分期上与[18]F-FDG相比表现为低敏感性(分别为40%和47%)，高特异性(分别为100%和50%)[11]。[18]F-FAMT可以让心脏附近的恶性肿瘤清晰地显示，因为它没有表现出[18]F-FDG的强烈摄取。[18]F-FAMT和[18]F-FDG在PET中的联合应用可以降低炎症反应引起的假阳性。此外，我们需要进一步的研究去明确摄取的强度、患者的预后与18F-FAMT之间的关系。

[18]F-氟胸苷(^{18}F-FLT)是一种嘧啶类似物，它是胸苷激酶1磷酸化的产物，一种补救DNA合成途径的酶。胸苷激酶1的活性和[18]F-FLT的摄取反映了细胞增殖，它比[18]F-FDG在鉴别肿瘤和炎症上更有特异性[12]。在一项包含22例患者的研究中，[18]F-FLT在淋巴结转移中的诊断灵敏度和摄取量都比[18]F-FDG低(分别为75%和83%)，但是它的特异性高(分别为99%和96%)[13]。[18]F-FLT在检测疾病治疗反应方面也表现出优势。[18]F-FLT的主要劣势在于，单独使用时增加了假阴性结果的风险。[18]F-FDG作为放射标志介质仍然被广泛用于肿瘤分期和治疗反应的评估，而其他分子介质的应用也在临床试验中不断发展。

3　食管癌前病变的诊断

近年来，食管癌，尤其是下段食管和胃食管结合部(GEJ)肿瘤的诊断率显著增加。导致这种增加的一个因素是慢性胃食管反流性疾病(GERD)的增加，它导致了Barrett食管(BE)的发生。在BE中，正常的食管鳞状上皮被单层柱状上皮和杯状细胞取代。BE是食管腺癌的危险因素，因此被认为是癌前病变。BE的患者应该行内镜检查以便早期发现肿瘤病变。对恶性病变早期发现的进步可以促进我们采取更有效的治疗并提高远期生存。

对于BE监测单独使用内镜检查并不理想，因为它不能查出不典型增生区域。尽管窄带成像放大内镜、白光内镜和色素内镜等检查存在优点，但不典型增生的表面平坦使其难以被分辨[14]。在BE标准的随机活检中，只有很有限的组织被检查，这使得异常结构区域或者侵袭性肿瘤很难被发现[15]。

随着分子成像技术的进步，增加了发现BE微小不典型增生改变的机会。Sturm等发现一种肽与食管高级别瘤变和腺癌有关[16]。首先研究结果表明这种肽不仅安全而且可以有效地改善对食管不典型增生的区分。利用共聚焦显微内镜观察局部注射此种肽后的25例患者，发现在高级别瘤变和食管腺癌的区域有比BE和正常鳞状上皮高3.8倍的荧光强度。这种肽因此被用于更高级区域的活检。另一项技术，依赖探针的共聚焦显微镜，使用生物光子学在内镜检查时去观察细胞细节[17]。它实时定量的能力可以节约活检分析时大量的时间和花费。其他有前途的分子成像技术包括BE活检组织中干细胞的基因表达分析[18-19]、靶蛋白分析[20-22]和质谱分析法[23-24]。

4　食管癌分期

在常规临床应用[18]F-FDG PET前，计算机断层扫描(CT)和内镜超声(EUS)是判断食管癌分期主要的影像学检查方法。两种技术相互补充；对许多患者来说，CT能更好地判断肿瘤长度和排除临近组织的侵犯，EUS可以更好地判断原发肿瘤侵犯的深度和区域淋巴结转移情况[25-26]。Rosh等的一项Meta分析报道，EUS对于原发肿瘤侵犯程度判断的准确性达到89%[27]。

相对于EUS，[18]F-FDG PET在准确判断肿瘤侵犯深度方面有所欠缺。在淋巴结分期方面[18]F-FDG PET与EUS和CT相比没有明显的优势[28]。在原发肿瘤方面[18]F-FDG的明显摄取可能减少了区域淋巴结的摄取[29]。当然，[18]F-FDG PET作为诊断远处转移的补充性影像手段特别有用，尤其是对于经常发生转移的食管癌患者来说[25,30-32]。Lowe等的一项研究报道，在75例新发食管癌患者中，对于远处转移诊断的敏感性和特异性，PET分别达到了81%和91%，CT是81%和82%，EUS是73%和86%[26]。一项Meta分析表明，诊断远处转移的敏感性和特异性，[18]F-FDG PET分别是71%和93%，CT分别是52%和91%[25]。[18]F-FDG PET的优势在于初步分期时可诊断出早期隐匿的远处转移，这样就可以提供足够的证据使多达20%的患者避免不必要的外科手术[32-33]。在一项包括491例患者的多中心前瞻性队列研究中，PET/CT改变了24%的患者临床分期[34]。美国外科肿瘤协会协助组Z0060试验前瞻性地评估了其在标准分期中的作用，工作组随机将262例可能手术切除的经过CT检查的食管癌患者分成[18]F-FDG PET组或没有PET影像组，然后探讨了[18]F-FDG PET的作用[35]。[18]F-FDG PET在4.8%的准备手术的患者中发现了CT没有发现的通过活检证实的远处转移。值得注意的是，在这项研究中，PET-CT未实行。

综合的PET-CT在肿瘤分期上比单独的[18]F-FDG PET有更好的敏感性和特异性[36]。在混合检查中，CT有两方面的主要目的。第一，作为一个衰减映射来纠正更深组织的光子比那些靠近皮肤表面的光子衰减得更多所带来的影响。这种纠正不仅改善了画面质量，而且可以使用准确的标准摄取值(SUV)来定量代谢活动。这个SUV是代谢活动率(Bq/mL)，在注射[18]F-FDG(Bq/g)的衰减活动区域。第二，提供解剖和结构的参考数据，以补充PET成像的代谢发现，包括从结构(解剖)到功能(代谢)信息。

^{18}F-FLT比[18]F-FDG在食管癌分期方面可能有更好的成像优势。[18]F-FDG的主要劣势之一在于良性组织中的非特异性摄取，这可能导致患者的不合理分期[37]。在体外和体内试验中，[18]F-FLT在增殖肿瘤中摄取更高，可以更好地分辨良恶性疾病[38]。Han等使用病理诊断来对比了[18]F-FLT和[18]F-FDG PET在22例食管鳞癌患者中发现区域淋巴结转移的能力[13]。使用[18]F-FLT的只有3个假阳性，而使用[18]F-FDG PET的有14个。[18]F-FLT PET的敏感性和特异性分别是74%和99%，[18]F-FDG PET则分别是83%和96%。但是，Van Westreenen等发现[18]F-FLT可能导致更多的假阴性结果[39]。因此，我们需要更多地研究和评估[18]F-FLT在食管癌分期中的优势，现在用的更多的仍然是[18]F-FDG。

5 治疗前的[18]F-FDG PET与预后

^{18}F-FDG PET不仅有效地用于对分期的判断，而且也有效地用于治疗前对预后的评估。第一例关于[18]F-FDG PET在食管癌预后方面的报道是在1998年，当时Fukunaga等报道患者肿瘤的SUV>7时提示预后不好[40]。多数研究支持较高的最大SUV(SUV_{max})与较差的总体和无病生存有关(分别为OS和DFS)[41-46]。Omloo等的回顾性文献分析报道，在他们分析的15项研究中，有12项表明在单因素分析中治疗前的SUV是生存期的预测因素[46]。但是，只有2项研究表明在多因素分析中它仍然很重要。另外，不是很清楚的是，与肿瘤分期相比较，SUV_{max}是否是独立的预后因素[46-47]。尽管治疗前SUV_{max}可能是预后因素，但是SUV_{max}阈值的范围也是很重要的。例如，Rizk等[41]，使用4.5作为SUV_{max}的阈值，Cerfolio和Bryant建议将6.6作为阈值，它们表现出了显著的生存差异[42]。更好地定义这种疾病的SUV_{max}阈值需要更好地评估和应用PET参数在预后方面的作用。

主要的[18]F-FDG PET研究通过量化肿瘤的SUV_{max}来定义治疗反应(表1)。但是这种度量标准不能解释肿瘤摄取[18]F-FDG的重要异质性，或者解释许多肿瘤同时有恶性和良性成分。空间的[18]F-FDG PET特征如肿瘤体积[57]、肿瘤形状[58]和质地特征[59]被认为比SUV_{max}更有益。研究者同样分析了肿瘤代谢体积(MTV)，或者在特定SUV阈值上的肿瘤体积增加的糖分解活动，因为它包括组织肿瘤负担和代谢信息。就像SUV_{max}没有标准的阈值被认可一样，MTV也被不同地定义；因此很难去对比研究和评估MTV的有效性。新兴的数据表明MTV可能是重要的生存预测因子，也许比SUV_{max}更加有效。在2010年，Hyun等首先报道了MTV在151例食管癌患者中的应用，其中绝大多数是SCC[60]。尽管在单因素分析中，SUV_{max}和MTV是各自重要的生存预测因子，但在多因素分析中只有MTV与T和M分期最为重要。Chen等最近研究了90例处于局部进展期的接受CRT的食管鳞癌患者，他们进行了治疗前[18]F-FDG PET的检查[61]。这些研究发现，MTV20%(肿瘤体积和20%SUV_{max})>40 mL是多因素分析中唯一重要的生存预测因素。他们同时发现，MTV2.5(肿瘤体积和$SUV_{max} \geq 2.5$)并不重要。另一个[18]F-FDG PET的影响因素是病灶糖酵解总量(TLG)，它被定义为MTV乘以SUVmean。较大的TLG被认为是反映了因为大量肿瘤消耗糖原而增加的缺氧。尽管数据仅仅局限于TLG和食管癌，Li等的最近报道认为TLG可能是有用的预后因素[62]。

表1　评估食管癌患者新辅助治疗中或治疗后代谢反应的前瞻性研究

研究	No.	肿瘤类型	第二次PET时间	化疗方案	放疗 平均剂量	代谢应答的定义	应答与非应答的病理 组织学代谢应答百分比对比	P值	应答与非应答的生存期对比	P值
Wieder等[48] 2004年	38	SCC	14天	5FU	40 Gy	SUV摄取下降 ≥30% vs. <30%	SUV下降>30%: 100% R0切除 vs. 63% SUV下降<30%	0.03	中位生存期: 38 vs. 18个月; 2年OS: 79% vs. 38%	0.011
Song等[49] 2005年	32	SCC	8周(CRT后3~4周)	使用Cis/5FU直到2002年，后改为FU和卡培他滨诱导+Cis/卡培他滨和RT	1.2Gy bid(n=7)共45Gy，后改为2Gy每天(n=25)共46Gy	最初SUV > 4.0	pCR占总数的66% MCR: 局部代谢应答 71% vs. 25%	NR	NR	NR
Ott等[43] 2006年	65	AC	14天	Cis/5FU ×2个疗程 AEG I期接受紫杉醇治疗	无	SUV摄取下降 ≥35%	44% vs. 5%	0.001	3年生存期: 70% vs. 35%; 中位OS: 未达到18个月mCR患者 >50 vs. 24个月无代谢应答患者	0.01
Lordick等/ MUNICON 2007年[50]	110	AC	14天	铂类诱导+5FU化疗	无	SUV摄取下降 ≥35%	49% vs. 0%	0.015	中位OS: 未达到vs. 25.8个月	0.015
Higuchi等[51] 2008年	50	SCC	化疗或CRT后2~4周	化疗(Cis+阿霉素+5FU)或CRT(Cis+5FU)	40 Gy	SUVmax <2.5	87.5%获得良好应答 SUVmax<2.5 vs. 6.9%获得良好应答者SUVmax ≥2.5	<0.0001	PET组中位CSS: 84.2 vs. PET+组18.2个月 5年CSS 67.7% vs. 36.5%	0.0042; HR post tx SUV ≥2.5, 3.628, 0.0071
Javeri等[52] 2009年	151	AC	CRT后5~6.5周	5FU和RT+铂类和紫杉醇，部分接受3种	45Gy或50.4Gy	SUVmax下降 >52%vs. SUVmax下降≤52%	有21%为pCR，63%对CRT有应答反应(切除标本中有残留肿瘤为1%至≤50%)	NR	≤52%的3年OS: 72% vs. 43% 中位生存期: 应答者未达到vs. 2.49年	0.02

表1　(续表)

39

表 1（续表）

研究	No.	肿瘤类型	第二次PET时间	化疗方案	放疗平均剂量	代谢应答的定义	组织学应答（应答与非应答代谢应答百分比对比）	P值	应答与非应答的生存期对比	P值
Roedl等[53] 2009年	49	SCC	CRT后平均13.1天（SD=6.5天）	Cis+5FU	50.4 Gy	SUV直径指数>55%	SUV直径指数>55%与预测病理组织学应答相关，其中有91%的敏感性和93%的特异性	AUC=0.931 最佳临界值为55%	中位DFS 32 vs. 16个月	<0.001
Vallböhmer等[54] 2009年	119 53 AC, 66 SCC		CRT后2-3周	Cis和5FU的新辅助CRT	36 Gy	无明确的临界值	主要的病理组织学应答占全部的39.5%	NR	主要的病理组织学应答的5年生存期：34% vs. 次要应答的14%, HR 2.2	0.005
zum Büschenfelde等[55] II期 MUNICON 2011年	56	AC	14天	铂类诱导和5FU化疗，如有应答：持续新辅助化疗2个疗程，如无应答：cis或5FU+RT 2个疗程	只在非代谢应答者中行1.6 Gy bid，共36 Gy，代谢应答者不进行RT	SUV摄取下降≥35%	36% vs. 26%	0.561, NS	中位生存期：未达到 vs. 18.3个月，2年OS估计71% ± 8%，42% ± 11%	NR; NS
van Heijl等[56] 2011年	100 82 AC, 18 SCC		14天	紫杉醇+卡铂	41.4 Gy	任何SUV下降（临界值0%）	pathCR 90.6% vs. 9.4%	NR	NR	NR

AC, 腺癌; SCC, 鳞状细胞癌; 5-FU, 5-氟尿嘧啶; cis, 顺铂; RT, 放射治疗; CRT, 放化疗; SD, 标准差; SUV, 标准摄取值; OS, 总生存期; NR, 未有报道; CSS, 肿瘤特异性生存; DFS, 无病生存; NS, 不特异; mCR, 代谢完全应答; HR, 风险比; pCR, 病理学完全缓解; AEG, 食管胃结合部腺癌。

现在的文献表明治疗前的^{18}F-FDG PET参数可能是有用的预后因素,但是这还需要进一步的证实。如果这些参数广泛用于临床,标准化是重要的[63]。

6　^{18}F-FDG PET 用于放射治疗计划

肿瘤体积大的食管癌患者在接受放疗时必须精确定位,尤其是在使用适形放射治疗技术时,例如调强放疗(IMRT)的使用。单独使用CT来准确区分原发肿瘤和正常食管是很有挑战的。通过使用EUS来定义主要的食管肿瘤体积是准确的,CT经常低估或高估肿瘤附近和/或远处几厘米[64]。因此,研究者指望^{18}F-FDG PET能够帮助我们更精确地定义食管癌患者的大肿瘤体积(GTV)。^{18}F-FDG PET被证明在其他疾病的放疗计划中很有效,例如肺[65-66]、淋巴瘤[67]、头和颈[68]。

^{18}F-FDG PET在食管癌放射治疗计划中的影响已经被回顾性和前瞻性地评估[69-71]。Leong等研究了21例计划接受确切CRT的食管癌患者[69]。两个GTVs被画轮廓,一个单独使用CT(GTV-CT),另一个使用PET和CT。当这两个轮廓进行比较时,PET ^{18}F-FDG增高的疾病部分在69%的GTV-CTs被排除在外,这会导致在31%的患者中"地理缺失"。如预期所料,近的和远的部分在大多数患者中有所不同。但是放射部位的肿瘤部分没有被病理确诊。Moureau-Zabotto等也前瞻性地评估了在34例食管癌患者放射治疗计划中^{18}F-FDG PET的作用[70]。与单独使用CT相比较,结合使用的PET导致GTV在35%的患者中降低,在21%的患者中增加。GTV的改变同样影响了邻近组织的计量柱状图。在接近75%的患者中总肺量接受至少20 Gy的改变,其中包括12个剂量减少和13个剂量增加。接受至少36 Gy的心脏接受总量在11个患者中增加和在12个患者中减少。这项研究并没有关联肿瘤病理范围和放射影像肿瘤范围。

尽管关于^{18}F-FLT PET用于食管癌放射治疗计划的信息有限,Han等研究建议^{18}F-FLT PET可以用于精确定义GTV同时可以减少正常组织的剂量[13]。这项研究的特别部分在于,使用^{18}F-FLT PET和^{18}F-FDG PET的GTV描述是通过病理发现证实的。各种正常的组织参数,例如平均肺剂量和平均心脏剂量通过使用^{18}F-FLT PET可以得到改进。作者指出在这些发现被证实前,^{18}F-FLT PET应该谨慎地用于食管癌放射治疗计划。

7　^{18}F-FDG PET 用于治疗反应评估

食管癌的治疗与其他胸腔实体肿瘤类似,取决于肿瘤诊断时的分期。尽管Ⅳ期患者不能从外科手术中获益,但是大多数0~Ⅲ期食管癌患者可以从外科干预中获益。外科干预和辅助放化疗的时间取决于不同的疾病分期。例如,那些0期或者Ⅰ期的食管癌患者(没有侵犯到黏膜肌层)经常采取手术治疗作为第一线治疗。但是,那些在手术前对于同步放化疗有应答的局部进展期患者表现出了生存的优势和较低的复发率[72-75]。CRT后局部失败率超过50%[3-4]。当合适的手术治疗被延误后,那些无应答者暴露于CRT治疗的不良反应[76-78]。因此,需要在治疗时早期分辨出有应答和无应答者,这样可以为每个患者选择更加理想的治疗方法。

有创的、微创的、无创的方法都可以用于评估治疗反应。内镜活检在这项研究中作用有限,因为它只能取样最表浅的黏膜组织,因此,活检可能因为取样的的失误在原位癌中错过表浅的肿瘤,从而不能准确地发现残余病变。在一项大型的有118例患者参与的研究中,新辅助疗法后内镜活检阴性的患者中,只有37例患者(31.4%)在食管切除术后证实为完全的病理反应[79]。同样的结果出现在一项包含52例患者的小型研究中,内镜检查为阴性的患者中,有40例(77%)存在术后残留[80]。考虑到活检的局限性,无创方法已经被用于帮助评估新辅助治疗后的疾病残留。

多种非侵袭性或者微创影像技术被用于评估新辅助治疗后的反应,其中包括CT、EUS和^{18}F-FDG PET。尽管CT是评估许多胸部恶性疾病治疗反应的重要工具,但是它的敏感性(33%~55%)和特异性(50%~71%)在用于食管癌治疗后评估时相对较低[81]。这可能是食管癌侵袭性生长的结果,它使得准确评估很困难,尤其当肿瘤很小或者肿瘤进展到胃部时。这也限制了在实体肿瘤标准中使用这一评估标准去评估反应[82]。在放射治疗中评估治疗反应更加有难度,因为炎症、水肿和疤痕很难与残留食管病变相区分(图1)[83]。另外,许多新的癌症治疗方法是为了抑制细胞生长,而不是杀死细胞,所以肿瘤治疗有效不一定表现为肿瘤大小的缩小[84]。

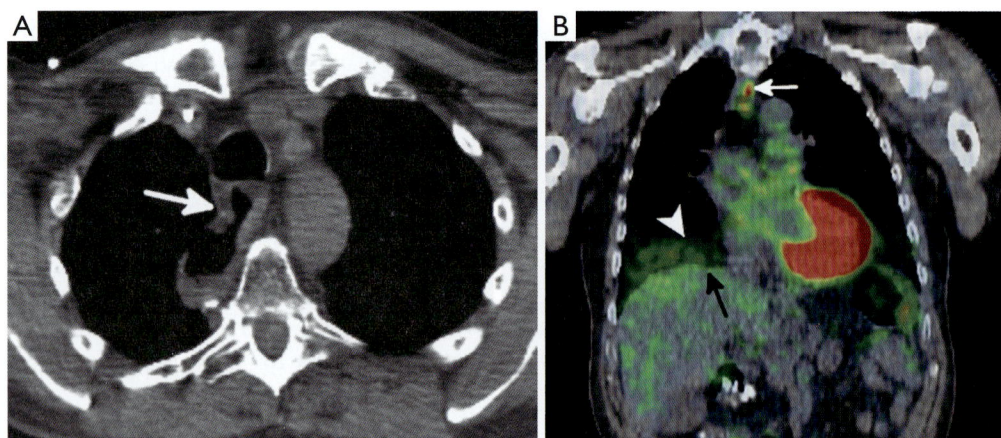

图3 食管癌术后的局部复发

(A)PET/CT轴向CT图像，显示出食管吻合部的最小增厚(箭头处)未能够前瞻性地检测出；(B)融合冠状面PET/CT显示食管吻合部增厚部分(白色箭头处)的代谢摄取。55岁男性患者在这个位置进行活检并证实为腺癌复发。生理性肝脏代谢摄取(箭头处)和解剖性肝脏位置(黑色箭头处)之间的PET图像会出现明显的错误配准。PET，正电子发射断层摄影术；CT，计算机断层扫描。

理想的，我们试图去发现^{18}F-FDG PET和临床、病理结果的相关性。

Weber等在2001年发表的数据表明，接受新辅助化疗的局部进展期食管癌患者可以根据^{18}F-FDG PET反应分为代谢反应者和无反应者。这种差别直接与疾病控制和生存期有关[95]。患者在治疗前和以铂为基础的化疗后14天进行^{18}F-FDG PET检查。示踪物摄取在应答者(54%)和非应答者(15%)中有巨大的不同，作者建议一个比较理想的分界点是^{18}F-FDG摄取中减少35%。这个分界点后来被Ott等前瞻性研究证实。更多有代谢反应的可手术切除的患者比那些无应答者在病理组织学上有完全或者不完全的改善(分别是53%和5%)。代谢反应也可以预测长期的疾病进展($P=0.01$)和长期总的生存率($P=0.04$)。

Wieder等在27例食管鳞癌患者中进行了同样的评估，在治疗开始和新辅助治疗后14天进行^{18}F-FDG PET检查[48]。与Weber等的研究不同的是，这项研究中的患者除了化疗还接受了新辅助放疗，代谢应答的定义有些不同(SUV摄取降低≥30%)。与Weber等的研究结果类似，在早期代谢应答者中可以改善患者的生存率，明显的病理组织学应答比无应答者更常见(分别为44%和

21%；$P=0.0055$)。我们需要意识到放射治疗可以诱发炎症，这将导致在肿瘤治疗过程中对摄取的错误高估[96]。临床前研究表明^{18}F-FLT PET可以更好地在新辅助治疗过程中分辨炎症和残留的肿瘤[97-98]。

Ⅱ期MUNICON(在食管癌和食管胃结合部腺癌中个体化新辅助化疗的代谢应答评估)试验评估使用早期^{18}F-FDG PET应答来指导治疗[50]。代谢应答的患者定义为术前和初始治疗15天后的影像≥35%的代谢活动降低，他们将继续接受新辅助疗法而不是手术。代谢无应答者直接手术以减少这些患者化疗相关的毒性。在一项中位数时间为2.3年的随访中，无应答患者的中位无病生存(EFS)和OS分别是14.1个月和25.8个月。对于代谢应答者，中位无病生存期是29.7个月，中位OS未结束，这些都比代谢无应答者长。明显的病理学治疗效果(<10%的肿瘤残留)可以在58%的应答者中发现，而无应答者中则没有这样的反应。达到病理应答的代谢应答者与21个没有显著病理应答的代谢应答者相比，前者有显著高的EFS[风险比(HR)3.03(95% CI：1.28~7.16)；$P=0.006$]和OS[HR 4.55(95% CI：1.37~15.04)；$P=0.004$]。

设计Ⅱ期MUNICON试验是用来判断代谢无应答者

通过补救性新辅助CRT后，若在第14天时[18]F-FDG PET检查中SUV摄取减低<35%，是否可以改善预后[55]。代谢无应答者从新辅助化疗转向同步的顺铂和5-氟尿嘧啶还有放射治疗(32 Gy分割为1.6 Gy，2天一次)。代谢应答者在术前继续接受新辅助化疗3个月，同时不接受放射治疗。主要的终结点是将代谢无应答者的边缘阴性切除率(R0)从74%提高到94%。尽管R0切除率在代谢应答者中达到82%，在代谢无反应者中是70%，这仍然不是主要的终结点。应答者一年无进展生存期比无应答者高(分别是74%和57%；P=0.035)。无反应者的中位OS比整个组要更低(分别是18.3个月和38.3个月)，应答者的中位OS中也未达到指标。作者指出尽管32 Gy的放射剂量相对较低，主要的病理组织学应答发生在26%的进行CRT的代谢无应答者中。之前提到过的，在第一次MUNICON试验中没有代谢无应答者在单独化疗后有主要的组织病理学反应，这增加了细胞杀灭作为接受CRT患者的可能性。作者总结出补救性新辅助CRT导致其中一组患者局部缓解；但是系统性疾病仍然继续影响临床结果和患者的生存率。

最近的癌症和白血病组B 80302阶段Ⅱ期试验(NCT00316862)正在研究在CRT治疗后给予顺铂和伊立替康诱导化疗是否可以影响手术时病理完全应答率。第二个目的是在诱导化疗过程中通过[18]F-FDG PET来评估潜在的应答或者疾病进展。因此，患者将要在开始时、开始诱导化疗后15~19天和开始放化疗之前7天进行[18]F-FDG PET检查。这项研究的结果目前还不清楚，但是可以提供额外的关于治疗反应与病理反应的一些信息。

7.2 ^{18}F-FDG PET 和治疗后应答

尽管治疗过程中的疗效评价很有前途，但是反而是治疗后[18]F-FDG PET的应用已经进行了彻底的研究。大多数的研究都是单中心回顾性分析少量患者的报告，但是它们表明新辅助治疗后[18]F-FDG PET的摄入量与长期预后和病理组织学结果有关[99-102](表2)。有一项最近发表的包含了26项研究的系统性的回顾性分析，包括了1 544例接受了新辅助治疗食管癌和GEJ癌

症患者，其结果表明[18]F-FDG PET可以有效地预测长期预后[63]。事实上，合并的HR完全的代谢应答对比无应答的是OS 0.51(95% CI：0.4~0.64；P<0.0001)和DFS 0.47(95% CI：0.38~0.57；P<0.0001)。

如之前讨论过的那样，研究者质疑，[18]F-FDG PET标准中除了SUV_{max}在新辅助治疗后评价治疗反应是否更有效。一项来自马里兰大学的研究从CRT前后的PET扫描摘录了[18]F-FDG PET的相关数据，试图在20例食管癌患者中预测病理肿瘤应答[4]。曲线下面积(AUC)用来定量每个特征以预测病理肿瘤反应。除了SUV_{max}的降低，2个PET密度特征(平均SUV减低和歪斜系数)和3个PET实质特征(惯性、关联和聚集)也是病理应答的重要预测因子。这些新的PET特征比SUV_{max}有同样的或者更高的AUCs。最近同样使用支持载体和逻辑推理模型的团队发表的数据表明，[18]F-FDG PET联合传统的PET/CT的测量和临床参数可能能够更准确地预测病理肿瘤应答[93]。

当一个患者接受食管手术，PET/CT经常被用于监测复发和远处转移疾病。局部复发大部分发生在解剖部分附近，可以在CT上有细微发现(图3)。另外，PET可以诊断远处转移病灶，这发生在8%~17%的疾病通过标准解剖成像很明显的再分期患者中[83,88]。尽管食管切除术后疾病复发有一个不好的预后，我们可以通过姑息性治疗来改善患者的症状和生活质量。那些局部或者远处转移的患者如果还没采用辅助治疗的话，可以考虑采用姑息治疗，包括CRT。

8　结论

分子成像技术的进步已经大大促进了对食管癌患者的治疗，从早期诊断到根据分期、治疗反应选择治疗方法。尽管[18]F-FDG PET是最广泛使用的分子成像技术，但是它在食管癌诊疗中的应用仍不清楚。癌症和白血病组B 80302试验可以提供额外的关于怎样更好地整合[18]F-FDG PET在不同时期食管癌治疗过程的信息。

表2 评估食管癌患者新辅助治疗中或治疗后代谢反应的前瞻性研究

研究	No.	肿瘤类型	第二次PET时间	化疗方案	放疗平均剂量	代谢应答的定义	应答与非应答的病理组织学代谢应答百分比对比	P值	应答与非应答的生存期对比	P值
Swisher等[103] 2004年	103	90 AC, 13 SCC	CRT后 3~5周	CRT 或CRT后诱导化疗[伊立替康+多西他赛+5FU]	50.4 Gy	CRT后SUV <4	SUV≥4对于预测病理组织学应答者具有最高的准确度:76%	NR	18月生存期:77% vs.34%	0.01
Konski等[71] 2007年	81	18 AC, 7 SCC	CRT后 4~6周	通过肿瘤专科医生判断决定	术前:中位 45 Gy, (7.2~50.4 Gy); 术后:中位 50.4 Gy (7.2~62.08 Gy)	SUV百分比变化 >32.3%	pCR占总数的25%	NS在pCR与非pCR中的SUV下降均值对比有不同发现	Trimodality治疗的中位OS:16.7月 vs.最后的CRT: 5.2月	NR
Mamede等2007年[104]	25	22 AC, 3 SCC	22.3±14.5天	取决于临床试验 (cis+伊立替康, cis+伊立替康+西妥昔单抗, cis+其他)	50.4 Gy	平均SUV百分比变化>32.3%	病理组织学应答者的敏感性为75%和特异性为62.5%	AUC 0.64	CRT后SUVmax ≤4.35无进展生存期未达到到vs. 16.2月	0.0196
Monjazeb等 2010年[105]	163: 88 Trimodality治疗, 75根治性CRT	122 AC, 42 SCC	CRT后, 但准确的时间未有报道	多种的: 5FU+铂类, 卡铂/紫杉醇, 单用FU类, 卡培他滨	中位; 50.4 Gy	CRT后SUV ≤3	53% vs. 33%	NS	中位OS: 29.7 vs. 15.9月	0.01
Sharma等 2011年[106]	40	26 AC, 14 SCC	CRT后 4~6周	通过肿瘤专科医生判断决定	中位; 50.4 Gy	postCRT SUV下降	NR	NR	DFS: HR 1.3, 95% CI: 1.03~1.6	0.03
Jayachandran等 2012年[107]	37	27 AC, 10 SCC	在完整的CRT后中位32天 (2~58天)	通过肿瘤专科医生判断决定	中位; 50.4 Gy	MTV2.5Post ≤7.6 vs. >7.6cm3 rMTV2≤0.39 vs. >0.39	术后患者pCR占总数的71%: SCC 占数的71%; AC的pCR 占67%, AC的pCR占39%	MTV2.5Post P=0.01; TGA2.5Post, P=0.025	2年OS MTV2.5Post ≤7.6cm³; 84%vs29%>7.6cm³; rMTV2 ≤0.39 77% vs. rMTV2 >0.39, 77% vs. 37%, rMTV2>0.39, P=0.04	MTV2.5Post P=0.007; rMTV2 ≤0.39 P=0.39 rMTV2>0.39, P=0.04

缩略语: AC, 腺癌; SCC, 鳞状细胞癌; 5-FU, 5-氟尿嘧啶; cis, 顺铂; RT, 放射治疗; CRT, 放化疗; SUV, 标准摄取值; CSS, 肿瘤特异性生存率; pCR, 病理完全缓解; DFS, 无病生存; NS, 不特异; mCR, 代谢完全应答; HR, 风险比; AUC, 曲线下面积; MTV, 肿瘤代谢体积; rMTV, MTVPostCRT/MTVPreCRT比; TGA, 糖酵解总量; OS, 总生存期; NR, 未有报道。

致谢

作者感谢Dr. Nancy Knight, Ph.D.帮助准备这篇手稿。

声明

本文作者宣称无任何利益冲突。

参考文献

[1] American Cancer Society. Cancer Facts and Figures 2014. Available online: www.cancer.org/research/cancerfactsstatistics/cancerfactsfigures2014/

[2] Gebski V, Burmeister B, Smithers BM, et al. Survival benefits from neoadjuvant chemoradiotherapy or chemotherapy in oesophageal carcinoma: a meta-analysis. Lancet Oncol, 2007, 8: 226-234.

[3] Stahl M, Stuschke M, Lehmann N, et al. Chemoradiation with and without surgery in patients with locally advanced squamous cell carcinoma of the esophagus. J Clin Oncol, 2005, 23: 2310-2317.

[4] Tan S, Kligerman S, Chen W, et al. Spatial-temporal [18F]FDG-PET features for predicting pathologic response of esophageal cancer to neoadjuvant chemoradiation therapy. Int J Radiat Oncol Biol Phys, 2013, 85: 1375-1382.

[5] Kobori O, Kirihara Y, Kosaka N, et al. Positron emission tomography of esophageal carcinoma using (11)C-choline and (18)F-fluorodeoxyglucose: a novel method of preoperative lymph node staging. Cancer, 1999, 86: 1638-1648.

[6] DeGrado TR, Baldwin SW, Wang S, et al. Synthesis and evaluation of 18F-labeled choline analogs as oncologic PET tracers. J Nucl Med, 2001, 42: 1805-1814.

[7] Hara T. 18F-fluorocholine: a new oncologic PET tracer. J Nucl Med, 2001, 42: 1815-1817.

[8] Tian M, Zhang H, Higuchi T, et al. Oncological diagnosis using (11)C-choline-positron emission tomography in comparison with 2-deoxy-2-[(18)F]fluoro-D-glucose-positron emission tomography. Mol Imaging Biol, 2004, 6: 172-179.

[9] Kwee SA, DeGrado TR, Talbot JN, et al. Cancer imaging with fluorine-18-labeled choline derivatives. Semin Nucl Med, 2007, 37: 420-428.

[10] Nobusawa A, Kim M, Kaira K, et al. Diagnostic usefulness of 18F-FAMT PET and L-type amino acid transporter 1 (LAT1) expression in oral squamous cell carcinoma. Eur J Nucl Med Mol Imaging, 2013, 40: 1692-1700.

[11] Sohda M, Kato H, Suzuki S, et al. 18F-FAMT-PET is useful for the diagnosis of lymph node metastasis in operable esophageal squamous cell carcinoma. Ann Surg Oncol, 2010,

[12] Yue J, Chen L, Cabrera AR, et al. Measuring tumor cell proliferation with 18F-FLT PET during radiotherapy of esophageal squamous cell carcinoma: a pilot clinical study. J Nucl Med, 2010, 51: 528-534.

[13] Han D, Yu J, Zhong X, et al. Comparison of the diagnostic value of 3-deoxy-3-18F-fluorothymidine and 18F-fluorodeoxyglucose positron emission tomography/computed tomography in the assessment of regional lymph node in thoracic esophageal squamous cell carcinoma: a pilot study. Dis Esophagus, 2012, 25: 416-426.

[14] Subramanian V, Ragunath K. Advanced endoscopic imaging: a review of commercially available technologies. Clin Gastroenterol Hepatol, 2014, 12: 368-376.e1.

[15] Chandra S, Gorospe EC, Leggett CL, et al. Barrett's esophagus in 2012: updates in pathogenesis, treatment, and surveillance. Curr Gastroenterol Rep, 2013, 15: 322.

[16] Sturm MB, Joshi BP, Lu S, et al. Targeted imaging of esophageal neoplasia with a fluorescently labeled peptide: first-in-human results. Sci Transl Med, 2013, 5: 184ra61.

[17] Templeton A, Hwang JH. Confocal microscopy in the esophagus and stomach. Clin Endosc, 2013, 46: 445-449.

[18] von Holzen U, Enders GH. A surprise cell of origin for Barrett's esophagus. Cancer Biol Ther, 2012, 13: 588-591.

[19] Franks I. Barrett esophagus: New insights into the stem cell organization of Barrett esophagus. Nat Rev Gastroenterol Hepatol, 2012, 9: 125.

[20] Boja ES, Rodriguez H. Mass spectrometry-based targeted quantitative proteomics: achieving sensitive and reproducible detection of proteins. Proteomics, 2012, 12: 1093-1110.

[21] Picotti P, Aebersold R. Selected reaction monitoring-based proteomics: workflows, potential, pitfalls and future directions. Nat Methods, 2012, 9: 555-566.

[22] Liebler DC, Zimmerman LJ. Targeted quantitation of proteins by mass spectrometry. Biochemistry, 2013, 52: 3797-3806.

[23] Liu YW, Aciego SM, Wanamaker AD Jr, et al. A high-throughput system for boron microsublimation and isotope analysis by total evaporation thermal ionization mass spectrometry. Rapid Commun Mass Spectrom, 2013, 27: 1705-1714.

[24] Su Y, Zhu Y, Fang Q. A multifunctional microfluidic droplet-array chip for analysis by electrospray ionization mass spectrometry. Lab Chip, 2013, 13: 1876-1882.

[25] van Vliet EP, Heijenbrok-Kal MH, Hunink MG, et al. Staging investigations for oesophageal cancer: a meta-analysis. Br J Cancer, 2008, 98: 547-557.

[26] Lowe VJ, Booya F, Fletcher JG, et al. Comparison of positron emission tomography, computed tomography, and endoscopic ultrasound in the initial staging of patients with esophageal

17: 3181-3186.

cancer. Mol Imaging Biol, 2005, 7: 422-430.

[27] Rösch T. Endosonographic staging of esophageal cancer: a review of literature results. Gastrointest Endosc Clin N Am, 1995, 5: 537-547.

[28] van Westreenen HL, Westerterp M, Bossuyt PM, et al. Systematic review of the staging performance of 18F-fluorodeoxyglucose positron emission tomography in esophageal cancer. J Clin Oncol, 2004, 22: 3805-3812.

[29] Rice TW. Clinical staging of esophageal carcinoma. CT, EUS, and PET. Chest Surg Clin N Am, 2000, 10: 471-485.

[30] Flanagan FL, Dehdashti F, Siegel BA, et al. Staging of esophageal cancer with 18F-fluorodeoxyglucose positron emission tomography. AJR Am J Roentgenol, 1997, 168: 417-424.

[31] Block MI, Patterson GA, Sundaresan RS, et al. Improvement in staging of esophageal cancer with the addition of positron emission tomography. Ann Thorac Surg, 1997, 64: 770-6; discussion 776-777.

[32] Walker AJ, Spier BJ, Perlman SB, et al. Integrated PET/CT fusion imaging and endoscopic ultrasound in the pre-operative staging and evaluation of esophageal cancer. Mol Imaging Biol, 2011, 13: 166-171.

[33] Weber WA, Ott K. Imaging of esophageal and gastric cancer. Semin Oncol, 2004, 31: 530-541.

[34] You JJ, Wong RK, Darling G, et al. Clinical utility of 18F-fluorodeoxyglucose positron emission tomography/computed tomography in the staging of patients with potentially resectable esophageal cancer. J Thorac Oncol, 2013, 8: 1563-1569.

[35] Meyers BF, Downey RJ, Decker PA, et al. The utility of positron emir ssion tomography in staging of potentially operable carcinoma of the thoracic esophagus: results of the American College of Surgeons Oncology Group Z0060 trial. J Thorac Cardiovasc Surg, 2007, 133: 738-745.

[36] Erasmus JJ, Munden RF. The role of integrated computed tomography positron-emission tomography in esophageal cancer: staging and assessment of therapeutic response. Semin Radiat Oncol, 2007, 17: 29-37.

[37] Strauss LG. Fluorine-18 deoxyglucose and false-positive results: a major problem in the diagnostics of oncological patients. Eur J Nucl Med, 1996, 23: 1409-1415.

[38] Yamamoto Y, Nishiyama Y, Ishikawa S, et al. Correlation of 18F-FLT and 18F-FDG uptake on PET with Ki-67 immunohistochemistry in non-small cell lung cancer. Eur J Nucl Med Mol Imaging, 2007, 34: 1610-1616.

[39] van Westreenen HL, Cobben DC, Jager PL, et al. Comparison of 18F-FLT PET and 18F-FDG PET in esophageal cancer. J Nucl Med, 2005, 46: 400-404.

[40] Fukunaga T, Okazumi S, Koide Y, et al. Evaluation of esophageal cancers using fluorine-18-fluorodeoxyglucose PET. J Nucl Med, 1998, 39: 1002-1007.

[41] Rizk N, Downey RJ, Akhurst T, et al. Preoperative 18[F]-fluorodeoxyglucose positron emission tomography standardized uptake values predict survival after esophageal adenocarcinoma resection. Ann Thorac Surg, 2006, 81: 1076-1081.

[42] Cerfolio RJ, Bryant AS. Maximum standardized uptake values on positron emission tomography of esophageal cancer predicts stage, tumor biology, and survival. Ann Thorac Surg, 2006, 82: 391-4; discussion 394-395.

[43] Ott K, Weber WA, Lordick F, et al. Metabolic imaging predicts response, survival, and recurrence in adenocarcinomas of the esophagogastric junction. J Clin Oncol, 2006, 24: 4692-4698.

[44] Pan L, Gu P, Huang G, et al. Prognostic significance of SUV on PET/CT in patients with esophageal cancer: a systematic review and meta-analysis. Eur J Gastroenterol Hepatol, 2009, 21: 1008-1015.

[45] Westerterp M, Sloof GW, Hoekstra OS, et al. 18FDG uptake in oesophageal adenocarcinoma: linking biology and outcome. J Cancer Res Clin Oncol, 2008, 134: 227-236.

[46] Omloo JM, Westerterp M, Sloof GW, et al. The value of positron emission tomography in the diagnosis and treatment of oesophageal cancer [in Dutch]. Ned Tijdschr Geneeskd, 2008, 152: 365-370.

[47] Choi JY, Janq HJ, Shim YM, et al. 18F-FDG PET in patients with esophageal squamous cell carcinoma undergoing curative surgery: prognostic implications. J Nucl Med, 2004, 45: 1843-1850.

[48] Wieder HA, Brücher BL, Zimmermann F, et al. Time course of tumor metabolic activity during chemoradiotherapy of esophageal squamous cell carcinoma and response to treatment. J Clin Oncol, 2004, 22: 900-908.

[49] Song SY, Kim JH, Ryu JS, et al. FDG-PET in the prediction of pathologic response after neoadjuvant chemoradiotherapy in locally advanced, resectable esophageal cancer. Int J Radiat Oncol Biol Phys, 2005, 63: 1053-1059.

[50] Lordick F, Ott K, Krause BJ, et al. PET to assess early metabolic response and to guide treatment of adenocarcinoma of the oesophagogastric junction: the MUNICON phase II trial. Lancet Oncol, 2007, 8: 797-805.

[51] Higuchi I, Yasuda T, Yano M, et al. Lack of fludeoxyglucose F 18 uptake in posttreatment positron emission tomography as a significant predictor of survival after subsequent surgery in multimodality treatment for patients with locally advanced esophageal squamous cell carcinoma. J Thorac Cardiovasc Surg, 2008, 136: 205-212.

[52] Javeri H, Xiao L, Rohren E, et al. The higher the decrease in

the standardized uptake value of positron emission tomography after chemoradiation, the better the survival of patients with gastroesophageal adenocarcinoma. Cancer, 2009, 115: 5184-5192.

[53] Roedl JB, Halpern EF, Colen R, et al. Metabolic tumor width parameters as determined on PET/CT predict disease-free survival and treatment response in squamous cell carcinoma of the esophagus. Mol Imaging Biol, 2009, 11: 54-60.

[54] Vallböhmer D, Hölscher AH, Dietlein M, et al. [18F]-Fluorodeoxyglucose-positron emission tomography for the assessment of histopathologic response and prognosis after completion of neoadjuvant chemoradiation in esophageal cancer. Ann Surg, 2009, 250: 888-894.

[55] zum Büschenfelde CM, Herrmann K, Schuster T, et al. 18F-FDG PET-guided salvage neoadjuvant radiochemotherapy of adenocarcinoma of the esophagogastric junction: the MUNICON II trial. J Nucl Med, 2011, 52: 1189-1196.

[56] van Heijl M, Omloo JM, van Berge Henegouwen MI, et al. Fluorodeoxyglucose positron emission tomography for evaluating early response during neoadjuvant chemoradiotherapy in patients with potentially curable esophageal cancer. Ann Surg, 2011, 253: 56-63.

[57] Wahl RL, Jacene H, Kasamon Y, et al. From RECIST to PERCIST: Evolving considerations for PET response criteria in solid tumors. J Nucl Med, 2009, 50: 122S-150S.

[58] El Naqa I, Grigsby P, Apte A, et al. Exploring feature-based approaches in PET images for predicting cancer treatment outcomes. Pattern Recognit, 2009, 42: 1162-1171.

[59] Tixier F, Le Rest CC, Hatt M, et al. Intratumor heterogeneity characterized by textural features on baseline 18F-FDG PET images predicts response to concomitant radiochemotherapy in esophageal cancer. J Nucl Med, 2011, 52: 369-378.

[60] Hyun SH, Choi JY, Shim YM, et al. Prognostic value of metabolic tumor volume measured by 18F-fluorodeoxyglucose positron emission tomography in patients with esophageal carcinoma. Ann Surg Oncol, 2010, 17: 115-122.

[61] Chen SW, Hsieh TC, Ding HJ, et al. Pretreatment metabolic tumor volumes to predict the short-term outcome of unresectable locally advanced squamous cell carcinoma of the esophagus treated with definitive chemoradiotherapy. Nucl Med Commun, 2014, 35: 291-297.

[62] Li YM, Lin Q, Zhao L, et al. Pre-treatment metabolic tumor volume and total lesion glycolysis are useful prognostic factors for esophageal squamous cell cancer patients. Asian Pac J Cancer Prev, 2014, 15: 1369-1373.

[63] Schollaert P, Crott R, Bertrand C, et al. A systematic review of the predictive value of (18)FDG-PET in esophageal and esophagogastric junction cancer after neoadjuvant chemoradiation on the survival outcome stratification. J

Gastrointest Surg, 2014, 18: 894-905.

[64] Thomas E, Crellin A, Harris K, et al. The role of endoscopic ultrasound (EUS) in planning radiotherapy target volumes for oesophageal cancer. Radiother Oncol, 2004, 73: 149-151.

[65] Bradley J, Thorstad WL, Mutic S, et al. Impact of FDG-PET on radiation therapy volume delineation in non-small-cell lung cancer. Int J Radiat Oncol Biol Phys, 2004, 59: 78-86.

[66] Giraud P, Grahek D, Montravers F, et al. CT and (18) F-deoxyglucose (FDG) image fusion for optimization of conformal radiotherapy of lung cancers. Int J Radiat Oncol Biol Phys, 2001, 49: 1249-1257.

[67] Lee YK, Cook G, Flower MA, et al. Addition of 18F-FDG-PET scans to radiotherapy planning of thoracic lymphoma. Radiother Oncol, 2004, 73: 277-283.

[68] Geets X, Daisne JF, Gregoire V, et al. Role of 11-C-methionine positron emission tomography for the delineation of the tumor volume in pharyngo-laryngeal squamous cell carcinoma: comparison with FDG-PET and CT. Radiother Oncol, 2004, 71: 267-273.

[69] Leong T, Everitt C, Yuen K, et al. A prospective study to evaluate the impact of FDG-PET on CT-based radiotherapy treatment planning for oesophageal cancer. Radiother Oncol, 2006, 78: 254-261.

[70] Moureau-Zabotto L, Touboul E, Lerouge D, et al. Impact of computed tomography (CT) and 18F-deoxyglucose positron emission tomography (FDG-PET) image fusion for conformal radiotherapy in esophageal carcinoma [in French]. Cancer Radiother, 2005, 9: 152-160.

[71] Konski A, Doss M, Milestone B, et al. The integration of 18-fluoro-deoxy-glucose positron emission tomography and endoscopic ultrasound in the treatment-planning process for esophageal carcinoma. Int J Radiat Oncol Biol Phys, 2005, 61: 1123-1128.

[72] Fiorica F, di Bona D, Schepis F, et al. Preoperative chemoradiotherapy for oesophageal cancer: a systematic review and meta-analysis. Gut, 2004, 53: 925-930.

[73] Jin HL, Zhu H, Ling TS, et al., Neoadjuvant chemoradiotherapy for resectable esophageal carcinoma: a meta-analysis. World J Gastroenterol, 2009, 15: 5983-5991.

[74] Urba SG, Orringer MB, Turrisi A, et al. Randomized trial of preoperative chemoradiation versus surgery alone in patients with locoregional esophageal carcinoma. J Clin Oncol, 2001, 19: 305-313.

[75] Meredith KL, Weber JM, Turaga KK, et al. Pathologic response after neoadjuvant therapy is the major determinant of survival in patients with esophageal cancer. Ann Surg Oncol, 2010, 17: 1159-1167.

[76] Ancona E, Ruol A, Santi S, et al. Only pathologic complete

response to neoadjuvant chemotherapy improves significantly the long term survival of patients with resectable esophageal squamous cell carcinoma: final report of a randomized, controlled trial of preoperative chemotherapy versus surgery alone. Cancer, 2001, 91: 2165-2174.

[77] Dittrick GW, Weber JM, Shridhar R, et al. Pathologic nonresponders after neoadjuvant chemoradiation for esophageal cancer demonstrate no survival benefit compared with patients treated with primary esophagectomy. Ann Surg Oncol, 2012, 19: 1678-1684.

[78] Hsu PK, Chien LI, Huang CS, et al. Comparison of survival among neoadjuvant chemoradiation responders, non-responders and patients receiving primary resection for locally advanced oesophageal squamous cell carcinoma: Does neoadjuvant chemoradiation benefit all? Interact Cardiovasc Thorac Surg, 2013, 17: 460-466.

[79] Sarkaria IS, Rizk NP, Bains MS, et al. Post-treatment endoscopic biopsy is a poor-predictor of pathologic response in patients undergoing chemoradiation therapy for esophageal cancer. Ann Surg, 2009, 249: 764-767.

[80] Yang Q, Cleary KR, Yao JC, et al. Significance of post-chemoradiation biopsy in predicting residual esophageal carcinoma in the surgical specimen. Dis Esophagus, 2004, 17: 38-43.

[81] Westerterp M, van Westreenen HL, Reitsma JB, et al. Esophageal cancer: CT, endoscopic US, and FDG PET for assessment of response to neoadjuvant therapy--systematic review. Radiology, 2005, 236: 841-851.

[82] Yanagawa M, Tatsumi M, Miyata H, et al. Evaluation of response to neoadjuvant chemotherapy for esophageal cancer: PET response criteria in solid tumors versus response evaluation criteria in solid tumors. Journal of nuclear medicine: official publication J Nucl Med, 2012, 53: 872-880.

[83] Kim TJ, Kim HY, Lee KW, et al. Multimodality assessment of esophageal cancer: preoperative staging and monitoring of response to therapy. RadioGraphics, 2009, 29: 403-421.

[84] Tirkes T, Hollar MA, Tann M, et al. Response criteria in oncologic imaging: review of traditional and new criteria. RadioGraphics, 2013, 33: 1323-1341.

[85] Sugawara Y, Zasadny KR, Neuhoff AW, et al. Reevaluation of the standardized uptake value for FDG: variations with body weight and methods for correction. Radiology, 1999, 213: 521-5.

[86] Arslan N, Miller TR, Dehdashti F, et al. Evaluation of response to neoadjuvant therapy by quantitative 2-deoxy-2-[18F]fluoro-D-glucose with positron emission tomography in patients with esophageal cancer. Mol Imaging Biol, 2002, 4: 301-310.

[87] Erasmus JJ, Munden RF, Truong MT, et al. Preoperative chemo-radiation-induced ulceration in patients with esophageal cancer: a confounding factor in tumor response assessment in integrated computed tomographic-positron emission tomographic imaging. J Thorac Oncol, 2006, 1: 478-486.

[88] Bruzzi JF, Munden RF, Truong MT, et al. PET/CT of esophageal cancer: its role in clinical management. RadioGraphics, 2007, 27: 1635-1652.

[89] Chi PC, Mawlawi O, Luo D, et al. Effects of respiration-averaged computed tomography on positron emission tomography/computed tomography quantification and its potential impact on gross tumor volume delineation. Int J Radiat Oncol Biol Phys, 2008, 71: 890-899.

[90] Osman MM, Cohade C, Nakamoto Y, et al. Respiratory motion artifacts on PET emission images obtained using CT attenuation correction on PET-CT. Eur J Nucl Med Mol Imaging, 2003, 30: 603-606.

[91] Pan T, Mawlawi O, Nehmeh SA, et al. Attenuation correction of PET images with respiration-averaged CT images in PET/CT. J Nucl Med, 2005, 46: 1481-1487.

[92] Nehmeh SA, Erdi YE, Pan T, et al. Quantitation of respiratory motion during 4D-PET/CT acquisition. Med Phys, 2004, 31: 1333-1338.

[93] Zhang H, Tan S, Chen W, et al., Modeling pathologic response of esophageal cancer to chemoradiation therapy using spatial-temporal 18F-FDG PET features, clinical parameters, and demographics. Int J Radiat Oncol Biol Phys, 2014, 88: 195-203.

[94] Krause BJ, Herrmann K, Wieder H, et al. 18F-FDG PET and 18F-FDG PET/CT for assessing response to therapy in esophageal cancer. J Nucl Med 2009, 50: 89S-96S.

[95] Weber WA, Ott K, Becker K, et al. Prediction of response to preoperative chemotherapy in adenocarcinomas of the esophagogastric junction by metabolic imaging. J Clin Oncol, 2001, 19: 3058-3065.

[96] Rosenberg R, Herrmann K, Gertler R, et al. The predictive value of metabolic response to preoperative radiochemotherapy in locally advanced rectal cancer measured by PET/CT. Int J Colorectal Dis, 2009, 24: 191-200.

[97] Chao KS. Functional imaging for early prediction of response to chemoradiotherapy: 3'-deoxy-3'-18F-fluorothymidine positron emission tomography--a clinical application model of esophageal cancer. Semin Oncol, 2006, 33: S59-S63.

[98] Apisarnthanarax S, Alauddin MM, Mourtada F, et al. Early detection of chemoradioresponse in esophageal carcinoma by 3'-deoxy-3'-3H-fluorothymidine using preclinical tumor models. Clin Cancer Res, 2006, 12: 4590-4597.

[99] Brücher BL, Weber W, Bauer M, et al. Neoadjuvant therapy of esophageal squamous cell carcinoma: response evaluation by positron emission tomography. Ann Surg, 2001, 233: 300-309.

[100] Flamen P, Van Cutsem E, Lerut A, et al. Positron emission tomography for assessment of the response to induction radiochemotherapy in locally advanced oesophageal cancer. Ann Oncol, 2002, 13: 361-368.

[101] Downey RJ, Akhurst T, Ilson D, et al. Whole body 18FDG-PET and the response of esophageal cancer to induction therapy: results of a prospective trial. J Clin Oncol, 2003, 21: 428-432.

[102] Kim MK, Ryu JS, Kim SB, et al. Value of complete metabolic response by (18)F-fluorodeoxyglucose-positron emission tomography in oesophageal cancer for prediction of pathologic response and survival after preoperative chemoradiotherapy. Eur J Cancer, 2007, 43: 1385-1391.

[103] Swisher SG, Maish M, Erasmus JJ, et al. Utility of PET, CT, and EUS to identify pathologic responders in esophageal cancer. Ann Thorac Surg, 2004, 78: 1152-1160.

[104] Mamede M, Abreu-E-Lima P, Oliva MR, et al. FDG-PET/CT tumor segmentation-derived indices of metabolic activity to assess response to neoadjuvant therapy and progression-free survival in esophageal cancer: correlation with histopathology

results. Am J Clin Oncol, 2007, 30: 377-388.

[105] Monjazeb AM, Riedlinger G, Aklilu M, et al. Outcomes of patients with esophageal cancer staged with [18F] fluorodeoxyglucose positron emission tomography (FDG-PET): can postchemoradiotherapy FDG-PET predict the utility of resection? J Clin Oncol, 2010, 28: 4714-4721.

[106] Sharma NK, Silverman JS, Li T, et al. Decreased Posttreatment SUV on PET Scan Is Associated With Improved Local Control in Medically Inoperable Esophageal Cancer. Gastrointest Cancer Res, 2011, 4: 84-89.

[107] Jayachandran P, Pai RK, Quon A, et al. Postchemoradiotherapy positron emission tomography predicts pathologic response and survival in patients with esophageal cancer. Int J Radiat Oncol Biol Phys, 2012, 84: 471-477.

译者：车云，安徽医科大学第一附属医院普胸外科主治医师

审校：郑世营，苏州大学附属第一医院胸外科教授，主任医师，博士生导师

Cite this article as: Lin J, Kligerman S, Goel R, Sajedi P, Suntharalingam M, Chuong MD. State-of-the-art molecular imaging in esophageal cancer management: implications for diagnosis, prognosis, and treatment. J Gastrointest Oncol 2015;6(1):3-19. doi: 10.3978/j.issn.2078-6891.2014.062

第五章　食管癌诊疗现状

Xavier Benoit D'Journo, Pascal Alexandre Thomas

Department of Thoracic Surgery and Diseases of the Esophagus, Aix-Marseille University Marseille, France
Correspondence to: Dr. Xavier Benoit D'Journo. Department of Thoracic Surgery, North Hospital, Aix-Marseille University, Chemin des Bourrely, 13915 Marseille cedex 20, France. Email: xavier.djourno@ap-hm.fr.

摘要：食管癌的临床诊疗在过去20年间已经取得了长足的进步。尽管外科手术与内镜下治疗浅表性食管癌的作用尚存争议，食管切除术仍是早期食管癌的首选治疗。目前，有越来越多的证据支持局部进展期食管癌接受包括术前新辅助化疗或联合放化疗的多学科综合治疗。有些医疗中心提议对局部进展期的鳞癌或部分腺癌采用根治性放化疗，以避免手术相关死亡。一旦出现肿瘤残留或复发，可行补救性食管切除，但会增加围术期并发症发生率和死亡率。虽然食管癌的最佳术式(经胸腔或经膈裂孔)仍有争议，现在大家更关心的是微创手术能否降低围术期并发症发生率和死亡率，而不影响肿瘤治疗效果。微创手术或杂交手术在过去10年间占全世界食管手术的比例已经高达30%。多数研究均已表明微创手术可以降低呼吸系统并发症，缩短住院时间。如今，微创与开放手术治疗食管癌的效果似乎是相同的，但有待正在进行的Ⅲ期临床试验进一步验证。

关键词：食管切除术；食管癌；微创食管切除术；新辅助治疗；黏膜切除术

View this article at: http://www.jthoracdis.com/article/view/2447/3049

1　引言

在西方国家，食管癌的流行病学特点在过去半个世纪发生了巨大的变化。主要病理类型由鳞癌转变为腺癌，种族间的差异以及腺癌发病率的快速增长，这些都表明食管癌已经成为一个亟需关注的卫生问题，尤其是在北美[1]。食管癌死亡人数在所有肿瘤中位居第6[2]，而且恶性度高、生存率低的特点使其成为全世界范围内研究最少、致命性最强的癌种，5年总生存率仅为17%[1]。食管癌确诊时病期较晚是预后欠佳的主要原因。超过50%的患者在有临床症状时已经发生了远处转移，近30%处于局部进展期，仅有不到20%的患者处于有治愈可能的局限期[1-3]。

对于未发生远处转移的食管癌的治疗手段在过去20年间已取得不少进展。随着CT扫描技术的提高，超声内镜(endoscopic ultrasound，EUS)的发展以及FDG-PET的出现，食管癌的病情评估日益精确。准确的临床分期是至关重要的，所有的治疗决策均需基于多学科治疗团队(MDT)的讨论。

尽管外科手术与内镜下治疗浅表性食管癌(T1a)的作用尚存争议，食管切除术仍是早期食管癌的首选治疗。有越来越多的证据支持局部进展期食管癌接受包括术前新辅助化疗或联合放化疗的多学科综合治疗[4-5]。东西方外科医生对手术的局部控制效果存在分歧，导致双方在运用多学科治疗上存在相当大的差异。对于局部进展期的鳞癌或部分腺癌，有肿瘤学家提议采用根治性放化疗，以避免手术相关死亡，一旦出现肿瘤残留或复发，补救性食管切除是可行的选择，但会增加围术期并发症发生率和死亡率。

食管癌的外科治疗原则基本达成共识，即外科手术需包括根治性的、完全的、整块的(en-bloc)食管切除，以及扩大二野淋巴结清扫[6-10]。拟接受手术的食管癌患者应当到大型医疗中心就诊，尤其是具有规范临床路径或快速康复通道的中心，以降低围术期并发症发生率和死亡率，改善术后生存，提高生活质量。食管癌的最佳术式(经胸腔或经膈裂孔)仍有争议，现在临床医生更关心的是微创手术能否降低围术期并发症发生率和死亡率，而不影响肿瘤治疗效果。20世纪90年代以来，微创手术或杂交手术占全世界食管手术的比例已经高达30%，甚至更多。多数研究均已表明微创手术可以降低肺部并发症的发生率，缩短住院时间。如今，微创与开放手术治疗食管癌的效果似乎是一致的，但有待正在进行的Ⅲ期临床试验进一步验证。

2　食管癌的分期与术前评估

现在食管癌的治疗主要基于详尽的术前评估。由于多学科治疗团队在制定综合治疗方案时是以准确详细的临床分期为导向的，因此准确的术前分期显得格外重要。一个准备接受根治性治疗的早期或晚期患者的标准化评估包括上消化道内镜检查、高分辨率增强CT扫描、FDG-PET以及EUS。

CT扫描可以准确提供肿瘤外侵的信息，尤其是可以判断肿瘤与气管和主动脉的关系，若有侵犯则属于T4b。如果肿瘤与胸主动脉和气管支气管树界限不清，可分别进行MRI扫描或支气管镜检查。FDG-PET扫描可以较准确地发现转移病灶，在判断淋巴结转移上较CT扫描增加了20%的准确率[11]。FDG-PET是治疗后再次评估病情的可靠手段[12-13]。EUS可以用于判断浸润深度(T分期)，但在区分T1a和T1b的微小差异方面作用不大[14]。Young等开展的荟萃分析比较了EUS和内镜下黏膜切除术(endoscopic mucosal resection，EMR)，发现EUS在判断早期病例肿瘤浸润深度的准确率仅有56%。EMR是一种可行的分期手段，尤其是对于拟行内镜下治疗的病例来说，如果肿瘤浸润黏膜下层，应当建议患者接受外科切除。新辅助治疗后由于食管的粘连和纤维化，EUS的作用有限[15]。EUS是判断区域淋巴结转移的最佳方法

之一，可以对可疑淋巴结进行细针穿刺活检，提供准确的病理学信息并用于分期[16]。

3　早期食管癌

3.1　发病率与定义

在过去20年间，食管腺癌的发病率在欧洲和美国急剧增加，与此同时，食管鳞癌的发病率在西方国家保持相对稳定或者逐年降低。这种流行病学的改变可能是由于在普通人群中Barrett食管(BE)的增加所致。据统计，慢性反流的患者中10%具有BE[1-3]。当今美国的BE发病率可能高达5.6%[17-18]。高达30%的高级别异型增生(HGD)的病例将会在5年之内发展为食管腺癌。对慢性反流或者BE的患者进行内镜监测，20%的食管腺癌病例有望早期确诊(T1期)，病灶局限于黏膜层或黏膜下层[17-18]。在日本，临床Ⅰ期的食管鳞癌仅占到所有确诊食管癌的20%[19]。

根据第7版分期标准，早期癌包括了T1a和T1b。T1a包括HGD以及局限于黏膜肌层的上皮内瘤变，T1b包括了侵犯黏膜肌层并延伸到黏膜下层的肿瘤[20]。有人提出了对浅表性食管癌更加全面的子分类，包括黏膜癌和黏膜下癌，并根据肿瘤浸润深度分别分为m1~3和sm1~3各三个分类[21-23]。

3.2　高级别异型增生与黏膜内癌

在HGD或者T1a期(包括m1~3)肿瘤，淋巴结转移风险与肿瘤受累深度和组织学类型相关。一项研究对接受预防性食管切除的HGD或黏膜内癌的外科文献进行了综述，共纳入23项研究，在441例接受手术的HGD患者中，隐匿性浸润癌的平均发生率为12.7%[24]。HGD和黏膜内癌的淋巴结受累的统计比例是0~2%。一项包含126例T1期腺癌的大型研究，包括75例T1a和51例T1b，结果显示淋巴结阳性比例分别为1.3%和22%[22]。浅表性鳞癌的数据则显示，m3期有高达6%的淋巴结转移风险[21]。其他影响淋巴结受累风险的因素包括脉管癌栓、肿瘤大小以及分化程度。

鉴于黏膜内癌较低的淋巴结转移风险，对于局限于黏膜内的早期食管癌(T1a)采用内镜下治疗的可靠性和疗效已经达成共识，内镜下切除是可行的。EMR、内镜下黏膜剥离术(endoscopic submucosal dissection，ESD)、射频消融(radiofrequency ablation，RFA)、冷冻疗

法以及全自动黏膜切除术等技术已广泛应用于临床[25]。关于这些技术的报道资料十分有限，目前尚不能确定这些治疗方法孰优孰劣[26]。现在已有的共识是，所有的可见病灶均需要通过EMR切除以明确病理分期，并确保足够的切缘。EMR仍是唯一一种可以判断肿瘤浸润食管壁深度的技术。对于BE相关的黏膜内癌，必须彻底切除化生的黏膜，防止病变进展。如果BE病变范围<5 cm，合并HGD或黏膜内癌，可采用EMR切除病变；如果BE病变范围>5 cm，所有的病灶须采用EMR或ESD切除，剩下的平坦BE采用RFA消融以降低狭窄形成的比例。

3.3 黏膜下层及T2期肿瘤

与T1a期肿瘤淋巴结转移罕见不同的是，浸润癌(包括T1b和T2)已经侵犯黏膜下层，大大增加了淋巴结转移的风险。侵犯黏膜肌层对肿瘤转移至黏膜下层淋巴管网起着至关重要的作用。内镜下切除存在争议，仅侵犯黏膜下层的浅层的病变(sm1期)的内镜切除疗效是这个问题的关键。Manner等人报道的一组临床病例在中位数长达5年的随访过程中，没有肿瘤相关死亡，证实EMR可以应用于分化程度较好的"低危"sm1期肿瘤[27]。相反，有两项研究报道了sm1期肿瘤有较高的淋巴结阳性率，分别是Leers报道的16.5%和Sepsesi报道的21%[22,28]。对于浸润深度超过sm1的T1b肿瘤，现有的文献表明其淋巴结转移的比例从20%到50%不等[22,28-30]。一项分析T2期肿瘤的综述表明，现有的临床分期方法与病理分期比对，仅有13%的准确率。未准确分期的病例中，63%分期过高，37%分期不足。对于临床分期为T2N0M0的患者的治疗建议是：准确分期或分期过高的患者直接接受手术治疗；分期不足的患者可考虑先行辅助治疗[31]。

目前认为T1b和T2期食管癌可直接行手术切除，不需要行新辅助治疗[32]。早期食管癌行食管切除术的指征包括所有的EMR切除不完全或内镜下治疗失败的病例。有学者认为浸润黏膜下层浅层1/3的患者淋巴结转移风险不如深层2/3的患者，可通过内镜下治疗[33-34]，但浸润黏膜下层的肿瘤仍被广泛认为是食管切除术的重要指征。在制定食管治疗策略时需要考虑的危险因素见表1。这些危险因素须根据患者特征、患者偏好、外科技能、内镜技能和手术入路选择等因素加以权衡，以决定每个病例是采用食管切除术还是内镜下治疗。有学者提出用保留迷走神经的食管切除术代替标准术式，这是用一种剥

表1 早期食管癌须考虑行食管切除术的高危因素，引自Konda等(24)
内镜下的特征
长段BE
具有内镜下高危特征的可见病变
息肉样肿块
深凹病变或溃疡
EUS及FNA有淋巴结受累的证据
病理学特征
多灶性高级别异型增生
黏膜下浸润的证据(T1b)
高淋巴结转移风险的黏膜下层2/3的肿瘤
中/低分化肿瘤
淋巴管浸润的证据
血管浸润的证据
神经浸润的证据
治疗特征
残留Barrett上皮消融失败
内镜黏膜切除不完全
内镜黏膜分片切除(应当是整块切除)
较长的彻底切除时间
BE，Barrett食管；EUS，超声内镜；FNA，细针穿刺；HGD，高级别异型增生；LN，淋巴结。

离装置将食管从纵隔游离，而原位保留迷走神经和淋巴结。与标准术式相比，保留迷走神经的食管切除术在合适病例中具有维持饮食量、促进胃排空和维持BMI等优势[35-36]，目前相关资料十分有限，该技术的推广受限。

3.4 早期食管癌新辅助治疗的指征

新辅助治疗可使早期食管癌治疗获益的数据十分罕见，因此食管切除术仍是早期食管癌的标准治疗。法语国家消化系统肿瘤学联盟(Fédération Francophone de la Cancérologie Digestive，FFCD)9901研究评估术前放化疗是否可以改善局限期食管癌(Ⅰ期或Ⅱ期)的预后[32]。从2000年至2009年，共有195位患者在30个法国中心接受随机分组：98位分配至单纯手术组，97位至新辅助放化疗组。单纯手术组和新辅助放化疗组的术后并发症发生率分别为49.5%和43.9%(P=0.17)；30天死亡率分别为1.1%和7.3%(P=0.054)。经过中位数为5.7年的随访，单纯手术组和新辅助放化疗组的中位生存期分别为43.8个月和31.8个月(HR 0.92；95% CI：

0.63~1.34；P=0.66)。该研究得出结论：顺铂+氟尿嘧啶方案的新辅助放化疗不能较单纯手术提高Ⅰ期或Ⅱ期食管癌的总生存，但增加了术后死亡率。

4　局部进展期食管癌

根据AJCC第7版分期标准，可切除的局部进展期食管癌指的是T3~T4a，或有淋巴结转移证据(即淋巴结阳性)的肿瘤。多数食管癌在确诊时已经处于局部进展期。以往的经验，局部进展期的食管鳞癌和腺癌的治疗手段是手术，食管切除加根治性淋巴结清扫是取得局部控制的最佳治疗。但是，很多患者术后出现远处转移或局部复发，生存欠佳。单纯手术后预后差，以及疾病复发模型的分析均提示术后需要辅助治疗。由于食管切除术是一种术后并发症发生率高的手术，多学科综合治疗策略已经将术后辅助治疗改变为术前行新辅助治疗。在部分病例，尤其是鳞癌患者中，不少肿瘤学家提议将根治性放疗作为一线治疗，将手术作为根治性放化疗失败后的二线治疗选择，称之为"补救性食管切除术"。

4.1　新辅助化疗或放化疗

手术前的放疗和化疗可以提高总生存期和无病生存期。具体体现在几个方面：1)这些治疗方法可以通过降低肿瘤分期，提高手术根治切除率，而改善局部控制或全身病情；2)化疗可通过减少肿瘤细胞播散而具有清除微转移病灶的潜力。

Gebski等人进行了一项荟萃分析，评估了腺癌和鳞癌新辅助化疗和放化疗临床试验的数据[4]。作者收集了可切除的局部进展期食管癌进行的10项新辅助放化疗对比手术以及8项新辅助化疗对比手术的随机临床试验的结果。新辅助化疗的全因死亡HR为0.90(95% CI：0.81~1.00；P=0.05)，提示2年绝对生存获益为7%。对于鳞癌患者，新辅助化疗并没有生存获益[HR 0.88(95% CI：0.75~1.03)；P=0.12]；腺癌亚组具有显著的生存获益[HR 0.78 (95% CI：0.64~0.95)；P=0.014]。新辅助放化疗的全因死亡HR为0.81(95% CI：0.70~0.93；P=0.002)，对应的2年绝对生存获益为7%。分析具有组织学资料的新辅助放化疗研究发现，在两种组织学类型的肿瘤中新辅助放化疗均较单纯手术获益：鳞癌的HR为0.84(95% CI：0.71~0.99)，P=0.04)，腺癌的HR为0.75 (95% CI：0.59~0.95；P=0.02)。

2011年，Sjoquist等人发表了更新的荟萃分析[5]，组间分析清晰地显示了在鳞癌或腺癌患者中新辅助放化疗优于化疗的有力论据。本次更新的分析纳入了4 188例病例，而之前的研究仅有2 933例。除了之前研究纳入的17项试验，他们还纳入7项新的研究。与之前的2 230个死亡事件相比，该研究包含有3 500个死亡事件(增加57%)。新辅助化疗的全因死亡HR为0.87 (95% CI：0.79~0.96；P=0.005)；单纯鳞癌的HR为0.92(95% CI：0.81~1.04；P=0.18)，单纯腺癌的HR为0. 83 (95% CI：0.71~0.95；P=0.01)。新辅助放化疗的全因死亡HR为0.78 (95% CI：0.70~0.88；P<0.0001)；单纯鳞癌的HR为0.80(95% CI：0.68~0.93；P=0.004)，单纯腺癌的HR为0.75(95% CI：0.59~0.95；P=0.02)。

Sjoquist的荟萃分析并未纳入最新的一项Ⅲ期临床试验。(译者注：该项研究其实有纳入CROSS研究中期分析的结果。)CROSS研究对比了同步放化疗(卡铂+紫杉醇，41 Gy)并手术治疗与单纯手术治疗的结果[37]。放化疗后接受手术治疗的161位患者中，47位(29%)取得了完全病理缓解。两个治疗组的术后并发症相近，两组的院内死亡率均为4%。放化疗并手术治疗组的中位总生存期为49.4个月，单纯手术治疗组为24个月，新辅助放化疗组的总生存[HR 0.657(95% CI：0.495~0.871；P=0.003)]明显高于单纯手术组。

由于临床试验纳入了西方和东方人群，使用不同的药物、不同剂量以及化疗和放疗的时程，新辅助治疗的最佳方案尚未统一。但是，相比于单纯新辅助化疗，新辅助放化疗被推荐应用于局部进展期食管癌，已有有力证据的支持并取得了共识。

4.2　放化疗：序贯或同步？

根据Gebski的荟萃分析，序贯放化疗在鳞癌患者中并没有生存获益[HR 0.9(95% CI：0.72~1.03)；P=0.18][4]，其结果与鳞癌的新辅助化疗相似。同步放化疗对鳞癌有显著的生存获益[HR 0.76(95% CI：0.59~0.98)；P=0.04]，因此，建议鳞癌的治疗采用同步放化疗，而不是序贯放化疗。

4.3　新辅助或辅助治疗

日本临床肿瘤组织(Japan Clinical Oncology Group，JCOG)已经开展了两项随机对照临床试验(即JCOG9204和JCOG9907)，评估术后辅助治疗对食管鳞癌的潜在获益[38-39]。JCOG9204研究评估Ⅰ期和Ⅱ期食管癌术后采用顺铂加5-FU的辅助化疗对比单纯手术治疗的效果[38]。两组的总生存并没有显著差异(5年生存率52% vs. 61%；P=0.13)。辅助化疗可改善患者的无病生存期，特别是淋巴结阳性的患者。JCOG9907研究在Ⅱ期Ⅲ期食管癌中对比顺铂+5-FU的新辅助化疗和(相同药物)辅助化疗[39]，结果发现新辅助化疗的总生存优于辅助化疗，新辅助化疗和辅助化疗的5年生存率分别为60%和38%(P=0.013)。基于这些结果，推荐采用新辅助化疗并手术治疗局部进展期食管鳞癌，而非术后辅助化疗。

4.4 新辅助放化疗并手术治疗或根治性放化疗？

根治性放化疗的概念是在肿瘤放疗工作组(Radiation Therapy Oncology Group，RTOG)8501研究中提出来的[40]。该研究同时纳入鳞癌和腺癌患者，比较了单独放疗(64 Gy)与同步放化疗(顺铂+5-FU，50 Gy)的效果。研究结果表明鳞癌对同步放化疗十分敏感，同步放化疗较单独放疗可显著提高总生存，降低局部复发。日本人随后开展了一项Ⅱ期临床试验，评估根治性放化疗(顺铂+5-FU，60 Gy)的治疗效果[41]。结果表明，完全缓解率达68%，3年生存率达46%，这不亚于常规手术伴/不伴有化疗的结果。有两项大型的临床试验比较了根治性放化疗和新辅助放化疗对食管鳞癌的治疗效果。德国食管癌研究组开展的一项研究结果显示，手术组和非手术组的2年总生存相似(分别为39.9%和35.4%)[42]。新辅助治疗的缺点是出现术后早期死亡，根治性放化疗组则更容易出现局部复发。这些结果在另一项大型随机试验FFCD 9102中得到了验证，该研究对放化疗有反应的患者进行手术治疗。手术改善了局部控制，但没有提高生存，而且新辅助治疗增加了术后早期死亡[43]。另有一项FFCD的试验正在法国进行，比较对放化疗有反应的患者采用直接手术治疗或补救性手术的效果，待结果出来后有望为这个问题提供答案。

基于上述结果，根治性放化疗或新辅助放化疗并手术治疗似乎在长期生存结局方面是相似的。尽管这些研究存在瑕疵，手术带来了更好的局部控制，但没有长期生存获益。

4.5 局部进展期印戒细胞腺癌的特点

当今，胃食管腺癌在西方国家正经历不明原因的、持续的剧烈增长，尤其是印戒细胞(SRC)肿瘤[44-45]。由于其浸润性强、恶性程度高的特点，印戒细胞癌在确诊时往往处于局部进展期，更容易发生腹膜和淋巴结转移[46-47]。这一特殊病理亚型的真正问题是在胃癌中出现的先天性化疗抵抗[46]。2010年，法国食管胃肿瘤(French Eso-Gastric Tumors, FREGAT)工作组开展了一项多中心回顾性研究，收集法国21个医疗中心从1997至2010年收治的胃食管恶性肿瘤。在1 000多例病例中，围术期化疗的生存显著低于单纯手术治疗，这是预后不良的一个独立预测因素，为SRC化疗耐药提供了证据[47]。另一种治疗选择是新辅助放化疗[48]。Sjoquist的荟萃分析证实了新辅助放化疗较单纯手术治疗的生存获益[5]。最近，FREGAT工作组通过回顾性研究证实了在Ⅲ期进展期SRC中新辅助放化疗的获益，新辅助放化疗后原发肿瘤、淋巴结和ypTNM都出现了明显降期[49]。新辅助治疗组和单纯手术组的3年总生存率分别为51%和21%(P=0.002)，局部复发率分别为30.4%和59.5%(P=0.015)。在多因素分析中，唯一可改善预后的因素便是使用新辅助放化疗(OR: 0.41，P=0.020)。将来的临床试验在评估新辅助治疗在胃食管恶性肿瘤治疗效果时应当包括SRC这一病理类型的分层分析，以通过前瞻性研究确定最佳治疗策略。

4.6 补救性食管切除术

在日本和西方国家，内科和放射肿瘤学家已经报道了根治性放化疗取得的令人满意的治疗效果，使得传统治疗策略间的边界变得模糊不清。外科手术受困于难以令人满意的手术相关性死亡，根治性放化疗已经被考虑作为可切除食管癌的一种治疗选择，这可以从新辅助治疗后手术有15%~30%患者可以完全缓解上得到印证[5]。然而，根治性放化疗后的局控失败仍然是一个棘手的问题。根治性放化疗后的残留或复发病灶是这一治疗策略的最大缺陷：11%~26%的患者并没有出现任何形态学可见的治疗反应，导致预后极差，中位生存期仅有9个月[50]。补救性食管切除术对于部分患者来说仍然是唯一有治愈可能的选择。

局部复发的定义是放化疗结束3个月后再次检测到肿瘤，肿瘤残留则定义为放化疗结束后3个月内在相同部位检测到肿瘤[51]。根治性放化疗的局部控制往往效果不佳，40%~60%的患者1年内在原发肿瘤部位出现肿瘤残留或复发[43]。对于放疗剂量不超过50 Gy并且身体条件可耐受手术的这一部分患者，补救性食管切除术是一个合理的治疗选择。补救性食管切除术旨在切除根治性放化疗后的孤立性局控失败病灶。局控失败可以是源于肿瘤本身的复发或残留，但也可以源于局部治疗毒性或者放疗相关并发症。

已有诸多研究证实了补救性食管切除术的可行性[50-59]。结果显示，尽管手术后并发症的发生率和死亡率会增加，有一部分患者仍可通过补救性手术治愈，长期生存是可接受的。确定是否要接受补救性手术是一个很困难的决定，总的来说，治疗要遵循个体化治疗原则。高剂量的放疗导致了组织纤维化，从组织学上来说，有将近60%的病例在确认肿瘤病灶时存在困难[59]。补救性手术有较高的术后死亡率，患者选择以及手术指征都应经过慎重而仔细的考虑。补救性食管切除术的初步研究均提示显著增加了术后死亡率、呼吸系统和吻合口并发症的发病率以及ICU和住院时间[50-60]。在一项纳入了8项研究结果的研究分析中，共954例患者，结果显示补救性手术可导致并发症的发生率和死亡率升高（表2），包括较高的术后死亡率、吻合口瘘发生率、呼吸系统并发症增加以及住院时间延长[60]。当前共识认为放疗或放化疗结束4~8周之后可行手术切除，根治性放化疗治疗失败的食管鳞癌患者进行选择性的补救性手术，已经有不少文献证明其术后并发症的发生率和死亡

率均在可接受的范围内[51,54,59]。对于剂量超过55 Gy的患者行补救性手术创伤大，死亡风险高[59]，需慎重选择。另有一项随机临床试验评估了根治性放化疗的长期结局，提示与单纯手术比较，根治性放化疗可能会导致进行性的肺功能损害[61]。

5　微创食管切除术 (MIE)

微创食管切除术(MIE)过去10年间在全世界范围内得到了广泛应用。据统计，已有15%~30%的食管切除采用微创的方法[62-63]。MIE包括杂交手术、全腔镜式和机器人手术[64]。已有几个中心发表了超过1 000例微创手术的治疗结果[65]。手术方式在各个中心不尽相同，治疗决策须考虑患者的生理状况和肿瘤的特征，并结合该中心的临床经验[66]。全腔镜食管切除术和杂交手术相比更有优势，杂交手术可能只是学习初期和进步过程中的一个过渡方式。

目前有一项对比开放和微创手术的前瞻性对照临床试验和许多回顾性比较研究[67-75]。这些研究均证明微创手术需要更长的手术时间，但具有减少出血量、降低肺部并发症的发生率和减少住院时间的显

表2　补救性食管切除术对比计划性手术的合并分析，引自Markar等(60)

	补救性食管切除术，N=242(%)	计划性食管切除术，N=712(%)	POR	CI	P
术后死亡率	9.5	4.1	3.02	1.64-5.58	<0.001
吻合口瘘	24.0	14.5	1.59	1.24-3.22	0.005
呼吸系统并发症	29.8	17.0	2.12	1.47-3.05	<0.001

POR，合并的比值比(OR)；CI，置信区间。

表3　对比开放食管切除术和MIE的第一项随机对照试验的主要结果(67)

	开放食管切除术，N=56	MIE，N=59	P
主要结局			
两周内肺部感染	16 (29%)	5 (9%)	0.005
住院肺部感染	19 (34%)	7 (12%)	0.005
次要结局			
住院天数[全距]	14 [1-120]	11 [7-80]	0.044
手术时间[分钟，全距]	299 [66-570]	329 [90-559]	0.002
出血量[毫升，全距]	475 [50-3000]	200 [20-1200]	<0.001
VAS(10天)	3 [2]	2 [2]	0.001
声带麻痹(%)	8 (14%)	1 (2%)	0.012

MIE，微创食管切除术；VAS，视觉模拟疼痛评分。

著优势。在TIME试验[67]中，56例患者被分配至开放组，59例患者分配至MIE组（表3）。在术后2周，开放组有16例（29%）出现肺部感染，相比之下，微创组仅有5例（9%）。两组出现住院肺部感染的病例数分别为19例（34%）和7例（12%）。住院死亡率方面，开放组有1例死于吻合口瘘，微创组有2例死于吻合口瘘导致的误吸和纵隔炎。尽管手术时间显著延长，与开放组相比，微创组的出血量明显降低，住院时间明显减少。针对病例对照研究的几项荟萃分析也得到了同样的结果[68-72]。

MIE的可行性已得到确认，然而诸如总生存、无病生存或清扫淋巴结数目等肿瘤治疗标准在MIE中鲜有研究。最近一项食管癌循证外科治疗的综述阐述了MIE的优势，但同时也发出警示，MIE早期经验报道中可能存在"患者选择偏倚"，较少术前合并症、肿瘤分期早的患者在MIE组更多见。此外，还可能有"发表偏倚"，已发表的微创手术更多来自于那些经验最丰富、最成功的医疗中心，而那些尝试开展微创手术而效果欠佳的中心更倾向于不发表他们的结果[72]。同时，麻醉、围术期管理和规范化的食管癌临床路径等各方面也取得了明显的进步，这使得在解释MIE的优势时更加困难[73]。

MIE治疗食管癌目前最佳的结果来自于Dantoc等人的荟萃分析[69-70]。这篇综述聚焦在MIE对比常规开放手术的治疗优势。共纳入了16项病例对照研究，明确了外科医生采用MIE可以进行彻底的淋巴清扫。指出MIE可以清扫更多的淋巴结，这主要得益于微创下更好的手术视野。此外，作者还发现MIE和开放手术之间的生存差异没有统计学意义。在东西方国家比较方面，西方的医疗中心采用MIE可较开放手术进行更好的淋巴结清扫，而东方的医疗中心没有统计学差异。在生存期方面，东西方国家均没有发现MIE的显著生存优势。总之，尽管缺乏标准化的对照试验数据是该研究的局限，但这些数据已表明MIE在食管癌治疗效果上与开放手术相当，确切的结果需要将来的随机对照研究提供微创对比开放手术肿瘤治疗效果更为可靠的临床证据。目前有两项Ⅲ期临床试验正在招募病例，分别为法国的MIRO试验[74]和荷兰的ROBOT试验[75]。

6 结论

食管癌的临床诊治在过去数十年间变得日益精细。可以明确的是，手术，不论是单纯手术还是与多学科治疗相联合，将继续在食管癌的治疗中发挥核心作用。麻醉和外科的进步已经显著降低了死亡率，这种改善在国家层面上已经体现出来，不论在东方还是西方国家。死亡率在5%以内甚至低于2%的经验丰富的医疗中心数量已经不断增加，并有望继续上升。外科技术的进步促使外科医生考虑采用微创的方法以降低这一高风险手术的术后并发症的发生率和死亡率。MIE和机器人外科的新技术为我们在不久的将来不断扩大指征提供了条件，而将不再局限于目前具有高度选择性的患者。在遵从肿瘤治疗原则的前提下，包括最少二野的淋巴结清扫和旨在取得R0切除的详尽的手术治疗计划，这些微创式的短期和长期结局是令人满意的，不影响无病生存期。MIE未来将会超越杂交术式，并将和机器人食管手术进行比较，哪种术式更有优势。在此情况下，在大型医疗中心，高级别的资格认证和专业水准至关重要。

声明

本文作者宣称无任何利益冲突。

参考文献

[1] Zhang Y. Epidemiology of esophageal cancer. World J Gastroenterol, 2013, 19: 5598-5606.

[2] Falk GW. Risk factors for esophageal cancer development. Surg Oncol Clin N Am, 2009, 18: 469-485.

[3] Hayeck TJ, Kong CY, Spechler SJ, et al. The prevalence of Barrett's esophagus in the US: estimates from a simulation model confirmed by SEER data. Dis Esophagus, 2010, 23: 451-457.

[4] Gebski V, Burmeister B, Smithers BM, et al. Survival benefits from neoadjuvant chemoradiotherapy or chemotherapy in oesophageal carcinoma: a meta-analysis. Lancet Oncol, 2007, 8: 226-234.

[5] Sjoquist KM, Burmeister BH, Smithers BM, et al. Survival after neoadjuvant chemotherapy or chemoradiotherapy for resectable oesophageal carcinoma: an updated meta-analysis. Lancet Oncol, 2011, 12: 6816-6892.

[6] Low DE. Evolution in surgical management of esophageal cancer. Dig Dis, 2013, 31: 21-29.

[7] Peyre CG, Hagen JA, DeMeester SR, et al. The number of lymph nodes removed predicts survival in esophageal cancer: an international study on the impact of extent of surgical resection. Ann Surg, 2008, 248: 549-556.

[8] Schwarz RE, Smith DD. Clinical impact of lymphadenectomy extent in resectable esophagealcancer. J Gastrointest Surg, 2007, 11: 1384-1393.

[9] Rizk NP, Ishwaran H, Rice TW, et al. Optimum lymphadenectomy for esophageal cancer. Ann Surg, 2010, 251: 46-50.

[10] Hulscher JB, van Sandick JW, de Boer AG, et al. Extended transthoracic resection compared with limited transhiatal resection for adenocarcinoma of the esophagus. N Engl J Med, 2002, 347: 1662-1669.

[11] Weber WA, Ott K. Imaging of esophageal and gastric cancer. Semin Oncol, 2004, 31: 530-541.

[12] Rebollo Aguirre AC, Ramos-Font C, Villegas Portero R, et al. 18F-fluorodeoxiglucose positron emission tomography for the evaluation of neoadjuvant therapy response in esophageal cancer: systematic review of the literature. Ann Surg, 2009, 250: 247-254.

[13] Piessen G, Petyt G, Duhamel A, et al. Ineffectiveness of 18F-fluorodeoxyglucose positron emission tomography in the evaluation of tumor response after completion of neoadjuvant chemoradiation in esophageal cancer. Ann Surg, 2013, 258: 66-76.

[14] Young PE, GentryAB, Acosta RD, et al. Endoscopic ultrasound does not accurately stage early adenocarcinoma or high-grade dysplasia of the esophagus. Clin Gastroenterol Hepatol, 2010, 8: 1037-1041.

[15] Smith BR, Chang KJ, Lee JG, et al. Staging accuracy of endoscopic ultrasound based on pathologic analysis after minimally invasive esophagectomy. Am Surg, 2010, 76: 1228-1231.

[16] Puli SR, Reddy JB, Bechtold ML, et al. Staging accuracy of esophageal cancer by endoscopic ultrasound: a meta-analysis and systematic review. World J Gastroenterol, 2008, 14: 1479-1490.

[17] Enzinger PC, Mayer RJ. Esophageal cancer. N Engl J Med, 2003, 349: 2241-2252.

[18] Das A, Singh V, Fleischer DE, et al. A comparison of endoscopic treatment and surgery in early esophageal cancer: an analysis of surveillance epidemiology and end results data. Am J Gastroenterol, 2008, 103: 1340-1345.

[19] Higuchi K, Koizumi W, Tanabe S, et al. Current management of esophageal squamous-cell carcinoma in Japan and other countries. Gastrointest Cancer Res, 2009, 3: 153-161.

[20] Rice TW, Rusch VW, Ishwaran H, et al. Worldwide Esophageal Cancer Collaboration. Cancer of the esophagus and esophagogastric junction: data-driven staging for the seventh edition of the American Joint Committee on Cancer/ International Union Against Cancer Cancer Staging Manuals. Cancer, 2010 15, 116: 3763-3773.

[21] Shimada H, Nabeya Y, Matsubara H, et al. Prediction of lymph node status in patients with superficial esophageal carcinoma: analysis of 160 surgically resected cancers. Am J Surg, 2006, 191: 250-254.

[22] Leers JM, DeMeester SR, Oezcelik A, et al. The prevalence of lymph node metastases in patients with T1 esophageal adenocarcinoma a retrospective review of esophagectomy specimens. Ann Surg, 2011, 253: 271-278.

[23] van Vilsteren FG, Pouw RE, Seewald S, et al. Stepwise radical endoscopic resection versus radiofrequency ablation for Barrett's oesophagus with high-grade dysplasia or early cancer: a multicentre randomised trial. Gut, 2011, 60: 765-773.

[24] Konda VJ, Ross AS, Ferguson MK, et al. Is the risk of concomitant invasive esophageal cancer in high-grade dysplasia in Barrett's esophagus overestimated? Clin Gastroenterol Hepatol, 2008, 6: 159-164.

[25] Chennat J, Waxman I. Endoscopic treatment of Barrett's esophagus: From metaplasia to intramucosal carcinoma. World J Gastroenterol, 2010, 16: 3780-3785.

[26] Semlitsch T, Jeitler K, Schoefl R, et al. A systematic review of the evidence for radiofrequency ablation for Barrett's esophagus. Surg Endosc, 2010, 24: 2935-2943.

[27] Manner H, May A, Pech O, et al. Early Barrett's carcinoma with "low-risk" submucosal invasion: long-term results of endoscopic resection with a curative intent. Am J Gastroenterol 2008, 103: 2589-97.

[28] Sepesi B, Watson TJ, Zhou D, et al. Are endoscopic therapies appropriate for superficial submucosal esophageal adenocarcinoma? An analysis of esophagectomy specimens. J Am Coll Surg 2010, 210: 418-27.

[29] Ancona E, Rampado S, Cassaro M, et al. Prediction of lymph node status in superficial esophageal carcinoma. Ann Surg Oncol, 2008, 15: 3278-3288.

[30] Pennathur A, Farkas A, Krasinskas AM, et al. Esophagectomy for T1 esophageal cancer: outcomes in 100 patients and implications for endoscopic therapy. Ann Thorac Surg, 2009, 87: 1048-1054.

[31] Rice TW, Mason DP, Murthy SC, et al. T2N0M0 esophageal cancer. J Thorac Cardiovasc Surg, 2007, 133: 317-324.

[32] Mariette C, Seitz JF, Maillard E, et al. Surgery alone versus chemoradiotherapy followed by surgery for localized esophageal cancer: Analysis of a randomized controlled phase III trial FFCD 9901. J Clin Oncol, 2010, 28: abstr 4005.

[33] Endoscopic Classification Review Group. Update on the paris classification of superficial neoplastic lesions in the digestive tract. Endoscopy, 2005, 37: 570-578.

[34] Peters FP, Brakenhoff KP, Curvers WL, et al. Histologic evaluation of resection specimens obtained at 293 endoscopic resections in Barrett's esophagus. Gastrointest Endosc, 2008, 67: 604-609.

[35] Peyre CG, DeMeester SR, Rizzetto C, et al. Vagal-sparing esophagectomy: the ideal operation for intramucosal adenocarcinoma and barrett with high-grade dysplasia. Ann Surg, 2007, 246: 665-671.

[36] DeMeester SR. New options for the therapy of Barrett's high-grade dysplasia and intramucosal adenocarcinoma: endoscopic mucosal resection and ablation versus vagal-sparing esophagectomy. Ann Thorac Surg, 2008, 85: S747-S750.

[37] van Hagen P, Hulshof MC, van Lanschot JJ, et al. Preoperative chemoradiotherapy for esophageal or junctional cancer. N Engl J Med, 2012, 366: 2074-2084.

[38] Ando N, Iizuka T, Ide H, et al. Surgery plus chemotherapy compared with surgery alone for localized squamous cell carcinoma of the thoracic esophagus: a Japan Clinical Oncology Group Study—JCOG 9204. J Clin Oncol, 2003, 21: 4592-4596.

[39] Igaki H, Kato H, Ando N, et al. A randomized trial of postoperative adjuvant chemotherapy with cisplatin and 5-fluorouracil versus neoadjuvant chemotherapy for clinical stage II/III squamous cell carcinoma of the thoracic esophagus (JCOG 9907). J Clin Oncol, 2008, 26: abstr 4510.

[40] Cooper JS, Guo MD, Herskovic A, et al. Chemoradiotherapy of locally advanced esophageal cancer: long-term follow-up of a prospective randomized trial (RTOG 85-01). Radiation Therapy Oncology Group. JAMA, 1999, 281: 1623-1627.

[41] Kato K, Muro K, Minashi K, et al. Phase II study of chemoradiotherapy with 5-fluorouracil and cisplatin for Stage II-III esophageal squamous cell carcinoma: JCOG trial (JCOG 9906). Int J Radiat Oncol Biol Phys, 2011, 81: 684-690.

[42] Stahl M, Stuschke M, Lehmann N, et al. Chemoradiation with and without surgery in patients with locally advanced squamous cell carcinoma of the esophagus. J Clin Oncol, 2005, 23: 2310-7.

[43] Bedenne L, Michel P, Bouché O, et al. Chemoradiation followed by surgery compared with chemoradiation alone in squamous cancer of the esophagus: FFCD 9102. J Clin Oncol, 2007, 25: 1160-1168.

[44] Kampschöer GH, Nakajima T, van de Velde CJ. Changing patterns in gastric adenocarcinoma. Br J Surg, 1989, 76: 914-916.

[45] Chirieac LR, Swisher SG, Correa AM, et al. Signet-ring cell or mucinous histology after preoperative chemoradiation and survival in patients with esophageal or esophagogastric junction adenocarcinoma. Clin Cancer Res, 2005, 11: 2229-2236.

[46] Piessen G, Messager M, Leteurtre E, et al. Signet ring cell histology is an independent predictor of poor prognosis in gastric adenocarcinoma regardless of tumoral clinical presentation. Ann Surg, 2009, 250: 878-887.

[47] Messager M, Lefevre JH, Pichot-Delahaye V, et al. FREGAT working group - FRENCH. The impact of perioperative chemotherapy on survival in patients with gastric signet ring cell adenocarcinoma: a multicenter comparative study. Ann Surg, 2011, 254: 684-693.

[48] Mariette C, Piessen G, Briez N, et al. Oesophagogastric junction adenocarcinoma: which therapeutic approach? Lancet Oncol, 2011, 12: 296-305.

[49] Bekkar S, Gronnier C, Messager M, et al. French Eso-Gastric Tumors Working Group-Fédération de Recherche en Chirurgie. The impact of preoperative radiochemotherapy on survival in advanced esophagogastric junction signet ring cell adenocarcinoma. Ann Thorac Surg, 2014, 97: 303-310.

[50] Swisher SG, Wynn P, Putnam JB, et al. Salvage esophagectomy for recurrent tumors after definitive chemotherapy and radiotherapy. J Thorac Cardiovasc Surg, 2002, 123: 175-183.

[51] Nakamura T, Hayashi K, Ota M, et al. Salvage esophagectomy after definitive chemotherapy and radiotherapy for advanced esophageal cancer. Am J Surg, 2004, 188: 261-266.

[52] Smithers BM, Cullinan M, Thomas JM, et al. Outcomes from salvage esophagectomy post definitive chemoradiotherapy compared with resection following preoperative neoadjuvant chemoradiotherapy. Dis Esophagus, 2007, 20: 471-477.

[53] Kim JY, Correa AM, Vaporciyan AA, et al. Does the timing of esophagectomy after chemoradiation affect outcome? Ann Thorac Surg, 2012, 93: 207-212.

[54] Yoo C, Park JH, Yoon DH, et al. Salvage esophagectomy for locoregional failure after chemoradiotherapy in patients with advanced esophageal cancer. Ann Thorac Surg, 2012, 94: 1862-1868.

[55] Meunier B, Raoul J, Le Prise E, et al. Salvage esophagectomy after unsuccessful curative chemoradiotherapy for squamous cell cancer of the esophagus. Dig Surg, 1998, 15: 224-226.

[56] Marks JL, Hofstetter W, Correa AM, et al. Salvage esophagectomy after failed definitive chemoradiation for esophageal adenocarcinoma. Ann Thorac Surg, 2012, 94: 1126-1132.

[57] Tomimaru Y, Yano M, Takachi K, et al. Factors affecting the prognosis of patients with esophageal cancer undergoing salvage surgery after definitive chemoradiotherapy. J Surg Oncol, 2006, 93: 422-428.

[58] Oki E, Morita M, Kakeji Y, et al. Salvage esophagectomy after definitive chemoradiotherapy for esophageal cancer. Dis Esophagus, 2007, 20: 301-304.

[59] D'Journo XB, Michelet P, Dahan L, et al. Indications and outcome of salvage surgery for oesophageal cancer. Eur J Cardiothorac Surg, 2008, 33: 1117-1123.

[60] Markar SR, Karthikesalingam A, Penna M, et al. Assessment of short-term clinical outcomes following salvage esophagectomy

for the treatment of esophageal malignancy: systematic review and pooled analysis. Ann Surg Oncol, 2014, 21: 922-931.

[61] Teoh AY, Yan Chiu PW, Wong TC, et al. Functional performance and quality of life in patients with squamous esophageal carcinoma receiving surgery or chemoradiation: results from a randomized trial. Ann Surg, 2011, 253: 1-5.

[62] Boone J, Livestro DP, Elias SG, et al. International survey on esophageal cancer: part I surgical techniques. Dis Esophagus, 2009, 22: 195-202.

[63] National Oesophago-Gastric Cancer Audit 2010. An Audit of the Care Received by People with Oesophago-Gastric Cancer in England and Wales. Third Annual Report. Available online: http://www.augis.org/pdf/NHS-IC-OGC-Audit-2010-interactive.pdf

[64] Decker G, Coosemans W, De Leyn P, et al. Minimally invasive esophagectomy for cancer. Eur J Cardiothorac Surg, 2009, 35: 13-20.

[65] Luketich JD, Pennathur A, Awais O, et al. Outcomes after minimally invasive esophagectomy: review of over 1,000 patients. Ann Surg, 2012, 256: 95-103.

[66] Javidfar J, Bacchetta M, Yang JA, et al. The use of a tailored surgical technique for minimally invasive esophagectomy. J Thorac Cardiovasc Surg, 2012, 143: 1125-1129.

[67] Biere SS, van Berge Henegouwen MI, et al. Minimally invasive versus open oesophagectomy for patients with oesophageal cancer: a multicentre, open-label, randomised controlled trial. Lancet, 2012, 379: 1887-1892.

[68] Biere SS, Cuesta MA, van der Peet DL. Minimally invasive versus open esophagectomy for cancer: a systematic review and meta-analysis. Minerva Chir, 2009, 64: 121-133.

[69] Dantoc M, Cox MR, Eslick GD. Evidence to support the use of minimally invasive esophagectomy for esophageal cancer: a meta-analysis. Arch Surg, 2012, 147: 768-776.

[70] Dantoc MM, Cox MR, Eslick GD. Does minimally invasive esophagectomy (MIE) provide for comparable oncologic outcomes to open techniques? A systematic review. J Gastrointest Surg, 2012, 16: 486-494.

[71] Watanabe M, Baba Y, Nagai Y, et al. Minimally invasive esophagectomy for esophageal cancer: an updated review. Surg Today, 2013, 43: 237-244.

[72] Lagarde SM, Vrouenraets BC, Stassen LP, et al. Evidence-based surgical treatment of esophageal cancer: overview of highquality studies. Ann Thorac Surg, 2010, 89: 1319-1326.

[73] Low DE, Kunz S, Schembre D, et al. Esophagectomy-it's not just about mortality anymore: standardized perioperative clinical pathways improve outcomes in patients with esophageal cancer. J Gastrointest Surg, 2007, 11: 1395-1402.

[74] Briez N, Piessen G, Bonnetain F, et al. Open versus laparoscopically-assisted oesophagectomy for cancer: a multicentre randomised controlled phase III trial - the MIRO trial. BMC Cancer, 2011, 11: 310.

[75] van der Sluis PC, Ruurda JP, van der Horst S, et al. Robot-assisted minimally invasive thoraco-laparoscopic esophagectomy versus open transthoracic esophagectomy for resectable esophageal cancer, a randomized controlled trial (ROBOT trial). Trials, 2012, 13: 230.

译者：黄清源，上海市胸科医院胸外科在读博士，师从陈海泉教授

审校：骆金华，江苏省人民医院

Cite this article as: D'Journo XB, Thomas PA. Current management of esophageal cancer. J Thorac Dis 2014;6(S2):S253-S264. doi: 10.3978/j.issn.2072-1439.2014.04.16

第六章　老年人胃癌和食管腺癌的系统治疗

Lodovico Balducci

Senior Adult Oncology Program, Moffitt Cancer Center, Tampa, FL 33618, USA

Correspondence to: Lodovico Balducci, MD. Program Leader Senior Adult Oncology Program, Senior Member Moffitt Cancer Center, 12902 Magnolia Dr, Tampa, FL 33618, USA. Email: Lodovico.balducci@moffitt.org.

摘要：本文探索老年人胃癌和下段食管癌的治疗方案。这两种恶性肿瘤的发病率随着年龄增长而增加，并且，目前包括化疗敏感性在内的疾病生物学行为似乎不随年龄变化而改变。这些70岁及以上年龄的肿瘤患者的治疗，应评估其仅次于生理年龄的预期寿命和个人压力耐受度。为此，全面的老年病学评估(CGA)不失为一种行之有效的手段。对于无瘤预期寿命超过伴瘤预期寿命的人群，化疗并发症危险性的评估可能会发现这些患者需要额外的照顾，他们的治疗危险性大于潜在的获益。所有接受化疗的老年人群可能需要根据肾小球滤过率来调整药物剂量，并给予骨髓细胞成长因子支持治疗和特级护理以防止严重的不可逆性的神经毒性反应。

关键词：胃癌和食管腺癌；系统治疗；老年患者

View this article at: http://dx.doi.org/10.3978/j.issn.2078-6891.2014.093

胃癌和食管胃结合部肿瘤是老年人群常见的疾病。全球胃癌患者的中位年龄为61岁[1]。美国的胃底癌发病率呈下降趋势，而在所有年龄组，尤其是在65岁及以上人群中贲门癌和食管下段癌的发病率却呈上升趋势[2]。

老年肿瘤患者的化疗涉及两个问题：肿瘤对治疗是否敏感？治疗对患者是否有益？对患者的预期寿命和治疗的耐受情况(即功能储备)进行评估是很有必要的。

1　老年人肿瘤不同于其他年龄段人群吗？

目前，根据病理学、分子标记物和基因组数据来看还没有结论确定胃腺癌和下段食管癌的生物学行为随年龄而改变。通常，发病年龄越小肿瘤侵袭性越高，皮革胃和中晚期癌症的发病率也越高[3]。

自1965年，胃腺癌和食管胃结合部腺癌被分为肠型和弥漫型。弥漫型是生存期预后不良的独立因素。自从有了这种分类，我们可以发现这两种类型肿瘤的发病率随年龄增长而改变，并且随着年龄的增长，预后不良的弥漫型肿瘤变得稀发[4]。

毋庸置疑，这两种不同类型肿瘤的发病机制涉及不同的分子阶段，但是到底哪些阶段可能与侵袭性分化有关尚不明确[5]。不同于其他肿瘤，贲门癌的不同基因组分析结果是否表明不同的预后尚不明确[5-7]。最近，一篇来自中国的报道描述了作为胃癌预后不良因素的小肠干细胞标记物LGR5的相关信息，并且发现55岁后这种标记物普遍升高[8]。

在食管腺癌病例中，包括COX2，VEGF，cyclin D和survivin在内的许多标记物的出现与患者存活期缩短有关[9]。这些变化的发生率是否随年龄增加而改变尚不明确。最近，有报道指出3组基因和食管腺癌生存期降低有关[10]，并且这些基因改变的发生率随患者年龄增加而改变。

胃腺癌和下段食管腺癌靶向介入治疗的众多标记物中有2个被识别出来，分别是HER2和VEGF[6]。这些标记物似乎不随年龄而改变。

总之，关于胃腺癌和下段食管腺癌的生物学行为与年龄相互作用的证据很不明确并且有些矛盾。尽管临床上侵袭性胃癌的发病率似乎随年龄增加而降低，但却不能根据患者的年龄发现任何指征改变系统治疗、化疗或者生物治疗的方案。

2 哪些人属于老年人？年龄在肿瘤的治疗过程中有何影响？

老龄化和机能储备进行性降低、老年综合征有关的慢性疾病、身体功能衰退的发生率有关[11]。这种关联导致了疾病和压力的易感性增加，因而使得死亡风险增加。功能性残疾和功能性依赖的发生率也随年龄增加而增加[12]。功能依赖指不再能独立进行基本的日常生活活动(ADL)或者工具性日常生活活动(IADL)，可能需要护工的协助以生存。ADLs包括自制力、移动、进食、修饰、穿衣和用厕。IADLs包括交通工具的使用、购物的能力、准备三餐的能力、使用电话的能力和管理财务的能力。功能性依赖丧失可有不同的病因，包括视力或者听力的降低、身体功能衰退(例如中风)、老年综合征的发生率的增加(例如痴呆)、严重的抑郁症、轻度感染或者药物引发的神经错乱、头晕眼花、跌倒发作、骨折、二便失禁、事物忽视和虐待以及精力衰退等[13]。功能性依赖人群可能因无护工陪伴而不能得到充分的治疗，并且因为这个原因，评估老年患者的社会经济环境较肿瘤的治疗更为重要。随着人口老龄化的加重，家庭护工的需求日益增加，但由于出生率的降低，大家庭的分家和女性的全职化联营的护工人数正在缩减[14]。

尽管老龄化是一种普遍现象，但不同人群的发生率大相径庭。一个人的时间年龄并不能反映其生理年龄，这在医学决策中是十分重要的。生理年龄的评估包括对一个人预期寿命的评估和对计划治疗方案耐受的评估[12]。

许多实验室检查可以预测预期寿命。在对老年个

体的两个大样本队列研究中证实所谓的炎症指数是有效的：Chianti和Baltimore的纵向研究[15]。炎症指数是把循环血量中的白介素6浓度的对数和肿瘤坏死因子受体2浓度的对数相加获得的。老龄化和进行性慢性炎症有关，并且炎症因子浓度可以预示死亡率、心血管疾病以及老年综合征的危险性。炎症因子与肿瘤患者的相关性尚未被证实。肿瘤可能与炎症因子浓度的增加有关，肿瘤一旦缓解炎症因子的浓度便会降低。白细胞端粒长度和预期寿命以及压力耐受呈反相关[16]。流行病学调查显示，该分析对研究年龄与疾病、残疾和死亡的相关性很有帮助。然而，人群间端粒长度变异幅度大使得它不太适合评估个体的生理年龄[17]。其他老龄化的标记物包括正常组织门卫基因p16 NIK4a的表达[18]，该分析很有研究前景但需要正常组织活检样本。

全面的老年病学评估(CGA)包括以ADL和IADL评估的功能评价，老年综合征的有无，是否有多种疾病，是否服用多种药物，情绪和认知障碍以及社会经济地位(特别强调护工的陪伴以及护工是否充足)，它是目前最有效的评估一个人生理年龄的手段[19]。根据CGA，我们可以评估一个人确诊肿瘤9年后无瘤或者伴癌死亡的危险性[20]和化疗介导的毒性反应的危险性[21-22]。根据老年病学评估，还可以进一步评估患者个人肿瘤治疗的危险性和有益性以实施个体化方案(图1)。

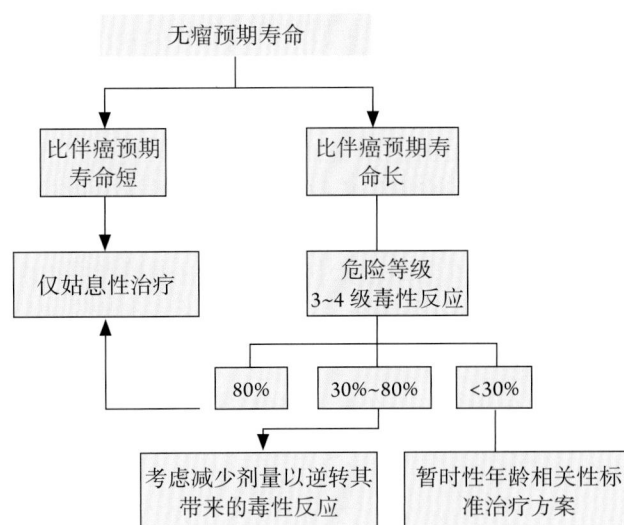

图1 推荐的老年患者治疗决策树

图1给出了针对老年患者该如何制定治疗方案的合理建议。当然，即使在作出最终决策时也应和患者及其护工协商沟通。对于一些人群来说，30%的严重毒性反应危险性也是很高的，以至于他们会拒绝接受任何能够延长几个月生存期的治疗，但是对于另一些人群来说，尽管毒性反应危险性发生几率高达80%，他们也会认为能延长几个月的生存期是很有价值的。

高年资肿瘤学家强烈推荐所有不可治愈的患者在治疗开始就接受姑息性治疗方案咨询。在有转移的非小细胞肺癌患者中，这种方法可以提高生存期，减少由于无效和可能有害的治疗产生的费用[23]。

能增加毒性反应危险性的可逆性身体状况包括去适应和营养不良，这些都是有长期卧床、急性病、控制差的慢性病、长期服药并且有高危药物相互作用[24]以及缺少或护工不足的老年人群常见的。

尚未达成共识的一点是患者是否应该进行CGA。目前，建议所有的70岁以及70岁以上的人群进行该评估，至少，应当进行一些老年病筛查项目以考察他们是否能从全面的CGA中受益[19]。选定年龄阈为70岁的原因是当处在70~75岁之间时年龄相关性改变开始急剧增强。应当强调的一点是，70岁并不能定义为老年生理年龄。它仅仅只是一个阈值，超过这个阈值的大多数人群都是生理年龄为老年的群体。

在所有的接受化疗的老年肿瘤患者中可能会出现一些特殊的预警信号并且与患者的功能状态无关。年龄和几乎普遍存在的肾小球滤过率下降有关，为此建议药物的首剂应当根据每个患者的肌酐清除率来制定。年龄也和造血储备功能下降有关，为此建议65岁以及65岁上患者在接受类似CHOP的具有骨髓毒性的化疗方案时应当预防性地应用非格司亭和培非格司亭。

对胃癌和下段食管腺癌的治疗包括铂类衍生物或紫杉烷类。每次随访都应当检测这些患者的神经状况，因为外周神经病变在老年患者中更加常见并使患者更加虚弱，而且可能是不可逆的。另一个危险性随年龄增加的化疗相关并发症是心脏毒性。蒽环类化疗药现在很少用于这些肿瘤的治疗，但是大约有25%的患者可能适合接受曲妥珠单抗，一种单克隆抗体，通常可以导致可逆性射血分数下降。

3 结论

胃腺癌和下段食管腺癌的患病率和发病率随年龄增加而增加。这些疾病的生物学行为可能不会随着年龄改变，但是因为生存预期的减少和治疗相关并发症发生率的增加，化疗药物的益处可能因此而降低。

声明

本文作者宣称无任何利益冲突。

参考文献

[1] Pelucchi C, Lunet N, Boccia S, et al. The stomach cancer pooling (StoP) project: study design and presentation. Eur J Cancer Prev, 2015, 24: 16-23.

[2] Brown LM, Devesa SS, Chow WH. Incidence of adenocarcinoma of the esophagus among white Americans by sex, stage, and age. J Natl Cancer Inst, 2008, 100: 1184-1187.

[3] Park JC, Lee YC, Kim JH, et al. Clinicopathological aspects and prognostic value with respect to age: an analysis of 3,362 consecutive gastric cancer patients. J Surg Oncol, 2009, 99: 395-401.

[4] Qiu MZ, Cai MY, Zhang DS, et al. Clinicopathological characteristics and prognostic analysis of Lauren classification in gastric adenocarcinoma in China. J Transl Med, 2013, 11: 58.

[5] Yakirevich E, Resnick MB. Pathology of gastric cancer and its precursor lesions. Gastroenterol Clin North Am, 2013, 42: 261-284.

[6] Zali H, Rezaei-Tavirani M, Vafaee R, et al. Gastric cardia adenocarcinoma pathway analysis. Gastroenterol Hepatol Bed Bench, 2013, 6: S11-S18.

[7] Grabsch HI, Tan P. Gastric cancer pathology and underlying molecular mechanisms. Dig Surg, 2013, 30: 150-158.

[8] Zheng ZX, Sun Y, Bu ZD, et al. Intestinal stem cell marker LGR5 expression during gastric carcinogenesis. World J Gastroenterol, 2013, 19: 8714-8721.

[9] Chen M, Huang J, Zhu Z, et al. Systematic review and meta-analysis of tumor biomarkers in predicting prognosis in esophageal cancer. BMC Cancer, 2013, 13: 539.

[10] Ong CA, Shapiro J, Nason KS, et al. Three-gene immunohistochemical panel adds to clinical staging algorithms to predict prognosis for patients with esophageal adenocarcinoma. J Clin Oncol, 2013, 31: 1576-1582.

[11] Theou O, Brothers TD, Peña FG, et al. Identifying common characteristics of frailty across seven scales. J Am Geriatr Soc, 2014, 62: 901-906.

[12] Balducci L. Studying cancer treatment in the elderly patient population. Cancer Control, 2014, 21: 215-220.

[13] Rosso AL, Eaton CB, Wallace R, et al. Geriatric syndromes and

incident disability in older women: results from the women's health initiative observational study. J Am Geriatr Soc, 2013, 61: 371-379.

[14] Hansen L, Archbold PG, Stewart B, et al. Family caregivers making life-sustaining treatment decisions: factors associated with role strain and ease. J Gerontol Nurs, 2005, 31: 28-35.

[15] Varadhan R, Yao W, Matteini A, et al. Simple biologically informed inflammatory index of two serum cytokines predicts 10 year all-cause mortality in older adults. J Gerontol A Biol Sci Med Sci, 2014, 69: 165-173.

[16] Bodelon C, Savage SA, Gadalla SM. Telomeres in molecular epidemiology studies. Prog Mol Biol Transl Sci, 2014, 125: 113-131.

[17] Falandry C, Gilson E, Rudolph KL. Are aging biomarkers clinically relevant in oncogeriatrics? Crit Rev Oncol Hematol, 2013, 85: 257-265.

[18] Pareja-Galeano H, Sanchis-Gomar F, Lucia A. p16INK4a, NAD(+), and sestrins: new targets for combating aging-related chronic illness? J Cell Physiol, 2014, 229: 1575-1576.

[19] Hurria A, Wildes T, Blair SL, et al. Senior adult oncology, version 2.2014: clinical practice guidelines in oncology. J Natl Compr Canc Netw, 2014, 12: 82-126.

[20] Yourman LC, Lee SJ, Schonberg MA, et al. Prognostic indices for older adults: a systematic review. JAMA, 2012, 307: 182-192.

[21] Extermann M, Boler I, Reich RR, et al. Predicting the risk of chemotherapy toxicity in older patients: the Chemotherapy Risk Assessment Scale for High-Age Patients (CRASH) score. Cancer, 2012, 118: 3377-3386.

[22] Hurria A, Togawa K, Mohile SG, et al. Predicting chemotherapy toxicity in older adults with cancer: a prospective multicenter study. J Clin Oncol, 2011, 29: 3457-3465.

[23] Temel JS, Greer JA, Muzikansky A, et al. Early palliative care for patients with metastatic non-small-cell lung cancer. N Engl J Med, 2010, 363: 733-742.

[24] Balducci L, Goetz-Parten D, Steinman MA. Polypharmacy and the management of the older cancer patient. Ann Oncol, 2013, 24 Suppl 7: vii36-vii40.

译者：谢天，徐州医学院普外科
审校：刘汉云，广东梅州市人民医院大外科主任兼胸外科
　　　主任

Cite this article as: Balducci L. Systemic treatment of gastric and esophageal adenocarcinoma in elderly patients. J Gastrointest Oncol 2015;6(1):75-78. doi: 10.3978/j.issn.2078-6891.2014.093

点评

　　该文章论述了70岁及以上的下段食管及贲门部恶性肿瘤人群进行基于预期寿命和并发症危险性的个体化治疗。CGA是目前最有效的用于评估这些参数的手段。文章翻译较准确，局部少量语句语序有所修改，符合医学专业译文要求。

　　　　——刘汉云，广东梅州市人民医院大外科主任兼胸外科主任，主任医师，教授

第三部分　内镜治疗

第七章　内镜下黏膜切除术对T1期食管癌浸润深度的彻底评估

James L. Lin

Division of Gastroenterology, City of Hope, 1500 East Duarte Rd, Duarte, CA 91010, USA
Correspondence to: James L. Lin, MD. Division of Gastroenterology, City of Hope, 1500 East Duarte Rd, Duarte, CA 91010, USA.
Email: jalin@coh.org.

摘要：随着越来越多文献的报道，内镜下处理食管表浅腺癌的有效性已经获得一致认可。对于此类T1期食管癌的处理，最关键的一点便是选择哪些患者接受外科手术、哪些患者接受内镜下治疗。本文就EMR在此项诊断评估中所起到的关键作用进行讨论。

关键词：表浅型食管癌；内镜下黏膜切除术

View this article at: http://www.jthoracdis.com/article/view/1255/html

过去的30、40年里，欧大利亚、澳洲以及美国的食管腺癌(EAC)发病率明显增加，但在这些西方国家中食管鳞癌的发病率却稳定不变甚至有所下降[1-3]。据估计，2013年全美有17 990例食管癌新发病例，15 210例患者死于此病[4]。在英国和美国，腺癌已经占据了食管癌病理分型的大部分[5]。全美食管腺癌中的20%属于早期即T1期，其病变仅仅局限于黏膜及黏膜下层[6,7]。传统的外科手术是早期食管癌的经典治疗方案。然而，这种传统的根治性切除术的并发症发生率高达30%~50%[8-9]。并且，在规模较大的医院其死亡率为2%~3%[10]，而在一些规模较小的医院则高达8%。内镜下切除及消融术是治疗早期EAC的微创选择。

早期食管腺癌淋巴结转移的风险与癌变浸润的深度相关[11]。包含126例T1期EAC的一项大型回顾性研究显示，75例T1a患者的淋巴结扩散率为1.3%，而51例T1b患者则达到了22%[12]。有学者建议将早期食管癌进一步细分为黏膜病变和黏膜下病变，根据深度不同分别再细分为3期：m1~3期及sm1~3期[11,13]。对表浅型鳞状细胞癌的相关数据分析显示：m3期病变或肿瘤浸润至黏膜肌层时淋巴结转移风险高达6%[11]。其他影响淋巴结转移的危险因素包括淋巴管浸润、肿瘤大小以及分化程度[11-12,14]。考虑到黏膜期病变较低的淋巴结转移率，内镜下处理早期食管腺癌仅限推荐于黏膜期的T1a期病变。

现有数据表明：内镜处理早期食管腺癌临床病例随访时间尚短，其疗效的评判受限。迄今为止，还没有随机化的对照研究来对比内镜或手术处理早期食管腺癌的效果。要在两种截然不同的治疗手段(对患者的影响差别巨大)间进行随机化研究，是一项巨大的挑战，这样的研究很难完成。现有的文献报道表明，对于早期食管腺癌经过合理挑选，内镜治疗可以在减少手术并发症的基础上获得与外科手术相似的治疗效果，但同时也带来了复发率的增加[15-16]。一项大型的回顾性队列研究评价了内镜联合光动力治疗与外科手术治疗T1a期Barrett食管腺癌的生存率情况，结果显示两者疗效相当[15]。另一项研究对比内镜切除Barrett

食管癌变组织联合氩气电凝处理残存的非典型增生组织和开胸切除联合二野淋巴结清扫的效果，发现对于T1a期早期食管腺癌来说，在完全缓解率方面两者相当[16]。相对来说，外科手术的死亡率及并发症的发生率高一些，而内镜下切除术则有较高几率出现残存组织癌变，这些病灶需要再次内镜下切除[16]。资料显示具备某些特征的(sm1期、高/中分化、无淋巴管浸润)的pT1b期食管腺癌或许也可以通过内镜下治疗达到治愈的目的[17-18]。越来越多的数据肯定了腔内治疗的效果，内镜下切除联合消融术替代外科手术处理早期食管腺癌正逐步为大家所接受[19]。关键的问题是，医生该如何决定哪些患者适合内镜治疗呢？

超声内镜(EUS)是一项判断食管癌局部病变分期的必不可少的检测手段。其对于T分期的判定准确率随肿瘤浸润深度的增加而增加，T4期肿瘤可以获得高达88%~100%的准确率[20]。然而，超声内镜对早期食管腺癌局部分期的判断却存在着争议。一项荟萃了12项研究的Meta分析表明：超声内镜对于早期食管腺癌局部T分期的判断与手术或内镜黏膜下切除获取的病理分期一致率仅仅为65%[21]。最近有一项大型的荟萃了19项研究、包括了1 019例患者接受放射状或高频微探头超声内镜检查的Meta分析，显示超声内镜对于评估T1a期及T1b期食管癌的分期有良好的整体准确度，能获得大于等于0.93的曲线下面积[22]。基于对早期食管腺癌超声内镜诊断分期的准确率存在如此大的差异，在决断早期食管腺癌的治疗决策时应用超声内镜受到质疑。

包括131例患者的一项回顾性研究分析评价了EUS是否对早期食管腺癌的治疗方案造成影响[23]。131例患者中有105例患者EUS未发现异常。但是经过EMR后，其中有17例患者黏膜下肿瘤侵犯、2例深部切缘阳性、6例低分化癌或淋巴结浸润。虽然EUS显示正常，但这25例患者如果没有经过EMR病理评估，那么就有漏掉、转移淋巴结的风险。这项研究着重显示了"治疗不足"的潜在风险。相反，在EUS怀疑有黏膜下浸润或淋巴结转移可能的26例患者中，经过EMR后其中有10例患者被证实没有黏膜下侵犯或淋巴结转移。如果单纯依据EUS的检查结果就推荐患者接受手术治疗的话，这些患者就有可能接受"过度治疗"。在这项研究当中，EUS对于早期食管腺癌的临床处理的决断帮助不大。

EMR作为早期食管腺癌的一种诊断兼治疗手段，其地位正逐步显现出来(图1)。一项单中心研究中针对有高级别瘤变及黏膜内层癌变的Barrett食管进行完全性Barrett食管病变切除术(CBE-EMR)，其结果再次显示了EMR在早期食管腺癌治疗中的作用[24]。本项研究中共有49例通过活检确诊为高级别瘤变或黏膜内层癌变(HGD/IM)的BE患者接受了EMR手术，共获得106块EMR标本。有32例患者接受并完成了食管黏膜完全根治性EMR切除术(CBE-EMR)。这32例患者接受严密观察，其中31例(96.9%)食管黏膜保持正常鳞状上皮。将EMR术前的病理与CBE-EMR术后的病理结果相对比，45%的患者最终病理结果发生了改变。14%的患者分期增加而31%的患者分期降低。分期的增加是由于(术前)活检时标本切除深度不够，而分期降低则是由于活检时清除了HGD/IM癌灶。除此之外，4例患者发现为进展期病变(2例出现黏膜下浸润，2例淋巴管浸润)，这4例患者被推荐接受外科手术治疗。此项研究中，EMR可以提供了准确的肿瘤分期，而且还能提供相应信息影响患者的治疗方案。

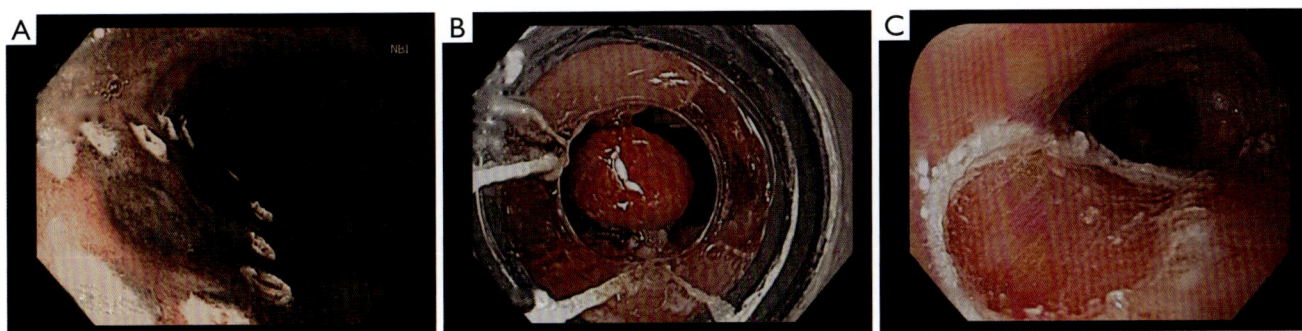

图1　三幅图展示多环黏膜切除术 (MBM)

(A)Barrett食管并黏膜癌变。氩气刀电凝环形标记勾画出待切除的病变组织。(B) 利用多环套扎带将病变套扎成息肉样病灶。(C) 病变被完整套扎切除后的图像。

EMR作为一项内镜技术应用已经有20余年。最先由Inoue描述并应用透明帽来切除早期肿瘤性病变[25]。透明帽带有环形凹槽，电凝圈套器可以放置固定到内镜顶端。确定肿瘤性病变后，用氩气电凝头(APC)将病变边界标记出来。病变基底部注入生理盐水使病变便膨隆起来。生理盐水中也可以加入美兰以便区分黏膜层与肌层。将标记处病变组织吸入透明帽后用圈套器将病变套扎，随后用电凝将病变切掉。利用透明帽技术可以整块切除直径约20 mm的病变。

另外一项可替代的EMR技术是可重复使用的静脉曲张套扎环的应用，将其固定在内镜顶端。把病变组织吸入到套扎帽内后，再用橡皮圈套住病变以形成假性息肉。内镜后退，橡皮圈便从内镜顶端脱落，然后便可以按照标准的息肉切除步骤来切除这个"假性息肉样"病变。这种技术操作不需要向黏膜下注入生理盐水。

一项包含72例食管早期腺癌患者的前瞻性研究将这两种操作技术进行了随机对照分析，共接受了100次内镜下黏膜切除术[26]。其中50次采用透明帽技术，操作前向黏膜下注入稀释的肾上腺素生理盐水混合液；另50次采用"吸引加套扎"的方法，操作前无需黏膜下注射。两组方法均安全有效，没有发生较严重的并发症，两组中均有少数几例出血病例。两组切除的标本平均大小差别不大，透明帽组为15.7 mm×10.7 mm而套扎器组为16.4 mm×11 mm。

近年来，传统的内镜套扎环EMR正逐步被多环黏膜切除术(MBM)所代替。MBM运用改良的套扎器，携带6个结扎环，圈套器从活检通道进入后进行操作。可以一次性切除6个以上病灶而无需在结扎和切除时反复进退内镜。在一项MBM的前瞻性研究中，170个病例进行了243次MBM操作，共切除标本1 060个。显示出这项操作手段具有良好的安全性、有效性[27]。91%的局灶性病例获得了内镜下的彻底切除。无穿孔病例发生，2%的患者出现延迟性出血，通过内镜给予了止血。一项多中心随机对照研究将内镜透明帽法与MBM法切除早期Barrett氏瘤相比较后发现：MBM在手术时间(34 vs. 50 min)与手术费用(euro 240 vs. euro 322)上均有明显优势[28]。MBM比透明帽法切除的标本虽然小一些(18 mm×13 mm vs. 20 mm×15 mm)，但感觉临床意义差别不大，因为两者切除的深度都是一样的。

随着内镜下治疗逐步应用到早期食管腺癌的治疗领域，对病变进行准确的分期至关重要。高估T分期可能导致本可以接受内镜治疗的患者接受了高风险、高并发症的手术治疗；低估T分期会导致内镜下治疗不充分，留下潜在的淋巴结转移的隐患。EUS在食管腺癌的分期中发挥了重要的作用，但在早期食管腺癌中，其对于病变是否浸润到黏膜层或黏膜下层还不能够很好地鉴别出来。而EMR作为一项成熟的内镜技术有其良好的安全性。EMR可以提供早期食管腺癌浸润深度的准确数据，以此将病变进一步细分为m1~3或sm1~3期。而且，EMR所提供的病理结果可以准确地预测淋巴结转移的风险大小。对于T1期的早期食管腺癌患者来说，EMR应该作为决定性的诊断手段，以此来判断这些患者中哪些能够接受内镜下治疗、哪些需要接受外科手术切除。

声明

本文作者宣称无任何利益冲突。

参考文献

[1] Edgren G, Adami HO, Weiderpass E, et al. A global assessment of the oesophageal adenocarcinoma epidemic. Gut, 2013. [Epub ahead of print].

[2] Hur C, Miller M, Kong CY, et al. Trends in esophageal adenocarcinoma incidence and mortality. Cancer, 2013, 119: 1149-1158.

[3] Vizcaino AP, Moreno V, Lambert R, et al. Time trends incidence of both major histologic types of esophageal carcinomas in selected countries, 1973-1995. Int J Cancer, 2002, 99: 860-868.

[4] Siegel R, Naishadham D, Jemal A. Cancer statistics, 2013. CA Cancer J Clin, 2013, 63: 11-30.

[5] Bennett C, Green S, Decaestecker J, et al. Surgery versus radical endotherapies for early cancer and high-grade dysplasia in Barrett's oesophagus. Cochrane Database Syst Rev, 2012, 11: CD007334.

[6] Enzinger PC, Mayer RJ. Esophageal cancer. N Engl J Med, 2003, 349: 2241-2252.

[7] Das A, Singh V, Fleischer DE, et al. A comparison of endoscopic treatment and surgery in early esophageal cancer: an analysis of surveillance epidemiology and end results data. Am J Gastroenterol, 2008, 103: 1340-1345.

[8] Lagarde SM, Vrouenraets BC, Stassen LP, et al. Evidence-based surgical treatment of esophageal cancer: overview of high-quality studies. Ann Thorac Surg, 2010, 89: 1319-1326.

[9] Chang AC, Ji H, Birkmeyer NJ, et al. Outcomes after transhiatal and transthoracic esophagectomy for cancer. Ann Thorac Surg, 2008, 85: 424-429.

[10] Markar SR, Karthikesalingam A, Thrumurthy S, et al. Volume-outcome relationship in surgery for esophageal malignancy: systematic review and meta-analysis 2000-2011. J Gastrointest Surg, 2012, 16: 1055-1063.

[11] Shimada H, Nabeya Y, Matsubara H, et al. Prediction of lymph node status in patients with superficial esophageal carcinoma: analysis of 160 surgically resected cancers. Am J Surg, 2006, 191: 250-254.

[12] Leers JM, DeMeester SR, Oezcelik A, et al. The prevalence of lymph node metastases in patients with T1 esophageal adenocarcinoma a retrospective review of esophagectomy specimens. Ann Surg, 2011, 253: 271-278.

[13] van Vilsteren FG, Pouw RE, Seewald S, et al. Stepwise radical endoscopic resection versus radiofrequency ablation for Barrett's oesophagus with high-grade dysplasia or early cancer: a multicentre randomised trial. Gut, 2011, 60: 765-773.

[14] Liu L, Hofstetter WL, Rashid A, et al. Significance of the depth of tumor invasion and lymph node metastasis in superficially invasive (T1) esophageal adenocarcinoma. Am J Surg Pathol, 2005, 29: 1079-1085.

[15] Prasad GA, Wu TT, Wigle DA, et al. Endoscopic and surgical treatment of mucosal (T1a) esophageal adenocarcinoma in Barrett's esophagus. Gastroenterology, 2009, 137: 815-823.

[16] Pech O, Bollschweiler E, Manner H, et al. Comparison between endoscopic and surgical resection of mucosal esophageal adenocarcinoma in Barrett's esophagus at two high-volume centers. Ann Surg, 2011, 254: 67-72.

[17] Manner H, Pech O, Heldmann Y, et al. Efficacy, Safety, and Long-term Results of Endoscopic Treatment for Early Stage Adenocarcinoma of the Esophagus With Low-risk sm1 Invasion. Clin Gastroenterol Hepatol, 2013, 11: 630-635.

[18] Manner H, May A, Pech O, et al. Early Barrett's carcinoma with "low-risk" submucosal invasion: long-term results of endoscopic resection with a curative intent. Am J Gastroenterol, 2008, 103: 2589-2597.

[19] Bennett C, Vakil N, Bergman J, et al. Consensus statements for management of Barrett's dysplasia and early-stage esophageal adenocarcinoma, based on a Delphi process. Gastroenterology, 2012, 143: 336-346.

[20] Saunders HS, Wolfman NT, Ott DJ. Esophageal cancer. Radiologic staging. Radiol Clin North Am, 1997, 35: 281-294.

[21] Young PE, Gentry AB, Acosta RD, et al. Endoscopic ultrasound does not accurately stage early adenocarcinoma or high-grade dysplasia of the esophagus. Clin Gastroenterol Hepatol, 2010, 8: 1037-1041.

[22] Thosani N, Singh H, Kapadia A, et al. Diagnostic accuracy of EUS in differentiating mucosal versus submucosal invasion of superficial esophageal cancers: a systematic review and meta-analysis. Gastrointest Endosc, 2012, 75: 242-253.

[23] Pouw RE, Heldoorn N, Herrero LA, et al. Do we still need EUS in the workup of patients with early esophageal neoplasia? A retrospective analysis of 131 cases. Gastrointest Endosc, 2011, 73: 662-668.

[24] Chennat J, Konda VJ, Ross AS, et al. Complete Barrett's eradication endoscopic mucosal resection: an effective treatment modality for high-grade dysplasia and intramucosal carcinoma--an American single-center experience. Am J Gastroenterol, 2009, 104: 2684-2692.

[25] Inoue H, Takeshita K, Hori H, et al. Endoscopic mucosal resection with a cap-fitted panendoscope for esophagus, stomach, and colon mucosal lesions. Gastrointest Endosc, 1993, 39: 58-62.

[26] May A, Gossner L, Behrens A, et al. A prospective randomized trial of two different endoscopic resection techniques for early stage cancer of the esophagus. Gastrointest Endosc, 2003, 58: 167-175.

[27] Alvarez Herrero L, Pouw RE, van Vilsteren FG, et al. Safety and efficacy of multiband mucosectomy in 1060 resections in Barrett's esophagus. Endoscopy, 2011, 43: 177-183.

[28] Pouw RE, van Vilsteren FG, Peters FP, et al. Randomized trial on endoscopic resection-cap versus multiband mucosectomy for piecemeal endoscopic resection of early Barrett's neoplasia. Gastrointest Endosc, 2011, 74: 35-43.

译者：赵晓华，医学硕士，博士在读。现工作于潍坊医学院附属医院胸外科

审校：曾富春，四川省医学科学院，四川省人民医院，心胸外科主任医师

Cite this article as: Lin JL. T1 esophageal cancer, request an endoscopic mucosal resection (EMR) for in-depth review. J Thorac Dis 2013;5(3):353-356. doi: 10.3978/j.issn.2072-1439.2013.06.03

第八章　早期食管癌的内镜治疗选择

Pari M. Shah, Hans Gerdes

Gastroenterology and Nutrition Service, Department of Medicine, Memorial Sloan-Kettering Cancer Center, New York, NY 10065, USA

Correspondence to: Hans Gerdes, MD. Gastroenterology and Nutrition Service, Department of Medicine, Memorial Sloan-Kettering Cancer Center, 1275 York Avenue, New York, NY 10065, USA. Email: gerdesh@mskcc.org.

摘要：一直以来早期食管癌首选的治疗方法被认为是外科手术。随内镜治疗技术的发展，已显示出内镜治疗早期食管癌的安全性和有效性。内镜下黏膜切除术(Endoscopic mucosal resection，EMR)及内镜黏膜下剥离术(endoscopic submucosal dissection，ESD)能够在内镜下切除小的、表浅的病灶并获得肿瘤组织标本，从而得出准确的肿瘤病理分期以及评估切除范围是否足够。内镜消融术，包括光动力疗法(photodynamic therapy，PDT)和射频消融(radio frequency ablation，RFA)，同样被证实能够安全、有效地治疗食管异型增生以及早期食管癌，并具有良好的远期疗效。上述方法在世界各地被广泛应用，为早期食管癌的治疗提供了可选择的、安全的、低风险的方法，内镜联合治疗已被推荐为早期食管癌的首选治疗方法。

关键词：食管癌；高度异型增生(HGD)；内镜下黏膜切除术(EMR)；内镜黏膜下剥离术(ESD)；射频消融(RFA)

View this article at: http://dx.doi.org/10.3978/j.issn.2078-6891.2014.096

1 前言

2014年至2015年间，在美国诊断的大部分食管癌患者的病理类型为食管腺癌(EAC)，这表明自1960年以来，以往食管癌患者中90%是食管鳞癌的情况发生了转变[1-2]。然而，在世界范围内，中国食管鳞癌(SCC)的发病率仍比EAC高[3]。关于这两种类型肿瘤的发病机制，越来越多的研究揭示了食管腺癌、鳞癌不同的危险因素、病理生理以及治疗方案。EAC常好发于食管下段并与胃食管反流病(GERD)以及肥胖相关[4-5]。EAC越来越高的发病率也导致了人们对其癌前病变的进一步认识，包括Barrett食管(BE)、低度不典型增生(LGD)、高度不典型增生(HGD)以及黏膜内癌(ImCa)——局限于食管黏膜层的早期癌。在组织学上BE表现为特殊肠上皮化生(SIM)，而SCC更常见于食管的上段和中段，与吸烟、酗酒等危险因素相关[3]。SCC是通过鳞状细胞从低度上皮内瘤变(LGIN)到高度上皮内瘤变(HGIN)再到早期鳞状细胞癌(ESCC)的异常增生演变而来的，或从非侵润性SCC(以往称为原位癌)演变成浸润性疾病，这也反映了世界卫生组织(WHO)所定义的该疾病类型进展的演变。

随着人们逐渐意识到GERD与BE的联系，GERD患者通常会选择上消化道内窥镜检查(EGD)来进行BE筛查。美国的指南推荐对BE患者每3年进行一次EGD进行监测[6-7]，从而导致了EAC和SCC这两种类型的早期食管癌诊断率的增高。然而，有部分患者，往往直到症状出现之前都未进行过监测，一旦症状出现通常提示疾病已进一步进展。大约有50%的食管癌患者表现为局限性病灶或有望治愈的病变，其余患者在就诊时已发现有远处转移病灶或有区域外淋巴结转移[2]。局限性病变的患者常为作联合治疗而进行评估，并试图在最少合并症的前提下进行治疗来达到最佳效果。治疗方式的选择包括内镜联合治疗、化疗、放射治疗以及手术切除。最理想的治疗方式主要是由疾病的病理类型、分期及患者是否存在合并症来决定的。癌变局限于黏膜层不典型增生样腺癌的患者(AJCC分期为T1aN0M0)通过内镜治疗，其治愈率可高达80%以上，而BE患者的治愈率也可达70%以上[8-10]。而内镜治疗作为早期SCC新的治疗方式，有研究报道表明其治疗效果与黏膜疾病患者相似[11-13]。本文重点讨论内镜在早期食管腺癌和鳞癌两种类型的诊断以及治疗中的应用和进展，有助于了解内镜在早期食管癌疾病诊断，病例选择以及内镜治疗方法的选择，以改善患者的预后、降低患者的发病率和死亡率。

2　内镜诊断技术

食管癌患者可通过EGD诊断并在内镜检查中进行病理活检来确诊。EGD最初作为长期患有GERD患者的筛查或者诊断方法，也包括对吞咽困难，消化不良，或不典型胸痛症状的评估。目前国内指南建议针对食管黏膜有任何异常病变的BE患者每3年进行一次筛查，并每隔1~2 cm按四象限取材将可疑病变黏膜进行活检，从而发现不典型增生[6-7]。虽然该方法可以提高随机活检诊断率，但仍存在取样误差。内镜技术的进展已经大大提高了对黏膜外观微小变化的识别能力，并能够辨别出癌前病变及癌症发展早期阶段的病变。目前的内镜技术进步可以提高内镜专家鉴别癌前病变的能力

以及其阳性诊断率。

高清白光内镜(HDWLE)提高了内镜的识别能力，能够从正常鳞状上皮中区分出异常的SIM和异常增生组织[14]。目前HDWLE已成为EGDs的筛查的标准。通过HDWLE的观察，BE显示为橘红色黏膜，间杂着正常柔和的粉红色斑。在正常黏膜或BE中，HDWLE可以发现并明确任何黏膜的隆起状结节或片状结节，这也是腺细胞或鳞状细胞异常增生或黏膜内癌的常见表现之一，也可发现明显肿块。通过使用HDWLE，内镜医生能够有针对性地进一步区分和识别任何异常黏膜并进行活检。EGD在描述任何异常病变时，应标示其位置、距门齿的距离，还应描述病变的大小、长度及其与胃食管交界线(EGJ)的关系。病变所占周径的比例、时钟对应的位置等进一步显示病变的特征[15]。同时BE的程度也应使用Prague分类法来进行描述，"C"代表全周型化生黏膜的长度，"M"代表化生黏膜的最大长度[16]。此外，胃贲门应进行仔细观察，并将食管延伸程度或胃食管结合部肿瘤用Siewert分型进行记录(表1)[17-19]。HDWLE的应用，还包括利用内镜窄带成像技术(NBI)或色素内镜检查，通过在光谱中蓝、绿光的特定波长进行成像，使得在内镜检查时能够增强显示BE黏膜、血管及异常增生的结构。目前NBI在部分内镜设备中具有独立蓝绿色滤光器按钮。现已证实，NBI能够使HGD实时识别不规则黏膜结构和不规则毛细血管的灵敏度和特异度提高90%以上[20]，并且能够提高内镜医生有针对性地进行活检来确认内镜下发现的异常病变和有肿瘤潜能病变的能力[14]。

色素内镜技术能够增加内镜识别微小病变的能力，是利用染料喷洒在食管黏膜上来检测黏膜是否继发异常增生或早期肿瘤的形成，目前最常用的染料是Lugol碘溶液，其中含有碘化钾和游离碘，对鳞状上皮细胞的糖原具有亲和性。将Lugol碘溶液喷洒到食管黏膜的鳞状细胞表层，正常食管内的鳞状细胞会染成棕色，如果黏膜不染色则提示与不典型增生以及肿瘤有关。Lugol碘

表1　EGJ肿瘤的Siewert分型

Siewert	定义	手术径路
I	肿瘤中心位于食管下段并接近贲门的1~5 cm	同食管癌或EGJ癌
II	肿瘤中心位于临近贲门上1 cm处至下2 cm处	同食管癌或EGJ癌
III	肿瘤中心位于临近贲门下2~5 cm处的近端胃	同胃癌

EGJ，食管胃交界处。编号：NCCN指南2014年第1版。

溶液已被证明在鳞癌的检测中敏感性和特异性分别为91%~100%、40%~95%[21]，能提高检测鳞状细胞异常增生及癌的诊断率，并能够更好地显示鳞状细胞异常增生病变的大小、位置及多中心病变等特征。检测BE中异常增生与肿瘤形成可用的染料包括靛蓝、胭脂红、亚甲基蓝、结晶紫以及乙酸，但这些染料对BE的效果不如SCC的染色特征那样明显[22]。近来一项关于色素内镜及先进成像技术如NBI对BE患者中的不典型增生或癌进行检测的Meta分析显示，这些辅助技术可提高其诊断效率[22]。

激光共聚焦显微内镜(CLE)是一种光学增强技术，旨在进一步提高食管黏膜细胞异常增生及肿瘤细胞的即时评估。从静脉内注射荧光剂后，将蓝色激光探针送入食管内，应用CLE对食管内的细胞和亚细胞结构进行评估，可直接在人体内识别不典型增生和癌。目前多项研究对有效性进行评价，其中最近一项多中心研究证实，HDWLE和NBI能够提高食管黏膜不典型增生和肿瘤的检测能力[23-24]；CLE需要特定的专业知识和培训，虽然目前研究显示其良好的应用前景，但该技术仍没有广泛应用于临床。

最后，新的内镜成像技术还包括光学相干断层扫描及细胞内镜，都是应用探针为基础的成像增强技术来提高食管组织微观结构的可视化程度。这些技术都只是刚开始在人体内进行研究，将来可能成为食管癌癌前病变的即时诊断新技术。

组织病理学仍为食管癌及癌前病变诊断的金标准。由专业的GI病理学家进行病理学审查，对初步诊断为癌前病变的病例，应该再由另外一位GI病理学家进行确认，并对SCC或腺癌进行病理学分型，描述病变的分化程度、浸润深度以及任何淋巴管侵犯情况，因为上述因素均会影响疾病的预后和治疗方案。同样，如发现癌前病变，则对其病变的位置、异常增生的程度及数量也应进行描述(单发或多发的)。

3 分期

2010年美国癌症联合委员会(AJCC)建议，食管癌分期应基于T(肿瘤大小)，N(淋巴结受累情况)和M(远处转移)分期系统。对于病变局限的食管癌患者T和N分期是确定治疗方案的最佳途径。T1a期腺癌(肿瘤侵及黏膜固有层和/或黏膜肌层)的5年生存率为88%~90%，而T1b期(肿瘤侵及黏膜下层)的5年生存率

为47%~62%[25-28]。生存率显著下降的原因是一旦肿瘤侵犯到黏膜下层，病变就会随着淋巴管的浸润及淋巴结受累的增多而进展，而且组织学分级(高/中分化到低分化)也会影响疾病的进展。最近关于EAC、SCC早期手术切除标本的研究发现，T1a期淋巴结转移风险为0%，而当肿瘤进展为T1b时，淋巴结转移风险已增加到4%~46%。根据黏膜下层(SM)的浸润深度可将SM进一步细分为SM1、SM2和SM3，其中SM1(侵及SM的上1/3)淋巴结转移率为0%~21%，而SM3(侵及SM的下1/3)淋巴结转移率为43%~67%[29-31]。

准确的术前分期是决定食管癌患者治疗方案的前提，目前可用于食管癌分期的检查包括EGD、内镜超声(EUS)、计算机断层扫描(CT)和应用脱氧葡萄糖(FDG)作为显影剂的正电子发射断层扫描(PET)。经过EGD及活检初步诊断食管癌后，所有患者均应接受胸部及腹部CT扫描来对局部区域的病变及远处转移情况进行评价。转移性病灶又可分为远处转移病灶(不能切除的转移性疾病)或侵入到相邻的可切除结构的病变(T4A期)，如胸膜、心包，以及膈肌(CT扫描可见这些器官和食管病变之间的脂肪层结构消失)。在区分食管癌T分期时CT检查的作用不大，对于淋巴结病变，CT检查的敏感性和特异性分别为47%~82%、25%~92%[28,32-33]。作为CT检查的补充，应用FDG的PET扫描，能够识别食管癌患者中高达10%~20%没有标准成像的隐匿转移性疾病[34]。CT和PET两者的结合将会是最为理想的方法[35]。当患者没有转移性病灶证据时，可使用EUS进行评估、分期。EUS能够进一步完善T、N分期的信息。据文献报道，EUS的T分期总的准确率为72%~76%[28,36-38]，其对T3和T4期的评估比T1期更为准确。此外，在T1期疾病中，EUS可利用高频探针(12~20兆赫)来区分T1a期(黏膜受累)及T1b期(SM受累)，准确率达75%~82%[39]。然而，EUS对T1a期和T1b期的准确区分、内镜切除病变后的准确分期、内镜治疗后的治愈可能性还存在争议。

4 内镜下切除技术

内镜下切除术分为2种方式，包括内镜下黏膜切除术(EMR)及内镜黏膜下剥离术(ESD)，两者作为早期食管癌及胃癌的治疗方法最初都是日本学者率先提出的。EMR的操作步骤是生理盐水注射后，通过套扎烧灼切除术的方式行带状活检，包括内镜下透明帽法黏膜切除术

(EMRC)以及内镜下黏膜套扎切除术(EMRL)。ESD是内镜下切除术的新方法，可以将更宽、更完整的病灶及周边组织进行整块切除，而不会切割和破坏病灶。

4.1 内镜下黏膜切除术 (EMR)

最早于1980年就有过早期胃癌内镜下切除的报道[40]。Papazian等人也报道过一例在内镜下使用绝缘电刀切除老年患者胃平滑肌母细胞瘤的技术[41]。1990年，Inoue等人报道了成功完成早期食管癌的黏膜切除，并且无并发症的发生，他们通过在内镜的前端安装透明管施行EMR，从而完整有效地保留了固有肌层[42-43]。同时还证实了该技术能够安全使用于食管静脉曲张的患者[44]。由此，商业化的器械在世界范围内为内镜技术提供可靠的保障，使得内镜下技术能够安全地进行。

在美国最常用的两种设备包括Olympus EMR设备(Olympus America; Center Valley, USA)和Cook Medical Duette EMR设备。这两套设备均包含一根符合标准胃镜前端长度，并搭配一个切除病灶所需特殊圈套的短透明塑料管。在Olympus EMR设备中，该圈套能够在透明帽里打开并形成套索，套扎住需要切除的病灶或黏膜。此外，注射针将生理盐水或其他液体物质，如透明质酸等注入到病灶下方的黏膜下层，从而使固有肌层分离以确保安全切除。虽然这项技术最初的报道是将生理盐水注入到黏膜下层，但EMR切除食管癌病灶的过程中不注射生理盐水也同样安全、有效[45]。

在操作过程中，内镜医生首先要仔细观察、识别病灶，通过烧灼病灶周围几毫米的范围进行标记，便于确定切除的区域，以确保能够完整切除病灶；然后将透明帽的边缘靠近病变处，施加吸力将病变及周围黏膜吸入到透明帽中，关闭圈套，抽吸收紧病变黏膜，利用高频电进行烧灼、切割，同时烧灼其他浅表血管。Duette设备提供了多个可用于圈套病灶的小橡皮筋，操作中套扎住病变黏膜基底部，形成类息肉状，然后按照标准的息肉切除术进行切除(图1)。两种设备均适合于直径为1.5 cm的小病灶切除，也可重复分次切除较大的病灶。事实上，这种方法能够通过反复抽吸、套扎黏膜邻近组织，直到完全切除Barrett's食管的上皮组织从而完整切除BE的大部分区域[46]。

最早关于EMR的成功报道是切除食管小的浅表鳞状上皮细胞癌的研究[42-43]。2000年，Ell等人报道使用带状活检装置或EMRC来治疗伴有HGD或浅表腺癌(T1)的BE患者[45]。EMR能够成功地对97%的组织病理学上分化良好、无溃疡、胃黏膜病变最大直径<2 cm的患者实现完整的局部切除，其成功率明显高于进展

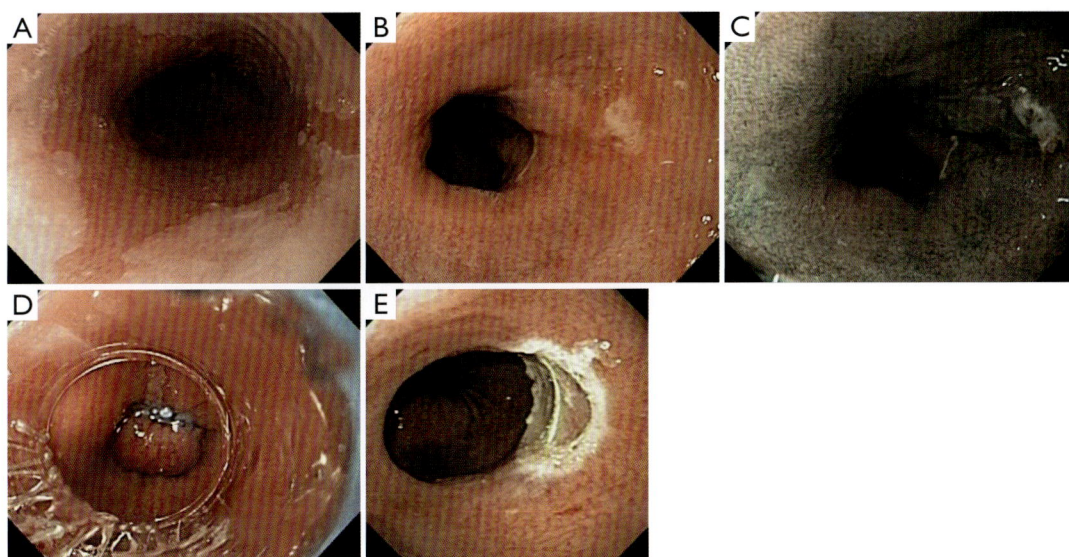

图1 内镜下黏膜切除术

(A) HDWLE下观察BE全段图像；(B) BE远端黏膜结节状斑块图像；(C) NBI下BE远端右侧结节状斑块图像；(D) 应用设备行EMRL切除黏膜结节状斑块；(E)EMR完整切除异常的黏膜结节状斑块，可见黏膜下完整，无出血图像。HDWLE，高清晰度白光内镜检查；BE，Barrett食管；NBI，窄带成像；EMR，内镜下黏膜切除术。

期(包括大小>2 cm，有溃疡病变以及较高的分化程度)的病变。来自世界其他地区的研究团队同样发表了类似的结果，这表明EMR是对浅表食管肿瘤患者评估和治疗的重要方式[13,47-49]。在这些报道中有另一个重要发现，20%~30%的患者通过EMR治疗后会发生分期上的变化，分期上调或降低[47]。同样重要的是，有报道称癌症异时发生率可高达21%[13]。

4.2　内镜黏膜下剥离术 (ESD)

最初由日本学者提出的ESD技术能够整块切除胃肠道的大片表浅病变。先对病灶周围5~10 mm的边缘组织烧灼形成最初标记，然后将病灶周围黏膜环形切开，用烧灼装置小心细致地解剖病变下方的黏膜下层，使其慢慢地从胃壁肌层中分离，最终完整切除病灶及其周围的正常黏膜。该技术最初是由Gotoda等人在治疗大片扁平型直肠病变的过程中提出的，随后应用于早期胃癌以及食管病变的治疗中[50-55]。

初始研究中，Oyama等人报道了使用钩刀对102例从4~64 mm横向宽度不等的表浅食管鳞状细胞癌患者进行ESD治疗，整块切除成功率达95%，在平均21个月的随访(3~54个月)过程中，局部复发率为0%，没有出现任何大的出血或穿孔，其中6例发生纵隔气肿(6%)，通过2天静脉抗生素治疗后痊愈[54]。

在另一项研究中，Fujishiro等人[55]报道了对58个食管鳞状细胞肿瘤(上皮内肿瘤或浸润性癌)病变的43例患者进行ESD治疗[55]，整块病变切除率为100%，但切缘阴性率只有78%。所有病例无明显的出血，但内镜仔细观察发现有4例穿孔；9例术后出现狭窄需要行球囊扩张；1例患者在ESD治疗6个月后出现局部复发，并在第二次ESD治疗后治愈。

根据这些经验，日本有人认为可以考虑将ESD作为表浅食管肿瘤患者的治疗方法[56]。该技术已经被韩国采用并作为治疗胃癌的方法[57]，并且逐渐被美国和欧洲所采用，但作为一种逐渐被广泛采用的操作技术，更应以丰富的经验作为指导。

5　内镜消融技术

利用消融清除所有扁平型肿瘤、异常增生以及类似BE的癌前病变可以作为内镜下切除术的补充治疗方法。在EMR或ESD治疗早期EAC患者时，剩余的BE常常会含有残余的异常增生组织，其中复发癌的发生比率为19%~30%[58]。因此，内镜治疗的目标应该是在治疗过程中完整地清除BE。消融技术随着科学技术的进一步发展而得到了提高。

5.1　激光

激光治疗最初报道是应用于BE消融的治疗当中。应用波长为1 064 nm的钇铝石榴石晶体(Nd：YAG)激光和波长为940 nm的二极管激光进行组织破坏，并能使65%~67%患者达到完全清除。但激光的治疗范围有限，与其他消融技术相比，需要反复多次消融来清除大面积的组织。此外，已有文献报道BE鳞状上皮内变性[59]，可能是因为在病变区域中不均匀使用激光而引起的，因此很少有医生使用激光治疗，仅偶尔应用于早期食管癌治疗中。

5.2　光动力疗法 (PDT)

PDT消融需要多个步骤来进行：首先给予患者光致敏药物使其聚集在BE或肿瘤组织里，然后在食管内放置光漫射光纤，应用单色激光使氧自由基形成并令局部组织缺血坏死。Photofrin以及口服的5-氨基酮戊酸是最常用的光敏剂[60]。PDT作为LGD、HGD、IMCA的治疗已有试验进行研究，并分别取得了93%、78%及44%的消融成功率。约有5%的患者出现了鳞状上皮癌或"隐伏型"腺癌。并发症包括高达30%的患者在PDT后出现食管狭窄[61]。PDT曾广泛应用于BE治疗，但随着更加安全的治疗方法(如射频消融)的出现而逐渐变得不常用了。

5.3　射频消融 (RFA)

射频消融是目前标准的消融治疗方式。RFA是利用双极射频电极提供4.65千赫的能量作用到病变组织以达到烧灼破坏上皮组织的目的。RFA可以使用球囊装置或小型帽型装置来完整切除食管全周病灶(图2) (HALO360 or HALO90 system；BARRX Medical, Sunnyvale, California)[62]。现已证实RFA作为腺癌和鳞癌不典型增生先兆期的治疗方法安全、有效。

在BE与异常增生的患者中，一项包含127例患者的多中心随机对照试验研究表明，RFA治疗与非手术治疗相比能够显著提高彻底根治率，减慢进展速率，并且降低了少数通过RFA治疗癌症过程中患者并发症的

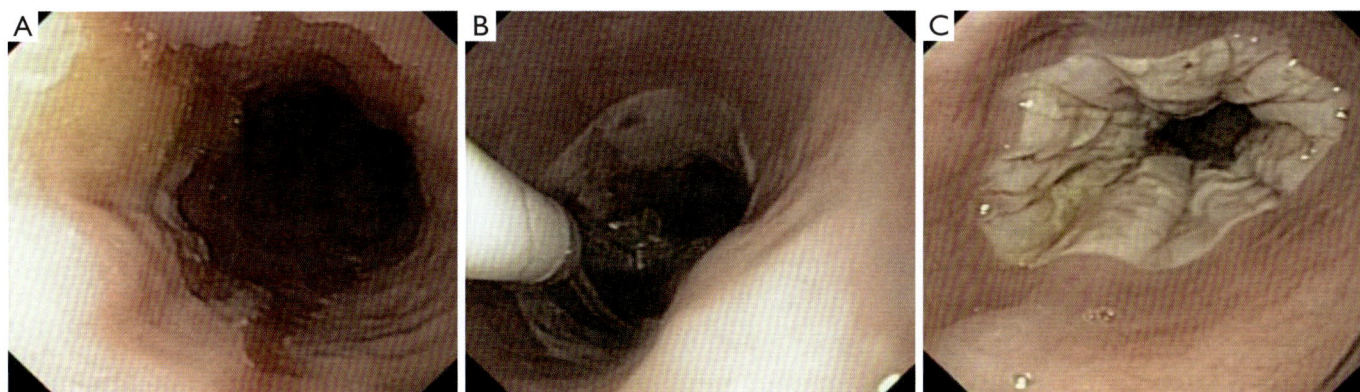

图 2 射频消融治疗

(A)HDWLE 下观察 BE 全段图像；(B) 应用 Halo 360 进行 RFA 图像；(C) 对 BE 成功进行全周消融图像。HDWLE，高清晰度白光内镜检查；BE，Barrett 食管；RFA，射频消融术。

(胸痛、出血、食管狭窄)发生率[63]。另一项包含18篇文献、3 802名RFA患者的Meta分析报告表明，在78%的完整切除BE后的患者中，13%的患者出现BE复发并且有0.7%的患者进展为癌；5%的患者出现了最常见的并发症如食管狭窄[64]。而有文献报道称，对于BE长度较长(长度>10 cm)以及异常增生的患者，同样能够成功进行EMR和RFA治疗[58]。

尽管RFA在这类疾病中的应用有无效果仍未有明确报道，但是鳞状上皮细胞不典型增生以及早期扁平型SCC的患者同样能够应用RFA进行治疗。到目前为止，规模最大的系列报道是一项单中心研究，29例进行RFA治疗的患者中有97%的在12个月内得到了彻底根治[62]。英国一项前瞻性队列研究显示经过RFA治疗的患者只有50%在12个月内能够得到彻底的根治效果[65]。从系列研究中得出的不同结果以及不同建议表明，需要进一步的研究来确定早期鳞癌的RFA治疗是否有效。

5.4 氩离子凝固术 (APC)

APC是一种得到广泛应用并且可作为食管不典型增生消融的方法。APC通过探测设备产生的氩气流电离来持续传送高频电流，从而达到烧灼组织表面的效果并使组织坏死。APC 的疗效在多个研究中均有显示，约有66%~100%的患者的BE 能够得到完整切除，复发率每年为3%~11%[60,66-67]。APC并发症包括食管狭窄、胸腔积液和穿孔。根据这些情况，APC也偶尔会作为射频消融的技术补充治疗。

5.5 冷冻疗法

冷冻疗法是一种通过将液氮喷洒到异常组织区域上，从而导致细胞内破坏并缺血坏死的方法。目前少数研究试验观察了应用冷冻疗法对异常增生BE患者进行冷冻的疗效，作为广泛应用的方法仍需要进一步的研究试验来证明[60]。

6 早期食管癌患者的内镜治疗

早期食管癌中的T1a期患者是内镜治疗的最佳人选，并且有潜在治愈的希望。因T1a期患者只有小于2%的淋巴结转移风险，从而使得这类患者成为内镜治疗的最佳人选。T1b期患者考虑是否进行内镜治疗须根据具体情况而定。在最近的一项研究中发现，T1b期食管癌患者中有28%的存在淋巴结转移，并且淋巴结转移率随着SM1到SM3浸润深度的增加而升高，SM3患者中约有54%存在淋巴结转移。对于有手术适应证的患者，手术是推荐的治疗方法，但在合并有多种并发症或高手术死亡率的SM1患者中，内镜治疗也有望使患者治愈[68]。

为了达到根除BE等异常组织以及所有异常前组织的目的，接受内镜治疗的患者通常需要联合治疗。需要对患者进行详尽的初步检查，以识别食管黏膜所有的凸起或结节性病变。根据病灶深度和大小来判断是否可用EMR或ESD治疗这些病变。在内镜切除黏膜所有隆起病灶之后，患者需要进行3个月的高剂量PPI治疗以促进伤口愈合。术后3个月患者复诊时再进行评估。消融疗法适用于再次治疗时的剩余扁平病灶的处理，以根除所有癌前病变。患者通常在接受平均2~3次消融治疗后能够成功切除所有扁平型的异型增生及BE。随访时建议患者在第一年每3个月进行一次胃镜检查及治疗。

一些系列研究报道了内镜联合治疗HGD或早期EAC的长期疗效。迄今为止最大的公开报道包括了1 000名接受内镜治疗黏膜内癌(T1a期)患者的长期随访(平均随访时间为56.6±33.4个月)结果,该组患者使用了EMR及消融术(包括APC或射频消融)联合治疗。该研究中,有96.3%的患者肿瘤完全缓解,HGD或黏膜内癌复发患者占14.5%;在复发患者中再次行内镜治疗成功的占85%,其中1.5%的患者出现了严重并发症(出血、穿孔),1.3%的患者则出现了次要并发症(术后狭窄)[8]。

目前联合治疗的研究最为多见,但有部分研究则着眼于单独行EMR或消融治疗的患者。最近一项回顾性研究报道了107例单独应用EMR治疗来根除所有异常增生及BE的结果,其中72%的患者达到HGD/IMCA完全缓解,有40%的BE患者出现了食管狭窄且需要进行球囊扩张[69]。

有关内镜联合治疗鳞状细胞HGD或黏膜内癌的长期随访结果的文献较少。一项日本的回顾性研究报道了204例早期SCC患者,经组织学证实病变侵犯范围仅限于SM1,如有切缘阳性经内镜治疗后再进行消融。在36个月的平均随访中,该研究中有11%的患者出现了异时复发,2%的患者出现局部复发。所有患者均能够在随后再次的内镜治疗后治愈,约4%的患者出现了并发症,包括1例穿孔以及8例食管狭窄[70]。虽然这些结果令人鼓舞,但内镜联合治疗早期SCC仍需要进一步研究。

内镜治疗后的监测必不可少,以确保完全清除异常增生的组织,观察处理过的区域中是否有潜在复发的不典型增生。对于"隐伏型"BE复发或者是进展的鳞状上皮BE、癌症患者,需要进行密切监测。在相关报道中已有高达5%的"隐伏型"BE患者需要进行内镜治疗。内镜监测需应用高分辨率的诊断技术(包括HDWLE、NBI或色素内镜)来为临床提供证据。所有内镜监测应包括对之前的BE全段或异常增生进行四象限活检来评估是否为复发或鳞状上皮病变。监测时间一般建议在第一年每3个月进行一次,其后逐渐延长间隔时间。

7 指南公布

在美国国家综合癌症网络(NCCN)2014年1月最新公布的指南中,增加了如下内容:内镜下切除术或内镜下切除术后再消融可作为Tis期、T1a期SCC患者的手术替代治疗[71]。此外,内镜下切除术后再消融可考虑在不适于药物治疗的T1bN0患者中使用。Tis期、T1a期或表浅的T1b期EAC患者,内镜下切除术后再进行消融被认为是首选的治疗方法,并建议接受内镜治疗的患者在第一年每3个月进行一次内镜监测,其后逐渐延长到每年一次。

8 小结

早期食管癌患者应考虑使用内镜治疗。内镜下切除及消融的联合治疗安全有效,并且能够根除所有不典型增生以及早期肿瘤组织。随着技术水平的提高以及新技术的应用,将会有更多的治疗选择提供给患者。必须通过对比研究来确定早期食管癌患者的最佳治疗方法,尽管大范围的区域组织切除,如ESD,要求术者有较高的操作技术水平,其出血和穿孔的风险也会更大,但令人印象深刻的是,内镜技术在更加准确地评估疾病与分期、进行更有效的局部治疗以及预后预测等方面具有广阔的应用前景。

声明

本文作者宣称无任何利益冲突。

参考文献

[1] Brown LM, Devesa SS, Chow WH. Incidence of adenocarcinoma of the esophagus among white Americans by sex, stage, and age. J Natl Cancer Inst, 2008, 100: 1184-1187.

[2] Siegel R, Ma J, Zou Z, et al. Cancer statistics, 2014. CA Cancer J Clin, 2014, 64: 9-29.

[3] Lu CL, Lang HC, Luo JC, et al. Increasing trend of the incidence of esophageal squamous cell carcinoma, but not adenocarcinoma, in Taiwan. Cancer Causes Control, 2010, 21: 269-274.

[4] Lagergren J, Bergström R, Lindgren A, et al. Symptomatic gastroesophageal reflux as a risk factor for esophageal adenocarcinoma. N Engl J Med, 1999, 340: 825-831.

[5] Lagergren J, Bergström R, Nyrén O. Association between body mass and adenocarcinoma of the esophagus and gastric cardia. Ann Intern Med, 1999, 130: 883-890.

[6] American Gastroenterological Association, Spechler SJ, Sharma P, et al. American Gastroenterological Association medical

position statement on the management of Barrett's esophagus. Gastroenterology, 2011, 140: 1084-1091.

[7] Wang KK, Sampliner RE. Updated guidelines 2008 for the diagnosis, surveillance and therapy of Barrett's esophagus. Am J Gastroenterol, 2008, 103: 788-797.

[8] Pech O, May A, Manner H, et al. Long-term efficacy and safety of endoscopic resection for patients with mucosal adenocarcinoma of the esophagus. Gastroenterology, 2014, 146: 652-660.

[9] Guarner-Argente C, Buoncristiano T, Furth EE, et al. Long-term outcomes of patients with Barrett's esophagus and high-grade dysplasia or early cancer treated with endoluminal therapies with intention to complete eradication. Gastrointest Endosc, 2013, 77: 190-199.

[10] Pech O, Behrens A, May A, et al. Long-term results and risk factor analysis for recurrence after curative endoscopic therapy in 349 patients with high-grade intraepithelial neoplasia and mucosal adenocarcinoma in Barrett's oesophagus. Gut, 2008, 57: 1200-1206.

[11] Katada C, Muto M, Momma K, et al. Clinical outcome after endoscopic mucosal resection for esophageal squamous cell carcinoma invading the muscularis mucosae--a multicenter retrospective cohort study. Endoscopy, 2007, 39: 779-783.

[12] Shimizu Y, Takahashi M, Yoshida T, et al. Endoscopic resection (endoscopic mucosal resection/ endoscopic submucosal dissection) for superficial esophageal squamous cell carcinoma: current status of various techniques. Dig Endosc, 2013, 25: 13-19.

[13] Pech O, May A, Gossner L, et al. Curative endoscopic therapy in patients with early esophageal squamous-cell carcinoma or high-grade intraepithelial neoplasia. Endoscopy, 2007, 39: 30-35.

[14] Jayasekera C, Taylor AC, Desmond PV, et al. Added value of narrow band imaging and confocal laser endomicroscopy in detecting Barrett's esophagus neoplasia. Endoscopy, 2012, 44: 1089-1095.

[15] Enestvedt BK, Lugo R, Guarner-Argente C, et al. Location, location, location: does early cancer in Barrett's esophagus have a preference? Gastrointest Endosc, 2013, 78: 462-467.

[16] Sharma P, Dent J, Armstrong D, et al. The development and validation of an endoscopic grading system for Barrett's esophagus: the Prague C &amp, M criteria. Gastroenterology, 2006, 131: 1392-1399.

[17] Siewert JR, Hölscher AH, Becker K, et al. Cardia cancer: attempt at a therapeutically relevant classification. Chirurg, 1987, 58: 25-32.

[18] Curtis NJ, Noble F, Bailey IS, et al. The relevance of the Siewert classification in the era of multimodal therapy for adenocarcinoma of the gastro-oesophageal junction. J Surg Oncol, 2014, 109: 202-207.

[19] Ajani JA, Barthel JS, Bekaii-Saab T, et al. Esophageal cancer. J Natl Compr Canc Netw, 2008, 6: 818-849.

[20] Mannath J, Subramanian V, Hawkey CJ, et al. Narrow band imaging for characterization of high grade dysplasia and specialized intestinal metaplasia in Barrett's esophagus: a meta-analysis. Endoscopy, 2010, 42: 351-359.

[21] Dawsey SM, Fleischer DE, Wang GQ, et al. Mucosal iodine staining improves endoscopic visualization of squamous dysplasia and squamous cell carcinoma of the esophagus in Linxian, China. Cancer, 1998, 83: 220-231.

[22] Qumseya BJ, Wang H, Badie N, et al. Advanced imaging technologies increase detection of dysplasia and neoplasia in patients with Barrett's esophagus: a meta-analysis and systematic review. Clin Gastroenterol Hepatol, 2013, 11: 1562-1570. e1-e2.

[23] Sharma P, Meining AR, Coron E, et al. Real-time increased detection of neoplastic tissue in Barrett's esophagus with probe-based confocal laser endomicroscopy: final results of an international multicenter, prospective, randomized, controlled trial. Gastrointest Endosc, 2011, 74: 465-472.

[24] Canto MI, Anandasabapathy S, Brugge W, et al. In vivo endomicroscopy improves detection of Barrett's esophagus-related neoplasia: a multicenter international randomized controlled trial (with video). Gastrointest Endosc, 2014, 79: 211-221.

[25] Wijnhoven BP, Tran KT, Esterman A, et al. An evaluation of prognostic factors and tumor staging of resected carcinoma of the esophagus. Ann Surg, 2007, 245: 717-725.

[26] Liu L, Hofstetter WL, Rashid A, et al. Significance of the depth of tumor invasion and lymph node metastasis in superficially invasive (T1) esophageal adenocarcinoma. Am J Surg Pathol, 2005, 29: 1079-1085.

[27] Cen P, Hofstetter WL, Correa AM, et al. Lymphovascular invasion as a tool to further subclassify T1b esophageal adenocarcinoma. Cancer, 2008, 112: 1020-1027.

[28] Glasgow RE, Ilson DH, Hayman JA, et al. Modern approaches to localized cancer of the esophagus. J Natl Compr Canc Netw, 2011, 9: 902-911.

[29] Sepesi B, Watson TJ, Zhou D, et al. Are endoscopic therapies appropriate for superficial submucosal esophageal adenocarcinoma? An analysis of esophagectomy specimens. J Am Coll Surg, 2010, 210: 418-427.

[30] Ancona E, Rampado S, Cassaro M, et al. Prediction of lymph node status in superficial esophageal carcinoma. Ann Surg Oncol, 2008, 15: 3278-3288.

[31] Sgourakis G, Gockel I, Lang H. Endoscopic and surgical resection of T1a/T1b esophageal neoplasms: a systematic review. World J Gastroenterol, 2013, 19: 1424-1437.

点评

内镜技术已不仅仅是一项检查技术，更是一项微创的治疗技术。如何定位目标人群、完善内镜下的即时诊断技术、选择合适的具有适应证的患者、进行精准的内镜下治疗、防治治疗后的并发症、提高远期生存率仍然需要更多的循证医学的证据。

——孙伟，新疆医科大学附属肿瘤医院胸外科，副教授，主任医师

第九章　经口内镜下肌切开术治疗贲门失弛缓症

Chainarong Phalanusitthepha[1], Haruhiro Inoue[2], Haruo Ikeda[2], Hiroki Sato[2], Chiaki Sato[2], Chananya Hokierti[1]

[1]Minimally Invasive Surgery Unit, Division of General Surgery, Department of Surgery, Faculty of Medicine Siriraj Hospital, Mahidol University, Bangkok, Thailand; [2]Digestive Disease Center, Showa University Northern Yokohama Hospital, 35-1 Chigasakichuo, Tsuzuki-ku, Yokohama 224-8503, Japan

Correspondence to: Chainarong Phalanusitthepha. Minimally Invasive Surgery Unit, Division of General Surgery, Department of Surgery, Faculty of Medicine Siriraj Hospital, Mahidol University, Bangkok, Thailand. Email: chainarong.pha@mahidol.ac.th.

摘要： 经口内镜下肌切开术(POEM)是一项新兴的有别于其他的治疗贲门失弛缓症的方法。随着经自然腔道内镜手术(NOTES)概念的普及，其逐渐普及并为大家所接受。通过管腔内技术，我们可以在黏膜下做一隧道，然后进行内镜下肌层切开。POEM不但可以用来治疗传统的贲门失弛缓症，还可以用来处理食管运动功能紊乱。不仅如此，内镜下或手术处理失败的患者均可用POEM来处理。二次POEM术不但技术上可行，而且安全。当然，在我们惊叹POEM几乎无所不能的同时，也要看到其潜在的可能严重的并发症。接受良好培训和细心练习可以减少并发症发生的几率。本文系统概括了POEM这项技术的新进展，包括其适用器械、技术以及相关并发症。相信在不久的将来这项日益完善的技术会成为治疗贲门失弛缓症及食管运动功能紊乱的理想选择。

关键词： 贲门失弛缓症；经口内镜下肌切开术(POEM)

View this article at: http://www.atmjournal.org/article/view/3540/4384

1　背景

自然腔道内镜手术(NOTES)在全世界范围正逐渐普及。腔镜操作与外科手术的结合诞生了这项神奇的微创手术方式。经口内镜下肌切开术(POEM)是近几年才兴起的治疗贲门失弛缓症的方式。2010年 Inoue H.[1]最早描述了首例POEM，随后便在世界各地传播开来。迄今为止，已经成功完成了超过2000例POEM手术病例。

贲门失弛缓症是一种食管运动功能障碍性疾病，其主要表现为下段食管括约肌无法松弛。北美地区的发病率估计为10.82/10万，每年新发病例大约为1.63/10万[2]。治疗方法包括内科药物治疗及手术治疗。POEM是一项安全微创不留疤痕的治疗方法，并且适用于不同类型的贲门失弛缓症。在将来完全可以替代现在的标准治疗方法。

2　POEM 适应证

2.1　患者

所有诊断为贲门失弛缓症的患者均适合于POEM手术。因为这种方法几乎没有任何与疾病本身有关的禁忌证。各种类型的贲门失弛缓症及食管运动功能障碍也是这种方法的适应证。

2.2 疾病本身

POEM适用于各种类型的贲门失弛缓症[按高分辨率测压(HRM)分类]，特别适合那种冗长的乙状结肠型，而这种类型属于手术的禁忌证。我们中心已经成功完成了60例乙状结肠型POEM术，无一例并发症出现。

2.3 以前接受过操作治疗的患者

POEM同样适合于以前接受过内镜下介入治疗或外科手术切开肌层的患者。

接受过球囊扩张术的吞咽困难的患者，食管会形成局部纤维粘连，即便是对这类患者POEM也是安全可行的。之前接受过手术或者是已经接受过POEM术的患者同样可以轻松完成再次POEM手术。我们已经完成了11例外科切开肌层手术后的POEM患者、10例POEM术后复发再次接受POEM的患者，均无并发症发生。

3 设备要求

前视内镜，外径为9.8 mm，通常用来做上消化道常规筛查，顶端带有透明帽(DH-28GR，Fujifilm)。顶端透明帽可以在黏膜下层获得良好的视野。利用其顶端平滑的突出，内镜可以轻易穿过黏膜下隧道的狭窄部分。通气孔可以将操作时的烟雾及时扩散出去以提供操作过程中良好的手术视野。

黏膜下注射通常采用0.9%生理盐水加0.3%靛蓝染料。具体浓度亦可依操作者个人习惯进行调整。其可以提供清晰的分离界面以防止食管黏膜损伤。

注射针：第一次黏膜下注射生理盐水需要用25号注射针。之后反复注射不需要针头，在黏膜下空间用喷洒模式即可。

用三角刀(TT刀)(KD-640L，Olympus)来分离黏膜下组织及切开环形肌。KD-640L的最大切除范围为2.6 mm。

用电凝钳(Coagrasper, FD-411QR; Olympus)来进行止血及电凝较大血管。

推荐VIO 300D 高频电发生器 (ERBE, Tübingen, Germany)，其喷射凝固方式可以进行非直接接触式电切，从而能快速轻松地完成黏膜下层的分离操作并减少出血。

操作过程中用CO_2充气机 (UCR; Olympus)进行CO_2注入。配合CO_2注入管(MAJ-1742；Olympus)可以为操作过程提供1.2 L/min流量的注气。内镜下操作过程中的CO_2持续注入可以减少纵隔气肿和气栓的风险。操作过程中，空气注入要关闭，否则空气的压力超过CO_2压力后会形成诸如纵隔气肿或者气腹之类的并发症。注入CO_2很安全，其本身很快就被吸收，能减少操作过程中及操作后的疼痛，缩短恢复时间[3-5]。同时，注入CO_2也常规应用于腹腔镜及胸腔镜手术中，同样安全。

庆大霉素溶液：关闭黏膜切口之前，以庆大霉素40 mg加入生理盐水20 mL稀释后注入创口作为局部应用。

最后需要用止血夹(EZ-CLIP, HX-110QR；DF Olympus)关闭黏膜切口。黏膜切口必须紧密对合以防止食管内容物漏入到纵隔组织。

4 术前评估

患者术前接受全面的体格检查及病史询问，并接受上消化道内镜、实时吞钡食管X线造影(TBE)、CT及高分辨率测压(HRM)等检查。实时吞钡食管X线造影(TBE)检查时嘱患者口服200 mL稀钡，分别于服后1 min、2 min及5 min进行摄片。CT扫描可以评价食管扩张的程度，还可以提供毗邻脏器解剖结构的相关信息。高分辨率测压(HRM)采用常规操作技术[6]，按芝加哥食管压力分级法进行分级[7]。术前对POEM患者按Eckardt症状评分[8](将吞咽困难、反流及胸骨后疼痛按发作次数、体重减轻按公斤数分为0~3级。共分为0~12级，数字越大表示症状越严重)(见附表1)及Vaezi症状评分[9](测量TBE时食管内钡剂存留的高度)进行评价记录。

5 POEM 手术操作技巧

患者术前禁饮食。操作开始前，清除胃内残留食物及液体以保证术中良好的镜下视野，并可以防止麻醉诱导时发生误吸。用工作通道较大的内镜(GIF-1T240, Olympus)进行吸引及生理盐水冲洗直至视野变清晰。不必用抗生素溶液进行冲洗。操作开始前可以静脉输注头孢三代作为预防性用药。

5.1 第一步：气管插管并注入 CO_2

患者取平躺位，全麻。建议应用正压通气以预防严重纵隔气肿的发生。本组病例中，8例发生气腹。手术时需要将腹部暴露以便于及早发现腹胀或腹腔筋膜室综合征(图1)。如果腹胀较明显，用注射针头进行腹穿排气是减轻腹部压力最有效的办法(图2)。

5.2 第二步：建立黏膜下隧道

10 mL生理盐水加0.3%的靛蓝染料注入到黏膜下形成一丘状隆起，然后用三角刀切开黏膜(流程1A)。建议切开点位于食管前壁11点至2点位置。纵行切开一长约2 cm的黏膜切口，内镜便可以进入到黏膜下间隙(内镜电切Q模式，50 W，效能3)。如果患者在手术过程中发现上段1/3的食管出现非正常收缩，那么我们可能需要切开较长一段的食管肌层。长段肌层切开可以有效缓解肥厚的食管环形肌痉挛导致的胸痛。

黏膜下隧道：与ESD操作技术类似，自上而下建立隧道并超过食管胃交界进入胃内3 cm。将ERBE 300D电刀调至喷射凝模式6、50W、效能2模式，使用TT刀(图3)对黏膜下组织进行非接触式游离。分离平面完全位于肌层表面(图3B)(流程1B)。损伤黏膜层会导致出现严重的并发症，因为肌层切开后，黏膜层是食管腔与纵隔组织间唯一的屏障。分离黏膜下层时，可以反复向黏膜下层注射生理盐水从而使分离更容易。隧道的宽度大约相当于食管周径的1/3。

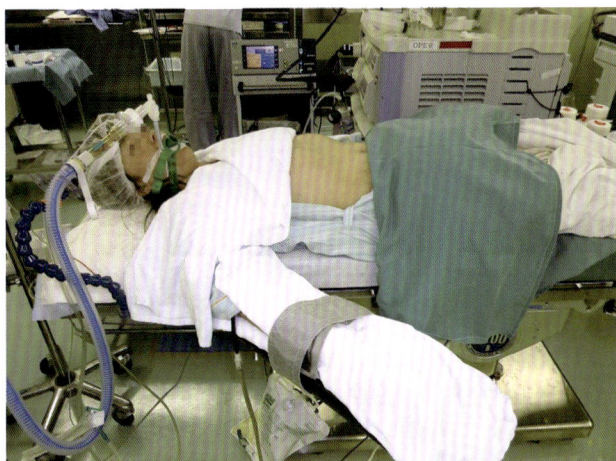

图1 患者体位

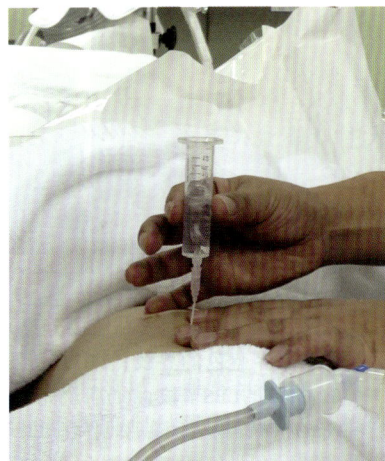

图2 腹部穿刺放气

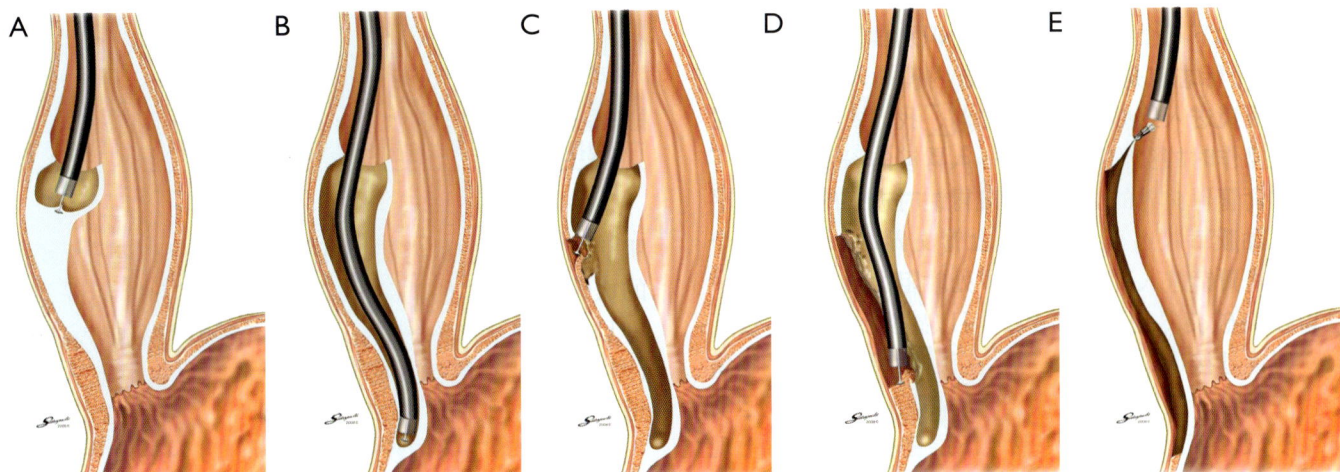

流程1 POEM操作步骤

(A)黏膜层切开；(B)建立黏膜下隧道；(C,D)肌层切开；(E)关闭黏膜创口；(©Inoue H. Showa University Northern Yokohama, 2010)。

criteria of esophageal motility disorders defined in high resolution esophageal pressure topography. Neurogastroenterol Motil, 2012, 24 Suppl 1: 57-65.

[8] Eckardt VF. Clinical presentations and complications of achalasia. Gastrointest Endosc Clin N Am, 2001, 11: 281-292, vi.

[9] Vaezi MF, Baker ME, Achkar E, et al. Timed barium oesophagram: better predictor of long term success after pneumatic dilation in achalasia than symptom assessment. Gut, 2002, 50: 765-770.

[10] Eleftheriadis N, Inoue H, Ikeda H, et al. In vivo observation of aberrant innermost longitudinal muscle bundles in front of the circular muscle layer at the level of the esophagogastric junction during peroral endoscopic myotomy. Gastrointest Endosc, 2013, 78: 676.

[11] Baldaque-Silva F, Marques M, Vilas-Boas F, et al. New transillumination auxiliary technique for peroral endoscopic myotomy. Gastrointest Endosc, 2014, 79: 544-545.

[12] Li H, Linghu E, Wang X. Fibrin sealant for closure of mucosal penetration at the cardia during peroral endoscopic myotomy (POEM). Endoscopy, 2012, 44 Suppl 2 UCTN: E215-E216.

[13] Ling T, Pei Q, Pan J, et al. Successful use of a covered, retrievable stent to seal a ruptured mucosal flap safety valve during peroral endoscopic myotomy in a child with achalasia. Endoscopy, 2013, 45 Suppl 2 UCTN: E63-E64.

[14] Li QL, Zhou PH, Yao LQ, et al. Early diagnosis and management of delayed bleeding in the submucosal tunnel after peroral endoscopic myotomy for achalasia (with video). Gastrointest Endosc, 2013, 78: 370-374.

[15] Swanstrom LL, Kurian A, Dunst CM, et al. Long-term outcomes of an endoscopic myotomy for achalasia: the POEM procedure. Ann Surg, 2012, 256: 659-667.

[16] Simić AP, Radovanović NS, Skrobić OM, et al. Significance of limited hiatal dissection in surgery for achalasia. J Gastrointest Surg, 2010, 14: 587-593.

[17] Khajanchee YS, Kanneganti S, Leatherwood AE, et al. Laparoscopic Heller myotomy with Toupet fundoplication: outcomes predictors in 121 consecutive patients. Arch Surg, 2005, 140: 827-833; discussion 833-834.

[18] Rawlings A, Soper NJ, Oelschlager B, et al. Laparoscopic Dor versus Toupet fundoplication following Heller myotomy for achalasia: results of a multicenter, prospective, randomized-controlled trial. Surg Endosc, 2012, 26: 18-26.

[19] Pasricha PJ, Ravich WJ, Hendrix TR, et al. Intrasphincteric botulinum toxin for the treatment of achalasia. N Engl J Med, 1995, 332: 774-778.

[20] Eckardt VF, Gockel I, Bernhard G. Pneumatic dilation for achalasia: late results of a prospective follow up investigation. Gut, 2004, 53: 629-33.

[21] Ghoshal UC, Rangan M. A review of factors predicting outcome of pneumatic dilation in patients with achalasia cardia. J Neurogastroenterol Motil, 2011, 17: 9-13.

[22] Richter JE. Achalasia - an update. J Neurogastroenterol Motil, 2010, 16: 232-42.

[23] Hungness ES, Teitelbaum EN, Santos BF, et al. Comparison of perioperative outcomes between peroral esophageal myotomy (POEM) and laparoscopic heller myotomy. J Gastrointest Surg, 2013, 17: 228-235.

[24] Teitelbaum EN, Rajeswaran S, Zhang R, et al. Peroral esophageal myotomy (POEM) and laparoscopic Heller myotomy produce a similar short-term anatomic and functional effect. Surgery, 2013, 154: 885-891; discussion 891-892.

[25] Onimaru M, Inoue H, Ikeda H, et al. Peroral endoscopic myotomy is a viable option for failed surgical esophagocardiomyotomy instead of redo surgical heller myotomy: a single center prospective study. J Am Coll Surg, 2013, 217: 598-605.

[26] Eleftheriadis N, Inoue H, Ikeda H, et al. Training in peroral endoscopic myotomy (POEM) for esophageal achalasia. Ther Clin Risk Manag, 2012, 8: 329-342.

[27] Talem D, Mileres OR, Gee DW, et al. Training in per-oral endoscopic myotomy (POEM): cadavers or swine? 53rd SSAT Annual Meeting. San Diago, California, 2012.

[28] Stavropoulos SN, Modayil RJ, Friedel D, et al. The International. Per Oral Endoscopic Myotomy Survey (IPOEMS): a snapshot of the global POEM experience. Surg Endosc, 2013, 27: 3322-3338.

[29] Kurian AA, Dunst CM, Sharata A, et al. Peroral endoscopic esophageal myotomy: defining the learning curve. Gastrointest Endosc, 2013, 77: 719-725.

译者：赵晓华，医学硕士，博士在读。工作于潍坊医学院附属医院胸外科

审校：李高峰、教授，博士研究生导师。昆明医科大学第三附属医院(云南省肿瘤医院)副院长

Cite this article as: Phalanusitthepha C, Inoue H, Ikeda H, Sato H, Sato C, Hokierti C. Peroral endoscopic myotomy for esophageal achalasia. Ann Transl Med 2014;2(3):31. doi: 10.3978/j.issn.2305-5839.2014.02.04

附表1 (译者附录，摘自《2012经口内镜下肌切开术治疗贲门失弛缓症专家共识》)
贲门失弛缓症临床症状评分系统(Eckardt评分)

评分	症状			
	体重减轻(kg)	吞咽困难	胸骨后疼痛	反流
0	无	无	无	无
1	<5	偶尔	偶尔	偶尔
2	5~10	每天	每天	每天
3	>10	每餐	每餐	每餐

注:贲门失弛缓症临床分级如下。

0级：0~1分，Ⅰ级：2~3分，Ⅱ级：4~6分，Ⅲ级：>6分

点评

POEM是一种治疗AC的新技术，它改变了传统的经胸或经腹途径的概念，融入了自然孔壁外的内镜下手术的概念，利用黏膜和肌层之间的空间进行操作。该方法最初由Pasricha等报道在猪的模型中取得成功。2010年日本学者Inoue将该技术首次应用于人，并取得满意的疗效。之后，逐步推广使用于临床，至今仅仅5年多的时间。此术通过内镜下贲门环形肌层切开，最大限度地恢复食管的生理功能并减少手术的并发症，术后早期即可进食，患者食管下括约肌压力(LESP)和食管上括约肌残余压(UESRP)均低于术前，大部分患者术后吞咽困难得到缓解，且反流性食管炎发生率低。POEM术具有无皮肤切口、痛苦小、出血少、手术时间短、恢复特别快等优点。

POEM是治疗AC的新概念、新技术。大量临床案例证明，经POEM术后，大部分患者的梗阻症状得到缓解，短期疗效可靠，长期疗效及远期并发症还在观察中。由于该技术尚处于初级阶段，如何完善操作细节，制定更加完善的手术方案，减少并发症，还需要临床医生不断探索和努力。POEM顺应了微创的理念，相信会在治疗贲门失弛缓症中发挥越来越明显的作用。

——李高峰，教授，博士研究生导师，昆明医科大学第三附属医院(云南省肿瘤医院)副院长

第十章　Barrett 食管浅表癌变的内镜黏膜下剥离术——日本现状及展望

Ryu Ishihara, Sachiko Yamamoto, Noboru Hanaoka, Yoji Takeuchi, Koji Higashino, Noriya Uedo, Hiroyasu Iishi

Department of Gastrointestinal Oncology, Osaka Medical Center for Cancer and Cardiovascular Diseases, 3-3 Nakamichi 1-chome, Higashinari-ku, Osaka 537-8511, Japan

Correspondence to: Ryu Ishihara, MD. Department of Gastrointestinal Oncology, Osaka Medical Center for Cancer and Cardiovascular Diseases, 3-3 Nakamichi 1-chome, Higashinari-ku, Osaka 537-8511, Japan. Email: isihara-ry@mc.pref.osaka.jp.

摘要：Barrett食管癌是西方国家发病率增速最快的恶性肿瘤之一，日本也是如此。对于早期Barrett食管癌的合理治疗方案仍有争议。全食管切除外加局部淋巴结清扫是公认的标准治疗方案。而内镜下治疗作为全食管切除根治术的替代治疗方案正在被评估衡量，因为这种方式术后死亡率最低，同时可以保证患者术后有较高的生活质量。内镜下黏膜切除术(EMR)与内镜黏膜下剥离术(ESD)可以切除肉眼下可见的病变组织并送检以便进一步获取病理分期。EMR受限于被切除肿瘤的大小，较大范围的病变组织需要分成几部分来切除。这种碎片式切除方式存在着较高的局部复发率，或许和这种术式在局部会残存一些散在的肿瘤组织有关。对于早期Barrett食管病变来说，ESD与EMR相比可以获取更大的标本，从而提供更准确的组织类型分析以及较高的根治性切除治愈率，减少局部复发率。ESD之前，需要进行详细的内镜检查以确定肿瘤侵犯的深度以及扩散的范围。通常的做法是先用白光镜检查，随后再进行镜下窄带成像。ESD的操作与胃肠道其他部位的肿瘤操作类似，但是，胃食管交界处窄小的空间以及下段食管环形肌肉的收缩有时会影响手术视野及镜下操作。对Barrett食管癌进行ESD操作需要娴熟的内镜操作技巧，比如内镜翻转。之前报道显示ESD可以达到80%的根治性切除率。虽然短期随访显示了良好的结果，但是对于ESD治疗Barrett食管癌的远期效果，我们还需要一项大规模的长期随访研究。

关键词：Barrett食管癌；Barrett食管(BE)；内镜下切除；内镜黏膜下剥离术(ESD)；内镜下治疗

View this article at: http://www.atmjournal.org/article/view/3534/4377

1 Barrett 食管 (BE) 癌

1950年最先有人描述Barrett食管(BE)[1]，一般认为它是胃食管长期反流性疾病所导致的一种慢性并发症，患者可以表现或不表现出明显症状[2]。每年由BE引起的腺癌发病率为0.12%~0.50%[3-7]。Barrett食管的发病率分布存在其地理位置的差异，西方国家远远高于东方[8]。伴随着西方国家Barrett食管的高发病率，其Barrett食管癌发病率是东方国家的4倍[9]。然而，也有研究表明：随着亚洲国家幽门螺杆菌感染的控制以及饮食习惯的西方化，未来其Barrett食管及Barrett食管癌的发病率也会增加[10-11]。

2 日本 Barrett 食管现状

Barrett食管通常定义为远端食管复层鳞状上皮的柱状上皮化生[12]。在日本，Barrett食管的诊断并不要求有组织学确认的肠上皮化生。日本也很少有关于Barret食管流行病学和Barrett食管癌发病率的报道。根据胃食管交界以上柱状上皮的化生程度，Barrett食管通常分为两种类型：（Ⅰ）长段型：柱状上皮化生范围≥3 cm；（Ⅱ）短段型：柱状上皮化生范围<3 cm[13]。由于日本患者中长段型（≥3 cm）的发病率非常低[11]，大多数的食管腺癌来源于短段型Barrett食管。Barrett食管的癌变几率随Barrett食管累及长度的增加而增加，因此，长段Barrett食管患者较短段Barrett食管患者更容易罹患腺癌[14]。例如在西班牙的一项队列研究当中，长段型Barrett食管癌的癌变几率为0.57%，而短段型仅为0.26%[15]。

3 Barrett 食管癌的治疗

Barrett食管癌的生存率与其疾病分期有关。局部进展期的癌变患者5年生存率仅为20%左右[16-17]。因此Barrett食管癌的早期诊断及治疗显得尤其重要[18-19]。对Barrett食管患者进行严密监测、活组织检查可以早期发现异常增生的黏膜及癌变组织[20]。

Barrett食管早期癌变的合理治疗方案仍存在争议。全食管切除+局部淋巴结清扫术一直被视为标准的治疗方案。除了可以完全切除Barrett食管病变的整个食管之外，全食管切除术可以清扫一些潜在的蕴含扩散风险的淋巴结组织。然而，全食管切除术死亡率高达4%~19%[21]，术后并发症发生率亦高达20%~47%[22]，除此以外，术后患者的生活质量大大下降[23]。鉴于早期食管癌极低的远处转移率，而外科手术又有如此高的死亡率及并发症发生率，我们把目光转向了这些新兴的微创治疗手段。

这些新兴的技术手段包括内镜下治疗以及微创外科手术，至于哪种方式在降低围术期死亡率及提高生活质量上更有优势，我们仍然在评估摸索。虽然有关T1期病变发生远处转移几率的数据还不多，但我们通过手术切除标本研究显示，这种几率在T1a期为0.0%~1.3%，T1b期为18.0%~22.0%[24-26]。如此低的远处转移率为我们提供了依据：对于T1a期、仅仅局限于黏膜层的Barrett食管癌患者以及高度不典型增生患者，内镜下治疗可以治愈。内镜下治疗手段又进一步细分为组织保留和非

组织保留两种。内镜下黏膜切除术(ESD)与镜下黏膜剥离术(EMR)可以保留组织标本，而热疗、光动力治疗及放疗只是破坏BE病变组织，无法获取标本[27-29]。镜下消融技术比如光动力、射频消融及冷冻疗法均显示了较好的效果，而有些技术手段如氩等离子凝固术、多电极电凝术及激光治疗术不是当前主流疗法，因为远期复发率较高，所以使用频率并不高。根据美国治疗指南的推荐，镜下根治性切除术不但要求切除一切肉眼可见的病变组织，之后还要对残留的Barrett食管黏膜进行消融术[30]。然而这种治疗方案在日本并没有普遍应用，因为在日本人群中，术后残存的Barrett食管黏膜发生癌变的风险并不确定。

4 Barrett 食管癌的内镜黏膜下剥离术 (ESD) 与内镜下黏膜切除术 (EMR)

内镜黏膜下剥离术(ESD)与内镜下黏膜切除术(EMR)可以切除肉眼所见病变组织，将切除组织做病理检查，有助于对疾病进行准确分期。如果发现有黏膜下浸润，患者需要接受外科手术切除，因为这类病变容易发生转移。如果病变深度仅仅局限于黏膜层并且切缘阴性，镜下切除可以达到治愈，因为这类病变很少有淋巴结转移。值得注意的是，与内镜下切除有关、可能发生的绝大多数并发症几乎都可以通过内镜来处理[31-33]。

内镜下黏膜切除术(EMR)采取的技术措施包括：透明前端帽的应用、双通道内镜以及镜下套扎术。这些措施的采用取决于被切除组织的大小，较大病变需要分成多块处理。此外，对于较大病变的划分往往不能精确把握，可能会切除一些非肿瘤性黏膜。对切成小块的病变累及深度的评估也不能十分精确。对一些样本的病变评估往往不能精确辨别出肿瘤的真正边缘，无法保证切缘完全阴性。因此，这种镜下碎块处理方式容易残留一些小的肿瘤组织，直接导致了其较高的局部复发率[34-37]。在一项临床实验中，病变直径小于20 mm的患者只有30%获得完全性切除(切缘阴性)[36]。必要时需要多次行内镜下黏膜切除术(EMR)才能获得局部的完全切除。如果不对局部残余的非增生型Barrett食管黏膜进行处理的话，有10%~30%的病例会局部复发[34-36,38,39]。

对于早期Barrett食管癌患者，ESD相对于EMR可以获取更大的组织标本，得到更加准确的病理分期分析，提高根治性切除治愈的比例，降低复发风险。以亚洲国家为主已经将类似方法越来越多地应用于早期胃肠道肿

瘤的治疗。针对ESD和EMR对早期病变的治疗尚缺乏大型的前瞻性随机对照研究，已有一些回顾性研究结果的报道[40-42]。最新的一项针对非随机研究的荟萃分析表明：对于早期胃肠道肿瘤，在根治性切除率及治愈率方面，ESD要优于EMR，但ESD手术时间更长、出血及穿孔的几率更高一些[43]。因为对于Barrett食管行ESD的资料较少，下面介绍一下我们对日本治疗标准实践的一些观点。

5　ESD之前的内镜检查

ESD操作之前要进行细致的内镜检查以确定病变浸润的深度及累及的范围。初期的检查在白光镜下进行(图1)。通过病灶的颜色、隆起、凹陷以及僵硬程度来判断癌症浸润的深度。通过黏膜红色斑片、表面不规则改变、轻度隆起以及轻度凹陷等镜下表现来判断病灶累及的范围。普通白光镜检查后通常要进一步进行放大窄带成像观察。局部播散的黏膜在窄带成像下通常会表现出黏膜表面的形态不规则以及血管的形态不规则(图2)。镜下对于癌变的纵向侵犯范围常较难辨别，因为癌变病灶的边缘不是非常清晰而且癌变可以沿鳞状上皮下进行播散。如果这两种方法均无法确定病灶的切缘，那么必要时可通过活检来协助判断。白光镜成像及窄带成像也用来筛查伴发病灶。自发荧光成像虽然也可以应用，但在日本对于Barrett食管癌变的诊治却较少与随机活检联合应用。

6　ESD的指征

如果术前检查发现病变属于高度不典型增生或者黏膜癌变，那么就需要接受ESD。对于肿瘤浸润深度的评估要依赖于术后切除标本的组织病理学检查。当病变属于高度不典型增生或癌变局限于黏膜固有层，那么ESD可以达到治愈。而如果病变侵及黏膜肌层，潜在转移的风险就比较大，是否需要进一步根治性手术切除则需要视患者身体状况而定。如果组织学已经明确有黏膜下侵犯，则通常需要接受外科根治性切除。小于食管周径2/3的病变属于ESD的治疗指征。大于周径2/3的病变虽然也可以用ESD来处理，但是术后很容易发生狭窄，因此更倾向于用外科手术来处理。

7　ESD操作步骤

通常在病变外周2~3 mm处做点状标记。然而，Barrett食管癌变的边缘有时不清晰，不容易判断，对于这些病灶，就在外周5~10 mm处做标记。如果病变口侧切缘距离鳞状上皮比较近，那么一定要在病灶10 mm以外做标记，因为肿瘤可以沿鳞状上皮下扩散(图3)。可用甘油果糖或透明质酸钠溶液注入黏膜下层，从标记点外侧切除黏膜。在食管下段，大多数黏膜下血管垂直走行。横向切除黏膜容易切断纵向走行的血管而导致出血。所以要谨慎游离黏膜下层直至病变完全切除(图4，图5)。此部分操作难度较大，要求操作者具备熟练的

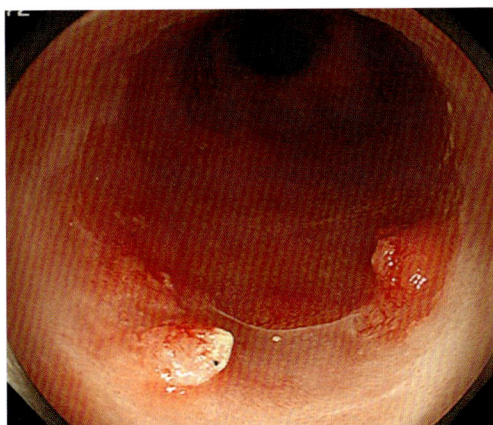

图1　镜下Barrett食管癌变图像：局部小的隆起及轻度红斑样改变

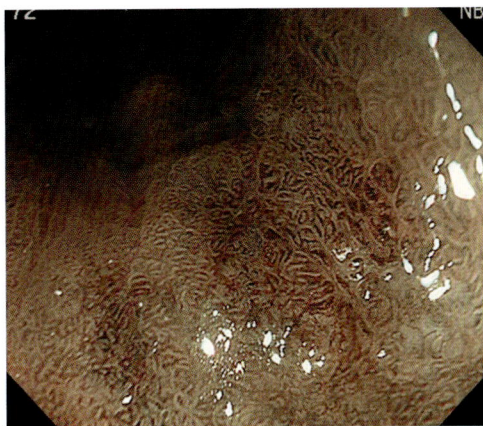

图2　轻度红斑样改变经窄带成像后可见黏膜表面形态不规则

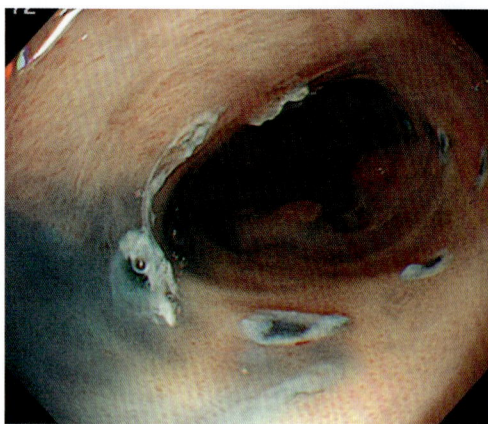

图 3　Barrett 食管癌镜下标记后的图像

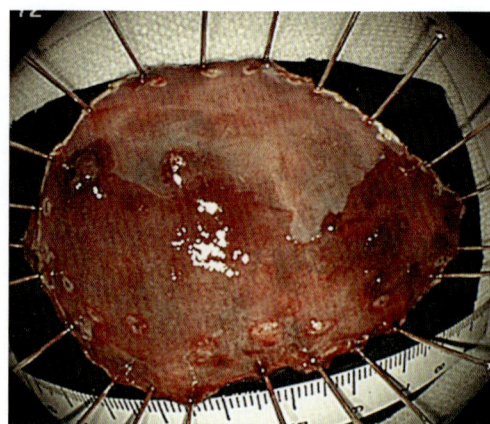

图 5　镜下切除标本图像

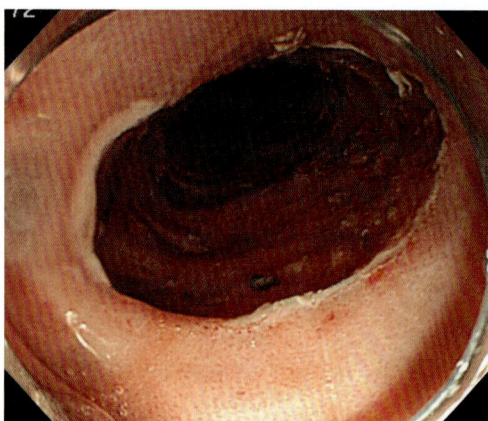

图 4　镜下黏膜下切除后的食管溃疡样创面

专业操作技能。日本大多数Barrett食管癌来源于短段型Barrett食管，所以肿瘤通常位于胃食管交界处。胃食管交界处狭窄的空间以及下段食管环形肌的收缩容易干扰操作视野，影响内镜操作。这就需要精准的镜下操控，必要时采取翻转镜头等操作技巧。

8　ESD 相关并发症的处理

内镜下切除常见的并发症包括管腔狭窄、出血以及穿孔。穿孔可以通过镜下套扎处理，出血一般用止血钳电凝。管腔狭窄的发生率随切除范围的增加而增加。超过3/4周径的黏膜切除以后，狭窄的几率显著增加[44]。之前一般通过镜下球囊反复扩张来处理ESD术后的狭窄。然而据报道，通过注射曲安西龙[45-46]或口服强的松[47]可降低大范围黏膜切除术后狭窄的发生率。

9　Barrett 食管内镜黏膜下剥离术后的远期效果

目前仅有2篇关于ESD治疗Barrett食管癌病例报告的英文文献[48-49]，4篇同行评议的有关ESD治疗胃食管交界处肿瘤的文献[50-53]。Barrett食管癌应该是包括在胃食管交界肿瘤之内的，但是这些文献并没有具体说明Barrett食管癌案例的数量。还有几篇非同行评议的日文文献，报道了5~6例Barrett食管癌患者[54-55]。这几篇日语文献描述了术后的近期效果。有80%~83%的病灶获得整块切除，80%~83%的患者整块切除并且切缘阴性。

将外科手术切除与内镜下切除的远期生存率作比较能够让我们更好地判断治疗方案效果的好坏。虽然随机对照研究可以提供更有说服力的依据，但是实施起来难度太大。主要是由于Barrett食管癌病例数太少，同时也很难做到随机性地将患者分到这两种截然不同的治疗队列当中。从现有的文献来看，对于早期食管癌，内镜下治疗的远期效果(包括中位无瘤生存期)与外科手术治疗的效果相当，且术后并发症更少[37,56-58]。ESD能够提供准确的病理分期，较低的远期复发率。我们期待以ESD为基础的治疗方案能够让Barrett食管癌患者获得更好的治疗效果。之前文献报道的近期效果良好，但对于ESD治疗Barrett食管癌的远期效果，我们还需要一项长期的大规模随访研究来加以证实。

声明

本文作者宣称无任何利益冲突。

参考文献

[1] Barrett NR. Chronic peptic ulcer of the oesophagus and 'oesophagitis'. Br J Surg, 1950, 38: 175-182.

[2] Lieberman DA, Oehlke M, Helfand M. Risk factors for Barrett's esophagus in community-based practice. GORGE consortium. Gastroenterology Outcomes Research Group in Endoscopy. Am J Gastroenterol, 1997, 92: 1293-1297.

[3] Hvid-Jensen F, Pedersen L, Drewes AM, et al. Incidence of adenocarcinoma among patients with Barrett's esophagus. N Engl J Med, 2011, 365: 1375-1383.

[4] Wani S, Falk G, Hall M, et al. Patients with nondysplastic Barrett's esophagus have low risks for developing dysplasia or esophageal adenocarcinoma. Clin Gastroenterol Hepatol, 2011, 9: 220-227; quiz e26.

[5] Drewitz DJ, Sampliner RE, Garewal HS. The incidence of adenocarcinoma in Barrett's esophagus: a prospective study of 170 patients followed 4.8 years. Am J Gastroenterol, 1997, 92: 212-215.

[6] Shaheen NJ, Crosby MA, Bozymski EM, et al. Is there publication bias in the reporting of cancer risk in Barrett's esophagus? Gastroenterology, 2000, 119: 333-338.

[7] Hameeteman W, Tytgat GN, Houthoff HJ, et al. Barrett's esophagus: development of dysplasia and adenocarcinoma. Gastroenterology, 1989, 96: 1249-1256.

[8] Shaheen NJ, Richter JE. Barrett's oesophagus. Lancet, 2009, 373: 850-861.

[9] Brown LM, Devesa SS, Chow WH. Incidence of adenocarcinoma of the esophagus among white Americans by sex, stage, and age. J Natl Cancer Inst, 2008, 100: 1184-1187.

[10] Wu JC. Gastroesophageal reflux disease: an Asian perspective. J Gastroenterol Hepatol, 2008, 23: 1785-1793.

[11] Hongo M, Nagasaki Y, Shoji T. Epidemiology of esophageal cancer: Orient to Occident. Effects of chronology, geography and ethnicity. J Gastroenterol Hepatol, 2009, 24: 729-735.

[12] American Gastroenterological Association, Spechler SJ, Sharma P, et al. American gastroenterological association medical position statement on the management of Barrett's esophagus. Gastroenterology, 2011, 140: 1084-1091.

[13] Sharma P, Morales TG, Sampliner RE. Short segment Barrett's esophagus--the need for standardization of the definition and of endoscopic criteria. Am J Gastroenterol, 1998, 93: 1033-1036.

[14] Thomas T, Abrams KR, De Caestecker JS, et al. Meta analysis: cancer risk in Barrett's oesophagus. Aliment Pharmacol Ther, 2007, 26: 1465-1477.

[15] Alcedo J, Ferrández A, Arenas J, et al. Trends in Barrett's esophagus diagnosis in southern Europe: implications for surveillance. Dis Esophagus, 2009, 22: 239-248.

[16] Gillison EW, Powell J, Mcconkey CC, et al. Surgical workload and outcome after resection for carcinoma of the oesophagus and cardia. Br J Surg, 2002, 89: 344-348.

[17] Liu JF, Wang QZ, Hou J. Surgical treatment for cancer of the oesophagus and gastric cardia in Hebei, China. Br J Surg, 2004, 91: 90-98.

[18] Inadomi JM, Sampliner R, Lagergren J, et al. Screening and surveillance for Barrett esophagus in high-risk groups: a cost-utility analysis. Ann Intern Med, 2003, 138: 176-186.

[19] Sharma P, Sidorenko EI. Are screening and surveillance for Barrett's oesophagus really worthwhile? Gut, 2005, 54 Suppl 1: i27-i32.

[20] Abela JE, Going JJ, Mackenzie JF, et al. Systematic four-quadrant biopsy detects Barrett's dysplasia in more patients than nonsystematic biopsy. Am J Gastroenterol, 2008, 103: 850-855.

[21] Swisher SG, Deford L, Merriman KW, et al. Effect of operative volume on morbidity, mortality, and hospital use after esophagectomy for cancer. J Thorac Cardiovasc Surg, 2000, 119: 1126-1132.

[22] Begg CB, Cramer LD, Hoskins WJ, et al. Impact of hospital volume on operative mortality for major cancer surgery. JAMA, 1998, 280: 1747-1751.

[23] Barr H. High-grade dysplasia in Barrett's oesophagus. The case against oesophageal resection. Ann R Coll Surg Engl, 2007, 89: 586-588.

[24] Stein HJ, Feith M, Bruecher BL, et al. Early esophageal cancer: pattern of lymphatic spread and prognostic factors for long-term survival after surgical resection. Ann Surg, 2005, 242: 566-573, discussion 573-575.

[25] Leers JM, Demeester SR, Oezcelik A, et al. The prevalence of lymph node metastases in patients with T1 esophageal adenocarcinoma a retrospective review of esophagectomy specimens. Ann Surg, 2011, 253: 271-278.

[26] Barbour AP, Jones M, Brown I, et al. Risk stratification for early esophageal adenocarcinoma: analysis of lymphatic spread and prognostic factors. Ann Surg Oncol, 2010, 17: 2494-2502.

[27] Sharma VK, Jae Kim H, Das A, et al. Circumferential and focal ablation of Barrett's esophagus containing dysplasia. Am J Gastroenterol, 2009, 104: 310-317.

[28] Shaheen NJ, Sharma P, Overholt BF, et al. Radiofrequency ablation in Barrett's esophagus with dysplasia. N Engl J Med, 2009, 360: 2277-2288.

[29] Pech O, Gossner L, May A, et al. Long-term results of photodynamic therapy with 5-aminolevulinic acid for superficial Barrett's cancer and high-grade intraepithelial neoplasia. Gastrointest Endosc, 2005, 62: 24-30.

[30] Spechler SJ, Sharma P, Souza RF, et al. American Gastroenterological Association technical review on the

management of Barrett's esophagus. Gastroenterology, 2011, 140: e18-e52; quiz e13.

[31] Seewald S, Akaraviputh T, Seitz U, et al. Circumferential EMR and complete removal of Barrett's epithelium: a new approach to management of Barrett's esophagus containing high-grade intraepithelial neoplasia and intramucosal carcinoma. Gastrointest Endosc, 2003, 57: 854-859.

[32] Peters FP, Kara MA, Rosmolen WD, et al. Stepwise radical endoscopic resection is effective for complete removal of Barrett's esophagus with early neoplasia: a prospective study. Am J Gastroenterol, 2006, 101: 1449-1457.

[33] Chennat J, Konda VJ, Ross AS, et al. Complete Barrett's eradication endoscopic mucosal resection: an effective treatment modality for high-grade dysplasia and intramucosal carcinoma--an American single-center experience. Am J Gastroenterol, 2009, 104: 2684-2692.

[34] Ell C, May A, Gossner L, et al. Endoscopic mucosal resection of early cancer and high-grade dysplasia in Barrett's esophagus. Gastroenterology, 2000, 118: 670-7.

[35] Peters FP, Kara MA, Rosmolen WD, et al. Endoscopic treatment of high-grade dysplasia and early stage cancer in Barrett's esophagus. Gastrointest Endosc, 2005, 61: 506-514.

[36] Ell C, May A, Pech O, et al. Curative endoscopic resection of early esophageal adenocarcinomas (Barrett's cancer). Gastrointest Endosc, 2007, 65: 3-10.

[37] Pech O, Behrens A, May A, et al. Long-term results and risk factor analysis for recurrence after curative endoscopic therapy in 349 patients with high-grade intraepithelial neoplasia and mucosal adenocarcinoma in Barrett's oesophagus. Gut, 2008, 57: 1200-1206.

[38] May A, Gossner L, Pech O, et al. Local endoscopic therapy for intraepithelial high-grade neoplasia and early adenocarcinoma in Barrett's oesophagus: acute-phase and intermediate results of a new treatment approach. Eur J Gastroenterol Hepatol, 2002, 14: 1085-1091.

[39] Behrens A, May A, Gossner L, et al. Curative treatment for high-grade intraepithelial neoplasia in Barrett's esophagus. Endoscopy, 2005, 37: 999-1005.

[40] Ishihara R, Iishi H, Uedo N, et al. Comparison of EMR and endoscopic submucosal dissection for en bloc resection of early esophageal cancers in Japan. Gastrointest Endosc, 2008, 68: 1066-1072.

[41] Oka S, Tanaka S, Kaneko I, et al. Advantage of endoscopic submucosal dissection compared with EMR for early gastric cancer. Gastrointest Endosc, 2006, 64: 877-883.

[42] Takahashi H, Arimura Y, Masao H, et al. Endoscopic submucosal dissection is superior to conventional endoscopic resection as a curative treatment for early squamous cell carcinoma of the esophagus (with video) Gastrointest Endosc, 2010, 72: 255-264, 264.e1.

[43] Cao Y, Liao C, Tan A, et al. Meta-analysis of endoscopic submucosal dissection versus endoscopic mucosal resection for tumors of the gastrointestinal tract. Endoscopy, 2009, 41: 751-757.

[44] Ono S, Fujishiro M, Niimi K, et al. Predictors of postoperative stricture after esophageal endoscopic submucosal dissection for superficial squamous cell neoplasms. Endoscopy, 2009, 41: 661-665.

[45] Hashimoto S, Kobayashi M, Takeuchi M, et al. The efficacy of endoscopic triamcinolone injection for the prevention of esophageal stricture after endoscopic submucosal dissection. Gastrointest Endosc, 2011, 74: 1389-1393.

[46] Hanaoka N, Ishihara R, Takeuchi Y, et al. Intralesional steroid injection to prevent stricture after endoscopic submucosal dissection for esophageal cancer: a controlled prospective study. Endoscopy, 2012, 44: 1007-1011.

[47] Yamaguchi N, Isomoto H, Nakayama T, et al. Usefulness of oral prednisolone in the treatment of esophageal stricture after endoscopic submucosal dissection for superficial esophageal squamous cell carcinoma. Gastrointest Endosc, 2011, 73: 1115-1121.

[48] Hoteya S, Matsui A, Iizuka T, et al. Comparison of the clinicopathological characteristics and results of endoscopic submucosal dissection for esophagogastric junction and non-junctional cancers. Digestion, 2013, 87: 29-33.

[49] Ikeda K, Isomoto H, Oda H, et al. Endoscopic submucosal dissection of a minute intramucosal adenocarcinoma in Barrett's esophagus. Dig Endosc, 2009, 21: 34-36.

[50] Yoshinaga S, Gotoda T, Kusano C, et al. Clinical impact of endoscopic submucosal dissection for superficial adenocarcinoma located at the esophagogastric junction. Gastrointest Endosc, 2008, 67: 202-209.

[51] Hirasawa K, Kokawa A, Oka H, et al. Superficial adenocarcinoma of the esophagogastric junction: long-term results of endoscopic submucosal dissection. Gastrointest Endosc, 2010, 72: 960-966.

[52] Kakushima N, Yahagi N, Fujishiro M, et al. Efficacy and safety of endoscopic submucosal dissection for tumors of the esophagogastric junction. Endoscopy, 2006, 38: 170-174.

[53] Omae M, Fujisaki J, Horiuchi Y, et al. Safety, efficacy, and long-term outcomes for endoscopic submucosal dissection of early esophagogastric junction cancer. Gastric Cancer, 2013, 16: 147-154.

[54] Hayashi S, Aoki H, Yano M, et al. Case series of Barrett's esophageal cancer treated by endoscopic submucosal dissection. Journal of Tokushima Prefectural Central Hospital, 2013, 34:

53-58.

[55] Fumizono U, Fujisaki J, Imai M, et al. Five cases of Barrett's esophageal cancer treated by endoscopic submucosal dissection. Progress of Digestive Endoscopy, 2010, 77: 31-34.

[56] Prasad GA, Wu TT, Wigle DA, et al. Endoscopic and surgical treatment of mucosal (T1a) esophageal adenocarcinoma in Barrett's esophagus. Gastroenterology, 2009, 137: 815-823.

[57] Pech O, Bollschweiler E, Manner H, et al. Comparison between endoscopic and surgical resection of mucosal esophageal adenocarcinoma in Barrett's esophagus at two high-volume centers. Ann Surg, 2011, 254: 67-72.

[58] Das A, Singh V, Fleischer DE, et al. A comparison of endoscopic treatment and surgery in early esophageal cancer: an analysis of surveillance epidemiology and end results data. Am J Gastroenterol, 2008, 103: 1340-1345.

译者：赵晓华，医学硕士，博士在读，中华医学会胸外科学会山东省分会青年委员
审校：朱成楚，温州医科大学附属台州医院，心胸外科教授、硕士生导师

Cite this article as: Ishihara R, Yamamoto S, Hanaoka N, Takeuchi Y, Higashino K, Uedo N, Iishi H. Endoscopic submucosal dissection for superficial Barrett's esophageal cancer in the Japanese state and perspective. Ann Transl Med 2014;2(3):24. doi: 10.3978/j.issn.2305-5839.2014.02.03

第十一章　Barrett食管肿瘤的内镜下治疗

Thomas J. Watson

Division of Thoracic and Foregut Surgery, Department of Surgery, University of Rochester School of Medicine and Dentistry, Rochester, NewYork, USA
Correspondence to: Thomas J. Watson, MD, FACS, Associate Professor of Surgery. Chief, Division of Thoracic and Foregut Surgery, University of Rochester School of Medicine and Dentistry, 601 Elmwood Avenue, Box Surgery, Rochester, New York 14642, USA. Email: Thomas_watson@urmc.rochester.edu.

摘要：近年来，Barrett食管(BE)相关重度不典型增生(HGD)及黏膜内腺癌(IMC)等早期食管恶性肿瘤的治疗规范正在发生革命性的变化。随着内镜下消融技术的引入和普及，以及内镜下黏膜切除术(EMR)的成熟，目前大部分Barrett食管(BE)相关的早期食管恶性肿瘤均可以在内镜下治疗。因此，过去认为必须接受食管切除术的患者不再需要经受这一重大的外科手术过程，从而无需面对手术带来的各种难以避免不良后果，包括潜在的死亡风险，以及长期的胃肠功能障碍。食管外科医生必须了解内镜下治疗的适应证、局限性及潜在的问题，以便在临床治疗中恰当的应用。

关键词：内镜外科手术；Barrett食管(BE)；食管切除术

View this article at: http://dx.doi.org/10.3978/j.issn.2072-1439.2014.03.35

1　前言

食管癌是一种治愈率低而死亡率极高的恶性肿瘤。根据2014年美国癌症学会(American CancerSociety)发布的数据预测，食管癌患者的5年生存率仅为17%[1]。与其他消化道恶性肿瘤类似，早期食管癌一般没有任何症状。因此，大部分食管癌患者一旦出现了明显的临床症状，病情就已经进展到不能治愈的程度。胃食管反流病(GERD)，Barrett食管[BE]和食管腺癌(EAC)之间的关系已经明确[2]。时至今日，Barrett食管(BE)相关的早期食管恶性肿瘤，包括重度不典型增生(HGD)[也被称为重度上皮内瘤变(HGIN)或原位癌(CIS)]，以及黏膜内腺癌(IMC)，已有了被治愈的可能。同时，进展期食管腺癌的治愈也有了一线希望。由于表1所列的多种原因，可治愈的早期食管恶性肿瘤的检出率正在逐渐增加。由于早期食管癌患者的长期生存率较高，因此，在确保能够治愈的前提下，应更多地考虑早期食管恶性肿瘤患者的生活质量，以决定治疗策略的选择。

随着早期食管恶性肿瘤的检出率不断提高，以及能够将其治愈的内镜下治疗技术的相应发展。Barrett食管(BE)相关的早期食管恶性肿瘤的治疗规范发生了革命性的变化。仅在几年前，Barrett食管(BE)相关重度不典型增生(HGD)和黏膜内腺癌(IMC)患者还需要接受只有专业外科团队才能胜任的食管切除术，而且必须通过良好的术前评估来明确手术适应证并排除禁忌才能实施手术。随着内镜下治疗的兴起，绝大多数的此类患者不再需要接受复杂的食管切除手术。美国胃肠病学

表1 导致早期食管腺癌检出率增加的因素
• 上消化道内镜对前兆症状的检查
• 认识到胃食管反流病(GERD)是导致BE潜在原因，而BE是恶性病变的前兆，并可能导致食管腺癌
• 针对BE规范化的筛选和监测，以发现食管恶性肿瘤的早期征象
• 针对BE相关不典型增生或侵袭性肿瘤建立规范化的病理活检
• 内镜下成像技术(如，窄谱成像，激光共聚焦显微成像)，生物染色技术的发展，使得可能存在早期恶性肿瘤的黏膜病变能够被发现

BE，Barrett食管。

会(AmericanGastroenterological Association)近期发布的指南建议，绝大多数Barrett食管(BE)相关重度不典型增生(HGD)的患者应当以内镜下切除或消融术为首选的治疗手段[3]。由于广泛使用了安全有效的内镜下治疗技术，过去认为必须接受食管切除术的患者不再需要经受这一重大的外科手术过程，从而无需面对手术带来的各种难以避免不良后果，包括潜在的死亡风险，以及长时间的胃肠功能障碍。

2 针对早期食管恶性肿瘤的食管切除术

在过去几十年中，食管切除术一直是Barrett食管(BE)相关重度不典型增生(HGD)和黏膜内腺癌(IMC)的标准治疗手段。因此，该手术的适应证、手术技巧、围手术期处理、治愈率，以及食管切除再重建术后患者的长期生存质量已经被广泛地研究和阐明。近年来，针对早期食管恶性肿瘤的治疗理念不断更新，医生们应该留心比较传统外科手术治疗和内镜下治疗的差异。在治疗早期食管恶性肿瘤的过程中，医生有时会高估内镜下治疗的风险，导致适用内镜下治疗的患者没有接受这种治疗。另一方面，某些早期食管癌的侵袭性被医生低估而采用了内镜下治疗，导致本来可以治愈的早期食管癌继续进展或多发转移。

Barrett食管(BE)相关重度不典型增生(HGD)需要采用食管切除治疗是基于以下两个基本理由：1)术前诊断为重度不典型增生(HGD)的患者，经食管切除手术后，病理诊断显示约37%具有潜在侵袭性[4]；2)如果存在重度不典型增生(HGD)的Barrett食管(BE)不被切除，短期至中期发展为侵袭性食管癌的可能性很大。因此，食管切除被用于治疗和预防侵袭性食管肿瘤。然而，针对黏膜下病变而采用食管切除术时，需要权衡病变的侵袭性、围手术期并发症发生率、术后死亡率、恢复时间和对长期生活质量的影响。因而，针对微小病变而采用食

管切除术被认为是"激进的预防"[5]。

幸运的是，几十年来食管切除术的并发症发生率和死亡率正在逐渐下降，并可能会继续下降。一些大样本的研究报告指出，食管切除术围手术期死亡率约为9%或更高[6-8]。这些数据反映了过去十几年中非专科医疗中心实施食管切除术治疗各期食管癌的结果。然而，这些结果不能用于和内镜下治疗食管癌相比，因为内镜下治疗食管癌开展得较晚，且仅在专科医疗中心中用以治疗早期食管癌。

更具可比性的是食管切除术治疗早期食管癌的相关研究。一项2007年的回顾性调查显示，1987年至2007年食管切除术治疗早期食管癌的围手术期死亡率仅为0.94%，为食管切除术治疗各期食管癌围手术期死亡率的1/10。另一方面，对于淋巴结转移可能性低、治愈可能性大的早期食管癌，医生们应考虑采用食管内翻剥脱术(THE)[9]、微创食管切除术(MIE)[10]、保留迷走神经的食管切除术(VSE)[11]等手术方式，以避免其他创伤更大的手术方式造成的并发症和对消化系统长期的不良影响。

3 早期食管癌的内镜下治疗

3.1 内镜下黏膜切除术 (EMR)

Inoue，Endo等日本外科医生最先提出采用内镜下黏膜切除术治疗浅表的食管鳞状上皮癌[12]。这项技术是在黏膜下层和固有肌层进行分离，切除的标本包含黏膜层和黏膜下层。因此，尽管使用"内镜下黏膜切除术(EMR)"这个词来描述这项技术已经被广泛接受，但"内镜下切除(ER)"这个词似乎更恰当。

对接受食管切除及区域淋巴结清扫术的早期食管鳞状上皮癌患者的研究发现，此类患者发生肿瘤播散和淋巴结转移的风险很小。因此，内镜下治疗早期食管鳞状上皮癌这种侵袭性不大的肿瘤是可靠的。在日

本，内镜下黏膜切除术(EMR)的适用指征为：肿瘤直径≤30 mm，表面覆盖范围不超过食管周径的一半，未侵袭固有肌层、淋巴和静脉[12]。

欧洲和美国的医生将内镜下黏膜切除术(EMR)用于Barrett食管(BE)相关的不规则或孤立的黏膜新生物活检，并且用于治疗可能治愈的小范围的重度不典型增生(HGD)及黏膜内腺癌(IMC)。内镜下黏膜切除术(EMR)主要适用于以下两种情况：1)通过精确的取材活检判断肿瘤的分化程度及分期，为后续治疗提供指导，尤其适合于微小的不规则或孤立的黏膜新生物活检；2)对于区域淋巴结转移或远处转移风险较低的黏膜新生物进行治疗性切除，同时可以对新生物周围化生或不典型增生的黏膜进行消融治疗。可以采用的技术包括射频(RF)消融，冷冻疗法、氩离子凝固(APC)、多极电凝(MPEC)或光动力疗法(PDT)。

除了消融治疗以外，内镜下黏膜切除术(EMR)提供的标本可用于充分的组织病理学评估，包括评估肿瘤的侵袭性、浸润深度、分化程度、淋巴和血管浸润情况，以及切缘的病变状况。与传统的活检及影像学(如食管内镜超声)检查相比，内镜下黏膜切除(EMR)提供的标本提高了对早期食管癌分期的准确性。食管内镜超声(EUS)常被用于食管腺癌(EAC)浸润深度的评价，特别是体积较大的T3或T4期肿瘤。对于浅表的或黏膜下的肿瘤，其差异性是微米级的，而超声的分辨率无法达到这个水平。因此，此时超声内镜的评价非常不精确。

食管腺癌(EAC)具有区域淋巴结转移的倾向，其转移的可能性取决于肿瘤浸润深度。对于接受食管切除及区域淋巴结清扫术的食管腺癌(EAC)患者的研究也表明，淋巴结转移的发生率和肿瘤浸润深度有密切的关系。仅限于上皮内的新生物(HGD/HGIN/CIS)没有淋巴结转移的可能。浸润至黏膜固有层或黏膜肌层的侵袭性的肿瘤(IMC；T1)发生淋巴结转移的可能性很小，为2%~5%[13-18]。当食管腺癌(EAC)经过黏膜肌层浸润至黏膜下层时(黏膜下癌，T1b)，发生淋巴结转移的可能性达25%。因此，黏膜肌层是淋巴结转移的屏障。当肿瘤浸润至固有肌层以下时，淋巴结转移的风险高达50%~80%。

关于内镜下治疗早期食管恶性肿瘤，目前已达成的共识是：内镜下治疗适用于病变仅限于上皮层或黏膜层，淋巴结转移或远处转移可能性低肿瘤。另一方面，当黏膜下食管癌患者接受食管切除术存在较高的风险时，内镜下黏膜切除术(EMR)可认为是最佳治疗选择，尽管存在潜在的淋巴结转移风险。

3.2 内镜下黏膜切除技术

现已有多种内镜下黏膜切除技术，其基本策略是使用套圈固定并烧灼不规则的黏膜新生物。技术上的差异涉及是否在黏膜下注射含有或不含稀释的肾上腺素的生理盐水以将病灶从肌层分离下来，以及为随后的套圈固定做准备的方式。

最简单的内镜下黏膜切除术(EMR)是适用套圈固定并切除病变组织，而不需要提起病灶或黏膜下注射。这项技术适于息肉样病变，而较平坦的非息肉样病变必须以某种方式将病灶提起才能完成切除。最常用的将黏膜层从固有肌层分离的方法是在黏膜下注射10~20 mL含有稀释的肾上腺素的生理盐水(1∶100 000)，然后用连接于内窥镜末端的特制的帽装装置(奥林巴斯EMR-001，奥林巴斯，美国，宾夕法尼亚)将病灶吸入其中。这种帽装装置的内置凹槽可放置一个标准的电灼套圈。一旦病灶被吸入帽装装置，其基底部即被收紧，有助于经黏膜下电灼切除病灶。电灼切除前，应轻轻提起已被吸入帽装装置的病灶，以防切除时伤及食管壁。切除标本通常被保留在帽装装置内随内镜撤出。

另外一项常用的技术是使用帽装装置将病灶吸入后，再用橡胶圈套扎并切除病变组织(图1A-C)。目前已经有市售的多种规格套扎装置(DuetteMultiband Mucosectomy系统，库克医疗，布卢明顿市，印第安纳；Bard Six-Shooter，巴德介入产品，比尔里卡市，马萨诸塞州)。这个过程包括将结节或病变组织吸入帽装装置，然后用橡胶圈套扎被提起的黏膜基底部(图2)。被套扎的病灶经其基底部被电灼切除(图3A，B)，标本可被网状或勺状装置抓取(图4)。

此项技术最重要的特点是，橡胶圈仅能套扎黏膜层及黏膜下层，其弹性不足以套扎固有肌层。因此，可以放心的切除被套扎的内容物，不会伤及固有肌层而导致食管穿孔(图5)。这项技术的优点在于，不必像使用帽装装置时那样进行黏膜下注射，也不必费时费力的将电灼圈套置入帽装装置中；其缺点是需要在内镜下重新导入套圈器，并需要一个额外装置用于取出标本。一项前瞻性随机对照试验证明了在切除范围大小，并发症发生率方面，"帽装装置"和"吸入套扎装置"具有等效性[19]。

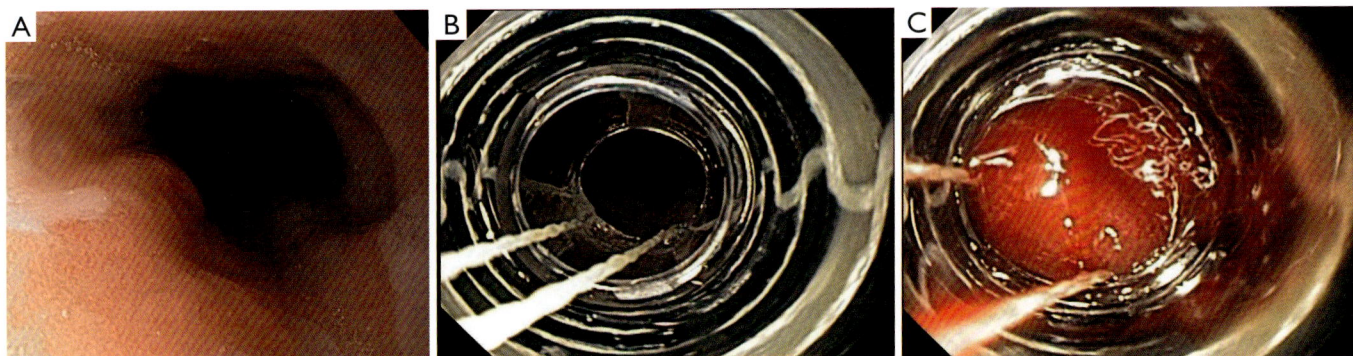

图1　内镜下黏膜"吸入和套扎"切除技术

(A)长节段Barrett食管相关黏膜结节性病变的内镜图像，结节位于8点位置；(B)套扎装置置于柔性内镜的前端；(C)黏膜病灶被吸入帽装置并被套扎。

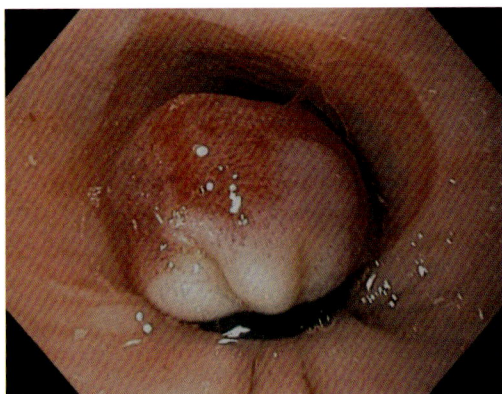

图2　套扎带将病变食管黏膜套扎并形成假性息肉

来自德国的Ell等人在2007年报道了他们应用内镜下黏膜切除术治疗食管腺癌(EAC)的初步经验。此项研究从667个存在可疑食管上皮内瘤变的患者中选择了100个病例[20]，是否使用内镜下黏膜切除术治疗的标准如表2所列。其中69%的患者的肿瘤发生在短节段Barrett食管(BE)的基础上。49例患者接受了内镜下黏膜切除(EMR)及氩离子凝固(APC)或光动力疗法(PDT)治疗，其中短节段Barrett食管(BE)者采用氩离子凝固(APC)，长节段Barrett食管(BE)者采用光动力疗法(PDT)治疗。99%的患者在平均1.9个月内获得了完全缓解，这些患者中最多接受了3次内镜下治疗。经过36.7个月的随访发现，11%患者出现肿瘤异位再发或复发，再次采用内镜下黏膜切除术(EMR)治疗后均取得成功。患者5年生存率为98%，没有肿瘤相关疾病导致的死亡。

在2008年发表的后续研究中，这项研究的病例增加到349例，随访时间达63.6个月[21]。大多数患者使用内镜下黏膜切除术(EMR)进行治疗，仅20%的患者接受黏膜消融治疗。可能由于黏膜消融治疗的使用率较低，内镜下黏膜切除术治疗后肿瘤异位再发率升至21.5%。治疗后完全缓解率为97%。另有3.7%的患者因内镜下治疗失败接受了食管切除手术。患者5年生存率为84%，没有发生食管腺癌(EAC)相关疾病导致的死亡。根据此项研究结果判断，复发的危险因素包括：病灶切除不完全，长节段Barrett食管(BE)，没有经过消融治疗，以及多发的新生物。该数据证明对于特定类型的黏膜内腺癌(IMC)，在专业治疗中心采用内镜下黏膜切除术治疗是安全并且有效的。

3.3　黏膜消融治疗

近年来，多种黏膜消融技术被用于治疗食管上皮化生或早期食管癌。但是，这项技术通过黏膜消融破坏了病变的上皮组织，因而无法进行后续的组织病理学评估和分期。理想的黏膜消融技术应满足如表3所述的条件。随着多种新的黏膜消融设备的陆续上市，上述条件逐渐被满足，但是目前还没有一种完美的技术。

光动力疗法(PDT)及氩离子凝固(APC)技术是过去数年间研究的热点技术。但是这两项技术均存在以下缺点：穿透深度不够，不确定性大，不能确保破坏病变的上皮组织，有时可能掩盖上皮下Barrett食管(BE)的病变；导致食管瘢痕狭窄，穿孔及光损伤(PDT)的发生率较高。氩离子凝固(APC)的点状消融方式导致其具

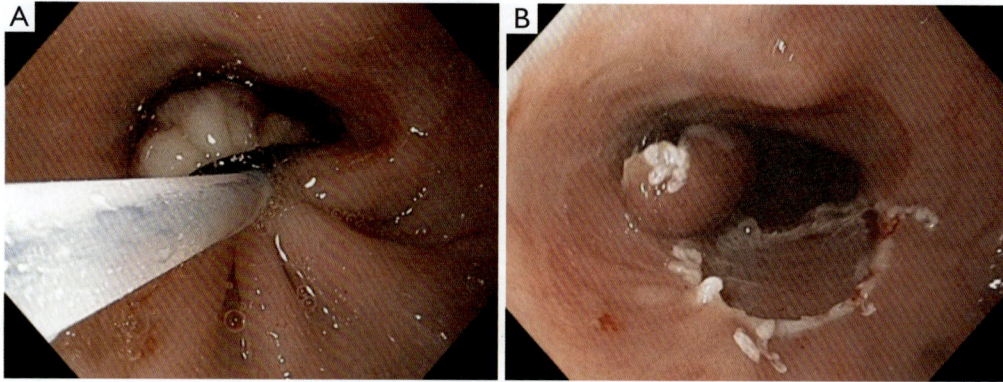

图3　套扎并切除假性息肉

(A)使用电灼切除被套扎的假性息肉；(B)被切除的标本，黏膜及黏膜下残端。

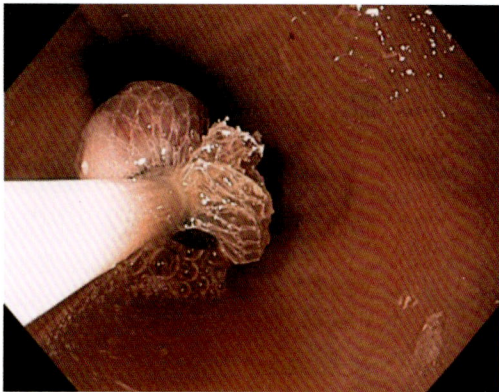

图4　标本被内镜下网状装置抓取

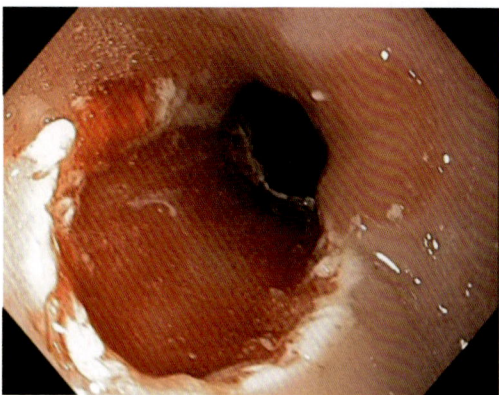

图5　内镜下切除后的黏膜及黏膜下残端

切除部分一般在黏膜下层和固有肌层之间被分离。

有不确定性和潜在的危险性。由于上述缺陷，光动力疗法(PDT)及氩离子凝固(APC)技术并没有取代食管切除术，并广泛用于Barrett食管(BE)相关重度不典型增生(HGD)及黏膜内腺癌(IMC)的治疗。

随着射频(RF)消融技术，局部冷冻技术被引入临床，内镜下黏膜消融治疗出现了新的前景。这两项技术已经被证明优于之前的黏膜消融技术。在过去10年间，内镜下黏膜切除术及射频(RF)消融技术是治疗Barrett食管(BE)相关非结节性早期食管恶性肿瘤方面取得的最重大的进展。治疗后组织学完全缓解率较高，安全、经济、效果确切，使得射频(RF)消融术几乎成为最理想的黏膜下消融技术。与单纯切除病灶处的不典型增生或侵袭性病变相比，完全消除Barrett食管(BE)可能会降低肿瘤异位再发率。

目前Covidien公司(Minneapolis, MN)为市场提供了5种射频(RF)消融装置(the Barrx 360, BarrxUltralong,Barrx 90, Barrx 60, and Barrx通道导管)(图6)。该装置由相距约250 μm的电极发射高频微波产生热量，通过控制能量密度和剂量调节消融的深度达黏膜肌层，破坏病变的上皮组织，而不伤及黏膜下组织结构，从而避免了治疗后出现食管瘢痕狭窄。

球状的Barrx 360专门为治疗环状Barrett食管(BE)而设计。该装置由一个3 cm周径的电极包绕着4 cm周径的球囊构成，有直径为18 mm、22 mm、25 mm、28 mm和31 mm等多种规格。首先将一个增量为1 cm的尺寸测定

表2　内镜下治疗Barrett食管的选择标准

肿瘤具有较低的淋巴结转移或远处转移的风险

- 病变直径≤20 mm

- 不存在溃疡的息肉状或扁平结节状病变

- 高度或中度分化的腺癌

- 内镜下超声及病理学检查证实肿瘤仅限于黏膜层

- 病理学检查证实肿瘤未侵犯淋巴及静脉

不存在淋巴结转移或远处转移

[摘自ELL C，May A，Pech O等人的文章：Curative endoscopic resection of early esophageal adenocarcinomas (Barrett's cancer). GastrointestEndosc 2007;65:3-10.]。

表3　理想的食管黏膜消融术应具备的特征

- 内镜下操作

- 自主、快捷、可靠

- 经济适用

- 一次内镜下操作切除所有的Barrett食管(BE)病变

- 可以进行再次消融治疗

- 消融深度仅限于黏膜层

- 无并发症

- 不需要进行随访监测

球穿过食管，以选取消融导管所需的合适尺寸。相应规格的消融导管经过内镜引导至病变的上皮组织。根据已有的研究，对于非增生性Barrett食管(NDBE)应选择10 J/cm^{2}的能量密度，而对于低度不典型增生(LGD)/重度不典型增生(HGD)应选择12 J/cm^{2}的能量密度[22-23]。如果Barrett食管(BE)的长度超过3 cm，射频(RF)消融导管应从病变最轻的部位开始逐步行进至全部病变范围。当所有病变组织被处理完后，清除消融后的黏膜凝固物，然后撤出消融导管。有一种特殊设计帽装装置，适合于内镜下清除消融后凝固物。撤出的消融导管被清理后，可以再次应用。在每个部位重复进行一次消融，这样整段BE即可完成两次消融。

对于小一些的舌状或岛状Barrett食管(BE)病变，Barrx 90、BarrxUltralong、Barrx 60或Barrx通道导管等规格的射频(RF)装置都可以使用。Barrx 90是一个13 mm宽，20 mm长的装置(图7A，B)，而BarrxUltralong的宽为13 mm，长为40 mm。每种规格的射频(RF)消融装置适用于成人的标准的内镜上部，而Barrx通道导管适用于内

镜下部活检(图8)。能量密度为12 J/cm^2(40W/cm^2)时适用于增生性或非增生性Barrett食管(BE)。射频(RF)消融装置经内镜通道置入，在直视下对病变上皮组织进行可重复的消融治疗。射频(RF)消融装置不断行进，直到所有病变上皮均进行过两次消融操作。撤出射频(RF)消融装置后，将其进行清理，然后置入内镜进行下一步消融操作。因此，每个部位都会进行4次消融治疗。患者通常需要在治疗后2个月再次进行内镜检查，如仍存在病变，可再次进行射频(RF)消融治疗，直到病理学证实已达到完全缓解。

多项研究已经证实射频(RF)消融对于不典型增生性或非增生性Barrett食管(NDBE)的治疗是安全并且有效的。其中，最重要的研究报告是来自美国20个医学中心的盲法随机对照试验。127名Barrett食管(BE)相关重度不典型增生(HGD)或低度不典型增生(LGD)的患者接受了射频(RF)消融治疗或者安慰性治疗[24]。经过约12个月的随访发现，81%的重度不典型增生(HGD)患者达到了完全缓解(安慰性治疗组为19%)；95%的低度不典型增生(LGD)患者达到了完全缓解(安慰性治疗组为22.7%)；77.4%的黏膜内腺癌(IMC)患者达到了完全缓解(安慰性治疗组为2.3%)。相对于安慰性治疗组，射频(RF)消融治疗组的患者极少发生病情进展(3.6% *vs.* 16.3%，P=0.03)，或发展为食管癌(1.2% *vs.* 9.3%，P=0.045)。射频(RF)消融治疗的并发生症和不良反应的发生率很低，仅有6%的患者出现食管狭窄。

此项研究的后续随访评估了射频(RF)消融治疗的可靠性[25]。射频(RF)消融治疗后2年，95%的不典型增生和93%的非不典型增生的Barrett食管(BE)患者达到完全缓解。接受射频(RF)消融治疗的食管腺癌(EAC)患者每年仅0.55%发展为侵袭性肿瘤，食管狭窄发生率为7.6%。最近的一项荟萃分析总结了18项有效性研究和6项可靠性研究，其结果表明射频(RF)消融治疗后不典型增生的完全缓解率为91%，非增生性Barrett食管(NDBE)的完全缓解率为78%[26]。仅有0.2%进展为食管腺癌(EAC)，另有5%患者出现食管瘢痕狭窄。

一项有关使用内镜下黏膜切除术环形切除短节段或长节段Barrett食管(BE)的多中心研究报告指出，尽管环形切除切实可行，但其食管狭窄发生率高达88%[27]，尤其在一次性完成环形切除的情况下。因此，分阶段的环形切除，同时使用黏膜消融治疗优于一次性环形切除。

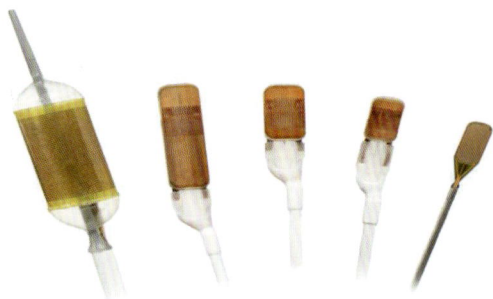

图6　柯惠(Covidien)医疗公司提供的5种射频消融装置(自左向右为Barrx 360、BarrxUltralong、Barrx 90、Barrx 60和Barrx通道导管)

3.4　冷冻治疗

冷冻治疗技术可以被用于内镜下消融存在或不存在不典型增生的Barrett食管(BE)。目前的技术是通过内镜上部活检通道将一个7 French的导管(truFreeze®喷雾冷冻治疗，CSA医疗，卢瑟维尔市，马里兰州)送至内镜底部，并以低压喷射液氮(2~3磅/英寸², −196 ℃)(图9)。应用此项技术时需要在食管或胃置入一根减压管，防治压力过大导致消化道穿孔。冷冻剂量的调整是通过控制液氮喷射的时间来控制。喷射过程内镜直视下完成，适用于结节状或平坦的病灶，以及某些不适用射频(RF)消融的情况。与射频(RF)消融相比，冷冻治疗的优势在于其能够选择性的破坏细胞成分，而对于胶原蛋白和纤维蛋白等对冷冻不敏感的细胞外基质没有损伤。

相对于射频(RF)消融治疗，有关冷冻治疗安全性和有效性的报道仍不充分。一项多机构参与的小型研究选择了23例Barrett食管(BE)或食管癌的患者接受冷冻治疗。在这23例患者中有17例被诊断为重度不典型增生(HGD)[28]。研究结果表明，冷冻治疗具有极佳的安全性，对于重度不典型增生(HGD)，所有不典型增生及非增生性Barrett食管(NDBE)的完全缓解率分别达到94%、88%和53%。因此，冷冻治疗的有效性与射频(RF)消融治疗相当。

4　食管切除术与内镜下治疗早期食管癌的比较

目前已有3项回顾性调查分析了手术治疗与内镜下治疗Barrett食管(BE)和重度不典型增生(HGD)或黏膜内腺癌(IMC)的差异。第一份是来自2009年美国梅奥临床医学中心的报告，对比了1998年至2007年共178例黏膜内腺癌(IMC)患者的治疗结果[29]，其中132例患者接受了内镜下治疗，46例患者接受了食管切除手术治疗。接受内镜下黏膜切除(EMR)治疗的患者75例(57%)，其中并用黏膜消融治疗的患者57例(43%)。经过约43个月随访后发现，接受内镜下治疗的患者中有24例(18.2%)出现肿瘤持续或复发，其中9例接受了食管切除手术治疗，1例采用了化疗，另外14例再次接受了内镜下黏膜切除(EMR)治疗。随访期间的总死亡率为17%。经过64个月的随访后发现，接受食管切除手术患者的死亡率为20%。在此研究中，两种治疗方式的生存率大致相当。

第二份报告出自南卡罗来纳州立大学2011年的报道[30]。他们选择了101例重度不典型增生(HGD)或黏膜内腺癌(IMC)患者，其中40例接受了内镜下治疗，61例接受了食管切除手术治疗。内镜下治疗总共实施了109次内镜下黏膜切除术操作和70次消融操作，平均每个患者接受了3次内镜下治疗操作。20%的患者出现了肿瘤异位再发，其中3例(7.5%)患者接受了食管切除手术作为后续治疗。将内镜下治疗和手术治疗进行比较，发现前者没有出现并发症，而后者并发症的发生率为39%，在3年无病生存率方面两者没有差别(均为94%)。

另一份报告由德国的两个专业医疗中心在2011年提供。他们总结了1996年至2009年的114名患者，其中76例来自威斯巴登市的患者接受了内镜下黏膜切除(EMR)或氩离子凝固(APC)治疗，38例来自科隆市的黏膜内腺癌(IMC)患者接受了食管切除术及淋巴结清扫治疗[31]。这两组患者的年龄、性别、肿瘤浸润深度、分化程度都是相匹配的。此项研究得到的结论与前两份研究报告相似，内镜下治疗与手术治疗效果相当，但其并发症发生率低于后者，且死亡率为零。

5　结论

目前食管癌仍是一种致死率较高的疾病，其主要原因在于多数患者在被确诊时已达到晚期。因此，早期发现对于食管癌的治疗至关重要。强调内镜检查的必要性具有重要意义，以此手段对前兆症状进行评估，对食管腺癌(EAC)高风险患者进行筛查，对Barrett食管(BE)患者进行监测，以期尽早发现食管恶性病变。

近年来，对于Barrett食管(BE)相关早期食管肿瘤的治疗策略正在重大变化。随着内镜下黏膜切除术和消融

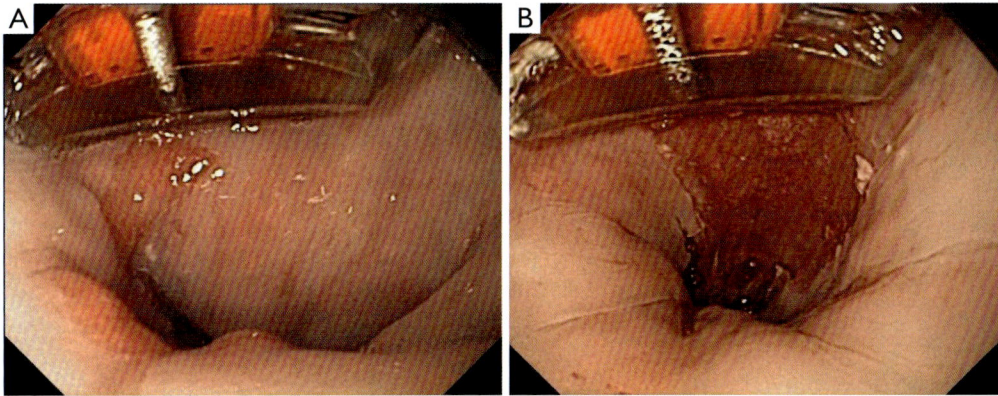

图7　黏膜消融术

(A)Barrx 90随柔性内镜的到达舌状Barrett食管病变处；(B)病变处经2次射频消融后的黏膜凝固物。黏膜凝固物被清楚后，再次进行黏膜消融。

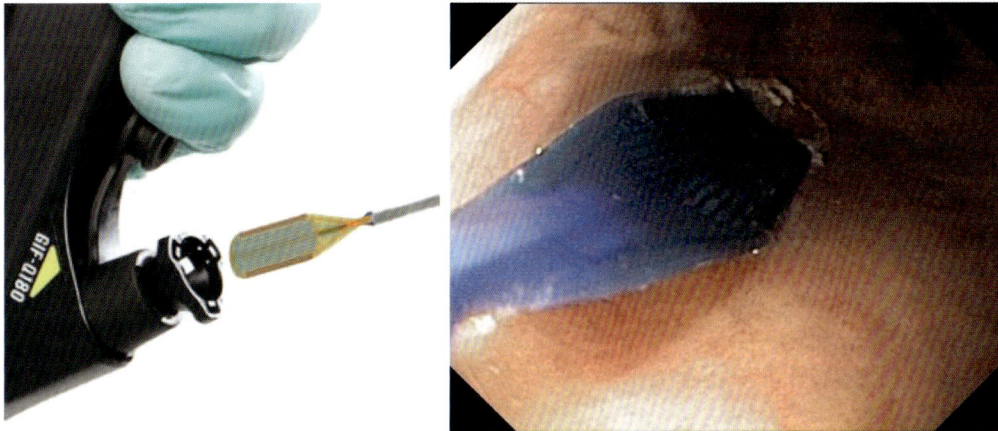

图8　Barrx通道导管经活检通道置于柔性内镜的末端

技术的引入、完善、普及，大量Barrett食管(BE)相关重度不典型增生(HGD)或黏膜内腺癌(IMC)患者接受了此项治疗，并取得了良好的效果。然而，根据多中心临床研究报告，采用食管切除术治疗早期食管癌仍存在较高的并发症发生率和死亡率，对消化道功能及长期生存质量也存在潜在的不良影响。对于适用内镜下治疗的早期食管癌患者，在内镜专家的操作下，疗效与食管切除术相当，但并发症发生率及其他不良影响较低，而死亡率几乎为零。

尽管如此，关于内镜下治疗策略的几个相关评论值得关注。初次内镜检查对食管病变的发现，并了解其分布情况和病变分期十分重要。检查手段包括对可疑结节和微小不典型增生的目视观察，这些部位可能隐藏了具有侵袭性的肿瘤。此外，还可以利用窄谱成像，原位激光共聚焦显微镜，生物染色剂来进一步凸显食管黏膜的细节。对于非结节性Barrett食管(BE)，应取多部位的活检，并且使用内镜下黏膜切除术切除所有可疑病变。请胃肠方面的病理学家仔细分析内镜下黏膜切除术获得的切片是至关重要的。因为病理学结论决定了选择何种治疗方式。如果当地没有相应的病理学家，应将病理切片送达外地胃肠病理学家处进行判断。此后，规范、耐心、严格的后续治疗是必须的。因为，内镜下治疗涉及初步诊断，合理治疗，随访监测，这需要多次的内镜下操作。持续进展或异位再发的肿瘤并非罕见，患者应认识到内镜下治疗不是一蹴而就的，需要数年的随访评估或多次干预。患者还必须认识到，内镜下治疗有可能失败，从而必须接受后续的食管切除手术，甚至有可能发展为无法治愈的恶性肿瘤，尽管这种可能性很小。

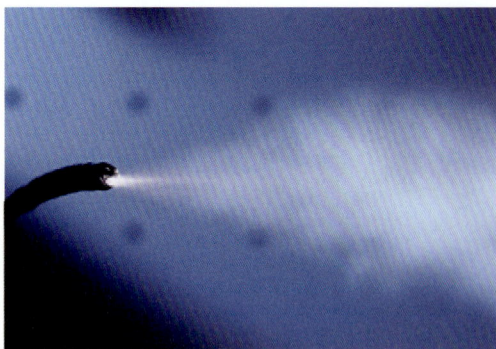

图9 喷雾冷冻装置经活检通道置于柔性内镜末端，并以低压力喷射液氮

食管切除术在某些Barrett食管(BE)相关重度不典型增生(HGD)和黏膜内腺癌(IMC)患者的治疗中仍将继续发挥作用。例如，患者不愿意接受较长时间的内镜下治疗和随访；肿瘤发生淋巴结转移的风险较高；内镜下操作的困难较大；或能够选择一次性干预措施完成治疗。外科医生应为患者提供围手术期并发症发生率和死亡率低，同时能够保障长期生存质量的食管切除术式，如食管内翻剥脱术(THE)，微创食管切除术(MIE)，保留迷走神经的食管切除术(VSE)，以此保证食管切除手术在食管癌的治疗中仍占有一席之地。

食管外科医生必须精通内镜下切除术和消融术的适应证，从而合理的应用此项技术。在决定接受何种治疗前，患者应充分征询内镜治疗专家和食管外科医生的意见，了解可选择的治疗方案，以及各自的利弊。每位患者的最佳治疗方案取决于多方面的因素，包括患者对治疗的期望、是否患有其他疾病、个体的疾病特点、病变食管的解剖条件、医生们的专业知识，以及当地医疗机构的资源。

虽然近年来内镜下治疗技术获得了长足的发展，但仍有些问题尚不明确。超过10年的随访资料还没有出现。影响消融治疗效果的因素，以及如何避免肿瘤复发或转移还需要进一步研究。经治疗已到达完全缓解的患者，需要内镜下随访监测的间隔和持续时间尚有争议，这牵涉到该技术用于不典型增生或非增生性Barrett食管(NDBE)治疗时的成本效益。更为理想的方法还应包括对黏膜下病变的侵袭性，以及对淋巴结播散情况的评估，或者发现具有特异性的生物学或基因标志能够预测罹患癌症的风险，并且预测恶性肿瘤的侵袭性。

内镜下治疗为早期食管恶性肿瘤的治疗建立了新的

标准。胸外科其他领域的治疗方式基本没有出现过如此巨大且效果良好的变化。

声明

作者是柯惠(Covidien)医疗公司聘用的顾问，其所从事的项目与此文章无关。

参考文献

[1] Siegel R，Ma J，Zou Z，et al. Cancer statistics，2014. CA Cancer J Clin，2014，64：9-29.

[2] Lagergren J，Bergström R，Lindgren A，et al. Symptomatic gastroesophageal reflux as a risk factor for esophageal adenocarcinoma. N Engl J Med，1999，340：825-831.

[3] American Gastroenterological Association，Spechler SJ，Sharma P，et al. American Gastroenterological Association medical position statement on the management of Barrett's esophagus. Gastroenterology，2011，140：1084-1091.

[4] Williams VA，Watson TJ，Herbella FA，et al. Esophagectomy for high grade dysplasia is safe，curative，and results in good alimentary outcome. J Gastrointest Surg，2007，11：1589-1597.

[5] Barr H. Ablative mucosectomy is the procedure of choice to prevent Barrett's cancer. Gut，2003，52：14-15.

[6] Bailey SH，Bull DA，Harpole DH，et al. Outcomes after esophagectomy：a ten-year prospective cohort. Ann Thorac Surg，2003，75：217-222；discussion 222.

[7] Connors RC，Reuben BC，Neumayer LA，et al. Comparing outcomes after transthoracic and transhiatal esophagectomy：a 5-year prospective cohort of 17,395 patients. J Am Coll Surg，2007，205：735-740.

[8] Birkmeyer JD，Siewers AE，Finlayson EV，et al. Hospital volume and surgical mortality in the United States. N Engl J Med，2002，346：1128-1137.

[9] Orringer MB，Marshall B，Chang AC，et al. Two thousand transhiatal esophagectomies：changing trends，lessons learned. Ann Surg，2007，246：363-372；discussion 372-374.

[10] Fernando HC，Luketich JD，Buenaventura PO，et al. Outcomes of minimally invasive esophagectomy (MIE) for high-grade dysplasia of the esophagus. Eur J Cardiothorac Surg，2002，22：1-6.

[11] Peyre CG，DeMeester SR，Rizzetto C，et al. Vagal-sparing esophagectomy：the ideal operation for intramucosal adenocarcinoma and barrett with high-grade dysplasia. Ann Surg，2007，246：665-671；discussion 671-674.

[12] Inoue H，Endo M，Takeshita K，et al. A new simplified technique of endoscopic esophageal mucosal resection using

a cap-fitted panendoscope (EMRC). Surg Endosc, 1992, 6: 264-265.

[13] Rice TW, Zuccaro G Jr, Adelstein DJ, et al. Esophageal carcinoma: depth of tumor invasion is predictive of regional lymph node status. Ann Thorac Surg, 1998, 65: 787-792.

[14] Buskens CJ, Westerterp M, Lagarde SM, et al. Prediction of appropriateness of local endoscopic treatment for high-grade dysplasia and early adenocarcinoma by EUS and histopathologic features. Gastrointest Endosc, 2004, 60: 703-710.

[15] Liu L, Hofstetter WL, Rashid A, et al. Significance of the depth of tumor invasion and lymph node metastasis in superficially invasive (T1) esophageal adenocarcinoma. Am J Surg Pathol, 2005, 29: 1079-1085.

[16] Altorki NK, Lee PC, Liss Y, et al. Multifocal neoplasia and nodal metastases in T1 esophageal carcinoma: implications for endoscopic treatment. Ann Surg, 2008, 247: 434-439.

[17] Sepesi B, Watson TJ, Zhou D, et al. Are endoscopic therapies appropriate for superficial submucosal esophageal adenocarcinoma? An analysis of esophagectomy specimens. J Am Coll Surg, 2010, 210: 418-427.

[18] Leers JM, DeMeester SR, Oezcelik A, et al. The prevalence of lymph node metastases in patients with T1 esophageal adenocarcinoma a retrospective review of esophagectomy specimens. Ann Surg, 2011, 253: 271-278.

[19] May A, Gossner L, Behrens A, et al. A prospective randomized trial of two different endoscopic resection techniques for early stage cancer of the esophagus. Gastrointest Endosc, 2003, 58: 167-175.

[20] Ell C, May A, Pech O, et al. Curative endoscopic resection of early esophageal adenocarcinomas (Barrett's cancer). Gastrointest Endosc, 2007, 65: 3-10.

[21] Pech O, Behrens A, May A, et al. Long-term results and risk factor analysis for recurrence after curative endoscopic therapy in 349 patients with high-grade intraepithelial neoplasia and mucosal adenocarcinoma in Barrett's oesophagus. Gut, 2008, 57: 1200-1206.

[22] Sharma VK, Wang KK, Overholt BF, et al. Balloon-based, circumferential, endoscopic radiofrequency ablation of Barrett's esophagus: 1-year follow-up of 100 patients. Gastrointest Endosc, 2007, 65: 185-195.

[23] Sharma VK, Kim HJ, Das A, et al. A prospective pilot trial of ablation of Barrett's esophagus with low-grade dysplasia using stepwise circumferential and focal ablation (HALO system). Endoscopy, 2008, 40: 380-387.

[24] Shaheen NJ, Sharma P, Overholt BF, et al. Radiofrequency ablation in Barrett's esophagus with dysplasia. N Engl J Med, 2009, 360: 2277-2288.

[25] Shaheen NJ, Overholt BF, Sampliner RE, et al. Durability of radiofrequency ablation in Barrett's esophagus with dysplasia. Gastroenterology, 2011, 141: 460-468.

[26] Orman ES, Li N, Shaheen NJ. Efficacy and durability of radiofrequency ablation for Barrett's Esophagus: systematic review and meta-analysis. Clin Gastroenterol Hepatol, 2013, 11: 1245-1255.

[27] van Vilsteren FG, Pouw RE, Seewald S, et al. Stepwise radical endoscopic resection versus radiofrequency ablation for Barrett's oesophagus with high-grade dysplasia or early cancer: a multicentre randomised trial. Gut, 2011, 60: 765-773.

[28] Greenwald BD, Dumot JA, Horwhat JD, et al. Safety, tolerability, and efficacy of endoscopic low-pressure liquid nitrogen spray cryotherapy in the esophagus. Dis Esophagus, 2010, 23: 13-19.

[29] Prasad GA, Wu TT, Wigle DA, et al. Endoscopic and surgical treatment of mucosal (T1a) esophageal adenocarcinoma in Barrett's esophagus. Gastroenterology, 2009, 137: 815-823.

[30] Zehetner J, DeMeester SR, Hagen JA, et al. Endoscopic resection and ablation versus esophagectomy for high-grade dysplasia and intramucosal adenocarcinoma. J Thorac Cardiovasc, Surg 2011, 141: 39-47.

[31] Pech O, Bollschweiler E, Manner H, et al. Comparison between endoscopic and surgical resection of mucosal esophageal adenocarcinoma in Barrett's esophagus at two high-volume centers. Ann Surg, 2011, 254: 67-72.

译者：王晓宇，徐州医学院外科住院医师

审校：李小飞，第四军医大学唐都医院胸腔外科主任，主任医师；赵晋波，第四军医大学唐都医院

Cite this article as: Watson TJ. Endoscopic therapies for Barrett's neoplasia. J Thorac Dis 2014;6(S3):S298-S308. doi: 10.3978/j.issn.2072-1439.2014.03.35

第十二章　食管癌的光动力治疗

Tomonori Yano, Ken Hatogai, Hiroyuki Morimoto, Yusuke Yoda, Kazuhiro Kaneko

Department of Gastroenterology, Endoscopy Division, National Cancer Center Hospital East, Kashiwa, Japan
Correspondence to: Tomonori Yano. 6-5-1, Kashiwanoha, Kashiwa, Chiba, 277-8577, Japan. Email: toyano@east.ncc.go.jp.

摘要：光动力治疗(PDT)是一种先给予患者光敏剂，使其在肿瘤组织聚集，然后采用激光激活并诱导产生光化学反应以杀灭肿瘤细胞的治疗方法。在日本，采用准分子激光激活卟吩姆钠的光动力治疗已获批用于根治浅表性食管癌。尽管内镜黏膜下剥离术(ESD)是目前比较流行的食管癌治疗方法，但有证据支持PDT可作为ESD的替代方案，并且可作为食管癌放化疗(CRT)后局部失败的一种挽救性治疗。此外，已开发出新的光敏剂，给药后只需较短的遮阳期。目前日本学者正在研发新一代PDT用于治疗食管癌。

关键词：食管癌；光动力治疗(PDT)；挽救性治疗

View this article at: http://www.atmjournal.org/article/view/3538/4382

1　什么是光动力治疗 (PDT)？

光动力治疗是一种激光治疗，包括光敏剂(一种光敏分子如卟啉)和一种特定波长的激发光。光敏剂通过口服或静脉途径给药，进入体内后靶向定位于肿瘤细胞；然后，通过特定波长的光激活光敏剂[1]。这种光动力反应通过单态氧和其他反应诱导产生化学破坏。其通过诱导细胞产生坏死、凋亡及血管闭塞缺血等多种途径造成肿瘤组织损伤[2]。最常使用的光敏剂是卟啉。PDT是一种有效的治疗方法，正在多种癌症治疗中进行验证，如皮肤癌、头颈部肿瘤、脑部肿瘤、肺癌、膀胱癌、胃肠道(GI)肿瘤和其他类型的肿瘤。

2　光动力治疗食管癌现状

在日本，PDT使用卟吩姆钠光敏剂(Photofrin, Pfizer Japan Inc., Japan)并采用630 nm准分子染料激光激发(EDL-1或2，Hamamatsu Photonics，Hamamatsu Photonics，Japan)被批准用于早期肺癌、食管癌、胃癌和宫颈癌的治疗。1990年9月至1992年3月，一项PDT治疗浅表性食管癌患者的临床研究结果显示，10例患者中有9例达到完全缓解(CR)(CR率：90%)[3]。因为该项研究的有利结果，日本于1994年批准采用卟吩姆钠的PDT治疗浅表食管癌。

PDT流程如下：先予2 mg/kg的Photofrin静脉注射。48~72 h后，使用630nm波长准分子染料激光进行激发、治疗。准分子激光是由通过内窥镜操作通道的微透镜光纤传导，光纤置于病变前方。光纤的末端距病变约1 cm，激光照射的总光密度为60~150 J/cm²，最大脉冲能量为每脉冲4 mJ，脉冲频率为40 Hz。如果病变较大，可采用类似奥林匹克五环图案式进行部分重叠的激光照射。制造商建议卟吩姆钠PDT用于具有以下特征的食管癌病变：1)小于管腔周长的一半，直径<2 cm；2)病变深

度不超过黏膜下层；3)内镜下切除困难。

内镜黏膜下剥离术(ESD)最初用来改善较大胃癌病变的内镜下切除治愈率。然而，ESD治疗浅表食管癌最近在日本广泛开展；因此，判定为ESD难以切除但适合PDT治疗的浅表食管癌病变数量在减少。虽然PDT治疗浅表食管癌在日本并未广泛开展，仍有一些研究者报道了使用PDT治疗浅表食管鳞状细胞癌(ESCC)的结果。Nakamura等采用PDT治疗7例相对小的病变(直径为5~30 mm)，所有病例均治愈，没有复发或严重并发症[4]。Tanaka等人采用PDT对被认为是ESD都难以根治性切除的广泛病变进行治疗[5]。他们对38例浅表食管癌(T1a期31例，T1b期7例，无淋巴结转移)进行PDT，33(87%)例完全缓解。没有发生严重并发症和治疗相关死亡。中位随访64个月，5年生存率为76%。他们得出结论：PDT可望成为病变偏大的浅表食管鳞癌一种根治性方案。

相反，在美国和欧洲国家PDT的主要适应证为晚期梗阻性食管癌的姑息治疗和Barrett食管癌前病变的根治性治疗。研究报道姑息性PDT治疗215例有吞咽困难症状的晚期或复发食管癌，约85%的患者症状改善[6]。这些患者获得了平均2个月的无吞咽困难的生存和4.8个月的总生存(OS)时间。主要并发症有食管穿孔(2.3%)、光敏感(6%)和吸入性肺炎(1.8%)。Lindenmann等对171例不能手术的食管癌患者进行回顾性分析结果显示，这些患者经过多模式姑息治疗后吞咽困难症状及生存均明显改善[7]。因此得出结论：对无法接受手术同时无其他脏器受累的晚期癌症患者而言，PDT可能是有效的初始治疗方案。

此外，几项关于PDT治疗Barrett食管高等级不典型增生的研究显示，经过治疗，患者吞咽困难症状得到有效改善，不管光敏剂是使用卟吩姆钠还是氨基酮戊酸(ALA)[8-9]。在治疗病变长度较短的Barrett食管时，ALA相比卟吩姆钠的优势在于其光敏性时期短且较少导致食管结构改变。ALA是一种天然氨基酸和一个亲卟啉药物前体，已作为光敏剂主要在欧洲国家使用。

2.1 PDT用于治疗放化疗(CRT)后局部失败的肿瘤

CRT是根治食管鳞癌的方法之一，包括晚期患者。然而，CRT后局部失败但无远处转移，仍然是提高治疗效果必须解决的主要问题。尽管目前挽救性食管切除术可作为该类患者的治疗指征，但与一期或计划手术相比，并发症发生率和死亡率均较高[10-12]。此外，如果局部病灶得到控制，放疗照射野内的淋巴结复发是可以忽略的[13]。局部治疗失败的根治性和安全的抢救性治疗方法需要进一步发展，来改善患者经过CRT治疗的生存。虽然我们已报道内镜下切除治疗可挽救经严格筛选的局部治疗失败的患者，但适应证仅限于局部治疗失败的微小病变[14]。我们认为，与内镜治疗相比，PDT可能是更有效的治疗方法，因为PDT不仅可用于浅表癌，也可作为晚期食管癌姑息治疗，如前所述。

我们已经介绍了PDT可作为CRT后局部失败的挽救治疗，并且可实现能接受的短期获益[15]。挽救性PDT的适应证为：①PDT治疗前CT检查无淋巴结或远处转移；②原发部位肿瘤残留或复发，超声内镜(EUS)检查分期为uT2；③ESD不能用于伴随有深溃疡或由于放疗导致严重的纤维化或病变侵入深部黏膜层；④患者拒绝手术或合并基础疾病无法耐受手术。PDT治疗后37例患者中22例达到CR(CR率：59.5%)(图1)。此外，5年无进展生存期(PFS)和OS分别为20.7%和36.1%[16]。

随后，我们进行了一项前瞻性研究以证实挽救性PDT治疗CRT后局部失败的安全性和有效性。共有25例局部失败的病变限于黏膜层内的患者入组，PDT治疗后19例CR(CR率达到76%；95% CI：55%~91%)。一例治疗相关性死亡(4%)是由于胃肠道出血，疑似由于PDT治疗后大约一个月引起照射部位的食管主动脉瘘所致。中位随访约3年时间，3年的PFS和OS大约为40%，我们认为PDT治疗可以作为前述无远处转移食管癌患者的补救性治疗措施。

2.2 使用下一代光敏剂的PDT

第一代PDT使用的光敏剂卟吩姆钠存在一些问题，如皮肤光毒性风险高，遮阳期长(4~6周)，并需要大型且昂贵的准分子染料激光系统。事实上，我们发现即使经过2周住院和8周遮阳期，仍有34%的患者出现光毒性[17]。与之相比，由日本开发的第二代光敏剂他拉泊芬钠(注射用Laserphyrin，Meiji Seika Pharma Co., Ltd., Tokyo, Japan)，皮肤清除更为迅速。因此，用他拉泊芬钠行PDT有望减少光毒性，即使遮阳期为两周甚至更短。此外，二极管激光系统(PD激光，Panasonic Healthcare Co., Ltd., Ehime, Japan)，也是由日本研制、并且通过发射664 nm激光激发他拉泊芬钠。与准分子染料激光系统相比，该系统体积更小、更经济。在一项早期肺癌的临床试验中，使用他拉泊芬钠和二极管激

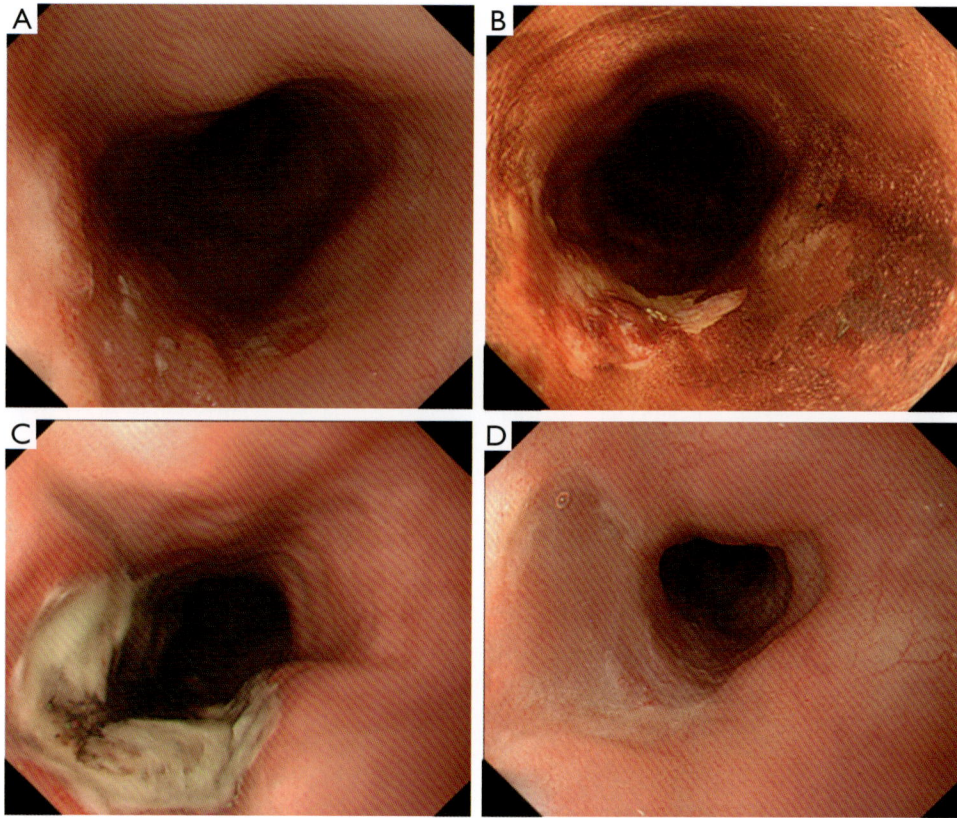

图1 1例 CRT 后局部失败患者接受挽救性 PDT 治疗

(A) 病变分期限 T1b 以内；(B) 经 Lugol's 染色可见病变清晰的界限；(C)PDT 治疗后一周出现深溃疡；(D)PDT 后达到完全缓解 (CR) 并持续 1 年。

光系统进行PDT，缓解率高，疗效与第一代PDT相似，且皮肤光毒性适中[18]。然而，使用他拉泊芬钠和二极管激光系统进行PDT，目前仅批准用于肺癌和恶性脑肿瘤。虽然一度试图采用该种新型PDT组合治疗食管癌，但其安全性及有效性尚未得到证实，包括动物试验在内。首先，我们评价了由二极管激光活化他拉泊芬钠引起正常食管组织损伤的活体犬模型[19]。在临床前研究中，3只犬在他拉泊芬钠给药后，激光辐照按三级能量密度(25、50和100J/cm^2)层递进行；照射后一周对犬组织进行检测。病理结果显示：组织损伤恶化程度随能量密度水平增加逐级递增。接下来，我们进行了Ⅰ期研究，以期找到治疗CRT后局部失败食管癌的最适激光强度[20]。在这项研究中，所有患者均未出现严重不良事件或光毒性，并确定将100J/cm^{2}作为CRT后局部失败的推荐剂量。下一代PDT被证明有很好的疗效。依据本研究的结果，我们目前正在进行一项他拉泊芬钠和二极管激光器系统PDT的多机构II期研究，目的是在日本获批用于治疗食管癌。

3 结论

虽然PDT在日本被批准作为浅表食管癌一种治疗方法，但由于ESD的迅速推广使其失去了人气。近来，基于挽救性治疗CRT局部治疗失败后患者的有利结果，PDT的优势正被重新考虑。此外，已开发出短遮阳期的光敏剂，同时在我们的研究中也观察到PDT作为食管癌挽救治疗很有前景。如果新的PDT在日本批准用于食管癌，挽救性PDT可能成为一种流行和有效的治疗选择，其通过保留器官以提高食管癌幸存者的生活质量。

声明

本文作者宣称无任何利益冲突。

参考文献

[1] Dolmans DE, Fukumura D, Jain RK. Photodynamic therapy for cancer. Nat Rev Cancer, 2003, 3: 380-387.

[2] Prosst RL, Wolfsen HC, Gahlen J. Photodynamic therapy for esophageal diseases: a clinical update. Endoscopy, 2003, 35: 1059-1068.

[3] Yoshida K, Suzuki S, Mimura S, et al. Photodynamic therapy for superficial esophageal cancer: a phase III study using PHE and excimer dye laser. Gan To Kagaku Ryoho, 1993, 20: 2063-2066.

[4] Nakamura T, Fukui H, Shirakawa K, et al. Photodynamic therapy of superficial esophageal cancer with a transparent hood. Gastrointest Endosc, 2004, 60: 120-124.

[5] Tanaka T, Matono S, Nagano T, et al. Photodynamic therapy for large superficial squamous cell carcinoma of the esophagus. Gastrointest Endosc, 2011, 73: 1-6.

[6] Litle VR, Luketich JD, Christie NA, et al. Photodynamic therapy as palliation for esophageal cancer: experience in 215 patients. Ann Thorac Surg, 2003, 76: 1687-1692; discussion 1692-1693.

[7] Lindenmann J, Matzi V, Neuboeck N, et al. Individualized, multimodal palliative treatment of inoperable esophageal cancer: clinical impact of photodynamic therapy resulting in prolonged survival. Lasers Surg Med, 2012, 44: 189-198.

[8] Gossner L, Stolte M, Sroka R, et al. Photodynamic ablation of high-grade dysplasia and early cancer in Barrett's esophagus by means of 5-aminolevulinic acid. Gastroenterology, 1998, 114: 448-455.

[9] May A, Gossner L, Pech O, et al. Intraepithelial high-grade neoplasia and early adenocarcinoma in short-segment Barrett's esophagus (SSBE): curative treatment using local endoscopic treatment techniques. Endoscopy, 2002, 34: 604-610.

[10] Swisher SG, Wynn P, Putnam JB, et al. Salvage esophagectomy for recurrent tumors after definitive chemotherapy and radiotherapy. J Thorac Cardiovasc Surg, 2002, 123: 175-183.

[11] Miyata H, Yamasaki M, Takiguchi S, et al. Salvage esophagectomy after definitive chemoradiotherapy for thoracic esophageal cancer. J Surg Oncol 2009, 100: 442-446.

[12] Tachimori Y, Kanamori N, Uemura N, et al. Salvage esophagectomy after high-dose chemoradiotherapy for esophageal squamous cell carcinoma. J Thorac Cardiovasc Surg, 2009, 137: 49-54.

[13] Onozawa M, Nihei K, Ishikura S, et al. Elective nodal irradiation (ENI) in definitive chemoradiotherapy (CRT) for squamous cell carcinoma of the thoracic esophagus. Radiother Oncol, 2009, 92: 266-269.

[14] Yano T, Muto M, Hattori S, et al. Long-term results of salvage endoscopic mucosal resection in patients with local failure after definitive chemoradiotherapy for esophageal squamous cell carcinoma. Endoscopy, 2008, 40: 717-721.

[15] Yano T, Muto M, Minashi K, et al. Photodynamic therapy as salvage treatment for local failures after definitive chemoradiotherapy for esophageal cancer. Gastrointest Endosc, 2005, 62: 31-36.

[16] Yano T, Muto M, Minashi K, et al. Long-term results of salvage photodynamic therapy for patients with local failure after chemoradiotherapy for esophageal squamous cell carcinoma. Endoscopy, 2011, 43: 657-663.

[17] Yano T, Muto M, Minashi K, et al. Photodynamic therapy as salvage treatment for local failure after chemoradiotherapy in patients with esophageal squamous cell carcinoma: a phase II study. Int J Cancer, 2012, 131: 1228-1234.

[18] Kato H, Furukawa K, Sato M, et al. Phase II clinical study of photodynamic therapy using mono-L-aspartyl chlorin e6 and diode laser for early superficial squamous cell carcinoma of the lung. Lung Cancer, 2003, 42: 103-111.

[19] Horimatsu T, Muto M, Yoda Y, et al. Tissue damage in the canine normal esophagus by photoactivation with talaporfin sodium (laserphyrin): a preclinical study. PLoS One, 2012, 7: e38308.

[20] Yano T, Muto M, Yoshimura K, et al. Phase I study of photodynamic therapy using talaporfin sodium and diode laser for local failure after chemoradiotherapy for esophageal cancer. Radiat Oncol, 2012, 7: 113.

译者：申鹏，南方医科大学南方医院肿瘤科副主任医师，医学博士

审校：韩泳涛，四川省肿瘤医院胸外科主任医师，硕士生导师

Cite this article as: Yano T, Hatogai K, Morimoto H, Yoda Y, Kaneko K. Photodynamic therapy for esophageal cancer. Ann Transl Med 2014;2(3):29. doi: 10.3978/j.issn.2305-5839.2014.03.01

第十三章　细胞膜片组织工程在食管再生医学中的应用

Nobuo Kanai, Masayuki Yamato, Teruo Okano

Institute of Advanced Biomedical Engineering and Science (TWIns), Tokyo Women's Medical University, 8-1 Kawada-cho, Shinjuku-ku, Tokyo 162-8666, Japan

Correspondence to: Teruo Okano, Ph.D. Institute of Advanced Biomedical Engineering and Science, Tokyo Women's Medical University (TWIns), 8-1 Kawada-cho, Shinjuku-kku, Tokyo 162-8666, Japan. Email: tokano@abmes.twmu.ac.jp.

摘要：近年来，细胞疗法、再生医学、组织工程发展迅速。我们利用温敏细胞培养表面来恢复组织功能，为再生医学提供新策略。为了克服传统方法的不足(如单细胞悬浮注射法)，我们应用温敏培养表面制成的可移植细胞膜片来转运细胞。在胃肠病学领域，源于自体口腔黏膜上皮细胞的可移植细胞膜片，可以预防内镜下大范围黏膜切除术后的食管狭窄。

关键词：细胞膜片；细胞膜片组织工程；温度敏感聚合物；再生医学；临床研究；狭窄

View this article at: http://www.atmjournal.org/article/view/3537/4381

1　应用细胞膜片的组织工程

组织和器官再生取代人造器官和器官移植术，为创伤和疾病的治疗提供了创新方法。"组织工程学"的概念最早在20世纪80年代被提出，Howard Green及其团队首先将培养的细胞用于治疗，他们将培养的自体表皮膜片移植到重度烧伤、先天性巨痣和皮肤溃疡患者身上。预制成靶组织形态的可降解聚合物支架的使用，是接种细胞的关键技术，大家熟悉的人耳在鼠背上生长以重建软骨组织的过程验证了这一点。自20世纪90年代中期开始，基础科学的显著进步使得组织工程学技术临床应用于多种组织器官的替换。温敏培养表面技术是20世纪90年代发明的组织工程学创新方法[1]。聚N-异丙基丙烯酰胺(PNIPAAm)在水介质中具有低临界溶液温度(LCST)，约为32 ℃。当温度低于32 ℃时，聚合物表面变得亲水并膨胀，当温度高于32 ℃时，聚合物脱水并形成致密结构。

外界温度刺激引起的微观构象的改变，可调整多聚物薄表面的物化性质：在37 ℃时，PNIPAAm-移植片的表面相对疏水，细胞在正常条件下可以增殖并融合成细胞膜片，和普通聚苯乙烯组织培养皿相似。而当温度降到32 ℃以下时，多聚物表面水合，在1 h内，细胞膜片不需胰酶消化就可自然脱离。PNIPAAm通过共价键与培养表面连接，细胞膜片脱离后会完整地保存在细胞外基质(ECM)中，该技术在不使用生物降解支架的情况下，可将细胞膜片移植到宿主组织。PNIPAAm的纳米厚度对于温度反应性细胞的结合或脱离产生重要意义。例如，PNIPAAm对于细胞粘附和脱离的最佳的厚度约20 nm/层，可作为PNIPAAm介导的组织培养聚苯乙烯系统的厚度。由于PNIPAAm-移植片的表面可实现细胞自发性脱离，可避免使用蛋白水解酶(如中性蛋白酶，胰蛋白酶和胶原蛋白酶)等方法，进行细胞的无创收集，使细胞间连接和ECM蛋白得以保存[2](见图1)。

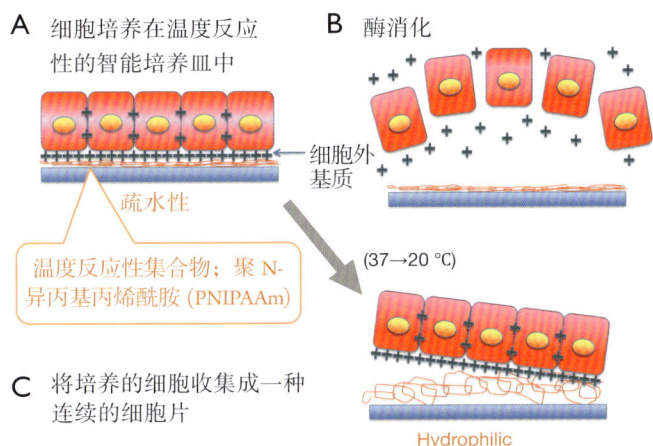

图1 (A) 细胞膜片从温敏培养表面脱落，通过 ECM 与疏水培养表面及细胞间连接蛋白相连；(B) 酶消化使得细胞间连接和 ECM 断裂，细胞以单个细胞的形式释放；(C) 当细胞在温敏培养表面培养时，ECM 与亲水培养表面在低温时分离，细胞间连接保存良好，作为一个紧接的细胞膜片被分离，ECM 在细胞膜片下良好固定

由于细胞表面蛋白(如生长因子受体、离子通道和细胞间连接蛋白)的保存，包括表皮角蛋白细胞[3]、血管内皮细胞[4]、肾上皮细胞、牙周韧带[5-6]和心肌细胞[7-8]等在内的细胞维持了低温采集后的不同生理功能。由于储存性ECM(产生于体外培养)的出现，细胞膜片容易被移植到培养皿或宿主组织。在制作厚组织时，可将细胞短时间内堆积成层而使其彼此连接。因此，细胞膜片技术避免了使用支架、固定材料或是缝线等传统工具进行分离细胞。

2 食管肿瘤内镜黏膜下剥离术 (ESD) 的细胞膜片再生医学

对于早期食管癌和高度非典型增生的Barrett食管疾病，内镜治疗作为微创疗法被广泛使用[9]。ESD可切除各种直径的浅层癌组织，并用于组织病理学的诊断及评估，但其术后会发生严重食管狭窄。当ESD应用于黏膜面积较大区域的浅表肿瘤时，如：大于食管腔面积的75%时[10]，内镜治疗后的严重食管狭窄很难自愈，常需要反复内窥镜气囊扩张[10-11]或者暂时性支撑[12]。在内镜治疗后，相关研究报道黏膜下层纤维化和肌层萎缩可导致食管收缩[13]。对于食管狭窄的治疗干预，主要是降低黏膜缺陷、控制炎症以及防止过度纤维化。我们实验室

开展了一种内窥镜移植自体口腔上皮细胞膜片和ESD相结合的方法，应用细胞膜片覆盖黏膜缺陷表面，促进上皮再生和食管表面重建[14](见图2)。研究表明该种方法可有效促进伤口愈合，防止术后食管狭窄。另外，我们报道了该技术在猪模型上应用ESD后出现严重狭窄的案例[15](见图3)：这些移植的细胞上皮膜片连接在温敏培养表面，当温度降低到32 ℃时进行无创细胞膜片

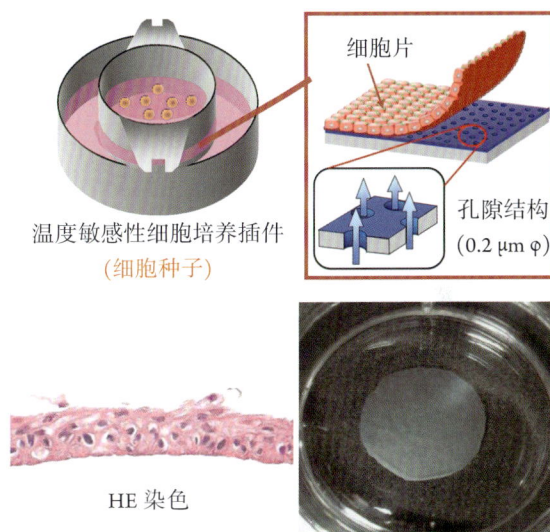

图2 利用温敏细胞培养物制备多层口腔黏膜细胞膜片

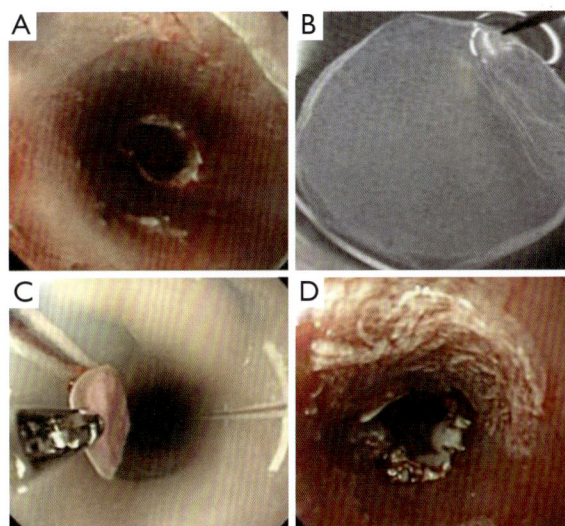

图3 (A) 长度4 cm 的环状黏膜缺损；(B) 采集的表皮细胞膜片；(C) 内镜钳夹连接自体上皮细胞膜片的聚偏乙烯基膜；(D) 不需缝合，内镜下移植上皮细胞膜片到溃疡

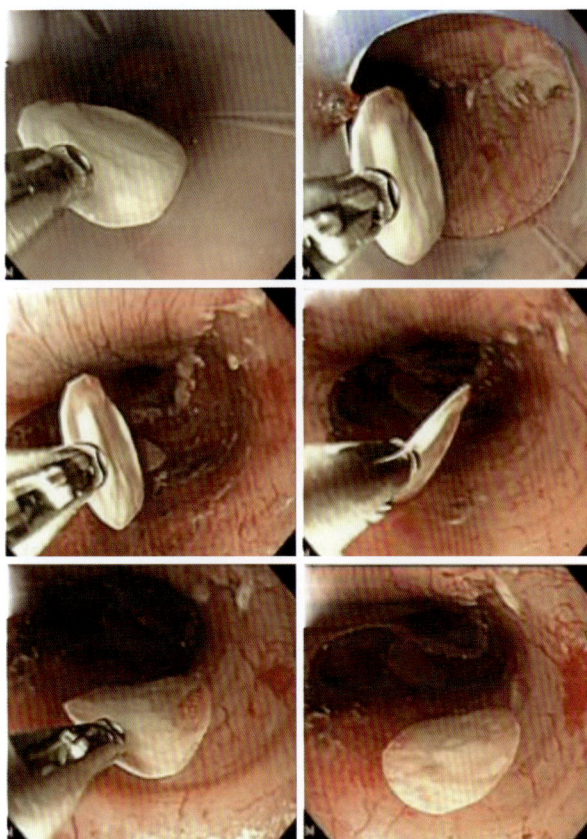

图4 ESD 术后，立即将自体口腔黏膜上皮细胞膜片的基膜移植到食管溃疡创面

3 结论

我们论述了"细胞膜片工程技术"在食管肿瘤内镜治疗后预防食管狭窄的应用，这项技术已经在临床一些无法医治的其他疾病中进行了初步尝试。我们相信，细胞膜片工程技术在再生医学领域中将会为我们提供更多的可能性。

致谢

本项工作获得了日本文部科学省(MEXT)的高技术研究中心项目、先进技术协调基金"细胞膜片组织工程中心(CSTEC)"、全球COE计划、多学科教育再生医学研究中心(MERCREM)等支持。

声明

下述作者负责出版物相关的财务关系：冈野博士，CellSeed的投资者，其他作者与本出版物无直接财务关系。

采集。在培养过程中，连接的细胞膜片上所有的细胞膜蛋白和细胞外基质含量构象不发生改变，短时间内很容易粘附并整合到移植组织位点上，同时，黏膜缺陷处的细胞膜片不需要缝线或是其他粘合剂固定。相关研究表明在无饲养层(指无动物成分等异种因素的细胞移植层)的情况下，上皮细胞膜片可与温敏细胞培养物嵌入并结合[16]。

基于上述动物研究，人类自体口腔黏膜上皮细胞膜片可应用UpCell-嵌入技术进行导入[17]，关于食管再生的第一项临床研究结果发表于2012年[18]。该课题研究了面积较大的浅层食管肿瘤采用ESD后，应用自体口腔黏膜细胞膜片进一步防治食管狭窄的作用，结果显示术后溃疡部位的早期上皮重新形成，有效地预防了ESD术后食管狭窄(见图4)。今后我们将进一步采用随机方法研究来评估培养自体细胞膜片在再生医学治疗领域的应用。

参考文献

[1] Okano T, Yamada N, Sakai H, et al. A novel recovery system for cultured cells using plasma-treated polystyrene dishes grafted with poly(N-isopropylacrylamide). J Biomed Mater Res, 1993, 27: 1243-1251.

[2] Kushida A, Yamato M, Konno C, et al. Decrease in culture temperature releases monolayer endothelial cell sheets together with deposited fibronectin matrix from temperature-responsive culture surfaces. J Biomed Mater Res, 1999, 45: 355-362.

[3] Yamato M, Utsumi M, Kushida A, et al. Thermo-responsive culture dishes allow the intact harvest of multilayered keratinocyte sheets without dispase by reducing temperature. Tissue Eng, 2001, 7: 473-480.

[4] Yamato M, Okuhara M, Karikusa F, et al. Signal transduction and cytoskeletal reorganization are required for cell detachment from cell culture surfaces grafted with a temperature-responsive polymer. J Biomed Mater Res, 1999, 44: 44-52.

[5] Akizuki T, Oda S, Komaki M, et al. Application of periodontal ligament cell sheet for periodontal regeneration: a pilot study in beagle dogs. J Periodontal Res, 2005, 40: 245-251.

[6] Hasegawa M, Yamato M, Kikuchi A, et al. Human periodontal ligament cell sheets can regenerate periodontal ligament tissue in an athymic rat model. Tissue Eng, 2005, 11: 469-478.

[7] Shimizu T, Yamato M, Akutsu T, et al. Electrically

communicating three-dimensional cardiac tissue mimic fabricated by layered cultured cardiomyocyte sheets. J Biomed Mater Res, 2002, 60: 110-117.

[8] Shimizu T, Yamato M, Kikuchi A, et al. Two-dimensional manipulation of cardiac myocyte sheets utilizing temperature-responsive culture dishes augments the pulsatile amplitude. Tissue Eng, 2001, 7: 141-151.

[9] Gotoda T, Kondo H, Ono H, et al. A new endoscopic mucosal resection procedure using an insulation-tipped electrosurgical knife for rectal flat lesions: report of two cases. Gastrointest Endosc, 1999, 50: 560-563.

[10] Ono S, Fujishiro M, Niimi K, et al. Predictors of postoperative stricture after esophageal endoscopic submucosal dissection for superficial squamous cell neoplasms. Endoscopy, 2009, 41: 661-665.

[11] Fujishiro M, Yahagi N, Kakushima N, et al. Endoscopic submucosal dissection of esophageal squamous cell neoplasms. Clin Gastroenterol Hepatol, 2006, 4: 688-694.

[12] Rajan E, Gostout C, Feitoza A, et al. Widespread endoscopic mucosal resection of the esophagus with strategies for stricture prevention: a preclinical study. Endoscopy, 2005, 37: 1111-1115.

[13] Honda M, Nakamura T, Hori Y, et al. Process of healing of mucosal defects in the esophagus after endoscopic mucosal resection: histological evaluation in a dog model. Endoscopy, 2010, 42: 1092-1095.

[14] Ohki T, Yamato M, Murakami D, et al. Treatment of oesophageal ulcerations using endoscopic transplantation of tissue-engineered autologous oral mucosal epithelial cell sheets in a canine model. Gut, 2006, 55: 1704-1710.

[15] Kanai N, Yamato M, Ohki T, et al. Fabricated autologous epidermal cell sheets for the prevention of esophageal stricture after circumferential ESD in a porcine model. Gastrointest Endosc, 2012, 76: 873-881.

[16] Murakami D, Yamato M, Nishida K, et al. The effect of micropores in the surface of temperature-responsive culture inserts on the fabrication of transplantable canine oral mucosal epithelial cell sheets. Biomaterials, 2006, 27: 5518-5523.

[17] Takagi R, Yamato M, Murakami D, et al. Preparation of keratinocyte culture medium for the clinical applications of regenerative medicine. J Tissue Eng Regen Med, 2011, 5: e63-e73.

[18] Ohki T, Yamato M, Ota M, et al. Prevention of esophageal stricture after endoscopic submucosal dissection using tissue-engineered cell sheets. Gastroenterology, 2012, 143: 582-588. e1-e2.

译者：范博，医学博士，大连医科大学附属第一医院泌尿外科
审校：高树庚，中国医学科学院肿瘤医院

Cite this article as: Kanai N, Yamato M, Okano T. Cell sheets engineering for esophageal regenerative medicine. Ann Transl Med 2014;2(3):28. doi: 10.3978/j.issn.2305-5839.2014.03.06

第四部分 手术治疗

第十四章　McKeown 食管胃切除术

Thomas A. D'Amico

Duke University Medical Center, Durham, North Carolina 27710, USA
Correspondence to: Thomas A. D'Amico, MD, Gary Hock Endowed Professor of Surgery. Duke University Medical Center Box 3496, Duke South, White Zone, Room 3589, Durham, North Carolina 27710, USA. Email: thomas.damico@duke.edu.

摘要：在美国，与其他恶性肿瘤相比，食管癌的发病率增长较快。食管癌手术的效果与很多因素有关，包括患者的年龄、分期、手术方式和术后并发症等。肺部并发症是食管切除术后最主要的并发症并且是导致患者术后死亡的最主要原因，之前有研究证实了一些与术后并发症相关的因素。为了寻求最为安全有效的切除效果，胸外科医生曾经探讨了多种食管癌的手术方式。目前，McKeown手术是治疗食管癌应用最广泛的手术方式之一，本文对这一手术方式进行简述。

关键词：食管癌；食管胃切除术；预后；微创手术

View this article at: http://dx.doi.org/10.3978/j.issn.2072-1439.2014.03.28

1　前言

在美国，食管癌的发病率较其他癌症增长较快[1]，手术切除仍是食管癌和食管良性疾病的主要治疗手段[2]。虽然过去几年里，手术技巧和麻醉取得了很大进步，但是比起普通外科或者胸部其他手术来说，食管癌手术仍有较高的风险[3]。

针对食管癌手术的主要风险，很多学者进行了探讨[4-12]。数据显示，肺部并发症是食管癌术后最主要的并发症并且是导致患者术后死亡的最主要原因[10-18]。食管癌术后出现肺部并发症的危险因素有很多，其中术前因素有：年龄、营养状况、术前抗肿瘤治疗、肺功能、饮酒史、吸烟史、体能差；术中因素有：肿瘤位置及分期、手术入路、失血量、手术时间、是否进入两个腔，以及气管神经和淋巴循环的破坏情况；术后因素有：排痰、声带或喉返神经麻痹的情况、呼吸肌损伤[4-12]。本文通过复习文献，总结了McKeown手术在食管癌切除手术中的特点。

2　McKeown 食管胃切除术

常见的食管癌手术方式有经膈裂孔食管切除术、Ivor Lewis手术和McKeown(三切口)[1]。有关2野和3野淋巴结清扫的问题同样很重要，但不在本文讨论范围之内[1,19]。Ivor Lewis手术方式如下：腹部探查及胃的游离；淋巴结清扫；空肠造口(腔镜或开放)；胸部食管游离；淋巴结清扫；吻合(腔镜或开式)。这种手术方式的优势是吻合口狭窄、吻合口瘘及呼吸系统并发症发生率较低[1]。McKeown手术方式如下：胸部食管游离；淋巴结清扫；胸导管结扎(腔镜或开式)；腹部探查(腔镜或开式)；胃的游离；淋巴结清扫；空肠造口；左颈部吻合[1]。与Ivor Lewis相比，这种手术方式的优点是复发率低，颈部吻合口瘘容易处理，并且由于胸部不需吻合，减少了胸部的创伤。

3　如何选择手术方式

在手术之前，一定要根据食管腺癌的类型(Siewert分型)确定手术方式[1,20]。Siewert包括三种类型：Ⅰ型：食管下段腺癌，常由Barrett食管引起，肿瘤中心位于食管胃连接部上方1~5 cm；Ⅱ型：肿瘤中心在食管胃连接部上方1 cm至下方2 cm之内，这是真正意义上的贲门癌；Ⅲ型：肿瘤中心在食管胃连接部下方2~5 cm，侵犯胃食管连接部或者食管下段。

McKeown手术适合所有Siewert Ⅰ型和Ⅱ型患者，以及所有肿瘤位于食管胃连接部以上及锁骨水平以下的患者。Ivor Lewis手术同样也适合Siewert Ⅰ型和Ⅱ型患者，也可能适合部分Siewert Ⅲ型的患者，而实际上与食管癌手术方式不同，很多Siewert Ⅲ型的患者都需行胃大部切除的手术方式[1]。最重要的是，Ivor Lewis手术不适合肿瘤上缘超过隆凸水平的患者，因为这有切缘阳性的风险。

4　微创手术

微创食管癌切除术(MIE)被认为能够减少并发症，提高术后生活质量[21-24]。这种手术方式是指在Ivor Lewis或者McKeown手术中，引进了胸腔镜应用于胸腔部分的操作，腹部可以应用腹腔镜或者开放手术，避免开胸比避免开腹的意义更大。在一项包含222例MIE的观察研究中，死亡率为1.4%，住院时间约为7天[22]。但是多中心研究数据并没有显示出MIE的优势。在一项回顾性研究中，共纳入446例行手术治疗的食管癌患者，包括114例开放手术，309例胸腔镜辅助手术，23例完全MIE。结果显示各组平均住院时间没有区别(分别为14天、13天、11天)。另外，在淋巴结清扫和生存率上也没有统计学差异。因此，研究者认为MIE是安全的，但是与开放手术相比并没有显著优势[23]。另一项来自英国的研究纳入了2005年至2010年行手术治疗的食管癌患者共7502例，其中MIE占了15.4%。值得注意的是，MIE的比例逐年增多，2009至2010年间，MIE的比例增至24.7%。开放手术和MIE相比，术后并发症没有显著差异(分别为38%和39%，$P=0.46$)，但是MIE组术后会有更高的术后介入治疗的风险(21% *vs.*

17.6%，$P=0.006$；OR值：1.17；95% CI：1.00~1.38；$P=0.040$)[24]。

5　结论

食管癌的多学科评估是很有必要的，对于T2N0期及以上患者手术前最好行诱导治疗[1]。经验丰富的医疗中心和外科医生会使手术取得更好的治疗效果[3]。如何选择手术入路，要基于肿瘤部位和自身的经验，McKeown手术方法由于具有更多优点，应该是最广泛应用的途径。虽然食管癌微创手术并没有证实像肺叶微创切除手术那么有优势，但是MIE的应用也越来越多。相信随着MIE应用经验的积累以及相关研究数据的增加，非开胸手术的优势也会越来越显著。

声明

本文作者宣称无任何利益冲突。

参考文献

[1] Siegel R, Ma J, Zou Z, et al. Cancer statistics, 2014. CA Cancer J Clin, 2014, 64: 9-29.

[2] Ajani JA, Barthel JS, Bentrem DJ, et al. Esophageal and esophagogastric junction cancers. J Natl Compr Canc Netw, 2011, 9: 830-887.

[3] Birkmeyer JD, Siewers AE, Finlayson EV, et al. Hospital volume and surgical mortality in the United States. N Engl J Med, 2002, 346: 1128-1137.

[4] Bailey SH, Bull DA, Harpole DH, et al. Outcomes after esophagectomy: a ten-year prospective cohort. Ann Thorac Surg, 2003, 75: 217-222; discussion 222.

[5] Bartels H, Stein HJ, Siewert JR. Preoperative risk analysis and postoperative mortality of oesophagectomy for resectable oesophageal cancer. Br J Surg, 1998, 85: 840-844.

[6] Ferguson MK, Martin TR, Reeder LB, et al. Mortality after esophagectomy: risk factor analysis. World J Surg, 1997, 21: 599-603; discussion 603-604.

[7] Rizk NP, Bach PB, Schrag D, et al. The impact of complications on outcomes after resection for esophageal and gastroesophageal junction carcinoma. J Am Coll Surg, 2004, 198: 42-50.

[8] Sauvanet A, Mariette C, Thomas P, et al. Mortality and morbidity after resection for adenocarcinoma of the gastroesophageal junction: predictive factors. J Am Coll Surg, 2005, 201: 253-262.

[9] Whooley BP, Law S, Murthy SC, et al. Analysis of reduced

death and complication rates after esophageal resection. Ann Surg, 2001, 233: 338-344.

[10] Atkins BZ, Shah AS, Hutcheson KA, et al. Reducing hospital morbidity and mortality following esophagectomy. Ann Thorac Surg, 2004, 78: 1170-1176; discussion 1170-1176.

[11] Atkins BZ, D'Amico TA. Respiratory complications after esophagectomy. Thorac Surg Clin, 2006, 16: 35-48, vi.

[12] Berry MF, Atkins BZ, Tong BC, et al. A comprehensive evaluation for aspiration after esophagectomy reduces the incidence of postoperative pneumonia. J Thorac Cardiovasc Surg, 2010, 140: 1266-1271.

[13] Avendano CE, Flume PA, Silvestri GA, et al. Pulmonary complications after esophagectomy. Ann Thorac Surg, 2002, 73: 922-926.

[14] Dumont P, Wihlm JM, Hentz JG, et al. Respiratory complications after surgical treatment of esophageal cancer. A study of 309 patients according to the type of resection. Eur J Cardiothorac Surg, 1995, 9: 539-543.

[15] Ferguson MK, Durkin AE. Preoperative prediction of the risk of pulmonary complications after esophagectomy for cancer. J Thorac Cardiovasc Surg, 2002, 123: 661-669.

[16] Kinugasa S, Tachibana M, Yoshimura H, et al. Postoperative pulmonary complications are associated with worse short- and long-term outcomes after extended esophagectomy. J Surg Oncol, 2004, 88: 71-77.

[17] Kozlow JH, Berenholtz SM, Garrett E, et al. Epidemiology and impact of aspiration pneumonia in patients undergoing surgery in Maryland, 1999-2000. Crit Care Med, 2003, 31: 1930-1937.

[18] Law S, Wong KH, Kwok KF, et al. Predictive factors for postoperative pulmonary complications and mortality after esophagectomy for cancer. Ann Surg, 2004, 240: 791-800.

[19] Law S, Wong J. Two-field dissection is enough for esophageal cancer. Dis Esophagus, 2001, 14: 98-103.

[20] Rüdiger Siewert J, Feith M, Werner M, et al. Adenocarcinoma of the esophagogastric junction: results of surgical therapy based on anatomical/topographic classification in 1,002 consecutive patients. Ann Surg, 2000, 232: 353-361.

[21] Law S, Wong J. Use of minimally invasive oesophagectomy for cancer of the oesophagus. Lancet Oncol, 2002, 3: 215-222.

[22] Luketich JD, Alvelo-Rivera M, Buenaventura PO, et al. Minimally invasive esophagectomy: outcomes in 222 patients. Ann Surg, 2003, 238: 486-494; discussion 494-495.

[23] Smithers BM, Gotley DC, Martin I, et al. Comparison of the outcomes between open and minimally invasive esophagectomy. Ann Surg, 2007, 245: 232-240.

[24] Mamidanna R, Bottle A, Aylin P, et al. Short-term outcomes following open versus minimally invasive esophagectomy for cancer in England: a population-based national study. Ann Surg, 2012, 255: 197-203.

译者：李勇，河北医科大学第四医院胸外科。目前在美国杜克大学学习

审校：李印，河南省肿瘤医院胸外科外科主任，主任医师，博士生导师

Cite this article as: D'Amico TA. Mckeown esophagogastrectomy. J Thorac Dis 2014;6(S3):S322-S324. doi: 10.3978/j.issn.2072-1439.2014.03.28

第十五章　微创和机器人辅助 Ivor Lowis 食管切除术

Lingling Huang, Mark Onaitis

Department of Surgery, Duke University, Durham, NC, USA
Correspondence to: Mark Onaitis, MD. Duke University, DUMC Box 3305, Durham, NC 27710, USA. Email: mwo@duke.edu.

摘要：食管癌在世界范围内最常见的恶性肿瘤中排第八位，并且在最常见的肿瘤相关死亡原因中排第六位。尽管食管切除术为我们提供了一个可治愈食管癌的途径，但其同时也带来了术后并发症发生率和死亡率的增高。Ivor Lowis食管切除术(ILE)是开放手术中最常应用的手术方式之一。微创手术方法已经被应用在ILE中以期减少手术并发症。该本文章综述了近几年关于微创Ivor Lowis食管切除术(MI-ILE)的文献，讨论其临床疗效，并介绍应用机器人行微创Ivor Lowis食管切除术的方法。结果显示，MI-ILE已经显示出了与开放ILE同样的术后效果，同时具有减少出血和住院天数的潜能。由于研究数量有限，目前仍没有关于MI-ILE能够明显改善长期生存存活率的报道。应用机器人行辅助ILE是安全可行的，但是还需要更多的研究来证实它的独特优势。MI-ILE或者机器人辅助ILE与传统常规开放ILE的随机对照研究是必要的，它一定能够确定哪一种才是最佳的食管癌外科治疗术式。

关键词：食管癌；Ivor Lowis 食管切除术(ILE)；微创外科

View this article at: http://dx.doi.org/10.3978/j.issn.2072-1439.2014.04.32

1　简介引言

食管癌是世界上第八大常见的恶性肿瘤，同时也在最常见的肿瘤相关死亡原因中排第六位。据估算，在2008年，全球共有482 300例新发食管癌病例，并有406 800人因其死亡[1]，这意味着死亡率与发病率比值高达0.84。各个国家的食管癌发病率不尽相同。根据2008年的GLOBOCAN数据库统计，中国的食管癌发病率排世界第四。在美国，2013年有大约17 990个患者被确诊为食管癌，同时有15 210个患者因食管癌死亡[2]。尽管食管癌5年生存率从1975年至1977年之间的5%大幅度提高到2002年至2008年间的19%，但是总体的5年生存率仍旧不容乐观[2]。目前有几种手术方式可供选择。但具体选择哪种手术方式还要看肿瘤的位置、淋巴结清扫范围、患者的总体状况以及手术医生的喜好。其中两种最常用的开放手术方式是经食管裂孔食管切除术(THE)和经胸食管切除术(TTE)。THE包括开腹食管的钝性切除(不开胸)及食管-胃颈部吻合术两部分[3]。Ivor Lowis食管切除术(ILE)是典型的TTE，包括经腹和经右胸并行胸内食管-胃吻合[4]。三切口McKeown手术方式是改良的TTE，利用了ILE的经右胸和经腹部切口部分，同时增加颈部切口行食管-胃吻合术。与THE相比，TTE能够切除宽基底的胸内食管肿瘤的范围更广，同时能够进行符合肿瘤切除标准的更大范围的纵隔淋巴结清扫[5]，但TTH明显增加了院内并发症的发生率(但不是死亡率)，其中以呼吸系统并发症为主[6-7]。THE并发症的发生率较低，但是只能进行有限的淋巴结清扫，而隆突下和气管旁淋巴结无法清扫[6-7]。尽管THE和TTE的5年生存率没有显著的差异，但TTE存在着一个生存率高低的趋势：当其5年生存率达到39%，THE的生存率为29%[6]。

为了减少手术后并发症的发生率及死亡率，很多种微创手术方式被应用在食管切除术中。一些研究已经证实微创食管切除术(MIE)可以显著降低出血量、并发症发生率及缩短住院时间[8-9]。然而，MIE有它先天性的缺陷：包括二维视野、降低手眼的协调性以及限制操作的自由活动度[10]。这些缺陷会在纵隔游离和吻合手术及胸腔镜食管切除术中带来操作上的困难。机器人操作系统的设计就克服了许多标准微创手术的不足。达芬奇机器人系统(Intuitive Surgical, Inc. California，USA)能够通过提供放大的三维可视系统和特殊的腕关节操作装置以提供给术者更大程度上的操作自由度[10]。这个系统可以将术者的手部操作动作精确实时地转换成外科机器手的操作动作，并且能够过滤手部震颤，恢复到正常自然的眼手协调性。这些技术上的改进使得在有限的操作空间内进行精确的切除操作更加方便，有助于对食管的纵隔部分进行游离及对周围淋巴结的清扫。

本文对微创Ivor Lowis食管切除术(MI-ILE)的技术和研究进展进行综述，并介绍了机器人在食管癌治疗中的应用。

2 微创 Ivor Lowis 食管切除术 (MI-ILE)

传统的ILE手术包括经腹和经右胸食管切除加淋巴结清扫两大部分，消化道重建在纵隔顶部，食管切除后利用管状胃与近端食管在胸内近纵隔处吻合[4]。下列有关ILE的具体操作步骤可能不同的医生有不同的做法：幽门引流技术的处理措施(幽门括约肌切开、或幽门成型、或注射肉毒素注射、或者不作任何以上处理)；空肠造口术；管状胃宽度的控制；吻合方法(机械吻合或者手工吻合)。ILE的优点在于对所有手术部位极佳的视野呈现、可进行两野淋巴结清扫、避免颈部食管游离带来的潜在风险及相应并发症：比如吻合口的狭窄、吻合口瘘以及喉返神经损伤。但它的缺点是：患者术中需要单肺通气、有开胸相关的并发症、风险较高的呼吸系统并发症以及术后吻合口瘘带来的潜在风险[11]。

为了减少手术创伤以及克服这些缺点，很多种微创方法被应用在ILE中，包括任何以下技术的组合，如：用腹腔镜代替开腹、胸腔镜代替开胸以及胸内吻合等。Watson等首次报道了在2例患者中全部应用腔镜行ILE，包括辅助腹腔镜游离胃及右侧胸腔镜游离食管和吻合[12]。Nguyen等后来陆续报道了3例患者实施完整的全腔镜MI-ILE，包括联合应用腹腔镜及胸腔镜行远端食管切除，并在胸内吻合行消化道重建[13-14]。所有患者术后均平稳度过，顺利康复。在2006年，Bizekis及其同事报道了从2002年至2005年间为50例患者行MI-ILE手术的经验[15]。其中35个患者(70%)接受杂交ILE(腹腔镜胃游离加胸部小切口)；剩余患者(30%)接受完整的全腔镜MI-ILE(腹腔镜加胸腔镜)。所有患者均利用环形吻合器进行端端环状吻合。手术的死亡率是6%(3/50)。3例患者(6%)发生吻合口瘘，均采取非手术方法治愈。4例患者(8%)并发术后肺炎[15]。无喉返神经损伤病例。他们总结，认为MI-ILE在技术上是可行的。MI-ILE方法可以使得胃游离更简单、避免喉返神经损伤以及使得因胃食管结合部肿瘤侵及贲门的患者可以行更大范围的胃切除[15]。同样的，Nguyen以及他的同事随后报道了1998年至2007年间104例微创食管切除术。其中51例行MI-ILE，47例行混合腹腔镜及联合胸腔镜McKeown食管切除术(MI-McKeown，颈部吻合)[16]。在MI-ILE组，死亡率是1.96%(1/51)，吻合口瘘的发生率是9.8%。与其他手术组相比这个结果优于其他组。有趣的是，MI-ILE组手术时间显著缩短，并且出血量更少[16]。他们再一次证实了MIE的可行性，而且其并发症的发生率和死亡率是可以接受的。因为胸内吻合无张力的优点以及能够制作管状胃，他们更喜欢做MI-ILE[16]。其他手术组研究团队也先后报道称成功完成了MI-ILE手术，而且预后更好[17-24]。Luketich等在最近的一篇综述中，对比了481例接受MIE-McKeown手术的患者与530例接受MI-ILE手术的患者的相关资料[25]。结果发现这两组患者在淋巴结清扫情况和术后疗效等方面均是可以接受的，并且死亡率低。他们更提倡将MI-ILE作为优先选择，因为这种方法可以减少喉返神经损伤，并且死亡率仅为0.9%。

3 MI-ILE 的操作过程

作为MIE的先驱者，Luketich和Pittsburgh小组率先在新近的文章中介绍了改良的MI-ILE手术操作规程[26-27]。基于腹腔镜操作是该手术的一部分，所以患者开始的体位采取了陡峭的头高位，并且应用双腔气管插管以备后面的胸腔镜操作。腹部采用5个操作孔。首先利用Hasson技术在上腹部剑突与脐之间中线偏右侧做一大小为10~12 mm的孔。接下来的其余操作孔都将在腹腔镜的直视下操作完成。具体位置如下，5 mm观察孔与第一个10 mm的孔在同一水平，在中线偏左处做一个5 mm的腔镜孔。另外两个5 mm的孔分别位于左右两侧肋缘下，最后一个5 mm的洞孔在右侧肋缘下用于牵拉肝脏。首先进行腹部探查以除外转移性病变，明确手术可以进行后，开始分离肝胃韧带。先游离显露的右侧膈肌脚，接下来游离左侧膈肌脚，直至整个胃食管交界部全部游离。胃大弯侧游离使用超声刀，切断从胃短血管开始。接下来游离胃结肠韧带，注意保留胃网膜右血管弓。把胃前壁向前方牵拉，游离胃食管后方周围附着组织。彻底清扫腹腔淋巴结后，用血管切割缝合闭合器切断闭合胃左血管。随后，Luketich等会进行幽门成形术，这个步骤在其他一些医疗中心不作为常规操作。沿胃小弯侧到胃底方向采用内镜切割闭合器制作管状胃，而其他人在该类手术中还没有做过此操作。紧接着就是沿胃小弯侧到胃底利用缝合钉装置进行管状胃制作，保留胃右血管。关于管状胃的直径有多种选择。Luketich等人报道，认为过窄的管状胃(直径为3~4 cm)，会明显增加残胃缺血及吻合口瘘的发生率。因此他们强调把管状胃的直径做成5~6 cm大小是很重要的[8]。Berrisford等也观察到在管状胃的直径是4 cm的情况下，会造成残胃壁缺血和瘘的发生率增高[28]。目前，Wee和Morse建议推荐在MIE手术中把管状胃的直径保留在5 cm[29]。下一步，放置空肠造瘘管，游离食管膈肌部分。最后检查腹部情况，然后关闭腹部切口。

胸腔镜胸部手术时，患者的体位是左侧卧位。这个体位确认双腔气管插管是可行的后，并且需要应用单肺通气(图1)。本文作者通常采用3孔法(图1)。在第8肋间腋后线偏后上做一个10 mm的腔镜观察孔。操作孔放在第5肋间或第10肋间、第11肋间。首先松解完下肺韧带，然后游离纵行切开食管纵隔胸膜至奇静脉弓水平，以显露整个胸部段食管。使用腔镜血管切割缝合器切断奇静脉弓。食管游离范围从膈肌到隆突上2 cm，并放置Penrose引流管做牵引用。清扫纵隔淋巴结。将远端食管与腹腔镜部分原来制作好的管状胃拉入胸腔。近端食管在奇静脉弓上横断。将第8肋间的切口扩大至5 cm用来取出标本并完成胸内胃食管的胸内吻合

与重建。管状胃多余的部分用腔镜切割缝合器切除，放置胸腔引流管。在MI-ILE手术中，有几种不同的胸内吻合方法，包括：手工吻合技术及吻合器机械吻合技术。吻合器机械吻合技术又有不同的方法，包括：经胸环状圆形吻合器端端吻合、经口环状圆形吻合器端端吻合以及侧侧吻合。吻合口瘘发生率为0%~10%，吻合口狭窄发生率为0%~27.5%[30]。

4　MI-ILE 的预后

如同大多数的新术式一样，最初发表的有关MI-ILE的文章大部分都是各单中心的结果。观察的手术参数指标包括手术时间、预计出血量、淋巴结清扫个数以及住院时间等，这些均是MI-ILE的评估内容(表1)。MI-ILE术后的死亡率和及主要的并发症也在表2中列出。理论上讲，MI-ILE避免了开胸或开腹、或者同时避免开胸/开腹的话，应该会减少手术疼痛、伤口感染、心肺并发症、ICU停留时间、住院时间和死亡率。尽管MI-ILE术式已经被认为是安全可行的，但是相对于传统ILE术式，MI-ILE的明确优势还没有得到证实。这个重要问题的最终答案尚无定论，原因是目前缺少高质量的临床试验，各单中心的病例数有限，分析得到的数据存在偏

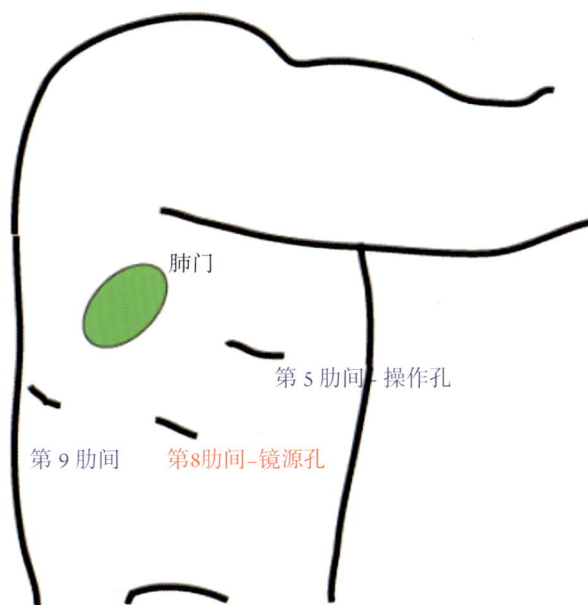

图1　经右侧胸腔镜操作孔位置(胸腔镜食管游离、淋巴结清扫及胃食管吻合术的操作孔位置)

倚以及技术的多样性，因此这个问题尚无定论。最近，有几项研究专门对开胸与MIE的结果进行了对比[33-36]（表3和表4）。两组患者均接受了相似的术前与术后处理。采集术中与术后的相关数据。这些研究证实了MI-ILE的可行性与安全性，并且还具有减少出血量、肺部并发症和住院时间的潜在优势。我们需要前瞻性、多中心的、随机对照研究来证实这些结论。

关于MI-ILE，另一个有争议的地方是：它的长期生存率是否优于开放手术，因为这种术式的淋巴结清扫范围可能会受到限制。许多中心的研究没有报道淋巴结清扫差异的情况，因此很难评估淋巴结清扫的质量。从现有的MIE与开胸手术的对比研究资料来看（表3），两种术式的淋巴结清扫没有什么差异。然而，MI-ILE最主要的并发症发生在围手术期，并且缺乏来自大宗病例的长期生存率的数据和疾病进展的情况（表4）。所以，MI-ILE的潜在优势可能还没有被完全认识。

5 机器人辅助 ILE

微创方法行食管癌切除术存在一些局限性，包括：2D视野、操作自由度受限、纵隔视野狭窄及降低了手眼的配合协调性。而机器人系统通过其具有的3D视野、术野10倍放大以及腕关节装置，使得克服这些缺点变为可能[37]。机器人系统可以用于胸部段食管的切除、胃的游离以及胸内吻合。机器人系统也可以与腹腔镜、手辅助腹腔镜及胸腔镜联合应用。有几个医疗中心已经报道了他们应用机器人辅助行ILE的早期经验[38-40]。

在本文作者所在的医院，已经开始应用机器人系统进行MI-ILE。图2展示了机器人辅助腹部手术的各开孔的位置。患者采取仰卧位。腔镜观察孔位于脐上，一个12 mm的辅助孔位于脐右侧。在右侧肋弓下方开5 mm孔放入肝脏拉钩。另有两个孔位于左右肋弓下方以放置手术机械臂，两孔距离腔镜观察孔至少要有一手掌

表1 MI-IE手术参数一览

研究对象	手术类型	病例数量	手术时间/min	估计出血量/mL	淋巴结数目	住院时间/天
Watson et al. [1999][12]	HAL, T	2	分别是210、300	分别是50、300	NR	10
Nguyen et al. [2001][13]	MI-ILE	1	450	200	11	8
Bizekis et al. [2006][15]	L, mini-T	35	NR	NR	16*	9
	MI-ILE	15				7
Thairu et al. [2007][22]	MI-ILE	18	NR	NR	NR	NR
Nguyen et al. [2008][16]	MI-ILE	51	249±72	146±117	13.8±8.6	9.7±8.1
Campos et al. [2010][19]	L, mini-T	23	275*	NR	15*	10*
	MI-ILE	14				
Cadière et al. [2010][31]	MI-ILE	1	337	170	25	6
Ben-David et al. [2010][20]	MI-ILE	6	360	NR	18	8
Gorenstein et al. [2011][21]	MI-ILE	31	NR	NR	NR	NR
Ben-David et al. [2011][17]	MI-ILE	16	330-420*	125-150*	14*	7.5-10*
	MI-McKeown	82				
Tapias et al. [2011][24]	MI-ILE	40	364±46	205±68	21	7
Merritt [2012][32]	MI-ILE	15	468±54	182±67	11.4±1.1	10
Thomay et al. [2012][23]	MI-ILE	30	535±120	278	27.1±11.4	10.7±4
Luketich et al. [2012][25]	MI-ILE	530	NR	NR	23.5	

HAL：手辅助腹腔镜； T：胸腔镜； MI-ILE：微创Ivor Lewis食管切除术； L：腹腔镜； mini-T：胸部小切口迷你胸腔镜； MI-McKeown：联合胸/腹腔镜及腹腔镜的McKeown食管切除术； NR：未未见报道； *：数据评估基于两种方式式所有病例的评估数据。

表2 MI-ILE术后疗效一览

研究对象	手术方式	患者数量	30天死亡率	肺炎	吻合口瘘	吻合口狭窄	右喉返神经损伤
Watson et al. [1999][12]	HAL, T	2	0	0	0	0	0
Nguyen et al. [2001][13]	MI-ILE	1	0	0	0	0	0
Bizekis et al. [2006][15]	L, mini-T	35	2 (5.7%)	4 (11.4%)	3 (8.6%)	6 (12%)*	0
	MI-ILE	15	1 (6.7%)	0	0		0
Thairu et al. [2007][22]	MI-ILE	18	NR	NR	0	NR	NR
Nguyen et al. [2008][16]	MI-ILE	51	1 (1.96%)	NR	5 (9.8%)	14 (27.5%)	NR
Campos et al. [2010][19]	L, mini-T	23	0	3 (8.1%)*	1 (2.7%)*	5 (13.5%)*	NR
	MI-ILE	14					
Cadière et al. [2010][31]	MI-ILE	1	0	0	0	0	0
Ben-David et al. [2010][20]	MI-ILE	6	0	NR	0	0	NR
Gorenstein et al. [2011][21]	MI-ILE	31	NR	NR	1 (3.2%)	NR	NR
Ben-David et al. [2011][17]	MI-ILE	16	1 (1%)*	9 (9%)*	8 (8%)*	4 (4%)*	7 (7%)*
	MI-McKeown	82					
Tapias et al. [2011][24]	MI-ILE	40	0	1 (2.5%)	0	6 (15%)	0
Merritt [2012][32]	MI-ILE	15	0	0	1 (6.7%)	0	0
Thomay et al. [2012][23]	MI-ILE	30	0	2 (6.7%)	3 (10%)	NR	1 (3.3%)
Luketich et al. [2012][25]	MI-ILE	530	5 (0.9%)	NR	23 (4.3%)	NR	5 (1%)

RLN injury：喉返神经损伤；HAL：手辅助腹腔镜；T：腹腔镜；MI-ILE：微创Ivor Lewis食管切除术；L：腹腔镜；mini-T：胸部小切口迷你胸腔镜；MI-McKeown：胸/腹腔镜联合胸腔镜及腹腔镜的McKeown食管切除术；NR：未见报道；*：数据评估基于两种术式所有病例基于两种方式所有病例的评估数据。

表3 ILE与MI-ILE手术参数对比研究

研究资料	手术类型	病例数量	手术时间(min)	出血量(mL)	淋巴结数量	住院时间(天)
Pham et al. [2010][33]	MI-ILE	44	543[a]	407[a]	13[a]	15
	ILE	46	437	780	8	14
Sihag et al. [2012][34]	MI-ILE	38	360.5	200[c]	19	7[b]
	ILE	76	365.5	250	21	9
Biere et al. [2012][35]	MIE	59	329[a]	200[b]	20	11
	Open	56	299	475	21	14
Noble et al. [2013][36]	MI-ILE	53		300[c]	19	12
	ILE	53		400	18	12

MI-ILE：微创；Ivor Lewis：食管切除术；ILE：传统Ivor Lewis食管切除术；MIE：微创食管切除术；open：开放食管切除术；[a]，$P<0.01$；[b]，$P<0.001$；[c]，$P<0.05$。

的宽度。机器人运送主控台位于患者的左肩部上方。机器人辅助腹部手术的操作步骤与MI-ILE相同，包括胃的游离、管状胃的制作以及空肠营养造瘘管的放置。在机器人行辅助胸部腔镜操作时，患者的体位是左侧卧位，右肺萎陷。胸部开观察孔及操作孔位置见图3。进镜观察孔位于第8肋间腋后线偏后处。其中一个机器人手臂操作孔位于距离进镜观察孔的前上方大约一手掌处。另一个手臂操作孔位于距离进镜观察孔后下方

表4 ILE和MI-ILE术后结果研究

研究对象	手术方式	病例数量	30天死亡率	肺炎	瘘	狭窄	右喉返神经损伤
Pham et al. [2010][33]	MI-ILE	44	3 (6.8%)	11 (25%)	4 (9%)	3 (6.8%)	6 (13.6%)
	ILE	46	2 (4.3%)	7 (15%)	5 (10.9%)	0	0
Sihag et al. [2012][34]	MI-ILE	38	0	0[a]	2 (5.3%)	NR	NR
	ILE	76	2 (2.6%)	16 (21.1%)	4 (5.3%)	NR	NR
Biere et al. [2012][35]	MIE	59	1 (2%)	7 (12%)[a]	7 (12%)	NR	1 (2%)[b]
	Open	56	0	19 (34%)	4 (7%)	NR	8 (14%)
Noble et al. [2013][36]	MI-ILE	53			5 (9%)		
	ILE	53			2 (4%)		

MI-ILE：微创；Ivor Lewis：食管切除术；ILE：传统Ivor Lewis食管切除术；MIE：微创食管切除术；open：开放食管切除术；NR：未报告；[a]，$P<0.01$；[b]，$P<0.05$。

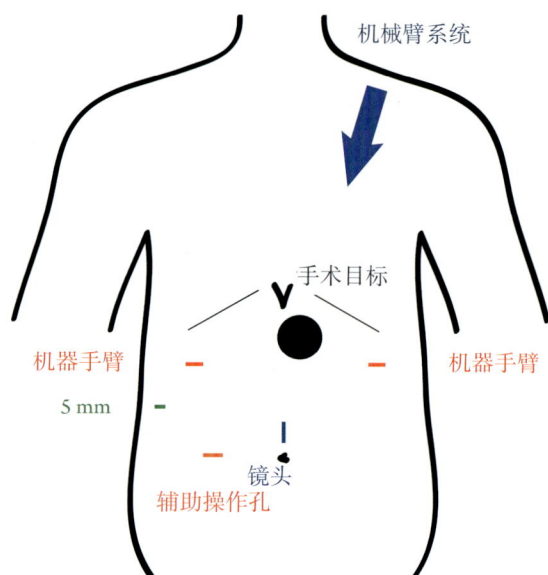

图2 腹腔镜操作孔位置(机器人胃游离及淋巴结清扫术中操作孔的位置)

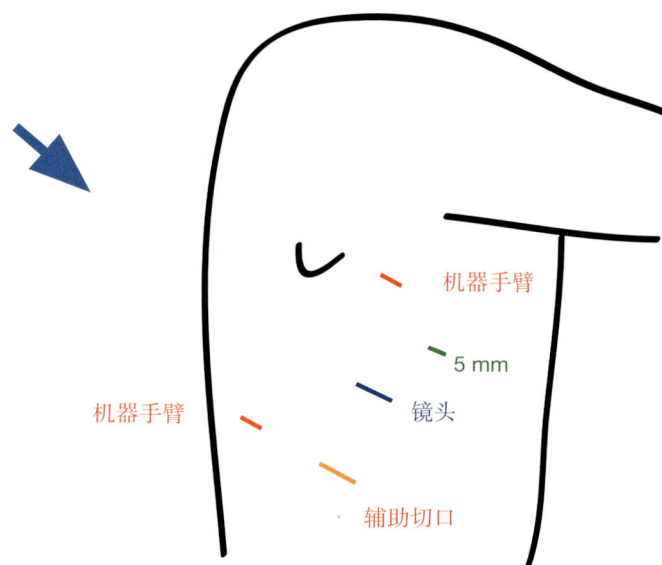

图3 经右胸胸腔镜机器人操作孔位置(食管游离、淋巴结清扫及胃食管吻合术的操作孔位置)

一手掌处。在上面两个开孔之间做一个5 mm的切口操作孔，在下方两个开孔间做一个12 mm的操作孔。机器人运送主控台置于患者的右肩后方。胸部手术操作同样与MI-ILE步骤相同，包括食管游离、淋巴结清扫以及胸内吻合。然而，我们更喜欢用腔镜切割缝合器(45 mm的紫色钉仓)行胃食管的侧侧吻合，然后对于缝合不满意的地方进行两层的连续缝合(用机器人的关节装置完成)。

6 机器人辅助 ILE 的效果

作为一项相对新的技术，有关机器人行ILE的安全性及肿瘤学疗效方面的数据是有限的。de la Fuente等报道了50例他们用机器人行辅助ILE手术的最初经验，其证实机器人辅助ILE的效果堪比开放ILE及MI-ILE[39]：平均手术时间是445±85 min，出血量是146±15 mL，平均淋巴结清扫数目是20±1.4枚，平均住院天数是10.9±6.2天。

手术死亡率是0，术后主要的并发症包括肺炎（10%）和吻合口瘘（2%）。Cerfolio等人报告了22例机器人辅助ILE，其研究结果与此相似。他们实施了22例机器人辅助ILE，出血量约为40 mL，淋巴结清扫数目为18枚，平均住院天数是7天，无死亡以及4.5%的吻合口瘘[40]。这些数据显示，机器人辅助ILE是安全可行的，并且同开放ILE及MI-ILE的围手术期效果相似。然而，至今仍没有直接的数据证实机器人辅助ILE的效果更优于MI-ILE。昂贵的设备、特殊的训练、长时间的设备设置时间以及技术器械的短缺等局限性，均成为该技术进一步扩大应用的障碍。事实上，在操作过程中，手术者与患者的不接触以及缺乏触觉反馈是潜在的安全隐患。如果这项技术最终要被广泛应用的话，还需要进一步的研究来证实机器人辅助ILE具有优于其他术式的独特优势，并以此来抵消其与生俱来的缺陷及经济费用上的顾虑。

7　小结

MI-ILE已经被证实与开放ILE的术后效果相同，并且成为一种安全有效的治疗食管癌的替代方法。MI-ILE还显示出同时能够降低出血量、减轻术后疼痛和缩短住院天数的潜在优势。与传统ILE相比较，MI-ILE是否能提高长期存活率还没有定论。针对开放ILE与MI-ILE，如果要作出一个明确结论，证明一项外科技术优于另一项技术，那么针对开放ILE与MI-ILE的前瞻性随机对照研究是必须要的。在MI-ILE中机器人手术方法带来的好处可能会优于传统手术方式。关于MI-ILE与机器人辅助ILE的进一步研究有望可以确定理想的食管切除手术方式。

声明

本文作者宣称无任何利益冲突。

参考文献

[1] Jemal A, Bray F, Center MM, et al. Global cancer statistics. CA Cancer J Clin, 2011, 61: 69-90.

[2] Siegel R, Naishadham D, Jemal A. Cancer statistics, 2013. CA Cancer J Clin, 2013, 63: 11-30.

[3] Turner GG. Carcinoma of the Esophagus: the Question of Its Treatment By Surgery. Lancet, 1936, 227: 130-134.

[4] Lewis I. The surgical treatment of carcinoma of the oesophagus, with special reference to a new operation for growths of the middle third. Br J Surg, 1946, 34: 18-31.

[5] Mathisen DJ, Grillo HC, Wilkins EW Jr, et al. Transthoracic esophagectomy: a safe approach to carcinoma of the esophagus. Ann Thorac Surg, 1988, 45: 137-143.

[6] Hulscher JB, van Sandick JW, de Boer AG, et al. Extended transthoracic resection compared with limited transhiatal resection for adenocarcinoma of the esophagus. N Engl J Med, 2002, 347: 1662-1669.

[7] Hulscher JB, Tijssen JG, Obertop H, et al. Transthoracic versus transhiatal resection for carcinoma of the esophagus: a meta-analysis. Ann Thorac Surg, 2001, 72: 306-313.

[8] Luketich JD, Alvelo-Rivera M, Buenaventura PO, et al. Minimally invasive esophagectomy: outcomes in 222 patients. Ann Surg, 2003, 238: 486-494; discussion 494-495.

[9] Gemmill EH, McCulloch P. Systematic review of minimally invasive resection for gastro-oesophageal cancer. Br J Surg, 2007, 94: 1461-1467.

[10] Camarillo DB, Krummel TM, Salisbury JK Jr. Robotic technology in surgery: past, present, and future. Am J Surg, 2004, 188: 2S-15S.

[11] Reed CE. Technique of Open Ivor Lewis Esophagectomy. Operative Techniques in Thoracic and Cardiovascular Surgery, 2009, 14: 160-175.

[12] Watson DI, Davies N, Jamieson GG. Totally endoscopic Ivor Lewis esophagectomy. Surg Endosc, 1999, 13: 293-297.

[13] Nguyen NT, Follette DM, Lemoine PH, et al. Minimally invasive Ivor Lewis esophagectomy. Ann Thorac Surg, 2001, 72: 593-596.

[14] Nguyen NT, Roberts P, Follette DM, et al. Thoracoscopic and laparoscopic esophagectomy for benign and malignant disease: lessons learned from 46 consecutive procedures. J Am Coll Surg, 2003, 197: 902-913.

[15] Bizekis C, Kent MS, Luketich JD, et al. Initial experience with minimally invasive Ivor Lewis esophagectomy. Ann Thorac Surg, 2006, 82: 402-406; discussion 406-407.

[16] Nguyen NT, Hinojosa MW, Smith BR, et al. Minimally invasive esophagectomy: lessons learned from 104 operations. Ann Surg, 2008, 248: 1081-1091.

[17] Ben-David K, Sarosi GA, Cendan JC, et al. Decreasing morbidity and mortality in 100 consecutive minimally invasive esophagectomies. Surg Endosc, 2012, 26: 162-167.

[18] Ben-David K, Rossidis G, Zlotecki RA, et al. Minimally invasive esophagectomy is safe and effective following neoadjuvant chemoradiation therapy. Ann Surg Oncol, 2011, 18: 3324-3329.

[19] Campos GM, Jablons D, Brown LM, et al. A safe and reproducible anastomotic technique for minimally invasive Ivor Lewis oesophagectomy: the circular-stapled anastomosis with the trans-oral anvil. Eur J Cardiothorac Surg, 2010, 37: 1421-1426.

传统开放手术相比是安全的[7-11]。机器人辅助Ivor Lewis食管切除术(RAIL)是一种新技术，它给外科医生提供了更广阔的三维术野以及优于标准胸腔镜的灵活的手术器械。

以上我们描述了RAIL的发展与运用，但是具体到这项技术在老年患者中的使用情况尚缺乏深入的报道[12]。我们试图在所有年龄分组中评估RAIL的效果，以确定这种手术对老年患者而言是否安全。

2　方法

在获得医院审查委员会的批准后，回顾性分析2009年至2013年所有接受RAIL的患者。所有患者不论年龄、种族、肿瘤分期或位置、接受何种新辅助疗法均被纳入研究。患者须有组织学诊断，但并不因病理亚类的不同而被排除出研究。记录基本的人口学资料、肿瘤特征、手术细节及术后结果。研究首先整体分析所有患者，其次将患者按年龄分为三个亚组进行分析。分组如下：组1，≤49岁；组2，50~69岁；组3，≥70岁。将≥70岁的患者进行单独分析，并与≤69岁的患者进行比较。

2.1　研究端点和统计分析

主要研究终点是平均手术室(OR)时间、估计失血量(EBL)、术后重症监护病房(ICU)住院天数、住院时间(LOH)。次要研究终点包括术后30天内不良事件(AE)：含肺炎、心律失常、深部静脉血栓(DVT)/肺栓塞(PE)、伤口感染、吻合口瘘和死亡。使用SPSS®21.0(IBM®，芝加哥，IL，美国)进行统计分析。连续变量用Kruskal Wallis进行分析或进行方差分析，用卡方检验来比较分类变量。所有的统计方法均为双侧。α(I型)误差<0.05为差异有显著性。

3　结果

我们确定了研究期间接受RAIL的患者134例(男106例，女28例)。患者平均年龄为66±10岁(表1)。腺癌是主要的病理类型，共115例(86%)，14例(10%)患者为鳞状细胞癌，5例(4%)患者为其他类型食管癌。接受新辅助治疗的患者共计102例(76%)。所有患者的肿瘤均完整切除(R0)，平均肿瘤大小为3.0 cm(范围0.1~15.1) cm。中位手术室时间为407(范围239~694)min，中位估计失血量为150(范围25~600) mL。有5例(4%)发生吻合口瘘，2例(1.5%)死亡。

将患者按年龄分为3组用于比较(表1)。≤49岁的患者10例(男8例，女2例)，50~69岁的患者67例(男53例，女14例)，≥70岁的患者57例(男45例，女12例)。3组患者唯一存在统计学差异的基线特征为接受新辅助治疗的比例：≥70岁的患者中，只有65%的患者接受了新辅助治疗；而≤49岁的患者中，该比例为90%；50~69岁的患者中，该比例为84%($P=0.03$)。

有3组患者在平均手术室时间、ICU住院时间、住院时间(分别为$P=0.65$，$P=0.85$，$P=0.42$，表2)方面均无显著差异。然而，3个年龄组之间中位估计失血量有显著差异：50~69岁的患者失血[非老年患者为100 mL(范围为25~400 mL)]最少，而≤49岁或≥70岁的患者的中位估计失血量为150 mL(范围分别为50~600 mL和50~400 mL；$P=0.004$)。再住院率较低，为5.2%，组间无差异。≤49岁组为0例(0%)，50~69岁组为4例(5.6%)，≥70岁组为3例(5.7%)，$P=0.52$。

术后总并发症发生率在3组患者中无显著差异(见表3)。≥70岁的患者的总并发症发生率绝对数值较高(35%)，尽管差异并不显著($P=0.13$)。心律失常是最常见的并发症，共17例(12.7%)。此外，3组患者中肺炎($P=0.43$)、伤口感染($P=0.51$)、DVT或PE($P=0.91$)、吻合口瘘($P=0.40$)以及死亡($P=0.91$)的发生率均无显著差异。除心律失常外，并发症发生率整体较低，3组间仍然没有显著统计学差异(≤49岁组为10%，50至69岁组为18%，≥70岁组为23%；$P=0.58$)。

单独分析比较老年(≥70岁)与非老年患者(≤69岁)的结果显示，两组患者间的基线特征唯一有统计学差异的仍然是接受新辅助治疗的比例($P=0.01$)(表4)。老年患者中位估计失血量较高，但不具有统计学显著差异[非老年患者为100 mL(范围为25~600 mL)，老年患者为150 mL(范围为50~400 mL)，$P<0.4$]。老年组患者住院时间有延长的趋势[非老年患者为9天(范围为4~25天)，老年患者为11天(范围为6~38天)，$P=0.23$(表5)]。不良事件发生率和死亡率虽然在≥70岁患者中有增加趋势(非老年患者为20.8%，老年患者为35.1%，$P=0.06$)，但无统计学意义。心律失常仍是最常见的术后并发症。大于70岁患者有较高的心律失常发生率：≤69岁的患者有7例(9.1%)，≥70岁的患者有10例(17.5%)($P=0.15$)。总体不良事件不包括心律失常的情况如下：≤69岁的

表1　术前患者，肿瘤和治疗特点

特点	所有患者	≤49岁(N=10), n[%]	50-69岁(N=67), n(%)	≥70岁(N=57), n(%)	P值
平均年龄(±SD)	66.4±10.1	43.1	62.3	75.3	
平均BMI(±SD)(kg/m²)	27.6±4.8	27.6±4.5	27.6±5.1	27.7±4.60.98	
性别					0.99
男	106(79.1)	8[80]	53(79.1)	45(78.9)	
女	28(20.9)	2[20]	14(20.9)	12(21.1)	
种族					0.50
白种人	126(94.0)	10[100]	64(95.5)	52(91.2)	
黑种人	6(4.5)	0[0]	3(4.5)	3(5.3)	
其他	2(1.5)	0[0]	0(0)	2(3.5)	
肿瘤位置				0.16	
颈部	1	(0.7)	0[0]	0(0)	1(1.8)
上/中胸部	6(4.5)	1[10]	5(7.5)	0(0)	
下胸部/胃食管交界	109(81.3)	6[60]	53(79.1)	50(87.8)	
未知	18(13.4)	3[30]	9(13.4)	6(10.5)	
组织学类型					0.56
腺癌	115(85.8)	9[90]	57(85.1)	49(86.0)	
鳞癌	14(10.4)	0[0]	7(10.4)	7(12.3)	
其他	5(3.7)	1[10]	3(4.5)	1(1.8)	
肿瘤大小中位数(范围)(cm)	3.0(0.1-15.1)	3.0(2.0~10.0) 3.0(0.7~10.0)	2.6(0.1~9.0)	0.95	
临床T分期					0.63
1	38(28.4)	2[20]	17(25.3)	19(33.3)	
2	17(12.7)	1[10]	9(13.4)	7(12.3)	
3	67(50.0)	7[70]	36(53.7)	24(42.1)	
4	1(0.7)	0[0]	1(1.5)	0(0)	
未知	11(8.2)	0[0]	4(6.0)	7(12.3)	
临床N分期					0.19
0	55(41.0)	3[30]	24(35.8)	28(49.1)	
1	56(41.8)	6[60]	33(49.3)	17(29.8)	
2	6(4.5)	1[10]	3(4.5)	2(3.5)	
3	0(0)	0[0]	0(0)	0(0)	
未知	17(12.7)	0[0]	7(10.4)	10(17.5)	
新辅助治疗	102(76.1)	9[90]	56(83.6)	37(64.9)	0.03*

*，表示显著P值；SD，标准差；GE，胃–食管。

表2　各年龄组患者的手术和及术后情况比较

结果	≤49岁(N=10)	50~69岁(N=67)	≥70岁(N=57)	P值
中位手术室时间(范围)(分钟)	412[328~573]	400[239~694]	411[293~621]	0.65
估计失血量中位数(范围)(mL)	150[50~600]	100[25~400]	150[50~400]	0.004*
中位ICU住院时间(范围)(日)	1.5[1-13]	1[0-23]	2[0-30]	0.85
中位住院时间(范围)(天)	9.5[7-21]	9[4-35]	11[6-38]	0.42

*，表示显著P值；OR，手术室；EBL，估计失血量；ICU，重症监护病房。

表3　各年龄组患者围手术期并发症比较

并发症	≤49岁(N=10)，N(%)	50~69岁(N=67)，N(%)	≥70岁(N=57)，N(%)	P值
肺炎	0(0)	3(4.5)	5(8.8)	0.43
心律失常	0(0)	7(10.4)	10(17.5)	0.23
DVT/PE	0(0)	1(1.5)	1(1.8)	0.91
伤口感染	0(0)	0(0)	1(1.8)	0.51
吻合口瘘	1(10.0)	3(4.5)	1(1.8)	0.40
死亡	0(0)	1(1.5)	1(1.8)	0.91
合计	1(10.0)	15(22.4)	20(35.1)	0.13
合计(不包括心房颤动)	1(10.0)	12(17.9)	13(22.8)	0.58

出现除心房颤动以外的并发症患者计入整体比率(不包括心房颤动)类别。DVT，深静脉血栓形成；PE，肺栓塞。

患者有13例(16.9%)，≥70岁的患者有13例(22.8%)，$P=0.39$(表6)。此外，发生心律失常患者中位住院时间较无心律失常者增加1.5天，分别为无心律失常者9天(范围4~38天)，心律失常者10.5天(范围为7~28天)$(P=0.07)$。

4　讨论

这134例接受RAIL的患者根据其年龄分组比较的结果显示，在≥70岁的患者中，术后不良事件发生率较高，其中以心律失常为主，但无统计学意义。若包括心律失常，总体不良事件发生率在组间无显著差异。此外，老年与非老年组患者在手术结果和住院时间上无显著差异。

手术切除是早期及局部晚期食管癌治疗的有机组成部分。不幸的是，食管切除术的并发症发生率很高，文献报道为25%~50%[2,13-14]。除了伤口感染、肺和心血管并发症，如肺不张、肺炎、心房颤动、吻合口瘘和乳糜胸是最常见的术后并发症，并可能增加死亡风险[13,15]。随着人类预期寿命的增加，食管癌患者在诊断时的平均年龄预计将继续增加。如果年龄被确定为是手术的独立危

险因素，这种趋势将对老年食管癌患者的治疗方案产生显著影响。鉴于目前倡导多学科综合治疗，包括手术前放化疗，年龄已进一步被质疑为食管癌治疗后预后不良的潜在危险因素。但这一理论仍存有争议。

年龄已在一些研究中被证明与并发症发生率和死亡率相关，并与术后生存相关[16-20]。在一项针对2002年至2011年474例手术患者的研究中，Tapias等证实在老年患者中并发症发生率和死亡率增加。总的主要并发症的发生率在80岁以上的患者中为62.5%，在70~79岁的患者中为47.6%，小于70岁的患者中为37.2%$(P=0.016)$。死亡率也显著不同，在小于70岁患者中为0.6%，在70~79岁的患者中为3.2%，而在80岁以上的患者中为6.3%$(P=0.032)$。大多数患者均接受开放Ivor Lewis手术(45.7%)，只有8%接受MIE[19]。同样，Wright等进行的胸外科普胸数据库研究中，分析了2 315例食管癌患者。研究发现，多变量分析显示年龄、心血管疾病、糖尿病、吸烟为独立危险因素，它们可以增加并发症的发生率和死亡率[16]。

然而，几项其他的研究已经发现，当针对合并症进行校正后，年龄本身不是术后并发症的预测因素[2,21-26]。

表4　老年与非老年患者术前肿瘤和治疗特征

特征	≤69岁 (N=77), N(%)	≥70岁 (N=57), N(%)	P值
平均年龄(±SD)	60±8.1	75±3.6	<0.001*
平均BMI(±SD) ((kg/m²)	28±5	28±4.6	0.96
性别			0.97
男	61(79.2)	45(78.9)	
女	16(20.8)	12(21.1)	
种族			0.23
白种人	74(96.1)	52(91.2)	
黑种人	3(3.9)	3(5.3)	
其他	0(0)	2(3.5)	
肿瘤位置			0.07
颈部	0(0)	1(1.8)	
上/中胸部	6(7.8)	0(0)	
下胸部与胃食管 　交界	59(76.6)	50(87.7)	
未知	12(15.6)	6(10.5)	
肿瘤组织学			0.51
腺癌	66(85.7)	49(86.0)	
鳞癌	7(9.1)	7(12.3)	
其他	4(5.2)	1(1.8)	
肿瘤大小中位数 (范围)(cm)	3(0.7-10)	2.6(0.1-9)	0.44
临床T分期			0.30
1	19(24.7)	19(33.3)	
2	10(13.0)	7(12.3)	
3	43(55.8)	24(42.1)	
4	1(1.3)	0(0)	
未知	4(5.2)	7(12.3)	
临床N分期			0.07
0	27(35.1)	28(49.1)	
1	39(50.6)	17(29.8)	
2	4(5.2)	2(3.5)	
未知	7(9.1)	10(17.5)	
新辅助治疗	65(84.4)	37(64.9)	0.01*

*，表示显著P值；SD，标准差；GE，胃-食管。

表5　老年与非老年患者手术和及术后情况的比较

结果	≤69年	≥70年	P值
中位手术室时间 (范围)(分钟)	400[239-694]	411[293-621]	0.67
EBL中位数(范围) (mL)	100[25-600]	150[50-400]	0.4
中位ICU住院时间 (范围)(日)	1[0-23]	2[0-30]	0.62
中位住院时间(范 围)(日)	9[4-25]	11[6-38]	0.23

OR，手术室；EBL，估计失血量；ICU，重症监护室。

表6　老年与非老年患者围手术期并发症比较

并发症	≤69岁 (N=77)，N(%)	≥70岁 (N=57)，N(%)	P值
肺炎	3(3.9)	5(8.8)	0.24
心律失常	7(9.1)	10(17.5)	0.15
DVT/PE	1(1.3)	1(1.8)	0.83
伤口感染	0(0)	1(1.8)	0.24
吻合口瘘	4(5.2)	1(1.8)	0.30
死亡	1(1.3)	1(1.8)	0.83
合计	16(20.8)	20(35.1)	0.06
合计（不包括 心房颤动）	13(16.9)	13(22.8)	0.39

出现除心房颤动以外的并发症的患者计入整体比率(不包括心房颤动)。DVT，深静脉血栓形成；PE，肺栓塞。

McLoughlin等回顾性分析了1994年至2012年间单中心的685例患者，多变量分析后发现，总生存率和无病生存率的唯一预测因素是新辅助治疗。年龄并不是术后不良事件的预测因素(P=0.66)[2]。Pultrum等亦总结分析了234例患者，最后发现，合并症而不是年龄可以预测术后并发症的发生率，而院内死亡率和并发症的总数没有差异。此外，合并症而不是年龄，是生存[21]的独立预测因素。

　　年龄和合并症可能会影响食管癌开放手术后的结果，而MIE可能降低患者发生并发症的风险。与开放手术比，MIE的安全性和有效性与其相当，同时有住院时间短、疼痛减轻、镇痛药物使用减少，以及更快恢复正常活动的优点。对我院50例RAIL患者进行早期分析后发现，机器人手术的淋巴结采集量(20.6±9.3枚)和显微镜下切缘阴性率(100%)与开放手术相当[1]。Dunn

等回顾了3年来接受机器人辅助经膈食管癌切除术的患者的情况，取得了类似的淋巴结采集量[20(范围为3~38枚)和94.7%的R0切除率[27]。Sihag等的研究比较了38例接受Ivor Lewis MIE(腹腔镜和胸腔镜组合)的患者与76例开放食管癌切除术的患者，评估围手术期结果。他们发现两组患者在中位淋巴结数目、切缘、60天死亡率等肿瘤治疗结果方面没有区别。然而，在MIE组，肺部并发症的风险显著降低，ICU住院时间和总住院时间减少[15]。

机器人手术确实需要操作医生的专业技术和一个能热爱使用器械的手术团队，如术前机器人准备、对接、器械传递等。人们已对使用机器人进行复杂食管手术的有效性和可行性进行评估并发现，其能够提供增强的三维可视化与如手腕般运动的操作灵活性。应用该技术的不足在于其达到熟练所需的陡峭的学习曲线[27-30]。根据我们的经验，在完成20例后手术时间显著减少(514 *vs.* 397 min，P<0.005)。在我们对首批52例手术初步评估后，我们报道了1例吻合口瘘，无死亡病例，并发症发生率较低(26.9%)。然而，一旦完成学习曲线达到熟练(完成29例后)，整体并发症的发生率下降[N=10，34% *vs.* 19%；P=0.07]。此外，无中转开胸，所有患者均获得了R0切除[29]。

在食管癌开放手术中，年龄还没有被明确证实会导致不良手术结果，而MIE已经被证明能减少手术后的肺部并发症，缩短住院时间。但是年龄对MIE，特别是RAIL的影响，一直没有得到全面评估。本研究的目的是为了证明RAIL对于老年食管癌患者来说是一种安全、合理的手术方法。我们了解本研究的局限性，其中包括其回顾性研究的性质。本组包括单中心连续的所有接受RAIL的患者，所有的手术均由同一名医生完成，从而最大限度地减少了选择偏倚或手术技术的变化及学习曲线因素在分析结果数据时的影响。

5 结论

在这项关于134例患者的研究中，我们能够证明RAIL是一种可在老年患者中使用的安全的手术技术。这是目前最大宗使用RAIL技术的报道。研究表明老年患者接受RAIL并不会延长手术时间、ICU住院时间或总住院时间，并发症发生率与死亡率也没有增加。当将患者分为大于70岁和不到70岁两组时，我们发现，

年龄超过70岁的患者的住院时间和不良事件有增加趋势，尽管该趋势与增加的心律失常发病率有关。这一点需要密切观察并在术后管理中加倍注意，以确保任何年龄的食管癌患者的术后安全。

声明

本文作者宣称无任何利益冲突。

参考文献

[1] Yamamoto M, Weber JM, Karl RC, et al. Minimally invasive surgery for esophageal cancer: review of the literature and institutional experience. Cancer Control, 2013, 20: 130-137.

[2] McLoughlin JM, Lewis JM, Meredith KL. The impact of age on morbidity and mortality following esophagectomy for esophageal cancer. Cancer Control, 2013, 20: 144-150.

[3] Hur C, Miller M, Kong CY, et al. Trends in esophageal adenocarcinoma incidence and mortality. Cancer, 2013, 119: 1149-1158.

[4] Siegel R, Naishadham D, Jemal A. Cancer statistics, 2013. CA Cancer J Clin, 2013, 63: 11-30.

[5] Beasley GM, Speicher P, Sharma K, et al. Efficacy of repeat sentinel lymph node biopsy in patients who develop recurrent melanoma. J Am Coll Surg, 2014, 218: 686-692.

[6] Biere SS, van Berge Henegouwen MI, Maas KW, et al. Minimally invasive versus open oesophagectomy for patients with oesophageal cancer: a multicentre, open-label, randomised controlled trial. Lancet, 2012, 379: 1887-1892.

[7] Luketich JD, Pennathur A, Awais O, et al. Outcomes after minimally invasive esophagectomy: review of over 1000 patients. Ann Surg, 2012, 256: 95-103.

[8] Santillan AA, Farma JM, Meredith KL, et al. Minimally invasive surgery for esophageal cancer. J Natl Compr Canc Netw, 2008, 6: 879-884.

[9] Verhage RJ, Hazebroek EJ, Boone J, et al. Minimally invasive surgery compared to open procedures in esophagectomy for cancer: a systematic review of the literature. Minerva Chir, 2009, 64: 135-146.

[10] Safranek PM, Cubitt J, Booth MI, et al. Review of open and minimal access approaches to oesophagectomy for cancer. Br J Surg, 2010, 97: 1845-1853.

[11] Nagpal K, Ahmed K, Vats A, et al. Is minimally invasive surgery beneficial in the management of esophageal cancer? A meta-analysis. Surg Endosc, 2010, 24: 1621-1629.

[12] de la Fuente SG, Weber J, Hoffe SE, et al. Initial experience from a large referral center with robotic-assisted Ivor Lewis

esophagogastrectomy for oncologic purposes. Surg Endosc, 2013, 27: 3339-3347.

[13] Karl RC, Schreiber R, Boulware D, et al. Factors affecting morbidity, mortality, and survival in patients undergoing Ivor Lewis esophagogastrectomy. Ann Surg, 2000, 231: 635-643.

[14] Berger AC, Bloomenthal A, Weksler B, et al. Oncologic efficacy is not compromised, and may be improved with minimally invasive esophagectomy. J Am Coll Surg, 2011, 212: 560-6, discussion 566-568.

[15] Sihag S, Wright CD, Wain JC, et al. Comparison of perioperative outcomes following open versus minimally invasive Ivor Lewis oesophagectomy at a single, high-volume centre. Eur J Cardiothorac Surg, 2012, 42: 430-437.

[16] Wright CD, Kucharczuk JC, O'Brien SM, et al. Predictors of major morbidity and mortality after esophagectomy for esophageal cancer: a Society of Thoracic Surgeons General Thoracic Surgery Database risk adjustment model. J Thorac Cardiovasc Surg, 2009, 137: 587-595; discussion 596.

[17] Cijs TM, Verhoef C, Steyerberg EW, et al. Outcome of esophagectomy for cancer in elderly patients. Ann Thorac Surg, 2010, 90: 900-907.

[18] Moskovitz AH, Rizk NP, Venkatraman E, et al. Mortality increases for octogenarians undergoing esophagogastrectomy for esophageal cancer. Ann Thorac Surg, 2006, 82: 2031-2036.

[19] Tapias LF, Muniappan A, Wright CD, et al. Short and long-term outcomes after esophagectomy for cancer in elderly patients. Ann Thorac Surg, 2013, 95: 1741-1748.

[20] Poon RT, Law SY, Chu KM, et al. Esophagectomy for carcinoma of the esophagus in the elderly: results of current surgical management. Ann Surg, 1998, 227: 357-364.

[21] Pultrum BB, Bosch DJ, Nijsten MW, et al. Extended esophagectomy in elderly patients with esophageal cancer: minor effect of age alone in determining the postoperative course

and survival. Ann Surg Oncol, 2010, 17: 1572-1580.

[22] Ruol A, Portale G, Zaninotto G, et al. Results of esophagectomy for esophageal cancer in elderly patients: age has little influence on outcome and survival. J Thorac Cardiovasc Surg, 2007, 133: 1186-1192.

[23] Fang W, Igaki H, Tachimori Y, et al. Three-field lymph node dissection for esophageal cancer in elderly patients over 70 years of age. Ann Thorac Surg, 2001, 72: 867-871.

[24] Zehetner J, Lipham JC, Ayazi S, et al. Esophagectomy for cancer in octogenarians. Dis Esophagus, 2010, 23: 666-669.

[25] Kiernan PD, Khandhar SJ, Fortes DL, et al. Thoracic surgery in octogenarians: CVTSA/Inova Fairfax hospital experience, 1990 to 2009. Am Surg, 2011, 77: 675-680.

[26] Morita M, Egashira A, Yoshida R, et al. Esophagectomy in patients 80 years of age and older with carcinoma of the thoracic esophagus. J Gastroenterol, 2008, 43: 345-351.

[27] Dunn DH, Johnson EM, Morphew JA, et al. Robot-assisted transhiatal esophagectomy: a 3-year single-center experience. Dis Esophagus, 2013, 26: 159-166.

[28] Boone J, Schipper ME, Moojen WA, et al. Robot-assisted thoracoscopic oesophagectomy for cancer. Br J Surg, 2009, 96: 878-886.

[29] Hernandez JM, Dimou F, Weber J, et al. Defining the learning curve for robotic-assisted esophagogastrectomy. J Gastrointest Surg, 2013, 17: 1346-1351.

[30] Weksler B, Sharma P, Moudgill N, et al. Robot-assisted minimally invasive esophagectomy is equivalent to thoracoscopic minimally invasive esophagectomy. Dis Esophagus, 2012, 25: 403-409.

译者：邓喜成，湖南省儿童医院心胸外科
审校：赫捷，中国医学科学院肿瘤医院

Cite this article as: Abbott A, Shridhar R, Hoffe S, Almhanna K, Doepker M, Saeed N. Robotic assisted Ivor Lewis esophagectomy in the elderly patient. J Gastrointest Oncol 2015;6(1):31-38. doi: 10.3978/j.issn.2078-6891.2014.095

第十七章　补救性食管切除术

Wayne L. Hofstetter

Department of Thoracic and Cardiovascular Surgery, University of Texas, MD Anderson Cancer Center, Houston, Texas, USA
Correspondence to: Wayne L. Hofstetter, MD, Professor of Surgery, Director of Esophageal Surgery. Department of Thoracic and Cardiovascular Surgery, University of Texas, MD Anderson Cancer Center, Houston, Texas, USA. Email: WHofstetter@ mdanderson.org.

摘要：局部晚期的食管癌患者需要接受根治性放化疗(definitive chemoradiation，dCXRT)，其中存在很多原因，如一些患者从未被转诊到外科进行关于手术的沟通，一些患者拒绝手术，还有一些患者由于某些辅助治疗的原因导致身体状态无法耐受手术治疗。无论什么原因使得患者接受dCXRT，在随访期间这类患者的肿瘤局部/区域复发风险是较高的。一旦dCXRT失败，许多患者面临着可选择的治疗方法十分有限的局面。补救性食管切除术曾被认为对于dCXRT失败的肿瘤局部/区域复发患者来说并不是一个恰当的治疗选择。本章节系统回顾了近年来关于补救性食管切除术争议的相关文献，并推荐dCXRT治疗后无效或仅局部/区域复发的食管癌患者应在有经验的食管癌治疗中心接受手术治疗。

关键词：食管癌；手术；补救性；根治性放化疗(definitive chemoradiation，dCXRT)；择期

View this article at: http://dx.doi.org/10.3978/j.issn.2072-1439.2014.03.29

1　定义

计划手术：完成术前治疗后接受食管癌根治手术，通常在术前治疗后3个月内进行。

补救性手术：肿瘤局部复发后的手术治疗。

临床观察：患者接受根治性治疗后重新评估病情的过程，包括治疗后2年内每4个月一次的PET检查及超声内镜检查。

2　引言

补救性食管切除术可以以不同的方式定义，例如择期治疗或意向性治疗。早期补救性食管切除被定义为食管癌患者接受放化疗后的手术治疗，但后来特指肿瘤局部/区域复发或肿瘤残余的食管癌患者所接受的手术治疗。其他的定义在文献中也被提到，例如，手术在新辅助放化疗后3个月或更长时间后进行。了解这些基本的定义，对于我们合理解释文献的数据是非常重要的。由于患者本人主动放弃手术治疗，因此，当肿瘤复发后，决定是否手术切除取决于疾病本身而非患者的身体状况。另一方面，如果由于CXRT后患者身体状况下降而导致延误了计划性手术，但后来患者病变仍持续存在而其身体状态明显改善后接受了手术，这两种情况代表着两个不同的疾病群体，其最终的手术结果及预后风险也是不同的。

因此，寻求dCXRT的患者来自不同的途径。因术前CXRT导致身体状况下降而无法耐受手术治疗的患者，

通常采取"观望和等待"的策略，而非继续计划手术。如果患者在初期治疗后效果不佳，并在随访观察期间发现肿瘤复发，则建议采取补救性手术方案。有一个非常重要的问题需要引起注意，那就是采用这种治疗策略的患者，其观察随访的方法和频率会直接影响到医生能否进行补救性手术。肿瘤从局部复发进展到不可切除，即使没有远处转移的证据，从临床医生的角度来看，这也是一种治疗失败，患者最终会死于肿瘤局部复发。

对于局部晚期食管癌的治疗选择一直存在较大争议。目前，有许多关于食管癌患者同步放化疗后获得病理学完全缓解的研究报道，这些结果会使一些临床肿瘤专家及放射医生对手术治疗相对非手术治疗的优势产生质疑。为此，有些患者直到肿瘤复发，甚至在肿瘤复发后采取了多种非外科手段治疗仍然治疗失败，这些患者可能从来没有机会寻求外科手段治疗。

最后，我们应该明确择期手术的定义。通过CXRT治疗达到完全缓解的患者需要长期接受临床观察评估；而对那些CXRT治疗后经过内科及外科医生共同确认，仍有肿瘤残留的患者需要接受常规计划性手术治疗。所有这些补救性切除的措施在患者的手术风险收益比中会产生一定的意义，而这些意义应该在患者的术前谈话中给予充分交代。

3　根治性放化疗

当患者经过全面检查确定为局部晚期食管癌后，他们实际上存在种种潜在的后果。由于食管癌的生物异质性和缺乏精确的临床分期方法，导致医生往往很难确定患者是全身病变或是通过局部治疗可获得治愈的病变。有人认为，对于这组患者手术切除会导致令人沮丧的远期结果，其主要原因是由于无法预测谁将最终死于全身

性疾病。所以，最佳的选择是，只对最终可获益的患者实施手术，并且不遗漏任何需要外科手术的患者，这样，每一个手术患者都能获得良好的结果。但食管癌根治术是一种具有潜在风险的手术，可以产生严重的术后并发症、死亡及导致术后生活质量的改变，因此，对那些不能耐受手术以及不情愿接受手术治疗的患者，只能选择药物治疗。

正是因为这样，一些临床医生在给患者治疗的过程中放弃了外科手术，却发现一些创新的综合治疗方法(如化疗加同步放疗)可使部分患者获益。这就导致了治疗模式的改变，其必然的结论就是，对于那些身体状况好且可治愈的患者，药物治疗可以替代外科手术，能够同样获得令人满意的治疗效果[1]。事实上，目前有许多Ⅱ期和Ⅲ期临床试验描述了非手术治疗所产生的近期与远期生存率(表1)[1-10]。一项具有里程碑意义的研究报告了化疗加同步放疗与单纯放疗的远期疗效，治疗对象是那些具有潜在治愈可能的食管癌患者。这项由Radiation Therapy Oncology Group (RTOG 85-01/INT 0123)发起的研究结果显示，根治性放化疗组中位生存时间为14.1个月，而5年生存率为27%[6]。对于INT 0123中的随访资料，主要是来自随机队列研究及部分非随机队列研究，大多数患者是食管鳞癌患者，两组患者5年生存率为14%~26%。在延长生存率方面，药物治疗在随机组的效果令人满意，但在非随机组效果则相对较差。

最有意义的是，上述试验中有56%的患者局部治疗失败。为了解决这个问题，研究者设计了RTOG 94-05试验，试图通过提高放射治疗量缩小局部肿瘤范围[3]，但结果令人失望。这项研究说明，高剂量放射治疗不能改善肿瘤局部控制及患者的生存率。因此，之前INT 0123试验中使用的50.4 GY被认为是胸段食管癌联合放化疗治疗中放射治疗的标准剂量。这个放射剂量也被许多治疗中心作为标准剂量用于食管癌术前的联合放化疗。其优

表1　食管癌根治性非手术治疗的随机对照研究

文献	研究时间	病理类型	病例数	治疗方案	结果
Cooper, et al. (RTOG 85-01) [2]	1986-1990	SCCA/ACA	129	CRT vs. RT	26% vs. 0% 5-yr OS
Minsky, et al. (RTOG 94-05) [3]	1995-1999	SCCA/ACA	236	CRT 高剂量RT vs. 正常剂量	56% vs. 52% persistence of disease
Bedenne et al. [4]	1993-2000	SCCA/ACA	259	CRT vs. CRT + S	17.7% vs. 19.3% MS
Stahl et al. [5]	1994-2002	SCCA	172	CCRT vs. CCRT + S	24% vs. 31% 3-yr OS (P=0.02)

SCCA，鳞癌；ACA，腺癌；CRT，放化疗；OS，总体生存率；CCRT，化疗+放化疗；DFS，无病生存率；S，手术；RT，放射治疗；POD，疾病迁延不愈

点是，能使外科手术拥有更具吸引力的治疗选择。

进一步的外科治疗证据表明，随着现代放化疗方案在多学科综合治疗中的应用，食管癌病理学完全缓解率得到提高(20%~40%)[2-5,7-9]。鉴于这个结果，许多临床医生认为手术仅仅记录了患者对联合放化疗的反应，而并非对疗效的补充[11]。随之而来的争议导致了治疗方法观点的变化。与其寻求通过术前和术后放化疗改善外科治疗效果，倒不如换个思路，那就是对于那些对根治性放化疗敏感的患者来说，食管根治手术到底可以带来哪些额外收益？

4 放化疗联合或不联合手术治疗

目前，有两篇关于根治性放化疗联合手术治疗食管鳞状细胞癌的随机对照研究[4-5]，这两项研究都包含了食管鳞癌。Bedenne等将259个对联合放化疗有效的患者随机分为手术组和观察组(手术组129例，根治性放化疗组130例，11%为腺癌)，手术组与非手术组的中位生存时间分别为17.7个月和19.3个月，2年生存率分别为34%和40%(P=NS)。手术组存在的优势是改善了对局部复发的控制，但是手术所带来的不良反应相对增加。手术组和非手术组90天内死亡率分别为9.3%和0.8%[4]。在这项研究中，手术组所带来的局部治疗并没有提高整体生存率，这一结果证实了，术前精确分期的困难性与食管癌所固有的生物异质性，并且证明了患者联合放化疗后接受食管癌根治术会导致更高的死亡率，这个结果在一定程度上降低了手术切除的价值。

Stahl等的一项研究显示，食管癌患者放化疗前接受诱导化疗有助于减少远处转移[5]。这项研究将172例食管鳞癌患者分为两组，其中86例患者于放化疗后接受手术治疗，另外86例患者单纯接受根治性放化疗。结果显示，接受手术治疗的患者局部复发率较低，2年无病生存率(Disease Free Survival，DFS)较观察组明显提高(64% vs. 41%；P=0.003)。相较于Bedenne的研究，Stahl的研究包括了所有接受治疗的患者，而非针对放化疗敏感的患者。其研究证明了手术组相对于单纯放化疗组来说在食管癌患者的生存率方面存在优势(3年生存率分别为31%和24%；P=0.02)。同样，Stahl的研究也发现手术组有较高的手术相关死亡率(12.8% vs. 3.5%；P=0.03)。总体而言，手术所带来的不良反应远远高于癌症所导致的患者死亡。另一个针对放化疗不敏感患者根治性切除(R0)的亚组分析显示，其3年生存率可达

32%，而对于放化疗敏感的患者，无论其随后接受哪种手术治疗，其3年生存率均可高于50%。

结合这两篇文章，我们可以得出结论，对化疗敏感的患者，如果接受额外的手术治疗，由于手术带来的不良反应可能会降低患者的无病生存率。其次，对放化疗不敏感的患者，手术治疗所带来的益处要大于化疗敏感的患者。

5 补救性食管癌切除术

根治性放化疗作为一种治疗策略创造了一个独特的患者亚组，这组患者的最终表现为残存肿瘤再生或局部复发，但没有远处转移。这些患者面临的是有限的后续治疗方法，因此，外科医生完全应该对其进行评估是否接受补救性食管切除。而重新放化疗只适用于新的病灶，对于接受过放化疗的原病灶，治疗效果并不好。

目前，有许多前瞻性、非随机对照研究证明了补救性食管切除术的可行性(表2)。其中，大部分文献以食管鳞癌为主，但也有关于食管腺癌复发接受补救性食管切除术的报道[12-24]。大部分研究涉及的病例数较少，仅包含10~65例患者。Gardner-Thorpe总结了9篇关于补救性手术的文章共105例患者(表3)[27]，结果显示，超过50%的接受补救性手术的患者肿瘤持续残存，43%的患者肿瘤局部复发而没有远处转移。关于dCXRT治疗，目前有两个十分值得注意的问题，首先是有多少患者在接受根治性放化疗之后需要接受手术治疗，其次是有多少患者由于没有接受常规计划性手术而失去了根治的机会。根据现有的数据分析，根治性放化疗之后需要接受手术治疗的绝对数量无法获得。补救性手术的选择取决于许多因素，例如最初的肿瘤分期、手术

表2 补救性手术回顾性研究

文献	研究时间	病例数	病理类型
Swisher et al. [12]	1987-2000	13	SCCA/ACA
Nakamura et al. [13]	1992-2002	27	SCCA
Tomimaru et al. [14]	1985-2004	24	SCCA
Chao et al. [15]	1997-2004	27	SCCA
Oki et al. [16]	1994-2005	14	SCCA
Borghesi et al. [17]	1999-2005	10	SCCA/ACA
Nishimura et al. [18]	2000-2006	46	SCCA
Marks et al. [19]	1997-2010	65	ACA

SCCA，鳞癌；ACA，腺癌。

表3　专业述评

文献	发表年限	主题/评论
Ishikura et al. [21]	2003	评述根治性CRT的不良反应
Urschel et al. [25]	2003	评述食管癌补救性手术
Urschel and Sellke [26]	2003	评述补救性切除的并发症
Adams et al. [9]	2007	关于330例患者dCRT，CRT+S，CT+治疗效果的回顾性分析
Gardner-Thorpe et al. [27]	2007	评述已发表的研究数据

dCRT，根治性放化疗；CRT，放化疗；S，手术治疗；CT，化疗。

适应证、患者的一般特征以及转诊模式等等。然而，Nishimura等的一项研究表明，有16%的胸段食管癌患者在当地医院接受根治性放化疗，之后转诊接受了补救性食管切除术[18]。

关于dCXRT后的监测问题，那些因症状就诊发现肿瘤复发的患者与那些接受内镜复查的患者相比，其疾病进展较晚，这就意味着失去了补救手术的机会。相反，那些接受常规影像学及内镜复查的患者，肿瘤复发发现较早，适合接受补救性切除治疗。因此，食管癌患者在放化疗结束后的第一个1~2年内应每4个月接受一次超声内镜（目的是检查淋巴结情况，而不是食管壁厚度）及PET检查，之后每次复查可间隔6~12个月。也有报道称，有95%的食管癌患者接受根治性放化疗后于2年内复发，几乎所有患者都会在3年内复发（99%）[25]。

5.1　患者的选择

补救性食管切除术通常适用于根治性放化疗后存在肿瘤残余或局部病灶复发，且无远处转移证据的患者。那些对放化疗反应较大，暂时无法接受手术治疗的患者，身体状况恢复后同样适用。医生在手术前需要对疾病重新评估以排除远处转移，例如通过高分辨CT排除肺转移，也可结合PET/CT对全身进行检查，通过内镜检查肿瘤侵犯范围并制定切除重建方案。超声内镜可以辅助用于经食管或气管针吸淋巴结活检。而其对于食管壁浸润度的评估没有实用价值。这些低风险的检查手段可以通过组织学诊断判断是否存在其他淋巴结及肾上腺的转移，从而找出手术禁忌。当怀疑存在肿瘤侵犯气管时，患者应当接受气管镜检查，也可应用支气管内超声（Endobronchial ultrasound，EBUS）进行检查。当然，术前应进行全面查体，包括心肺功能检查、实验室检查等。对于CEA升高的患者，观察并记录其基线水平，对于今后的随访有很大的帮助。

5.2　手术切除

目前，文献报道的手术方式主要包括经膈肌裂孔食管切除术，McKeown（经颈、胸、腹三切口手术）和Ivor Lewis手术（经腹、右胸手术）[12-28]。没有文献支持补救手术仅进行局部淋巴结清扫，因此，我们提倡尽可能在完整切除的前提下进行两野淋巴结清扫术。有研究表明，补救性手术的三野淋巴结清扫率明显少于常规食管癌根治术（41% vs. 91%）[20]。目前没有直接证据证明，两野淋巴结清扫增加并发症发生率[12]。我们在实行食管补救手术时，严格遵循正规食管癌根治术的要求（包括应用微创手术技术）。患者在接受手术时，由于患者的病情或缺少合适的食管替代物，医生会根据实情改变重建方式或选择二期重建，这些都应该在术者的考虑当中[14]。

研究表明，补救性食管切除术最主要的并发症是食管替代物坏死，发生率达25%[13,28]。根据我们既往关于食管腺癌接受补救手术的研究数据显示，患者术后出现食管替代物缺血的发生率高于常规食管癌根治术（4.6% vs. 1%）[19]。大多数外科医生认为，胃是最直接且适合的食管替代物，但是下段食管癌患者通常在接受放射治疗时，整个胃都会接受全部的放射剂量。胃上的小血管会受到放射伤害从而影响手术后胃在胸腔内的活力。这种情况下我们会在术中仔细检查胃的损伤情况，判断其是否可以代替食管完成重建。同样，在胸部吻合时，放射治疗的部位发生吻合口瘘的几率明显提高[29]。如果胃的血运状况有疑问，则还有其他几种选择，如可利用腹腔大网膜转移到胸腔包裹胃食管吻合口[30]，或还可以选择其他食管替代物，例如结肠或带血管蒂的空肠间置，也可食管延期重建。我们建议食管吻合位置最好选择在放疗部位水平以上。补救性食管切除术的另一项缺点在于存在肿瘤残留的可能。相关数据显示，10%~70%的补救性手术结果为R1或R2[12-14,17,19]。

我们的研究显示，91%的患者手术结果为R0切除[19]。

5.3　不良反应

多项研究表明，另一个阻碍补救性食管切除成为胸段食管癌主要治疗方式的是手术所带来的不良反应(表4)。手术住院死亡率为2%~33%[12-28]，其上限明显高于通常水平。而由于一些并发症的增加，包括食管替代物坏死、肺部并发症及吻合口瘘，患者住院时间也相应延长。正如前文提到的那样，补救性食管切除术后食管替代物坏死的发生率为25%，吻合口瘘发生率为15%~39%。事实上，许多研究显示，围手术期死亡大部分与术后吻合口瘘及食管替代物坏死有关。另外几项研究证实了补救性切除较常规手术需要更多的术中输血以及更长的ICU治疗时间。为了查明产生这些不同的原因，我们开展了一项关于常规计划性手术与补救性手术治疗效果的对比研究。结果显示，合并症和疾病分期相同的食管癌患者分别接受常规手术和补救性手术，两组患者术后上述并发症的发生率并无明显差异，住院时间、ICU治疗时间、总生存时间、失血量及吻合口瘘发生率也都相似。所以，有经验的诊疗中心会严格筛选手术患者，从而得到满意的治疗结果。

5.4　治疗结果

接受补救性食管切除术的患者是一组经过高度选择和肿瘤生物学行为较好的患者。那些身体状况差、严重的全身疾病或局部复发无法切除的患者被剔除，

最终接受补救性切除的患者均能从中受益。据报道，接受R0切除的患者5年生存率高达60%[12]，而R0~1切除后的5年生存率为0%~35%[12-24,27]。食管腺癌的数据与鳞癌数据相同。我们针对食管腺癌的一系列研究表明，65例食管腺癌患者于根治性放化疗后接受手术治疗，其5年生存率为32%，与接受常规手术治疗的521例患者相比，中位生存时间无明显差异(48个月 *vs.* 32个月，$P=0.22$)[19]。

6　择期手术

研究表明，仅接受放化疗而不进行手术治疗的食管癌患者依然可能治愈。补救性手术适用于放化疗后局部复发患者，而非常规计划性手术失败的患者。那些对放化疗敏感度较差的患者可以接受补救性手术，而那些对放化疗敏感的或肿瘤全身转移的患者应避免接受手术治疗。近年来有2篇前瞻性非随机对照研究，试图评估食管鳞癌患者根治性化疗后择期手术治疗的适应证(表5)[31-32]。结果显示，食管癌患者放化疗后择期手术治疗比单纯手术拥有更高的生存率。由RTOG(0246研究方案)发起的一项关于食管腺癌的多中心二期临床试验同样表明，尽管临床死亡率较高(5/41)，但是这种补救性手术方案依然是可行的[33]。由于这些研究均没有体现计划性放化疗联合手术具有更大的优势，因此，最终结论还无法解释这个问题。这项研究中有18例择期手术患者，其中17例由于放化疗后肿瘤残余而接受手术治疗，最终病理结果与医生判断相一致，1例患者虽然对放化

表4　补救性切除不良反应

文献	病例数	R1 (%)	吻合口瘘(%)	住院时间(days)	30天死亡率(%)
Swisher *et al.* [12]	13	20	38*	29.4*	15
Nakamura *et al.* [13]	27	33	22	40	8
Tomimaru *et al.* [14]	24	33*	21	NS	13
Chao *et al.* [15]	27	37*	15*	22.4	29*
Oki *et al.* [16]	14	50	29	NS	7
Borghesi *et al.* [17]	10	70*	20	21	10
Nishimura *et al.* [18]	46	0	22	47	15
Tachimori *et al.* [20]	59	15	31*	38	8*
Marks *et al.* [19]	65	5	18	12	3

*，表示与对照组相比存在明显差异；NS，未描述。

表5　补救性手术非随机 Ⅱ 期临床试验

文献[研究时间]	分期	病例数	病理类型	终点指标	结果
Wilson and Lim; [1993-1996][31]	T_{1-3}, N_{0-1}, M_0	32	SCCA/ACA	病理结果，生存期，器官保护，不良反应	内镜活检结果CR率77%，择期手术可行
Ariga et al.; [2001-2005][32]	T_{1-3}, N_{0-1}, M_0	99	SCCA	OS，DFS，QOL，不良反应	26%接受补救手术
Swisher et al.; [2003-2006][33]	T_{1-3}, N_{0-1}, M_{0-1a}	41	SCCA/ACA	治疗反应，器官保护，不良反应，可行性	没有达到1年生存目标，但治疗可行

SCCA，鳞癌；ACA，腺癌；OS，总体生存率；DFS，无病生存率；QOL，生活质量；CR，完全敏感。

疗敏感但强烈要求手术。这个结果很好地强调了有经验的医生对于多学科治疗中肿瘤进展情况的评价能力。但是研究中依然存在几名患者最终接受了补救手术。这个结果说明临床判断的准确性尚不完善。

目前根据文献资料可以得出结论：那些适合三模态治疗(CXRT+手术)的食管腺癌局部晚期患者，接受放化疗后手术治疗比单纯放化疗的效果更佳[34]。

那些对于放化疗敏感且接受择期手术的患者，我们根据手术风险及肿瘤复发风险将其分类(图1)。身体状况好而肿瘤复发风险较大的患者适合常规计划性手术；而身体状况差且肿瘤复发风险较低(根据肿瘤最初的分期及放化疗敏感度评估)的患者，则应考虑行择期手术[35]。

7　总结

1)食管癌患者接受dCXRT后为了早期发现复发需进行积极的定期随诊。

2)食管癌患者接受dCXRT后局部复发，如果身体条件许可，均应转诊给外科医生考虑手术切除。

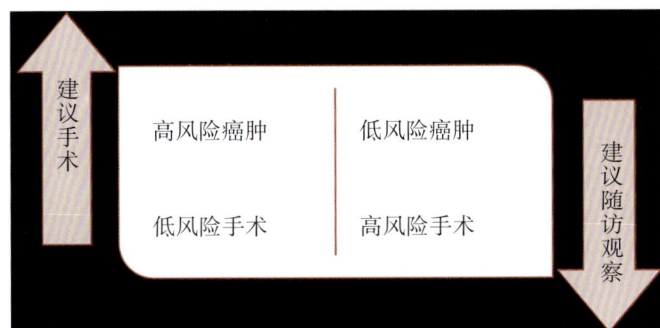

建议手术

高风险癌肿	低风险癌肿
低风险手术	高风险手术

建议随访观察

图1　新辅助放化疗后择期手术计算方法

3)补救性切除患者的选择十分重要，需要完善肿瘤分期以除外远处转移，同时进行患者的生理功能评估。

4)患者应前往有食管癌三模态治疗及补救性手术治疗经验的诊疗中心接受治疗。

5)医生应了解患者之前的放疗方案。

6)手术中吻合位置应选择在食管放疗部位以上。

7)手术中食管替代物可根据情况作出适当选择。

总而言之，对于根治性放化疗失败局部复发的食管癌患者，补救性切除是一个合理的选择。

声明

本文作者宣称无任何利益冲突。

参考文献

[1] Leichman L，Herskovic A，Leichman CG，et al. Nonoperative therapy for squamous-cell cancer of the esophagus. J Clin Oncol，1987，5：365-370.

[2] Cooper JS，Guo MD，Herskovic A，et al. Chemoradiotherapy of locally advanced esoph-ageal cancer：long-term follow-up of a prospective randomized trial (RTOG 85-01). Ra-diation Therapy Oncology Group. JAMA，1999，281：1623-1627.

[3] Minsky BD，Pajak TF，Ginsberg RJ，et al. INT 0123 (Radiation Therapy Oncology Group 94-05) phase III trial of combined-modality therapy for esophageal cancer：high-dose versus standard-dose radiation therapy. J Clin Oncol，2002，20：1167-1174.

[4] Bedenne L，Michel P，Bouché O，et al. Chemoradiation followed by surgery compared with chemoradiation alone in squamous cancer of the esophagus：FFCD 9102. J Clin Oncol，2007，25：1160-1168.

[5] Stahl M，Stuschke M，Lehmann N，et al. Chemoradiation

with and without surgery in pa-tients with locally advanced squamous cell carcinoma of the esophagus. J Clin Oncol, 2005, 23: 2310-2317.

[6] al-Sarraf M, Martz K, Herskovic A, et al. Progress report of combined chemoradiothera-py versus radiotherapy alone in patients with esophageal cancer: an intergroup study. J Clin Oncol, 1997, 15: 277-284.

[7] Ajani JA, Winter K, Komaki R, et al. Phase II randomized trial of two nonoperative reg-imens of induction chemotherapy followed by chemoradiation in patients with localized carcinoma of the esophagus: RTOG 0113. J Clin Oncol, 2008, 26: 4551-4556.

[8] Algan O, Coia LR, Keller SM, et al. Management of adenocarcinoma of the esophagus with chemoradiation alone or chemoradiation followed by esophagectomy: results of se-quential nonrandomized phase II studies. Int J Radiat Oncol Biol Phys, 1995, 32: 753-761.

[9] Adams R, Morgan M, Mukherjee S, et al. A prospective comparison of multidisciplinary treatment of oesophageal cancer with curative intent in a UK cancer network. Eur J Surg Oncol, 2007, 33: 307-313.

[10] Morgan MA, Lewis WG, Casbard A, et al. Stage-for-stage comparison of definitive chemoradiotherapy, surgery alone and neoadjuvant chemotherapy for oesophageal carci-noma. Br J Surg, 2009, 96: 1300-1307.

[11] Hennequin C, Quero L, Baruch-Hennequin V, et al. Do locally advanced esophageal cancer still need surgery? Cancer Radiother, 2008, 12: 831-836.

[12] Swisher SG, Wynn P, Putnam JB, et al. Salvage esophagectomy for recurrent tumors af-ter definitive chemotherapy and radiotherapy. J Thorac Cardiovasc Surg, 2002, 123: 175-183.

[13] Nakamura T, Hayashi K, Ota M, et al. Salvage esophagectomy after definitive chemo-therapy and radiotherapyfor advanced esophageal cancer. Am J Surg, 2004, 188: 261-266.

[14] Tomimaru Y, Yano M, Takachi K, et al. Factors affecting the prognosis of patients with esophageal cancer undergoing salvage surgery after definitive chemoradiotherapy. J Surg Oncol, 2006, 93: 422-428.

[15] Chao YK, Chan SC, Chang HK, et al. Salvage surgery after failed chemoradiotherapy in squamous cell carcinoma of the esophagus. Eur J Surg Oncol, 2009, 35: 289-294.

[16] Oki E, Morita M, Kakeji Y, et al. Salvage esophagectomy after definitive chemoradio-therapy for esophageal cancer. Dis Esophagus, 2007, 20: 301-304.

[17] Borghesi S, Hawkins MA, Tait D. Oesophagectomy after definitive chemoradiation in patients with locally advanced oesophageal cancer. Clin Oncol (R Coll Radiol), 2008, 20: 221-226.

[18] Nishimura M, Daiko H, Yoshida J, et al. Salvage esophagectomy following definitive chemoradiotherapy. Gen Thorac Cardiovasc Surg, 2007, 55: 461-464; discussion 464-465.

[19] Marks JL, Hofstetter W, Correa AM, et al. Salvage esophagectomy after failed definitive chemoradiation for esophageal adenocarcinoma. Ann Thorac Surg, 2012, 94: 1126-1132; discussion 1132-1133.

[20] Tachimori Y, Kanamori N, Uemura N, et al. Salvage esophagectomy after high-dose chemoradiotherapy for esophageal squamous cell carcinoma. J Thorac Cardiovasc Surg, 2009, 137: 49-54.

[21] Ishikura S, Nihei K, Ohtsu A, et al. Long-term toxicity after definitive chemoradiothera-py for squamous cell carcinoma of the thoracic esophagus. J Clin Oncol, 2003, 21: 2697-2702.

[22] Hironaka S, Ohtsu A, Boku N, et al. Nonrandomized comparison between definitive chemoradiotherapy and radical surgery in patients with T(2-3)N(any) M(0) squamous cell carcinoma of the esophagus. Int J Radiat Oncol Biol Phys, 2003, 57: 425-433.

[23] Meunier B, Raoul J, Le Prisé E, et al. Salvage esophagectomy after unsuccessful curative chemoradiotherapy for squamous cell cancer of the esophagus. Dig Surg, 1998, 15: 224-226.

[24] Murakami M, Kuroda Y, Okamoto Y, et al. Neoadjuvant concurrent chemoradiotherapy followed by definitive high-dose radiotherapy or surgery for operable thoracic esophageal carcinoma. Int J Radiat Oncol Biol Phys, 1998, 40: 1049-1059.

[25] Urschel JD, Ashiku S, Thurer R, et al. Salvage or planned esophagectomy after chemo-radiation therapy for locally advanced esophageal cancer--a review. Dis Esophagus, 2003, 16: 60-65.

[26] Urschel JD, Sellke FW. Complications of salvage esophagectomy. Med Sci Monit, 2003, 9: RA173-RA180.

[27] Gardner-Thorpe J, Hardwick RH, Dwerryhouse SJ. Salvage oesophagectomy after local failure of definitive chemoradiotherapy. Br J Surg, 2007, 94: 1059-1066.

[28] Amini A, Ajani J, Komaki R, et al. Factors associated with local-regional failure after de-finitive chemoradiation for locally advanced esophageal cancer. Ann Surg Oncol, 2014, 21: 306-314.

[29] Juloori A, Tucker SL, Komaki R, et al. Influence of preoperative radiation field on postoperative leak rates in esophageal cancer patients after trimodality therapy. J Thorac Oncol, 2014, 9: 534-540.

[30] Sepesi B, Swisher SG, Walsh GL, et al. Omental reinforcement of the thoracic esoph-agogastric anastomosis: an analysis of leak and reintervention rates in patients undergoing planned and salvage esophagectomy. J Thorac Cardiovasc Surg, 2012, 144: 1146-1150.

[31] Wilson KS, Lim JT. Primary chemo-radiotherapy and selective

oesophagectomy for oe-sophageal cancer: goal of cure with organ preservation. Radiother Oncol, 2000, 54: 129-134.

[32] Ariga H, Nemoto K, Miyazaki S, et al. Prospective comparison of surgery alone and chemoradiotherapy with selective surgery in resectable squamous cell carcinoma of the esophagus. Int J Radiat Oncol Biol Phys, 2009, 75: 348-356.

[33] Swisher SG, Winter KA, Komaki RU, et al. A Phase II study of a paclitaxel-based chemoradiation regimen with selective surgical salvage for resectable locoregionally ad-vanced esophageal cancer: initial reporting of RTOG 0246. Int J Radiat Oncol Biol Phys, 2012, 82: 1967-1972.

[34] Murphy CC, Correa AM, Ajani JA, et al. Surgery is an essential component of multimodality therapy for patients with locally advanced esophageal adenocarcinoma. J Gastrointest Surg, 2013, 17: 1359-1369.

[35] Ajani JA, Barthel JS, Bentrem DJ, et al. Esophageal and esophagogastric junction cancers: Clinical practice guidelines in oncology. J Natl Compr Cancer Netw, 2011, 9: 830-887.

译者：赵彦，首都医科大学附属北京朝阳医院在读研究生
审校：于振涛，博士，教授，博士生导师，天津医科大学食管肿瘤科主任

Cite this article as: Hofstetter WL. Salvage esophagectomy. J Thorac Dis 2014;6(S3):S341-S349. doi: 10.3978/j.issn.2072-1439.2014.03.29

第十八章　淋巴结清扫范围：对于食管鳞状细胞癌患者肝总动脉旁淋巴结可以不清扫

Xiao Ma[1,2]*, Bin Li[1,2]*, Su Yang[3], Wei Guo[1,2], Xiaoli Zhu[1,4], Hecheng Li[1,2], Jiaqing Xiang[1,2], Yawei Zhang[1,2], Haiquan Chen[1,2]

[1]Department of Thoracic Surgery, Fudan University Shanghai Cancer Center (FUSCC), Shanghai 200032, China; [2]Department of Oncology, Shanghai Medical College, Fudan University, Shanghai 200032, China; [3]Department of Thoracic Surgery, Nan Jing Chest Hosptial, Nanjing 210029, China; [4]Department of Pathology, Fudan University Shanghai Cancer Center (FUSCC), Shanghai 200032, China

*Xiao Ma and Bin Li contributed equally to this work.

Correspondence to: Prof. Hecheng Li, MD and Prof. Haiquan Chen, MD. Department of Thoracic Surgery, Fudan University Shanghai Cancer Center (FUSCC), Department of Oncology, Shanghai Medical College, Fudan University, Shanghai 200032, China. Email: lihecheng2000@hotmail.com and hqchen1@yahoo.com.

目的：目前对于胸段食管癌手术，淋巴结的清扫范围仍然存在争议。淋巴结清扫的彻底程度应与其增加的术后并发症风险保持平衡从而达到肿瘤学治疗的效果。在本文中，我们评估了在胸段食管鳞状细胞癌手术中肝总动脉旁淋巴结清扫的意义。

患者和方法：从2005年5月至2012年12月，在复旦大学附属肿瘤医院共有1 563例食管癌患者接受了手术治疗，其中1 248例胸段食管鳞状细胞癌患者纳入了本研究，包括682例患者接受了食管切除术同期肝总动脉旁淋巴结清扫，而余下的566例患者接受了食管切除术但未行肝总动脉旁淋巴结清扫。我们对这些患者的临床资料进行回顾性分析。另外，我们还分析了局部淋巴结的转移、肝总动脉旁淋巴结转移率与临床病理因素间的关系。本研究采用倾向得分匹配的方法控制食管癌患者特征的潜在差异，术后并发症的分析也在倾向得分匹配后进行。

结果：肝总动脉旁淋巴结的总转移率为3.5%。Logistic回归分析提示肿瘤大小、N分期以及pTNM分期为肝总动脉旁淋巴结发生转移的危险因素。倾向得分匹配后每组为361例，两组患者术后并发症的发生率分别为32.7%和35.45%，无明显统计学差异($P=0.432$)。

结论：肝总动脉旁淋巴结的转移率很低。对于I期胸段食管鳞状细胞癌患者，进行食管癌根治手术时肝总动脉旁淋巴结可以不清扫，且不影响结果。

关键词：食管鳞状细胞癌；肝总动脉旁淋巴结；淋巴结清扫；倾向得分匹配法

View this article at: http://dx.doi.org/10.3978/j.issn.2072-1439.2014.04.33

1 前言

食管癌患者的预后并不乐观,而近年来食管癌的发病率却逐年升高。为了提高食管癌患者的预后,多学科诊疗模式得以推广,生存率亦不断提高,但是结果仍然不让人满意[1-2]。其中一个原因是淋巴结转移率较高。另外食管癌的淋巴结转移并没有特定的模式[3-4]。UICC/AJCC TNM分期(第7版)强调了淋巴结转移对食管癌预后具有重要影响,但是日本食管癌分期(第10版)并没有把淋巴结转移数目纳入N分期[5-6]。鉴于淋巴结转移的频率和程度,合理的治疗策略应该是控制淋巴结转移,并对特定的患者应进行扩大的淋巴结清扫。但是最近也有观点认为应减少不必要的淋巴结清扫,因为过度的淋巴结清扫可能延长手术时间并增加术后并发症的发生率[7]。在本文中,我们将评估肝总动脉旁淋巴结清扫对胸段食管鳞状细胞癌手术的意义。

2 方法

2.1 入组病例

2005年至2012年,在复旦大学附属肿瘤医院共有1 563例食管癌患者接受食管癌根治手术。本文回顾分析了其中的食管鳞状细胞癌(鳞癌)患者的所有数据。共有1 248例食管鳞癌患者纳入本研究,包括682例患者接受了食管切除术及肝总动脉旁淋巴结清扫,余下的566例患者接受了食管切除术但并未行肝总动脉旁淋巴结清扫。病例排除标准为:1)非食管鳞癌患者;2)合并其他脏器的多原发癌;3)明确的远处转移;4)术前接受新辅助化疗和放疗的患者。所有患者依据AJCC食管癌TNM分期(第7版)进行分期[8]。复旦大学附属肿瘤医院机构审查委员会批准本研究的数据使用。

2.2 术前评估

术前评估在复旦大学附属肿瘤医院进行,包括胸腹部CT、食管钡餐造影、电子胃镜、颈部及腹部超声及超声内镜。经术前评估,如果病变局限于食管黏膜且无淋巴结转移的患者则被转至内镜介入科行内镜下黏膜切除术(EMR)。但是对于肿瘤侵犯黏膜下层或切缘不能保证的患者,则转至我科行EMR。对于在外院行内镜检查

的患者需在我院行病理会诊,如果外院未能取得足够的切缘,需在我院行二次内镜检查。由于价格较高,PET-CT并不作为术前评价淋巴结是否转移和远处脏器有无转移的常规检查项目。依据上述检查结果,符合手术指征的T1~T3期且无远处转移的患者行手术治疗。

2.3 手术入路与淋巴结清扫

根据患者的身体状况、肿瘤位置及术者的手术习惯,选择右胸二切口(Ivor Lewis)、经裂孔食管切除术或三切口食管切除术。对于左胸入路的患者,行中纵隔、下纵隔及上腹部淋巴结清扫。对于右胸入路(右胸二切口)患者,通常情况下会行全纵隔淋巴结清扫。如果CT扫描或者超声检查发现颈部有淋巴结转移,则行经颈部切口行颈部淋巴结清扫。本研究中,颈部淋巴结包括锁骨上淋巴结和颈部食管旁淋巴结。上纵隔淋巴结包括上段食管旁淋巴结、喉返神经旁淋巴结。中纵隔淋巴结包括隆突下淋巴结、中段食管旁淋巴结及双侧肺门淋巴结。下纵隔淋巴结包括下段食管旁淋巴结和膈肌淋巴结。上腹部淋巴结包括贲门旁淋巴结、胃小弯旁淋巴结、胃左动脉旁淋巴结、肝总动脉旁淋巴结、脾动脉旁淋巴结及腹腔动脉旁淋巴结。

2.4 统计分析

用描述性统计的方法比较未配对的两组间变量,用卡方检验比较分类变量。用逻辑回归分析评价临床因素的影响。使用倾向得分匹配的方法控制清扫肝总动脉旁淋巴结组与未清扫肝总动脉旁淋巴结组两组病例特征的潜在差异。逻辑回归分析纳入的因素包括:年龄、性别、手术方式、肿瘤位置、肿瘤浸润程度以及病理TNM分期。倾向得分通过计算接受食管切除术加肝总动脉旁淋巴结清扫与接受食管切除术但未行肝总动脉旁淋巴结清扫的条件概率得出。运用最近邻匹配算法,我们运用了倾向得分匹配且没有任何替换(1:1配对)。卡尺定义设置为0.02。配对后,从数据库中提取匹配患者。通过这种方法,从682例接受肝总动脉旁淋巴结清扫的患者和566例未清扫肝总动脉旁淋巴结的患者中各配对了361例(见表1)。统计分析得$P<0.05$,可以认为有统计学意义。所有统计分析通过SPSS 19.0软件完成。

表1 倾向得分匹配前后两组基线特征的分布

	配对前		P值	配对后		P值
	组1	组2		组1	组2	
总数	682	566		361	361	
年龄(岁)						
>60	308	312	0.92	176	168	0.551
≤60	374	254		185	193	
性别						
男性	364	477	<0.01	272	277	0.663
女性	318	89		89	84	
手术方式						
右胸二切口	355	278	<0.01	172	177	0.995
左胸入路	22	82		14	14	
三切口	305	206		175	172	
肿瘤位置						
上段	43	37	0.152	27	33	0.482
中段	425	323		302	303	
下段	214	206		32	25	
肿瘤浸润程度						
T1	85	79	0.442	44	49	0.849
T2	183	163		101	101	
T3	414	324		216	211	
肿瘤长度(cm)						
≤5	595	488	0.283	314	312	0.826
>5	87	78		47	49	
N分期						
N0	300	285	0.017	160	184	0.106
N1	197	169		104	107	
N2	125	80		68	50	
N3	60	32		29	20	
肿瘤分化						
好	63	53	0.938	31	36	0.813
中	457	374		241	238	
差	162	139		89	87	
病理TNM分期						
Ⅰ期	61	63	0.061	31	39	0.242
Ⅱ期	310	281		165	178	
Ⅲ期	311	222		165	144	

组1，行肝总动脉旁淋巴结清扫的食管切除术；组2，未行肝总动脉旁淋巴结清扫的食管切除术。

3 结果

3.1 病例特征

从2005年5月至2012年12月，在复旦大学附属肿瘤医院共有1563例食管癌患者接受食管切除手术，病例入选流程如图1所示。纳入本研究的患者分为两组：接受食管切除术及肝总动脉旁淋巴结清扫的患者(共682例)和接受了食管切除术但未行肝总动脉旁淋巴结清扫的患者(共566例)。前组中男性364例(53.37%)，女性318例(46.63%)；后组中男性477例(84.27%)，女性89例(15.73%)。所有患者病理分期为Ⅰ~Ⅲ期。1563例患者的基线特征见表2。倾向得分匹配后两组各纳入了361例患者，两组间配对均衡(见表1)。

3.2 倾向得分匹配前的淋巴结转移

共清扫淋巴结18277枚(人均27枚)，淋巴结转移率为55.87%，其中在第一组中贲门旁淋巴结转移率最高(37.5%)，其次是喉返神经旁淋巴结转移(30.27%)。只有24例患者出现肝总动脉旁淋巴结转移，转移率为3.5%(见表3)。相对于其他区域的淋巴结转移来说，肝

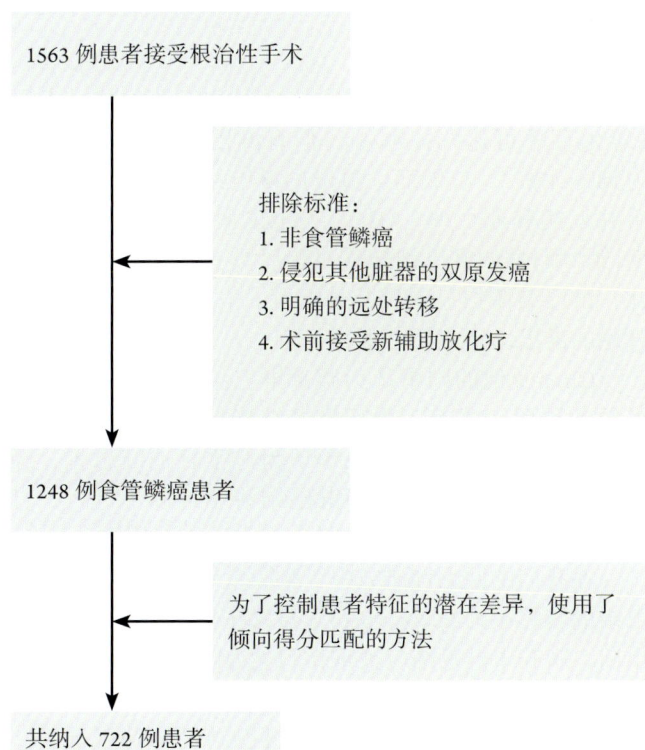

1563 例患者接受根治性手术

排除标准：
1. 非食管鳞癌
2. 侵犯其他脏器的双原发癌
3. 明确的远处转移
4. 术前接受新辅助放化疗

1248 例食管鳞癌患者

为了控制患者特征的潜在差异，使用了倾向得分匹配的方法

共纳入 722 例患者

图1　患者选择

表2　两组患者的基本临床特征

特征	组1	组2	合计
年龄(岁)	例数(例)	例数(例)	
中位值(区间)	59[27~78]	59[33~80]	59[27~80]
性别			
男性	364	477	841(67.4%)
女性	318	89	407(32.6%)
手术方式			
右胸二切口	355	278	633(50.7%)
左胸入路	22	82	104(8.3%)
三切口	305	206	511(41%)
肿瘤位置			
上段	43	37	80(6.4%)
中段	425	323	748(60%)
下段	214	206	420(33.6%)
肿瘤浸润程度			
T1	85	79	164(13.2%)
T2	183	163	346(27.7%)
T3	414	324	738(59.1%)
肿瘤长度(cm)			
≤5	595	488	1083(86.78%)
>5	87	78	165(13.22%)
N分期			
N0	300	285	585(46.9%)
N1	197	169	366(29.3%)
N2	125	80	205(16.4%)
N3	60	32	92(7.4%)
肿瘤分化			
好	63	53	116(9.3%)
中	457	374	831(66.6%)
差	162	139	301(24.1%)
病理TNM分期			
Ⅰ期	61	63	124(9.9%)
Ⅱ期	310	281	591(47.4%)
Ⅲ期	311	222	533(42.7%)

组1，行肝总动脉旁淋巴结清扫的食管切除术；组2，未行肝总动脉旁淋巴结清扫的食管切除术。

总动脉旁淋巴结的转移率是最低的。另外，所有肝总动脉旁淋巴结转移的患者均伴有局部转移。

3.3 肝总动脉旁淋巴结转移的危险因素

在本研究中，我们分析了肝总动脉旁淋巴结转移

表3 倾向得分匹配前的局部淋巴结转移率

淋巴结转移		组1(682人)		组2(566人)		P值
		例数	转移率(%)	例数	转移率(%)	
颈部	颈段食管旁淋巴结	114	29.79%(14/47)	17	39.53%(17/43)	0.498
	右锁骨上淋巴结	34	16.59%(34/205)	22	22%(22/100)	0.345
	左锁骨上淋巴结	37	21.14%(37/175)	22	22%(22/100)	0.894
上纵隔	上段食管旁淋巴结	22	12.22%(22/180)	13	9.29%(13/140)	0.454
	喉返神经旁淋巴结	125	30.27%(125/413)	73	24.66%(73/296)	0.216
中纵隔	隆突下淋巴结	52	11.71%(52/444)	35	10.12%(35/346)	0.524
	中段食管旁淋巴结	97	23.1%(97/420)	76	24.28%(76/313)	0.769
	右肺门淋巴结	12	7.06%(12/170)	11	6.63%(11/166)	0.884
	左肺门淋巴结	7	5.26%(7/133)	4	4.71%(4/85)	0.862
下纵隔	下段食管旁淋巴结	79	21.29%(79/371)	66	21.15%(66/312)	0.971
	膈肌淋巴结	10	7.94%(10/126)	8	7.41%(8/108)	0.888
上腹部	胃小弯淋巴结	69	28.51%(69/242)	43	23.37%(43/184)	0.36
	贲门旁淋巴结	84	37.5%(84/224)	59	28.64%(59/206)	0.167
	胃左动脉旁淋巴结	68	27.42%(68/248)	37	27.41%(37/135)	0.998
	腹腔干旁淋巴结	6	22.22%(6/27)	3	27.27%(3/11)	0.796
	脾动脉旁淋巴结	5	9.26%(5/54)	2	11.76%(2/17)	0.786
	肝总动脉旁淋巴结	24	3.5%(24/682)	0	0	

组1，行肝总动脉旁淋巴结清扫的食管切除术；组2，未行肝总动脉旁淋巴结清扫的食管切除术。

率和临床病理因素间的关系(见表4)。逻辑回归分析显示肝总动脉旁淋巴结转移与肿瘤直径($P=0.014$)、N分期($P<0.01$)和病理TNM分期($P<0.01$)呈正相关。对于肿瘤直径≤5 cm及肿瘤直径>5 cm的患者来说，肝总动脉旁淋巴结转移率分别为2.86%和8.05%，差异具有统计学意义($P=0.014$)。N0、N1、N2和N3期患者肝总动脉旁淋巴结的转移率分别为0、1.02%、7.2%和21.67%，差异具有统计学意义($P<0.01$)。Ⅰ期、Ⅱ期和Ⅲ期患者肝总动脉旁淋巴结转移率分别为0、0.65%和7.07%，差异亦具有统计学差异($P<0.01$)。

3.4 倾向得分匹配后术后并发症

经倾向得分匹配后，术后并发症分析见表5。并发症总的发生率为第一组118人(32.70%)，第二组128人(35.45%)。术后并发症包括吻合口瘘、伤口感染、胃肠功能紊乱、心脑血管疾病、乳糜胸、肺部并发症、喉返神经损伤以及心房颤动。两组无统计学差异($P=0.432$)。虽然第一组中吻合口瘘发生率低于第二组，但是差别无统计学差异($P=0.054$)。

4 讨论

对于没有淋巴结转移的食管癌患者来说，术后5年生存率可达70%~92%，但有淋巴结转移的患者仅为18%~47%[9-11]。然而，过度的淋巴结清扫可能增加术后并发症和死亡率。UICC /AJCC关于食管癌TNM分期(第7版)强调淋巴结转移对预后具有重要意义[12]。因此，淋巴结清扫范围最近又成为了争论的焦点[13-14]。食管癌的淋巴结清扫仍然值得商榷。

Chen及他的同事认为腹部淋巴结转移并不少见且可导致预后较差[15]。腹部淋巴结清扫是胸段食管癌根治术的标准步骤，而Shim等认为对于合适的患者，经术前评估后，肝总动脉旁淋巴结清扫可以不进行，且不影响结果[16]。

在我们的回顾性研究中，胸段食管癌患者腹腔干淋巴结的转移率为22.2%。Seto等建议在新版的分期系统提出前，腹腔干淋巴结应被重新归类为区域淋巴结[17]。然而，肝总动脉旁淋巴结离食管更远，其转移率(3.5%)也较腹腔干淋巴结和胃左动脉旁淋巴结的转移率低[18]，而本研究中胃左动脉旁淋巴结的转移率为27.42%。此

表4　倾向得分匹配前组1中与肝总动脉旁淋巴结转移相关的临床病理因素

临床病理因素	例数(例)	肝总动脉旁淋巴结转移率	P值
肿瘤位置			
上段	43	2.33	0.427
中段	425	4.24	
下段	214	2.34	
肿瘤浸润程度			
T1a	1	0	0.413
T1b	84	2.38	
T2	183	5.46	
T3	414	2.89	
N分期			
N0	300	0	<0.01
N1	197	1.02	
N2	125	7.2	
N3	60	21.67	
肿瘤长度(cm)			
≤5	595	2.86	0.014
>5	87	8.05	
肿瘤分化			
好	63	0	0.265
中	457	3.72	
差	162	4.32	
病理TNM分期			
Ⅰ期	61	0	<0.01
Ⅱ期	310	0.65	
Ⅲ期	311	7.07	

外，腹腔干淋巴结可以和胃左动脉旁淋巴结在胃部操作时同时被切除，而肝总动脉旁淋巴结清扫需要暴露另外的手术视野，且此处靠近乳糜池，可能增加如乳糜腹等并发症的发生率[19-20]。但是在本组病例中无乳糜腹的发生。

在682例胸段食管鳞癌的手术患者中共清扫18 277枚淋巴结。24例患者有肝总动脉旁淋巴结转移，与其他各组淋巴结相比，该转移率是最低的(见表3)。逻辑回归分析显示肝总动脉旁淋巴结转移与肿瘤直径($P=0.014$)。N分期($P<0.01$)及病理TNM分期($P<0.01$)呈正相关。Rice等发现肿瘤浸润深度与淋巴结转移相关[21]。但是在我们的研究中并没有发现肝总动脉旁淋巴结转移与肿瘤浸润深度相关。对于T1的患者，在84例肿瘤侵犯至黏膜下层(T1b)的患者中，有2例患者发生肝总动脉旁淋巴结转移(2.38%)，仅1例肿瘤局限于黏膜内(T1a)的患者也未出现肝总动脉旁淋巴结转移(表4)。对于肿瘤直径，还有待更多的研究去证实。在我们的研究中，Ⅰ期的患者中无肝总动脉旁淋巴结转移，Ⅱ期和Ⅲ期患者中分别有2例和22例发生肝总动脉旁淋巴结转移。为了比较两组间术后并发症的差异，我们用倾向得分匹配法消除两组间患者特征的潜在差异。结果提示第一组的吻合口瘘发生率低于第二组，但是差异并没有统计学意义($P=0.054$)。

本研究存在不足与缺陷。第一，由于这是本中心的一项回顾性研究，选择偏倚是不可避免的，但是通过倾向得分匹配的方法增加了本文的说服力。第二，不同外

表5　倾向得分匹配后患者的术后并发症

术后并发症	组1(361)		组2(361)		P值
	例数	百分比(%)	例数	百分比(%)	
总并发症发生率	118	32.7	128	35.45	0.432
吻合口瘘	36	10	53	14.68	0.054
伤口感染	13	3.6	18	4.98	0.359
胃肠功能紊乱	13	3.6	19	5.26	0.278
心脑血管疾病	12	3.32	10	2.77	0.665
乳糜胸	12	3.32	7	1.94	0.245
肺部并发症	19	5.26	15	4.16	0.482
肺不张及痰潴留	2	0.55	2	0.55	1
急性呼吸窘迫综合征	5	1.39	4	1.11	0.737
肺炎	10	2.77	6	1.66	0.312
慢性阻塞性肺疾病进展期	2	0.55	3	0.83	0.654
喉返神经损伤	3	0.83	1	0.28	0.316
心房颤动	10	2.77	5	1.39	0.192

组1，行肝总动脉旁淋巴结清扫的食管切除术；组2，未行肝总动脉旁淋巴结清扫的食管切除术。

科医生之间存在经验和技术方面的差异。

总之，肝总动脉旁淋巴结的转移率很低。对于Ⅰ期的胸段食管癌患者来说，可以不清扫肝总动脉旁淋巴结且不影响结果。虽然关于淋巴结清扫仍然存在争论，减少食管癌手术患者不必要的淋巴结清扫仍然是一个有待解决的重要问题，需要更多的数据以及前瞻性研究来证实。

致谢

该研究由上海启明星计划(11QH1400600)及国家自然科学基金项目(81272608和81102044)支持。

声明

本文作者宣称无任何利益冲突。

参考文献

[1] Jemal A, Siegel R, Xu J, et al. Cancer statistics, 2010. CA Cancer J Clin, 2010, 60: 277-300.

[2] Kayani B, Zacharakis E, Ahmed K, et al. Lymph node metastases and prognosis in oesophageal carcinoma--a systematic review. Eur J Surg Oncol, 2011, 37: 747-753.

[3] Nishihira T, Sayama J, Ueda H, et al. Lymph flow and lymph node metastasis in esophageal cancer. Surg Today, 1995, 25: 307-317.

[4] Sannohe Y, Hiratsuka R, Doki K. Lymph node metastases in cancer of the thoracic esophagus. Am J Surg, 1981, 141: 216-218.

[5] Takubo K, Makuuchi H, Fujita H, et al. Japanese Classification of Esophageal Cancer, tenth edition: part I. Esophagus, 2009, 6: 1-25.

[6] Japan Esophageal Sociaty. Japanese classification of esophageal cancer, tenth edition: parts II and III. Esophagus, 2009, 6: 71-94.

[7] Shim YM, Park JS, Lee M, et al. Can common hepatic artery lymph node dissection be safely omitted in surgery for clinical T1N0 thoracic esophageal squamous cell carcinoma? Dis Esophagus, 2013, 26: 272-275.

[8] Edge S, Byrd DR, Compton CC, et al. American Joint Committee on Cancer (AJCC) cancer staging manual. 7th ed. Chicago, III: Springer, 2010.

[9] Lerut TE, de Leyn P, Coosemans W, et al. Advanced esophageal carcinoma. World J Surg, 1994, 18: 379-387.

[10] Jauch KW, Bacha EA, Denecke H, et al. Esophageal carcinoma: prognostic features and comparison between blunt transhiatal dissection and transthoracic resection. Eur J Surg Oncol, 1992,

18: 553-562.

[11] Waterman TA, Hagen JA, Peters JH, et al. The prognostic importance of immunohistochemically detected node metastases in resected esophageal adenocarcinoma. Ann Thorac Surg, 2004, 78: 1161-9, discussion 1161-1169.

[12] Rice TW, Blackstone EH, Rusch VW. 7th edition of the AJCC Cancer Staging Manual: esophagus and esophagogastric junction. Ann Surg Oncol, 2010, 17: 1721-1724.

[13] Zhang HL, Chen LQ, Liu RL, et al. The number of lymph node metastases influences survival and International Union Against Cancer tumor-node-metastasis classification for esophageal squamous cell carcinoma. Dis Esophagus, 2010, 23: 53-58.

[14] Li H, Yang S, Xiang J, et al. The number of lymph node metastases influences survival and International Union Against Cancer tumor-node-metastasis classification for esophageal squamous cell carcinoma: does lymph node yield matter? Dis Esophagus, 2011, 24: 108.

[15] Chen G, Wang Z, Liu XY, et al. Abdominal lymph node metastasis in patients with mid thoracic esophageal squamous cell carcinoma. World J Surg, 2009, 33: 278-283.

[16] Shim YM, Park JS, Lee M, et al. Can common hepatic artery lymph node dissection be safely omitted in surgery for clinical T1N0 thoracic esophageal squamous cell carcinoma? Dis Esophagus, 2013, 26: 272-275.

[17] Seto Y, Fukuda T, Yamada K, et al. Celiac lymph nodes: distant or regional for thoracic esophageal carcinoma? Dis Esophagus 2008, 21: 704-707.

[18] Akiyama H, Tsurumaru M, Kawamura T, et al. Principles of surgical treatment for carcinoma of the esophagus: analysis of lymph node involvement. Ann Surg, 1981, 194: 438-446.

[19] Yau KK, Siu WT, Li MK. Chylous ascites in a patient with esophageal carcinoma. Clin Gastroenterol Hepatol 2005, 3: A33.

[20] Lamb PJ, Dresner SM, Robinson S, et al. Chylous ascites complicating esophagectomy. Dis Esophagus, 2001, 14: 67-69.

[21] Rice TW. Superficial oesophageal carcinoma: is there a need for three-field lymphadenectomy? Lancet, 1999, 354: 792-794.

译者：郭威，复旦大学附属肿瘤医院胸外科硕士研究生
校对：柴瑾，主任医师，博士生导师，浙江大学医学院附属第二医院胸外科主任

第十九章　食管切除术后空肠代食管吻合术

Puja Gaur, Shanda H. Blackmon

Division of Thoracic Surgery, Weill Cornell Medical College of Cornell University & Houston Methodist Hospital, 6550 Fannin Street, Houston, TX 77030, USA

Correspondence to: Shanda H. Blackmon, MD, MPH, FACS. Associate Professor, Thoracic Surgery, The Mayo Clinic, Department of Surgery, 200 First Street, S.W., Rochester, MN 55905, USA. Email: Shandablackmon@hotmail.com.

目的： 空肠非常适合作为食管切除术后消化道重建的替代器官，因为它可取材的量多，无需术前准备，几无疾病累及，与食管管径相似，有自蠕动功能，并且不会像结肠那样老化冗余。

方法： 搜索电子数据库中1990年1月至2013年9月关于空肠代食管手术的研究结果，数据库包括：MEDLINE (Ovid SP)，Scopus，EMBASE (Ovid SP)，Science Direct's full-text database以及 the Cochrane Library。

结果： 回顾了246篇文献的摘要，选取适合的文献进行了研究，并酌情引用了额外的文献。研究表明，空肠代食管重建，无论是否带蒂，均取得了可接受的结果。

结论： 任何部位的食管都可通过空肠来替代，包括保留迷走神经的远端食管Merendino术式，以部分空肠连接胃与食管；胸中段食管切除以带蒂或游离空肠替代；颈段食管切除以游离空肠替代；或者食管全切，以带蒂、扩张的空肠替代。术中，空肠或带蒂、增压，或游离(需动静脉微血管吻合)，或两者兼而有之。

关键词： 空肠；食管；替代管道；食管切除

View this article at: http://dx.doi.org/10.3978/j.issn.2072-1439.2014.05.07

1　介绍

空肠非常适合作为食管切除术后消化道重建的替代器官，因为它可取材的量多，不需要术前准备，几乎无疾病累及，与食管管径相似，有自蠕动功能，并且不会像结肠那样老化冗余。肠系膜血管解剖简易，活动度大，可游离出足够长度轻松代替任何部位的食管，无论是否带蒂。任何部位的食管都可通过空肠来替代，包括保留迷走神经的远端食管Merendino术式，以部分空肠连接胃与食管(图1)，胸中段食管切除以带蒂或游离空肠替代(图2)，颈段食管切除以游离空肠替代(图3)，食管全切，以带蒂、加压的空肠替代(图4)。术中，空肠或带蒂、增压，或游离(需动静脉微血管吻合)，或两者兼而有之。

2　历史

数十年的外科演进史中最有代表性的当属食管全切术后，以带蒂颈部或胸部微血管吻合(加压带蒂空肠，SPJ)加压空肠重建食管连续性的方法。虽然Roux于

1907年首先完成空肠代食管手术[1]，Longmire却是第一位阐述微血管加压法空肠间置术的医生[2]。Androsov于1956年使用Longmire方法完成了11例手术[3]。尽管上述早期的报道将手术可行性描述得很好，但手术的复杂性还是阻碍了它的进一步推广。1957年Allison等人的报道证实了小肠代食管方法的可行性，因为经过3年的术后随访，大部分患者的营养吸收、小肠功能均表现正常。Ascioti等[4]首次成系列地报道了应用"加压"法带蒂空肠代食管重建治疗食管癌患者[5]，Blackmon等人于2012年更新了上述数据[6]，这项研究包含了60例接受带蒂空肠代食管手术的患者，已经是当前最大规模的数据了。

3 文献的复习

本文搜索了电子数据库中1990年1月至2013年9月关于空肠代食管手术的研究结果，数据库包括：MEDLINE (Ovid SP)，Scopus，EMBASE (Ovid SP)，Science Direct's full-text database与the Cochrane Library。搜索方法为检索关键词、近义搜索、主题词搜索等。本文仅选取英文文献。检索词包括空肠、食管肿瘤/手术、食管/手术、食管切除术和替代管道。本研究入选文献中的研究对象仅限于人类。英语的拼写变化也入选在内。另外，也应用PubMed进行了关键词搜索。一共回顾了246篇文献的摘要，选取适合的文献进行了研究，并酌情引用了额外的目录文献。

因无法获取英文和/或PDF版本，10篇文章被剔除。另有5篇附加文章因并非真正阐述空肠代食管术而被剔除。同一作者的不同文章，我们选用数据更多的，数据少的及早期发表的被剔除。我们还剔除了9篇综述。个案报道或病例少于3例的亦被剔除。仔细分辨出非随机对照研究以及Meta分析，并将此类文献排除在外。用同样的方法排除结肠代食管的文章。

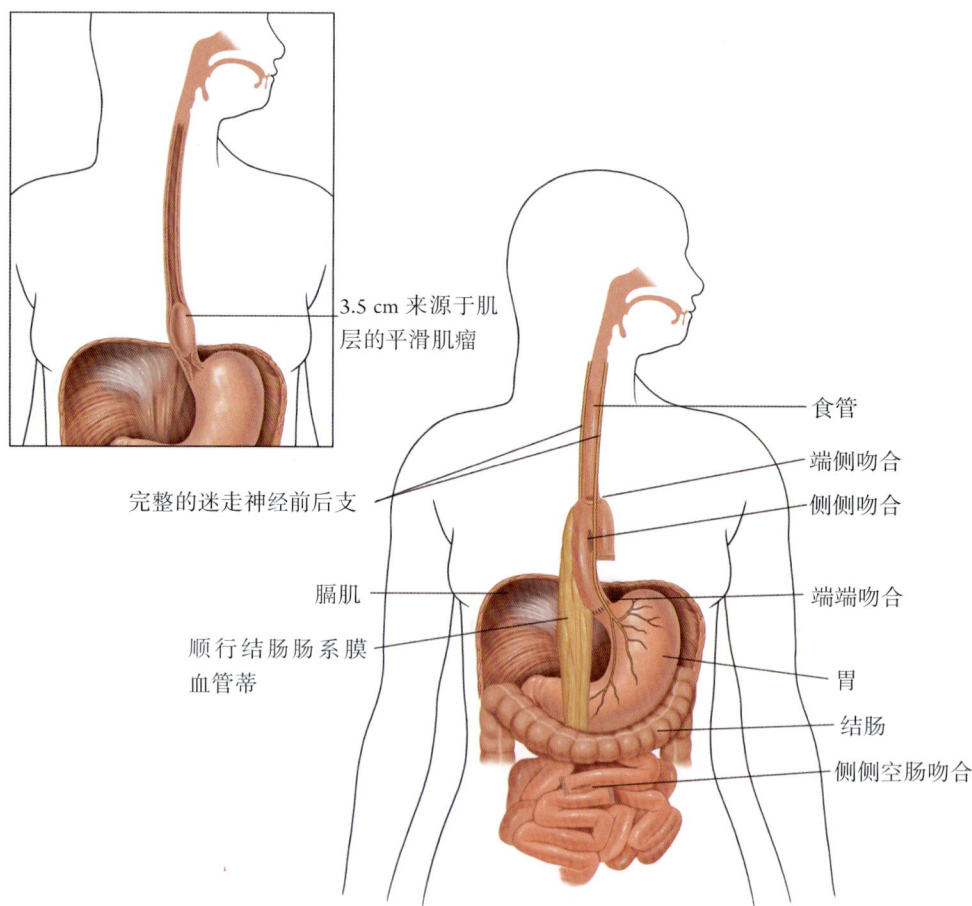

图1　Merendino 保留迷走神经的空肠代食管术

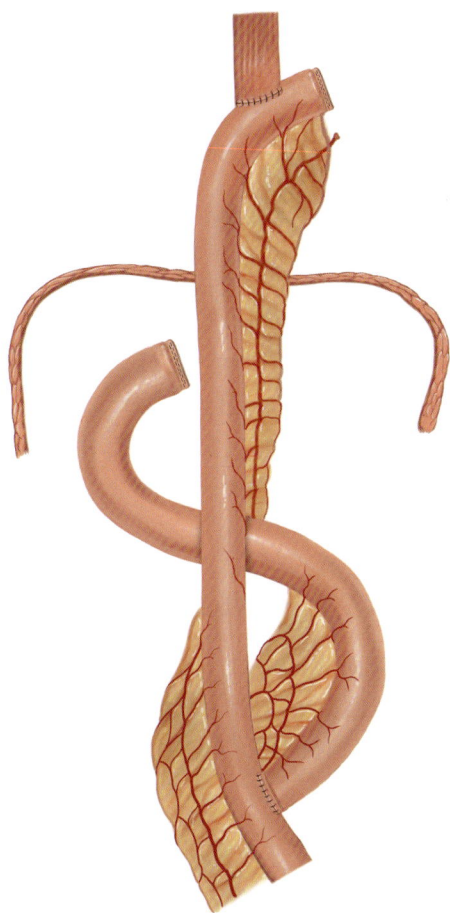

图2　中胸段空肠代食管术

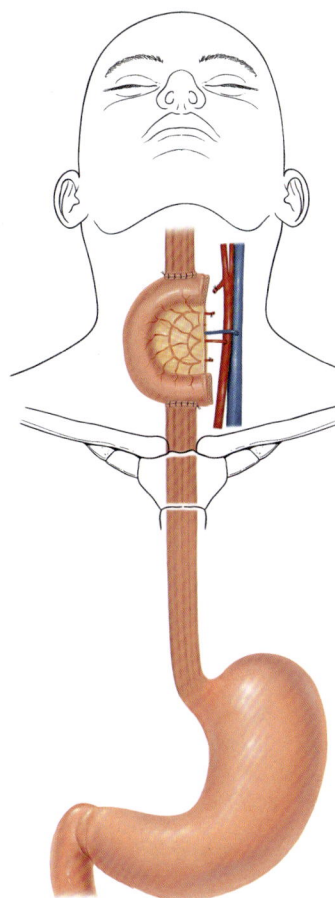

图3　颈段游离空肠代食管术

4　空肠间置术

表1所示关于空肠代食管术的文章，共有14项研究入选。一篇包含760例患者的研究被剔除，原因是文中未详细说明食管替代物的选择方法[17]。如果文献中提到了重建路径(胸骨后或纵隔食管床)，那么也将详细记录。另外，围手术期死亡率、吻合口瘘的发生率也一并记录于表1。总的来说，胸骨后通道是外科医生采用最多的手术路径，它的围术期死亡率为0%～10%，吻合口瘘发生的几率为0%～36%，移植物失功的概率为5%～11%。

消化道重建的路径以及替代管道远端吻合的器官(空肠或胃)决定了术后功能的恢复情况。一种会引起倾倒综合征及低血糖，另一种会推迟食物与消化酶的混合时间，从而影响营养的吸收(当远端连接空肠时)。当

需要切除胃时，可以重建一个囊袋样结构以供食物存留[19]，但当食管大部切除重建时效果不是很明显。另外，与胸膜外的胸骨后路径相比，胸膜腔内的后纵隔路径重建会因为胸内负压对替代管道的抽吸作用而增强消化或引起误吸。

5　空肠代食管与胃及结肠代食管的生理学比较

空肠代食管相较于胃代食管及结肠代食管有其独特的生理功能。测压图显示空肠代食管后像原来一样具备正向节段性的收缩蠕动功能[6]。这种节段性的收缩蠕动(图5)并不同步，但显然可以协助排空。而用同样方法监测结肠代食管，结果显示蠕动很差甚至没有蠕动(图6)[20]。由于结肠有延展性，导致其在负压环境下会变得冗余，而空肠代食管却不存在上述问题。

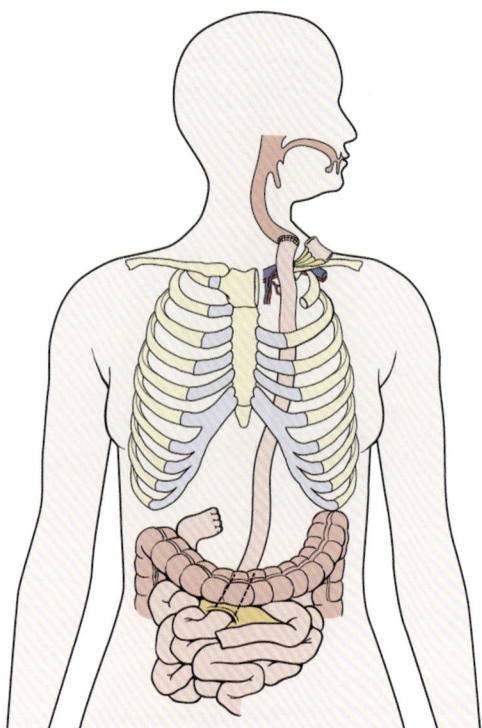

图4　长段带蒂加压空肠代食管

另外，研究还表明结肠代食管有更高的吻合口瘘的发生率，因为相对而言空肠的环境更加无菌[10]。空肠代食管与结肠代食管的比较以及文献的复习情况，详见表2。

6　空肠代食管的术后效果

术后并发症很常见，包括肺炎、喉返神经损伤、非闭塞性肠系膜缺血(NOMI)、吻合口狭窄、移植物失功需改道[6,18]。据Gaissert等报道，超过21%的患者术后都出现了吻合口狭窄[16]。因为许多患者术后出现有症状的不全梗阻、幽门引流、膈肌裂孔对空肠代食管的压迫，都需要进行延期纠正手术[6,12,16,18]。围手术期死亡率可高达10.5%[16]。

7　移植物失活及吻合口瘘的多因素分析

有限的几项研究针对SPJ术后的移植物失活及吻合口瘘进行了逻辑回归分析[6]。但遗憾的是，没有找到导致SPJ术失败的独立危险因素。

表1　检索出的空肠代食管的文章

第一作者姓名	发表年份	n, 例数	手术路径	死亡率 (%)	吻合口瘘率 (%)	移植物失功率 (%)
Iwata[7]	2012	27	AT	0	7	0
Blackmon[6]	2012	60	RS (65%)	10	32	8.3
Poh[8]	2011	51	RS (61%)	0	19.6	5.9
Barzin[9]	2011	5	RS	0	20	0
Doki[10]	2008	25	SC	NR	24	NR
Ueda[11]	2007	27	SC	NR	11	NR
Ascioti[5]§	2005	26§	RS (50%)	0	19	7.7
Chana[12]	2002	11	SC	0	36.4	0
Mansour[13]*	1997	133*	NR	NR	NR	NR
Picchio[14]	1997	21	NR	4.8	NR	NR
Hirabayashi[15]	1993	14	NR	0	14.3	0
Gaissert[16]	1993	19	NR	10.5	0	5.3
Moorehead[17]*	1990	760*	NR	3.8	NR	11.3
Wright[18]	1987	30	NR	3.5	10	0
Total	1987-2012	290	RS	0-10.5	0-36.4	0-11.3

*，文章中并未说明有多少为空肠代食管手术，而是以混合形式存在，所以并未纳入。§，早期发表文章的数据已包含于最新的文章，所以并未纳入总表格。缩写词：AT，胸内途径；RS，胸骨后途径；SC，皮下途径；NR，文中未说明。

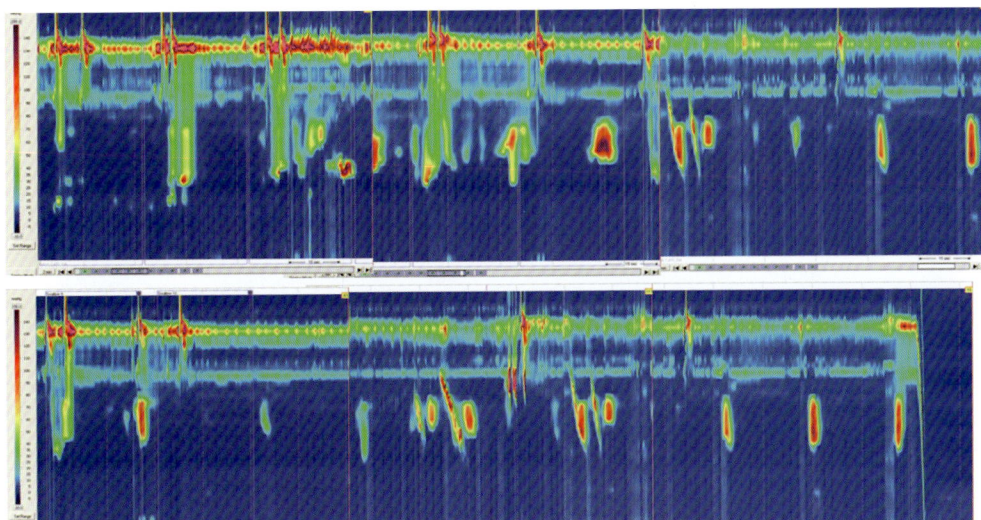

图 5　空肠代食管测压

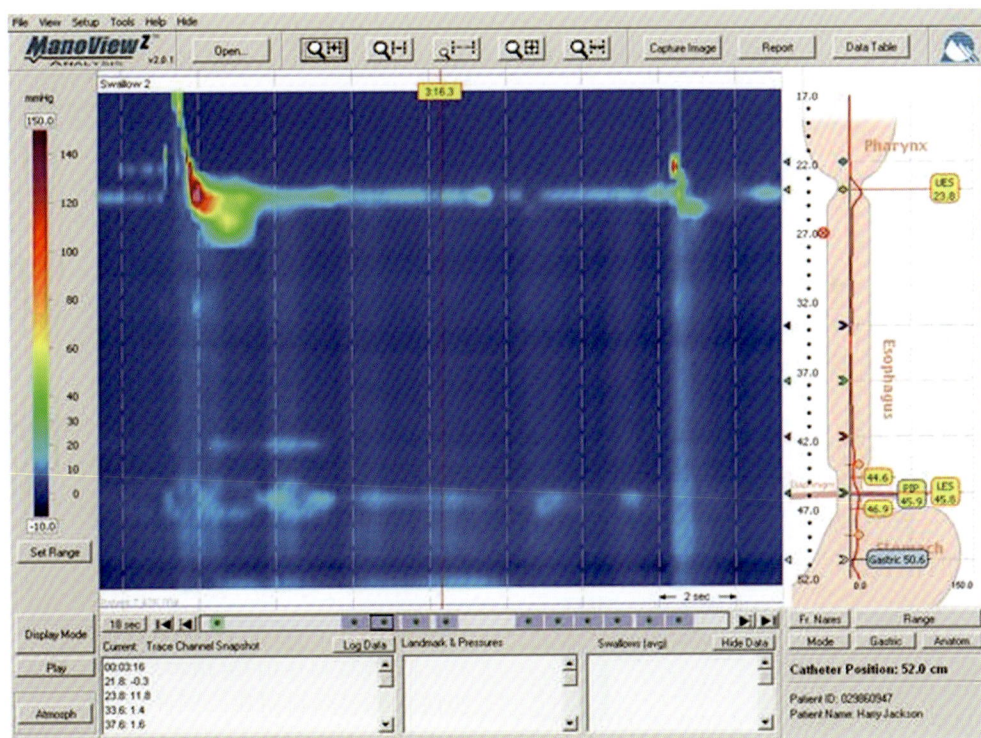

图 6　结肠代食管测压

表2　结肠代食管的文章

第一作者姓名	发表年份	n, 例数	手术路径	死亡率 (%)	吻合口瘘率 (%)	移植物失功率 (%)
Kesler[21]	2013	11	AM	9	9	NR
Klink[22]	2010	43	PM (79%)	16	13	9
Mine[23]	2009	95	RS (97%)	5.3	13	0
Doki[10]	2008	28	AS	NR	46	0
Knezevic[24]	2007	336	RS	4.1	9.2	2.4
Renzulli[25]	2004	19	NR	15.8	NR	0
Briel[26]	2004	163	NR	NR	6.1	7.4
Davis[27]	2003	42	PM (71%)	16.7	14	2.4
Popovici[28]	2003	347	RS (84%)	4.6	6.9	1.4
Hagen[29]	2001	72	NR	5.6	13	5.6
Furst[30]	2001	53	NR	9.4	12	3.8
Kolh[31]	2000	38	PM	2.5	0	0
Wain[32]	1999	52	RS (88%)	3.8	5.7	9.6
Thomas[33]	1997	60	PM (63%)	8.3	10	5
Fujita[34]	1997	53	SC (81%)	17	28	5.7
Cerfolio[35]	1995	32	NR	9.4	3.3	6.2
Gaissert[16]	1993	22	NR	4.5	4.5	0
DeMeester[36]	1988	92	PM (52%)	5	4.3	7.6
Isolauri[37]	1987	248	RS	16	4	3
Total	1987-2013	1,806	RS	2.5-17	0-28	0-9

缩写词：AM，前纵隔途径；PM，后纵隔途径；RS，胸骨后途径；AS，胸骨前途径；SC，皮下途径；NR，文章中未说明。

8　讨论

对于需要进行食管大部切除而胃又不够代替食管的患者来说，可选择的代食管器官有两个：空肠与结肠。与之相反，较短的食管切除，代替物有多种选择，传统替代物之外还可以用不带蒂的前臂皮管以及折叠肌皮瓣。未来还会有更多食管的替代物，通过干细胞修复的组织工程三维模型重建技术已成功应用于气管替代手术[38]。食管支架的应用让我们能够通过组织再生长连接而重建消化道的连续性。我们单独应用支架成功将相距2 cm的食管与空肠重新连接，重建了其连续性[39]。抗生素、干细胞、化学诱导剂及其他的一些材料可以促进健康组织的愈合及再生长，覆盖支架。撰写此文的目的，是为了关注了那些不能进行胃代食管吻合的患者，能否通过空肠或结肠来重建消化道的完整性。

彻查文献显示，空肠代食管的广泛应用，无论是否带蒂，都取得了满意的结果。我们中心关于SPJ10年的经验显示重建或维持GI连续性都取得了可接受的结果，90天内死亡率为10%。近期的研究显示，导致移植物失功、吻合口瘘的原因是多因素及不可预知的。尽管如此，成功的经验都是可复制的，休斯顿卫理公会医院关于SPJ的成功经验就说明了这一点[6]。尽管许多胸外科医师都可以完成这种复杂的手术，但空肠代食管的局限性必须引起重视。如果患者经历了二次手术和/或复杂的颈部手术，术后早期通常会伴随着喉返神经损伤所导致的严重误吸及肺炎。非闭塞性肠系膜缺血是被广泛认知但是较为罕见的并发症，它一般发生在未恢复却过早进行肠内营养的患者。另外，血液反流是极可能发生的，对空肠代食管有毁灭性的打击，所以需要频繁地应用彩色多普勒检测指示皮瓣的血流情况。管理这些患者，严密监测移植物(指示皮瓣)、改善营养，都需要三级医院的多学科协作。因此我们推荐如此重要的手术应该在那些大型医学中心完成，它应该通过血管外科医师及整形外科医师、护师、语言治疗师、物理治疗师、营养师、病案管理员等人员的共同协作以帮助患者痊愈。

致谢

感谢Laurissa Gann在不同搜索引擎进行的严密搜

索；Elaine Jordan获取手稿及期刊文章，还有Mike de la Flor制作了出色的插图。

声明

本文作者宣称无任何利益冲突。

参考文献

[1] Roux C. A new operation for intractable obstruction of the esophagus (L'oesophago-jejuno-gastrosiose, nouvelle operation pour retrecissement infranchissable del'oesophage). Semin Med, 1907, 27: 34-40.

[2] Longmire WP Jr, Ravitch MM. A new method for constructing an artificial esophagus. Ann Surg, 1946, 123: 819-835.

[3] Binford RT Jr, Cheraskin E. Clinical problems related to the tongue. Pediatr Clin North Am, 1956: 919-932.

[4] Allison PR, Wooler GH, Gunning AJ. Esophagojejunogastrostomy. J Thorac Surg, 1957, 33: 738-748.

[5] Ascioti AJ, Hofstetter WL, Miller MJ, et al. Long-segment, supercharged, pedicled jejunal flap for total esophageal reconstruction. J Thorac Cardiovasc Surg, 2005, 130: 1391-8.

[6] Blackmon SH, Correa AM, Skoracki R, et al. Supercharged pedicled jejunal interposition for esophageal replacement: a 10-year experience. Ann Thorac Surg, 2012, 94: 1104-1111, discussion 1111-1113.

[7] Iwata N, Koike M, Kamei Y, et al. Antethoracic pedicled jejunum reconstruction with the supercharge technique for esophageal cancer. World J Surg, 2012, 36: 2622-2629.

[8] Poh M, Selber JC, Skoracki R, et al. Technical challenges of total esophageal reconstruction using a supercharged jejunal flap. Ann Surg, 2011, 253: 1122-1129.

[9] Barzin A, Norton JA, Whyte R, et al. Supercharged jejunum flap for total esophageal reconstruction: single-surgeon 3-year experience and outcomes analysis. Plast Reconstr Surg, 2011, 127: 173-180.

[10] Doki Y, Okada K, Miyata H, et al. Long-term and short-term evaluation of esophageal reconstruction using the colon or the jejunum in esophageal cancer patients after gastrectomy. Dis Esophagus, 2008, 21: 132-138.

[11] Ueda K, Kajikawa A, Suzuki Y, et al. Blood gas analysis of the jejunum in the supercharge technique: to what degree does circulation improve? Plast Reconstr Surg, 2007, 119: 1745-1750.

[12] Chana JS, Chen HC, Sharma R, et al. Microsurgical reconstruction of the esophagus using supercharged pedicled jejunum flaps: special indications and pitfalls. Plast Reconstr

Surg, 2002, 110: 742-8; discussion 749-750.

[13] Mansour KA, Bryan FC, Carlson GW. Bowel interposition for esophageal replacement: twenty-five-year experience. Ann Thorac Surg, 1997, 64: 752-756.

[14] Picchio M, Lombardi A, Zolovkins A, et al. Jejunal interposition for peptic stenosis of the esophagus following esophagomyotomy for achalasia. Int Surg, 1997, 82: 198-200.

[15] Hirabayashi S, Miyata M, Shoji M, et al. Reconstruction of the thoracic esophagus, with extended jejunum used as a substitute, with the aid of microvascular anastomosis. Surgery, 1993, 113: 515-519.

[16] Gaissert HA, Mathisen DJ, Grillo HC, et al. Short-segment intestinal interposition of the distal esophagus. J Thorac Cardiovasc Surg, 1993, 106: 860-6, discussion 866-867.

[17] Moorehead RJ, Wong J. Gangrene in esophageal substitutes after resection and bypass procedures for carcinoma of the esophagus. Hepatogastroenterology, 1990, 37: 364-367.

[18] Wright C, Cuschieri A. Jejunal interposition for benign esophageal disease. Technical considerations and long-term results. Ann Surg, 1987, 205: 54-60.

[19] Espat NJ, Karpeh M. Reconstruction following total gastrectomy: a review and summary of the randomized prospective clinical trials. Surg Oncol, 1998, 7: 65-69.

[20] Dantas RO, Mamede RC. Motility of the transverse colon used for esophageal replacement. J Clin Gastroenterol, 2002, 34: 225-228.

[21] Kesler KA, Pillai ST, Birdas TJ, et al. "Supercharged" isoperistaltic colon interposition for long-segment esophageal reconstruction. Ann Thorac Surg, 2013, 95: 1162-8, discussion 1168-1169.

[22] Klink CD, Binnebosel M, Schneider M, et al. Operative outcome of colon interposition in the treatment of esophageal cancer: a 20-year experience. Surgery, 2010, 147: 491-496.

[23] Mine S, Udagawa H, Tsutsumi K, et al. Colon interposition after esophagectomy with extended lymphadenectomy for esophageal cancer. Ann Thorac Surg, 2009, 88: 1647-1653.

[24] Knezević JD, Radovanović NS, Simić AP, et al. Colon interposition in the treatment of esophageal caustic strictures: 40 years of experience. Dis Esophagus, 2007, 20: 530-534.

[25] Renzulli P, Joeris A, Strobel O, et al. Colon interposition for esophageal replacement: a single-center experience. Langenbecks Arch Surg, 2004, 389: 128-133.

[26] Briel JW, Tamhankar AP, Hagen JA, et al. Prevalence and risk factors for ischemia, leak, and stricture of esophageal anastomosis: gastric pull-up versus colon interposition. J Am Coll Surg, 2004, 198: 536-541; discussion 541-542.

[27] Davis PA, Law S, Wong J. Colonic interposition after esophagectomy for cancer. Arch Surg, 2003, 138: 303-308.

[28] Popovici Z. A new philosophy in esophageal reconstruction with colon. Thirty-years experience. Dis Esophagus, 2003, 16: 323-327.

[29] Hagen JA, DeMeester SR, Peters JH, et al. Curative resection for esophageal adenocarcinoma: analysis of 100 en bloc esophagectomies. Ann Surg, 2001, 234: 520-30; discussion 530-531.

[30] Fürst H, Hüttl TP, Löhe F, et al. German experience with colon interposition grafting as an esophageal substitute. Dis Esophagus, 2001, 14: 131-134.

[31] Kolh P, Honore P, Degauque C, et al. Early stage results after oesophageal resection for malignancy - colon interposition vs. gastric pull-up. Eur J Cardiothorac Surg, 2000, 18: 293-300.

[32] Wain JC, Wright CD, Kuo EY, et al. Long-segment colon interposition for acquired esophageal disease. Ann Thorac Surg, 1999, 67: 313-317; discussion 317-318.

[33] Thomas P, Fuentes P, Giudicelli R, et al. Colon interposition for esophageal replacement: current indications and long-term function. Ann Thorac Surg, 1997, 64: 757-764.

[34] Fujita H, Yamana H, Sueyoshi S, et al. Impact on outcome of additional microvascular anastomosis--supercharge--on colon interposition for esophageal replacement: comparative and multivariate analysis. World J Surg, 1997, 21: 998-1003.

[35] Cerfolio RJ, Allen MS, Deschamps C, et al. Esophageal replacement by colon interposition. Ann Thorac Surg, 1995, 59: 1382-1384.

[36] DeMeester TR, Johansson KE, Franze I, et al. Indications, surgical technique, and long-term functional results of colon interposition or bypass. Ann Surg, 1988, 208: 460-474.

[37] Isolauri J, Markkula H, Autio V. Colon interposition in the treatment of carcinoma of the esophagus and gastric cardia. Ann Thorac Surg, 1987, 43: 420-424.

[38] Gonfiotti A, Jaus MO, Barale D, et al. The first tissue-engineered airway transplantation: 5-year follow-up results. Lancet, 2014, 383: 238-244.

[39] David EA, Kim MP, Blackmon SH. Esophageal salvage with removable covered self-expanding metal stents in the setting of intrathoracic esophageal leakage. Am J Surg, 2011, 202: 796-801, Am J Surg, 2011, 202: 796-801; discussion 801.

译者：陈硕，北京市呼吸与肺循环疾病实验室

审校：朱坤寿，福建省肿瘤医院胸外科主任，主任医师

Cite this article as: Gaur P, Blackmon SH. Jejunal graft conduits after esophagectomy. J Thorac Dis 2014;6(S3):S333-S340. doi: 10.3978/j.issn.2072-1439.2014.05.07

第二十章 "李氏吻合法"示教视频——"李氏吻合法"是食管切除术后"免管免禁"快速康复外科的重要部分

Yan Zheng*, Yin Li*, Zongfei Wang, Haibo Sun, Ruixiang Zhang

Department of Thoracic Surgery, The Affiliated Cancer Hospital of Zhengzhou University, Henan Cancer Hospital, Henan 450008, China
*These authors contributed equally to this work.
Correspondence to: Yin Li, MD, PhD. Department of Thoracic Surgery, The Affiliated Cancer Hospital of Zhengzhou University, Henan Cancer Hospital, Henan 450008, China. Email: liyin0825@hotmail.com.

摘要：食管切除术后，快速康复外科主要解决的问题是早期经口饮食，但术后早期进食会增加吻合口瘘的发生率，李印教授利用"李氏吻合法"能让患者在食管切除术后第一天即可经口饮食，这种方法安全有效，可以显著降低术后吻合口瘘的发生率，缩短住院时间，减少吻合口狭窄的发生。更重要的是，"李氏吻合法"使"免管免禁"的快速康复外科理念在食管癌术后得以顺利实施。本文主要介绍"李氏吻合法"的外科手术步骤。

关键词：食管癌；胸腹腔联合食管切除术；快速康复外科；"李氏"吻合法；免管免禁

View this article at: http://dx.doi.org/10.3978/j.issn.2072-1439.2015.07.07

1 介绍

快速康复外科(The fast track，FT)路径旨在改善需要手术治疗的患者围手术期的治疗效果，在结肠癌[1]、妇科疾病[2]及胃癌[3]等疾病方面的研究已获得较好的成果，同时显著减少了外科应激，降低了患者的住院费用[4-5]。但食管切除术后较少应用这一理念，这主要基于食管切除术后早期经口进食可能增加吻合口瘘的发生。在回顾性研究和外科实践的基础上，李印教授应用"李氏吻合法"能让患者在食管切除术后第一天即可经口进食[6]，也使早期经口进食的快速康复外科理念在食管癌术后的应用成为可能。"李氏吻合法"联合"免管免禁"快速康复外科理念在临床中的应用已有2年有余，截至2015年5月，已有260例患者在术后无营养管支持和无禁食的条件下，术后第一天即可经口进食，此即"免管免禁"快速康复外科。

2 适应证

本方法适用于所有可手术的食管癌患者。我们建议食管切除"李氏吻合法"，术后可联合应用"免管免禁"快速康复外科理念，从而使患者更大程度上获益。

3 结果

我们将"李氏吻合法"与"免管免禁"快速康复外科理念相结合，作为一种理论指导临床实践，2年来取得了较好的成果。2014年2月，我们开展了一项

表1 "李氏吻合法"相关资料的简要汇总

研究类型	研究设计	吻合方法	置管	经口摄食	患者数目	间歇	选择标准	吻合口瘘的发生率(%)		排气		术后留院时间	
前瞻性研究	单组试验[7]	"李氏吻合法"	鼻胃管	POD1	68	2013.1~2013.8	ESCC，胸腹腔镜联合食管切除术；年龄小于80岁；足够的器官功能；无手术、放化疗史	1.5		2.1±0.9		9.2±2.6	
回顾性研究	队列研究	吻合器器械吻合(其他组)	鼻胃管；鼻肠营养管	POD7	92	2014.2~2014.9	接受食管切除术的成人	10.9	P=0.048	NA		12.1±3.7	P<0.01
		"李氏吻合法"	无插管	POD1 无禁食	72		接受胸腹腔镜联合食管切除术的食管癌成人患者	2.8		2.4±0.8		7.6±2.2	
前瞻性研究	RCT的中期分析[6]	"李氏吻合法"	无插管	POD1 无禁食	72	2014.2~2014.9	接受胸腹腔镜联合食管切除术的食管癌成人患者	2.8	P=0.612	2.4±0.8	P<0.001	7.6±2.2	P<0.001
		"李氏吻合法"	鼻胃管鼻肠营养管	POD7	76			1.5		3.3±0.7		11.7±3.9	

POD，术后天数；ESCC，食管鳞状细胞癌；RCT随机对照试验；NA，不可用。

"胸腹腔镜食管切除术后早期经口进食"的随机对照试验，在2014年2月至2014年9月的试验中，有148名接受了胸腹腔镜食管切除术的患者被纳入研究。72名患者被随机分配至"免管免禁"组，76名患者则为较晚经口进食组。"免管免禁"组[6]的吻合口瘘发生率为2.8%，显著低于同期接受机械性吻合和禁食7天的其他治疗组(n=92)(2.8% vs. 10.9%；P=0.048)。术后住院时间明显缩短(7.6±2.2 vs. 12.1±3.7天；P<0.01)。我们在2013年6月至2013年8月的一项队列研究(每组中n=30)中发现，与传统的2层缝合和晚期经口饮食的其他治疗组相比，术后3月的健康相关生命质量均数显著改善，包括减少反流(14.07±14.86 vs. 22.96±17.73；P=0.048)、吞咽困难(15.56±15.33 vs. 23.70±16.95；P=0.047)的发生。此外，与传统2层吻合方法组相比，术后6月吻合口狭窄率明显减低 (15.1±3.7 vs. 13.2±3.4 mm；P=0.047)。"李氏吻合法"研究数据的简明汇总参见表1。

4 结论

李氏吻合法安全有效，可以显著降低术后吻合口瘘的发生率，缩短术后住院时间，减少术后反流、吞咽困难和狭窄的发生。更重要的是，这种方法能确保患者在食管切除术后第一天即可经口进食，使得食管切除术后"免管免禁"快速康复外科理念得以顺利推广。一个更大样本的前瞻性随机临床试验(Clinical Trial Registration Number: NCT01998230)正在我肿瘤中心进行，此研究将进一步证实我们的结论，并对胸腹腔镜联合食管切除并

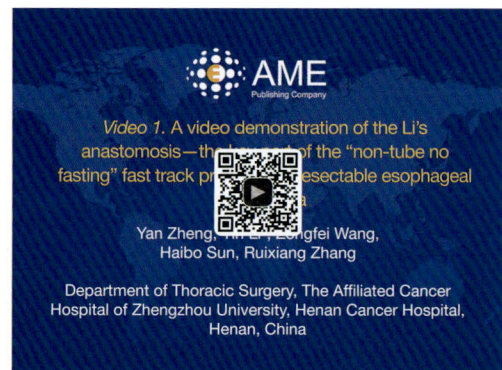

图1 "李氏吻合法"示教视频[8]
Available online: http://www.asvide.com/articles/611

行"李氏吻合法"术后早期经口进食的其他潜在效果作出系统性评估。

5 手术步骤

行胸腹腔镜联合下食管癌切除术并行淋巴结清扫，患者取左侧卧位，30°头高脚低位进行。分离出胸段食管并进行淋巴结清扫。然后患者改为仰卧位。在左侧颈部做一2~3 cm的切口。暴露出颈部食管并横断。然后在腹部，使用直线型切割闭合器(TLC，Ethicon，USA)做一4 cm宽的管状胃。然后将管状胃拉向颈部。最后再采用"李氏吻合法"缝合管状胃和远端食管(图1)。

"李氏吻合法"包括下列步骤(图2)：

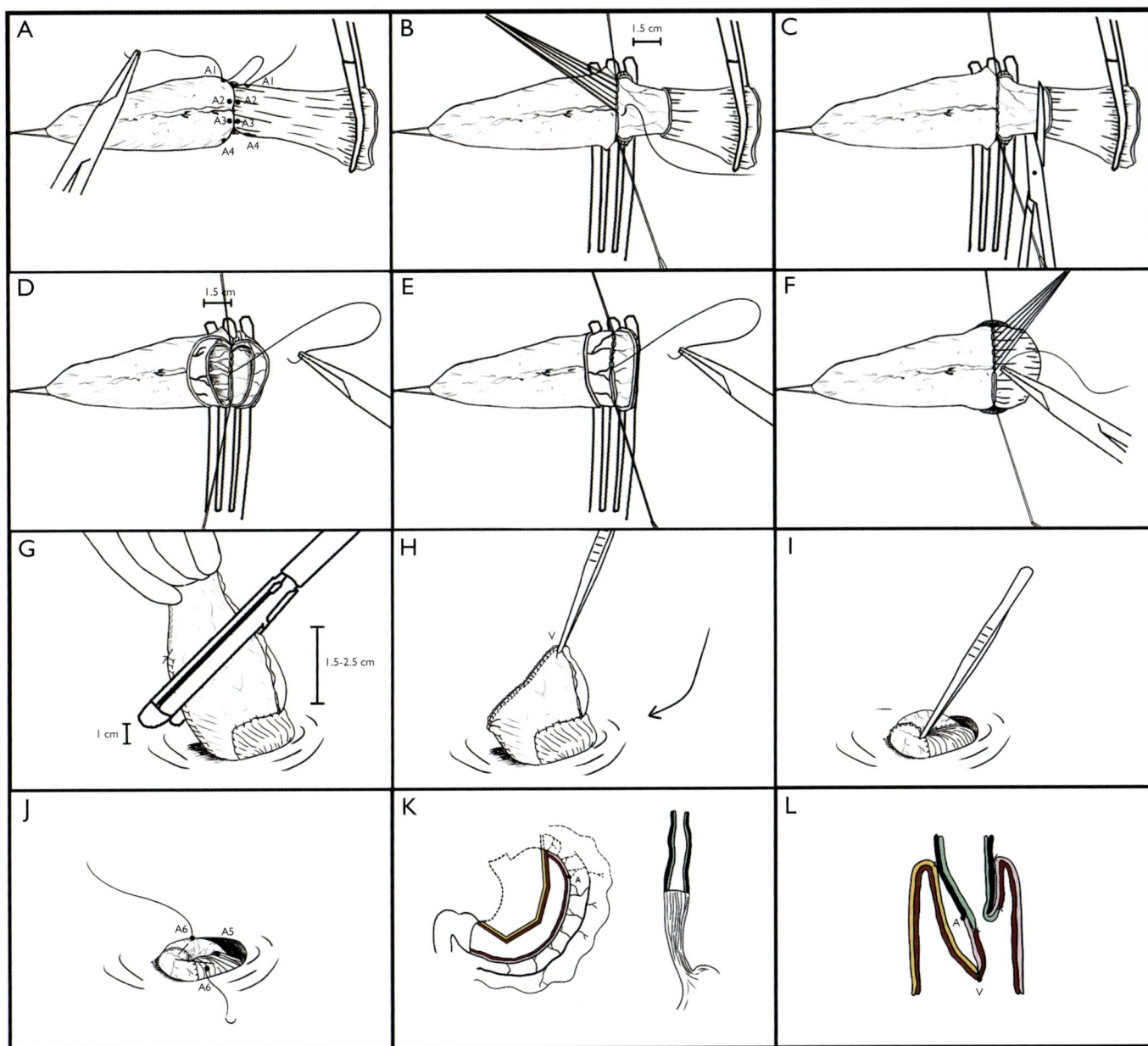

图2　(A)食管肌层和胃浆肌层之间4针间断缝合；(B)三叶钳固定管状胃和食管残端，切开食管肌层，食管肌层和胃浆肌层之间结节间断缝合7~8针；(C)切除食管残端；(D和E)连续缝合食管黏膜层和胃黏膜层；(F)松开三叶钳，间断分隔食管肌层和胃浆肌层的前壁；(G)使用线型切割器切除多余的管状胃；(H和I)使用镊子将多余的管状胃向管状胃的胃腔内包埋；(J)胃的浆肌层和食管肌层的前壁间断缝合两针，并加做胃底折叠术；(K和L)"李氏吻合法"的示意图。A1, A2, A3, A4, A5, A6 (见图2A)，吻合位置(anastomosis site); V, 活瓣

1)在左侧颈部做一2~3 cm切口，利用微创肌肉非损伤的方法开放组织间隙，暴露出末端食管和管状胃。

2)管状胃的小弯侧朝前，大弯侧朝后。将食管后壁和胃后壁牵在一起。再使用4-0的薇乔(Ethcon)间断水平褥式吻合缝合两后壁。食管肌层和胃的浆肌层使用4针间断缝合法缝合，包括两后壁对端吻合点在内，并使用文氏钳牵拉作为牵引线以辨明吻合口的对端并获得最佳的视角(在A1，A2，A3和A4的位置缝合)。这些缝合点靠近胃大弯为保证足够的血液灌注，并命名为原始吻合点，以缩写A表示，A1~A6。见图2A。

3)使用三叶钳将管状胃和食管残端固定以便于缝合。然后在吻合口旁切开食管的一侧肌层，并在吻合口的另外一侧暴露胃壁的浆肌层。使用4-0丝线结节间断缝合7~8针，如图2B所示。

4)切开食管肌层的另一侧面，并分离食管的肌层和黏膜层大约1.5 cm，并切除多余的食管。见图2C。

5)切开胃黏膜层，并将食管和胃的黏膜使用4-0的薇乔(Ethicon)连续缝合进行黏膜层的吻合。如图2D，图2E。

6)松开三叶钳，使用4-0的丝线缝合食管肌层和胃浆肌层的前壁。如图2F。

7)在吻合口上方1.5~2.5cm处使用直线型切割闭合器切除多余的管状胃。如图2G。4-0的薇乔(Ethicon)连续缝合以加固切缘。然后在使用镊子和手指将多余的管状胃包埋致管状胃腔，如图2H，图2I。胃的这种折叠设计如同抗酸反流的活瓣一般。此活瓣在图2H，图2I中以"V"标记。最后，胃的浆肌层和食管肌层前壁使用4-0的薇乔 (Ethicon)间断缝合，并加做胃底折叠术，见图2J。

8)在吻合口附近留置纵隔引流管。切口使用可吸收缝线缝合。

声明

本文作者宣称无任何利益冲突。

参考文献

[1] Luglio G, De Palma GD, Tarquini R, et al. Laparoscopic colorectal surgery in learning curve: Role of implementation of a standardized technique and recovery protocol. A cohort study. Ann Med Surg (Lond), 2015, 4: 89-94.

[2] Philp S, Carter J, Barnett C, et al. Patients' perspectives of fast-track surgery and the role of the fast-track clinical nurse consultant in gynecological oncology. Holist Nurs Pract, 2015, 29: 158-166.

[3] Jo DH, Jeong O, Sun JW, et al. Feasibility study of early oral intake after gastrectomy for gastric carcinoma. J Gastric Cancer, 2011, 11: 101-108.

[4] Faucheron JL. Laparoscopy in combination with fast-track management is probably the best perioperative strategy in patients undergoing colonic resection for cancer. Ann Surg, 2013, 257: e5.

[5] Veenhof AA, Vlug MS, van der Pas MH, et al. Surgical stress response and postoperative immune function after laparoscopy or open surgery with fast track or standard perioperative care: a randomized trial. Ann Surg, 2012, 255: 216-221.

[6] Li Y, Sun HB, Liu XB, et al. Poster 25: Early initiation of oral feeding following thoracolaparoscopic esophagectomy for cancer: interim results from a randomized controlled trial, 95th Annual Meeting of the American Association for Thoracic Surgery, April, 25-29, 2015.

[7] Sun HB, Liu XB, Zhang RX, et al. Early oral feeding following thoracolaparoscopic oesophagectomy for oesophageal cancer. Eur J Cardiothorac Surg, 2015, 47: 227-233.

[8] Zheng Y, Li Y, Wang Z, et al. A video demonstration of the Li's anastomosis—the key part of the "non-tube no fasting" fast track program for resectable esophageal carcinoma. Asvide 2015, 2: 067. Available online: http://www.asvide.com/articles/611

译者：李俊霖，永州市中心医院普外科
审校：张建华，兰州大学第二医院胸外科主任，主任医师，副教授，研究生导师

第二十一章　颈部三角吻合：技术与初步的经验

Jingpei Li[1]*, Yaxing Shen[1]*, Lijie Tan[1], Mingxiang Feng[1], Hao Wang[1], Yong Xi[1], Yunhua Leng[2], Qun Wang[1]

[1]Division of Thoracic Surgery, Zhongshan Hospital of Fudan University, Shanghai 200032, China; [2]Department of Cardio-thoracic Surgery, Jingjiang People's Hospital, Jingjiang 214500, China
*Dr. Jingpei Li and Dr. Yaxing Shen are the co-first authors for the manuscript.
Correspondence to: Dr. Lijie Tan. Division of Thoracic Surgery, Zhongshan Hospital of Fudan University, Shanghai 200032, China. Email: tan.lijie@zs-hospital.sh.cn; Dr. Yunhua Leng. Department of Cardio-thoracic Surgery, Jingjiang People's Hospital, Jingjiang 214500, China. Email: lengling17@126.com.

目的： 探索评价改良颈部三角吻合(TSA)在微创食管切除(MIE)术中残胃食管颈部吻合(GEA)的安全性和有效性。

方法： 共有从2013年1月到2013年11月接受三野微创食管切除(MIE)的84例患者入组。在颈部操作中，应用圆形吻合法(CS)或三角吻合法(TS)进行残胃食管吻合。通过收集临床资料，比较两种吻合方法的不同。

结果： 本研究共有84例患者全部纳入统计入组，两组患者的临床特征术前一般状况基本相同。术中，两组患者胃食管颈部吻合的时间两组患者基本相同(18±3.4 *vs.* 17±2.7分钟，*P*=0.139)。术后，三角吻合组中的33例患者，1例发生吻合口瘘，发生率为3.0%，圆形吻合组中的51例患者，6例发生吻合口瘘，发生率为11.8%，*P*=0.069。三角吻合组的中术后总体并发症发生率明显少于圆形吻合组(15.2% *vs.* 35.2%，*P*=0.043)。两组间住院时间中位数、围术期死亡率没有明显差别。

结论： 三角吻合术是胃食管吻合的另一种安全有效的方法，可能会能够降低微创食管切除术后的吻合口瘘和吻合口狭窄的发生率。这些结论需要基于大样本的研究进一步验证。

关键词： 食管癌(EC)；微创食管癌切除(MIE)；胃食管吻合(GEA)；三角吻合(TSA)

View this article at: http://dx.doi.org/10.3978/j.issn.2072-1439.2014.02.06

1　介绍

尽管在管状胃管制作和残胃食管吻合的技术上有了不小的进步，但是食管癌切除术后吻合口的并发症仍然困扰着胸外科医生[1-6]。

应用三角吻合法完成残胃和食管的吻合可能有效降低吻合口并发症的发生率[7-10]。然而，关于两种吻合方法的对比，目前只有一篇文章对三角吻合和圆形吻合的结果进行了报道，部分原因可能是由于纳入病例数较少的缘故，三角吻合法和圆形吻合法术后的吻合口瘘的发生率都不令人满意(三角吻合组，2/8，25.0% *vs.* 圆形吻合组，1/12，8.3%)[7]。

在本研究中，描述了颈部三角吻合法的具体方法，并且通过和圆形吻合法相比较，验证了该法的有效性。

2 病例和方法

2.1 病例

从2013年1月到2013年11月，在复旦大学中山医院，共有84例进行微创食管癌切除(MIE)的患者被纳入这项回顾性研究。医院的伦理委员会通过了这项研究，并同意可以在患者没有知情同意的情况下进行这项回顾性研究。所有患者都通过内镜活检被诊断为食管癌，并都完成了体格检查、常规化验、心电图、肺功能检测等检查。术前通过增强的胸部CT和腹部CT进行术前临床分期。通过临床术前检查分期，T1~3N0M0的食管癌患者被选出来接受微创食管癌切除术(MIE)。患者的临床特征见表1。

2.2 手术方法

所有手术术式都选为三野微创食管癌切除术(MIE)，在我们之前发表的文献里有过介绍[11-12]。手术都由同一名外科医师完成(L.T)。术中应用直线切割闭合器(TLC75，Ethicon Endosurgery，Cincinatti，OH，USA)制作3 cm宽的管状胃，用以重建消化道。在颈部吻合方面，一直到2013年7月底，我们采用的都是端侧圆形吻合；从2013年8月开始选用三角吻合，若食管近端残留很短无法进行三角吻合，则进行圆形吻合。最终，圆形吻合组共51例，三角吻合组共33例。

关于颈部的三角吻合，我们的方法和之前报道的基本一致[7-9]，就是用3个直线切割闭合器进行端端胃食管吻合(图1~图4)。将管状胃经后纵隔食管床位拉至颈部左侧。以组织剪将管状胃头端的2/3剪开，将食管残端后壁和管状胃后壁间断全层内翻缝合3针做牵引，保证后壁吻合的牢靠性(图1)。然后牵引3针缝锋线，应用以直线切割闭合器(ATB45，Ethicon Endosurgery，Cincinatti，OH，USA)进行切割闭合，完成吻合后壁。再将前壁的1/2全层外翻缝合悬吊，应用后以直线切割闭合器吻合。剩余1/2前壁以同法进行吻合。最后进行间断浆肌层包埋，并覆盖网膜。至此，在颈部完成了胃食管的三角吻合。将胃管头端放置于颈部区域，将残余食管和管状胃端端吻合，这就是三角吻合法。吻合完成后，在吻合区域留置闭式引流[13]。

2.3 统计学处理

比较三角吻合和圆形吻合的不同，以Wilcoxon秩和检验对比连续变量，以卡方检验和Fisher精确检验对比分级变量。$P<0.05$被认为有统计意义。应用以SPSS 19.0版本(SPSS，Inc，Chicago，IL，USA)进行统计分析。

3 结果

本研究共有84例患者入组，68名男性，16名女性。中位年龄61岁(年龄范围为47~79岁)。16例患者有比较严重的伴随疾病，8例患者接受了新辅助化疗。两组患者的临床特征基本情况没有明显差异(表1)。

没有中转开胸的病例，所有的病例术后病理结果均为鳞癌。总体的术后并发症的发生率，三角吻合组

表1 临床特点特征

类别	三角吻合TS (n=33)	圆形吻合CS (n=51)	P
年龄[范围]，年	61[46~79]	61[45~75]	0.862
性别(男/女)	27/6	41/10	0.871
合并症，n(%)	7(21.2)	9(17.6)	0.684
新辅助治疗，n(%)	5(15.2)	3(5.9)	0.158
位置(上/中/下)	2/21/10	7/36/8	0.198
病例分期，n(%)			0.919
0~Ⅰ	14(42.4)	20(39.2)	
Ⅱ	10(30.3)	15(29.4)	
Ⅲ-Ⅳ	9(27.3)	16(31.4)	

TS，三角吻合；CS，圆形吻合。

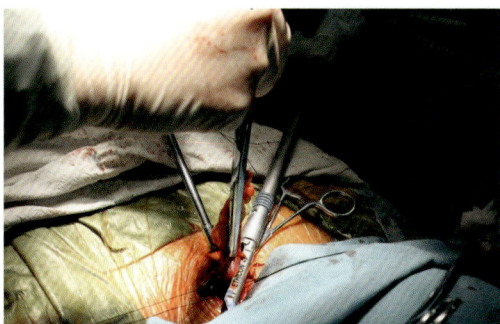

图1 食管远端及管状胃近端被切开，第一个切割闭合器被用于两者后壁的内翻切割闭合

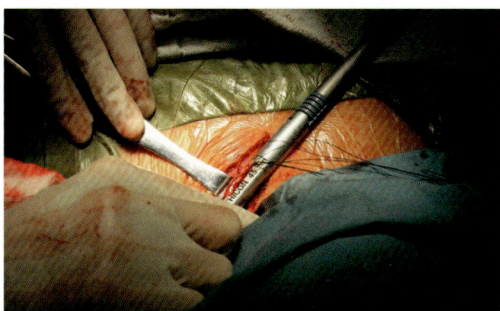

图2 第二个及第三个切割闭合器被用于外翻切割闭合被缝线牵引的前壁

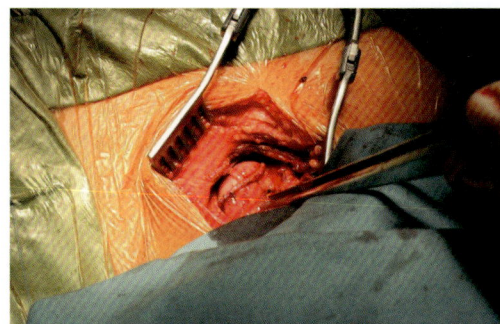

图3 完成端端三角吻合

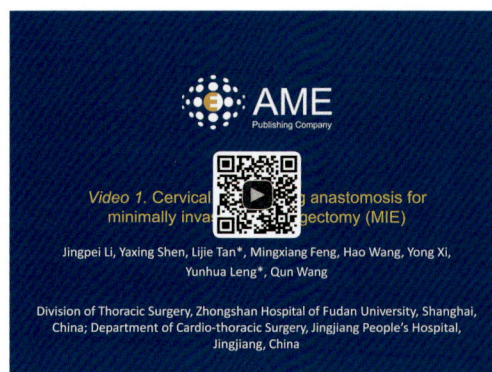

图4 微创食管癌切除中的颈部三角吻合

Available online: http://www.asvide.com/articles/250

合。然而，这其中有1例患者在围手术期死于严重的吻合口瘘。在吻合口瘘的发生率方面，与圆形吻合组比较而言，三角吻合组的吻合口瘘的发生率更低，尽管缺乏统计学的意义(11.8% *vs.* 3.0%；*P*=0.312)。

术后有吞咽功能受限的患者都会接受内镜检查，当内镜通过吻合口需要扩张器的时候，我们定义为吻合口狭窄。术后吻合口狭窄的在三角吻合组和圆形吻合组中的发生率分别为0.0%和13.7%。

4 讨论

在这项研究中，改良三角吻合被运用于微创食管癌切除术中的残胃食管吻合；相对于圆形吻合，三角吻合术后并发症的发生率更低。整体的消化道并发症发生率，三角吻合组也明显低于较圆形吻合组低，这说明三角吻合是另一种安全有效的残胃食管吻合方法。

管状胃是残胃食管吻合术中最常用的移植物。吻合后经常遇到的常见的并发症包括吻合口瘘、吻合口狭窄，这些并发症会延长患者的住院时间，降低患者的生活质量，甚至会对患者的生命造成威胁[1-2,14-15]。但之前的研究无论是胃的裁剪还是吻合方法，都是基于用来消化道重建的胸腔胃腔的血运的改善，但其结果并不乐观。

在结肠吻合和残胃食管吻合中，三角吻合都取得了不错的效果。理论上，这种三角吻合所采用的端端吻合的方式，更能够保证胃壁血管网的整体性，这样就保证了吻合区域有更多更丰富的血运。另外，在三角吻合中，管状胃较长且不用裁剪太多，从而保证了胃有更长

明显低于圆形吻合组(15.2% *vs.* 35.3%；*P*=0.043)。两组在住院时长，住院期间死亡率方面没有明显差别(表2)。

残胃食管吻合的平均时长没有明显的差别。在三角吻合组，仅有1例有小的吻合口瘘，经引流16天后愈合。在圆形吻合组中，共有6例发生吻合口瘘，其中5例(83.3%)是轻至中度瘘，在颈部置入引流后，瘘口愈

表2　术后情况

类别	TS ($n=33$)	CS ($n=51$)	P
吻合时间，分钟	18±3.4	17±2.7	0.139
住院时间[范围]，天	10[7-28]	10[7-62]	0.799
并发症，n(%)	5(15.2)	18(35.3)	0.043
病死率，n(%)	0(0.0)	1(2.0)	0.825
消化道并发症，n(%)	1(3.0)	13(25.5)	0.006
吻合口瘘	1(3.0)	6(11.8)	0.312
吻合口狭窄	0(0.0)	7(13.7)	0.069
肺并发症，n(%)	3(9.1)	8(15.7)	0.586

TS，三角吻合；CS，圆形吻合；GEA，胃食管吻合

的长度，也降低了吻合口的张力，有利于食物通过。最后，在我们的改进方法中，我们剪开管状胃近端的2/3，这样就更利于第一个钉夹的切割闭合，同样也利于第一次击发前的调整。因此在我们的研究中，三角吻合组的吻合口瘘的发生率较圆形吻合组吻口瘘的发生率有下降的趋势。

根据以往的经验，圆形吻合后吻合口狭窄的发生率为12.3%~20%[18-19]，这还是相对保守的估计。原因可能包括消化道的全层都被切去了，造成平滑肌层暴露在消化道腔内[7]。这样就可以解释为什么吻合口狭窄的发生率比较高。而在三角吻合中，只有1/3的吻合口内翻，这样就避免了上述圆形吻合中存在的问题。因此，在三角吻合组中没有患者发生吻合口狭窄(图5)，而在圆形吻合组中有13.7%的吻合口狭窄发生率(表2)。

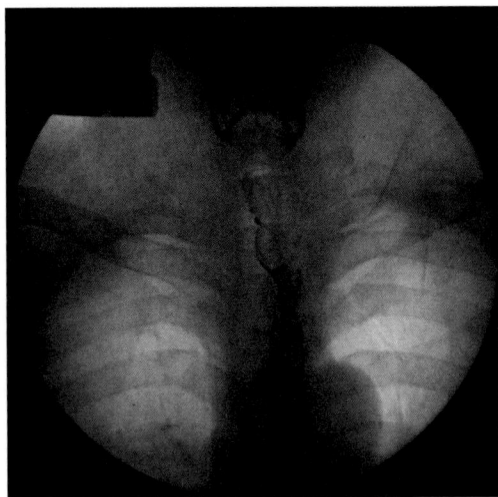

图5　三角吻合术后3个月的吞钡检查

另外，其他中心的一些报道也表明，三角吻合的时间更短[7]。因为我们刚开展这项技术，所以两种吻合方法所用的时间没有明显的差异。

我们这项研究的局限性在于，这是非随机的回顾性研究，同时缺少对三角吻合长时间的随访和对于患者生活质量的分析。为了降低技术偏倚，所有的手术都是在一个经验丰富的外科医师的指导下完成的。另外我们只选择了经食管床进行重建的患者，因为经胸骨后重建途径会更长一些[20]。

总之，对于胃食管吻合而言，三角吻合是另一种安全有效的方法。当然，仍然需要进一步的随机对照实验来证实上述结论。

5　结论

三角吻合是另一种安全有效地进行残胃食管吻合的方法，它可能会降低微创食管癌切除术后的吻合口瘘和吻合口狭窄的发生率。我们还需要更大样本的研究来确证这些理论。

致谢

在此，我向我的导师谭黎杰表达最诚挚的敬意和感谢，他是一个诚实、无私、有着远见卓识的学者，他不但教会我如何做好研究，同时也一直在教我如何成为一个好医生。

参考文献

[1] Kassis ES, Kosinski AS, Ross P Jr, et al. Predictors of anastomotic leak after esophagectomy: an analysis of the society of thoracic surgeons general thoracic database. Ann Thorac Surg, 2013, 96: 1919-1926.

[2] Markar SR, Arya S, Karthikesalingam A, et al. Technical factors that affect anastomotic integrity following esophagectomy: systematic review and meta-analysis. Ann Surg Oncol, 2013, 20: 4274-4281.

[3] Kim RH, Takabe K. Methods of esophagogastric anastomoses following esophagectomy for cancer: A systematic review. J Surg Oncol, 2010, 101: 527-533.

[4] Diana M, Hübner M, Vuilleumier H, et al. Redistribution of gastric blood flow by embolization of gastric arteries before esophagectomy. Ann Thorac Surg, 2011, 91: 1546-1551.

[5] Okushiba S, Kawarada Y, Shichinohe T, et al. Esophageal delta-shaped anastomosis: a new method of stapled anastomosis for the cervical esophagus and digestive tract. Surg Today, 2005, 35: 341-344.

[6] Veeramootoo D, Shore AC, Wajed SA. Randomized controlled trial of laparoscopic gastric ischemic conditioning prior to minimally invasive esophagectomy, the LOGIC trial. Surg Endosc, 2012, 26: 1822-1829.

[7] Furukawa Y, Hanyu N, Hirai K, et al. Usefulness of automatic triangular anastomosis for esophageal cancer surgery using a linear stapler (TA-30). Ann Thorac Cardiovasc Surg, 2005, 11: 80-86.

[8] Toh Y, Sakaguchi Y, Ikeda O, et al. The triangulating stapling technique for cervical esophagogastric anastomosis after esophagectomy. Surg Today, 2009, 39: 201-206.

[9] Noshiro H, Urata M, Ikeda O, et al. Triangulating stapling technique for esophagogastrostomy after minimally invasive esophagectomy. Surgery, 2013, 154: 604-610.

[10] Takemura M, Yoshida K, Fujiwara Y. Modified triangulating stapling technique for esophagogastrostomy after esophagectomy for esophageal cancer. Surg Endosc, 2013, 27: 1249-1253.

[11] Feng M, Shen Y, Wang H, et al. Thoracolaparoscopic esophagectomy: is the prone position a safe alternative to the decubitus position? J Am Coll Surg, 2012, 214: 838-844.

[12] Shen Y, Zhang Y, Tan L, et al. Extensive mediastinal lymphadenectomy during minimally invasive esophagectomy: optimal results from a single center. J Gastrointest Surg, 2012, 16: 715-721.

[13] Li J, Shen Y, Tan L, et al. Cervical triangulating anastomosis for minimally invasive esophagectomy (MIE). Asvide, 2014, 1: 238.

[14] Sarela AI, Tolan DJ, Harris K, et al. Anastomotic leakage after esophagectomy for cancer: a mortality-free experience. J Am Coll Surg, 2008, 206: 516-523.

[15] Kassis ES, Kosinski AS, Ross P Jr, et al. Predictors of anastomotic leak after esophagectomy: an analysis of the society of thoracic surgeons general thoracic database. Ann Thorac Surg, 2013, 96: 1919-1926.

[16] Venkatesh KS, Morrison N, Larson DM, et al. Triangulating stapling technique: an alternative approach to colorectal anastomosis. Dis Colon Rectum, 1993, 36: 73-76.

[17] Fukunaga Y, Higashino M, Tanimura S, et al. Triangulating stapling technique for reconstruction after colectomy. Hepatogastroenterology, 2007, 54: 414-417.

[18] Xu QR, Wang KN, Wang WP, et al. Linear stapled esophagogastrostomy is more effective than hand-sewn or circular stapler in prevention of anastomotic stricture: a comparative clinical study. J Gastrointest Surg, 2011, 15: 915-921.

[19] Petrin G, Ruol A, Battaglia G, et al. Anastomotic stenoses occurring after circular stapling in esophageal cancer surgery. Surg Endosc, 2000, 14: 670-674.

[20] Hu H, Ye T, Tan D, et al. Is anterior mediastinum route a shorter choice for esophageal reconstruction? A comparative anatomic study. Eur J Cardiothorac Surg, 2011, 40: 1466-1469.

译者：贺未，北医三院胸外科主治医生

审校：佟倜，现任吉林大学第二医院胸外科主任，外科学博士，博士生导师

Cite this article as: Li J, Shen Y, Tan L, Feng M, Wang H, Xi Y, Leng Y, Wang Q. Cervical triangulating stapled anastomosis for MIE: technique and initial experience. J Thorac Dis 2014;6(S3):S350-S354. doi: 10.3978/j.issn.2072-1439.2014.02.06

第二十二章　食管切除术后并发症的处理(I): 吻合口瘘、吻合口狭窄、排空延迟、反流、乳糜胸

Ke-Neng Chen

Key laboratory of Carcinogenesis and Translational Research (Ministry of Education), The First Department of Thoracic Surgery, Peking University Cancer Hospital & Institute, Beijing 100142, China
Correspondence to: Ke-Neng Chen. Key laboratory of Carcinogenesis and Translational Research (Ministry of Education), The First Department of Thoracic Surgery, Peking University Cancer Hospital & Institute, Beijing Cancer Hospital, Beijing 100142, China. Email: chenkeneng@bjmu.edu.cn.

摘要: 食管切除术可用于治疗多种食管疾病, 最常见的是用于治疗食管癌。食管切除术可以导致多种并发症。本文仅从食管切除术造成的常见并发症方面进行综述, 包括食管重建术后吻合口相关并发症(吻合口瘘和吻合口狭窄)、排空延迟或倾倒综合征、反流和乳糜胸。

关键词: 并发症; 吻合口瘘; 吻合口狭窄; 排空延迟; 反流; 乳糜胸

View this article at: http://dx.doi.org/10.3978/j.issn.2072-1439.2014.03.36

1　引言

食管切除术可用于治疗多种食管疾病, 其中最常用于食管癌的治疗。食管切除术可以导致多种并发症。本文仅从食管切除术造成的常见并发症方面进行综述, 包括了食管重建术后吻合口相关并发症(吻合口瘘和吻合口狭窄)、排空延迟或倾倒综合征、反流和乳糜胸。

2　吻合口瘘

2.1　概述

吻合口相关并发症的发生率、临床表现和相关治疗都与食管切除及重建的方式相关, 因此, 我们首先简要介绍下食管切除术。食管切除术的历史不超过100年, 第一次食管切除及重建的文献记录是在1942年[1-2]。迄今为止, 常见的手术方式包括Ivor-Lewis食管切除术[3]、McKeown食管切除术[4]、Sweet术式(左侧单切口开胸)、左侧胸腹联合切口术式, 以及经膈肌食管裂孔切除术(transhiatal esophagectomy, THE)[5]。最常用的食管替代器官有胃组织(>90%的病例)[6]、结肠(做过胃切除或有其他胃疾病时)、小肠(需要显微血管外科手术)[7], 以及带蒂皮肌瓣。吻合的方式包括手工吻合(连续和间断缝合、全层或分层缝合、可吸收缝线或不可吸收线缝合), 吻合器吻合(圆形或直线型), 还可以使用手工联合吻合器共同进行吻合操作[8-9]

自从食管切除术开展以来, 吻合口相关并发症(尤其是吻合口瘘的预防及治疗)就是一个涉及多因素的热门话题。总体来说, 胸外科医生应该具备以下三方面的素质从而避免致命性吻合口瘘的发生: 在不同手术方式

间"灵活变换";对食管解剖、生理学特点和食管相关疾病做到"心中有数";在食管手术技术方面要"技艺娴熟"。也就是说,外科医生应该根据每个患者和肿瘤的特性来"个体化"地灵活选择不同的食管切除和重建的方式。医生对每一种术式的熟练掌握以及在不同术式间灵活变换对取得良好的临床预后是至关重要的。就食管切除术而言,没有一种特定的手术方式可以适用于所有的患者。在大的医疗中心由经验丰富的外科医生行食管切除术是手术成功的一个重要因素。掌握各种并发症的知识不仅是预防吻合口并发症发生的必要前提,而且也是选择合理治疗的重要条件。能够识别并发症的早期信号以及早期合理治疗都是防止并发症导致严重后果的重要前提。与60年前食管切除术刚兴起的时候相比,在吻合口瘘的预防和治疗方面已经有了长足的进步;虽然如此,对吻合技术的不断改进也还是很有必要的。在涉及吻合口瘘的预防和治疗的多种因素中,对合理治疗的细节强调一向都很重要。

2.2 食管胃吻合口瘘的重要性及其易感性

食管重建最常使用的就是胃组织(>90%的病例),因此,我们主要关注于食管胃吻合口瘘。食管上续于咽部,沿后纵隔下行至腹腔,然后连于胃。横贯三个解剖部位(颈部、胸部和腹部)并且大部分位于胸腔。食管胃吻合口瘘通常涉及胸膜腔污染、感染、以及压迫,从而影响胸腔负压,导致呼吸困难和血流动力学不稳定,这和其他胃肠道瘘引起的全身炎症反应综合征的特点是截然不同的。其相关临床表现颇为严重,并且常常致命。因此,食管胃吻合口瘘与其他类型的胃肠道瘘相比后果更为严重。

和其他消化道器官相比较,食管没有浆膜层且主要由纵行肌构成,因此,其缝合强度弱,愈合能力差。食管的血供来自远处分支的延伸,呈节段性分布,所以食管吻合口部位极易导致缺血性坏死。吻合部位位于或接近呈负压的胸腔,因此胃液能轻易地从吻合缝线或钉合处被吸出,导致术后吻合口瘘的发生。当胃组织由腹腔提升至胸腔后,胃的血供完全靠胃网膜右动脉,这容易导致术后吻合口周围的胃组织出现缺血性症状。上述原因均可导致术后吻合口瘘的发生。

2.3 吻合口瘘的诊断

长期以来,吻合口瘘的定义并不明确。其定义涵

盖胸管处可见胃液流出,胸膜腔或纵隔的感染,或是唾液在颈部的外渗,这些都是明显的"瘘";还有一些瘘并无临床症状,只能通过食管造影检查来发现,我们称之为隐匿性瘘口[10-11]。Lerut在2002年将吻合口瘘进行分级后其概念才开始明确[12]。然而,我们认为管胃坏死(Lerut Ⅳ级)不应纳入吻合口瘘的范畴而应该单独列出,因为这种情况下,为了挽救生命,需要急诊清创,外置颈部食管,然后将残留的胃腔重新还纳至腹膜腔。待患者一般情况好转后,可行经胸骨后结肠代食管术。由于定义和分级系统的差异,吻合口瘘相关研究之间的可比性较差。因此,明确的诊断标准是对各种研究进行比较的基本条件,也是指导治疗的基础。显而易见的临床表现,比如胸腔引出胃液或者颈部漏出唾液,有助于提供明确诊断和选择相关治疗。另外,口服泛影葡胺食管造影是诊断吻合口瘘的金标准。

2.4 吻合口瘘的预防

吻合口瘘的预防与治疗是密切相关的,其中预防远较治疗重要。食管没有浆膜层,主要由纵行肌组成,且只有少数吻合支呈节段性供血。因此,无论是手工还是器械吻合操作均应轻柔,从而避免撕裂和破坏组织。当食管游离端足够长时吻合显得更为容易,但是,较长的食管游离意味着局部缺血几率更大,因此,要在保证良好的血供和降低手术难度两方面权衡利弊。幽门近端约60%的胃组织血供仅由胃网膜右动脉提供,而剩余40%幽门远端的胃组织血供来源于黏膜下小血管网。胃组织被沿着胃大弯修剪成为一个宽4cm的新食管,因此,胃腔需要被延长来满足形成"管状胃",循环较差的胃底远端应被切除,这样使得吻合位置更加靠近胃网膜右动脉的起始处。

越多胃酸分泌的区域被切除,发生吻合口瘘的风险会越低。由于胸腔内吻合口瘘导致的病理生理改变程度与通过瘘口进入胸腔的胃液多少呈正比。"管状胃"的大小只有胃组织的一半,另一半则被切除,因此,只剩下小部分区域分泌胃酸。吻合口瘘发生后,酸性胃液分泌的减少是可能降低临床损伤程度的另一个因素。

"管状胃"使得重建后胃组织的大、小弯的长度一致,这样可以使得吻合区域和幽门在同一条直线上,从而在解剖学和力学角度上解决了胃潴留和排空的问题,由此也降低了吻合口瘘的风险。

我们通常的操作是将胃腔和引流管同时从腹腔提升

至吻合口的位置。引流管从腹壁处直达纵隔，从而可以降低纵隔渗出引发感染的风险，这个引流位置也可以帮助降低胸腔胃吻合口瘘的发生率。

在食管癌术后，常规行空肠造瘘术或经鼻十二指肠营养管放置来保证肠内营养的支持。研究表明小肠功能在术后12 h内就可以恢复；因此，肠内营养应在术后24 h内实施。早期肠内营养支持的优势有：促进胃肠功能的恢复以及肠内容物下行，保护黏膜屏障，预防肠道细菌异位，平衡代谢压力及促进吻合口愈合。

对胃组织进行操作时动作应始终保持轻柔，需避免过度捏扯胃底从而防止直接性损伤和静脉血栓形成。上提胃腔时应细心并仔细辨认其移动的方向，避免胃组织在胸腔内扭转或血管的扭曲。胸廓入口的松紧度需仔细评估。如果比较紧，需切除胸骨韧带，必要时还可以切除锁骨头或胸锁关节。

虽然存在争议，一些外科医生仍然坚持常规行幽门成形术或幽门括约肌切开术。当然，术前患者相关合并症(如糖尿病、营养不良和动脉粥样硬化)也应予以重视。另外，加强围术期管理和术后早期肺复张，预防低氧血症和低血压，都是降低吻合口瘘发生率的重要措施。

2.5　吻合口瘘的治疗

上述提到的预防措施能在很大程度上减少严重吻合口瘘的发生率。对临床没有任何症状的吻合口瘘，以及上消化道造影中发现的隐匿性吻合口瘘没有必要进行特殊治疗，这些患者通过延迟经口进食后吻合口瘘是可以愈合的。对于病情平稳的患者的小瘘口，应严格禁食禁水，并且加强肠内或/和肠外营养。另外，如果有感染的征象，应使用广谱抗生素，并且使用生长抑素抑制胃酸分泌，应用质子泵抑制药以减少胃酸的生成量。当发生胸内瘘时，包裹的积液会在吻合口周围形成积脓，通过CT引导下的胸腔穿刺术可以达到充分引流的目的。

对于颈部伤口周围脓肿的处理，充分引流需要将伤口敞开，必要的时候可在床边进行操作。进一步的治疗需要取决于吻合口的位置以及周围积液的情况。例如，伴有严重胸内吻合口瘘(Lerut Ⅲ级)和管胃坏死(Lerut Ⅳ级)的患者，在围术期死亡率可分别高达60%和90%；管胃坏死通常需要二次手术清除坏死组织，并且把近端食管在颈部外置之后将远端胃还纳回腹腔。术后对纵隔区域进行充分的引流以及多学科积极合作支持治疗是成功的关键。Crestanello等[13]报道了梅奥医学中心10年间食管癌术后吻合口瘘早期手术干预的经验。约70%的患者需要二次手术直接行瘘口修补，而余下的患者行传统食管改道手术。直接行瘘口修补的患者死亡率约为15%。

3　吻合口狭窄

吻合口狭窄可导致吞咽困难，术后吞咽困难却不一定是由吻合口狭窄引起的。理论上，吞咽困难可分为吻合口狭窄相关性和功能性两类。另外，吻合口狭窄还可以分为瘢痕挛缩性和吻合口瘘引起的狭窄。功能性吞咽困难可通过以下几个方面解释。首先，食管次全切除术，尤其是行颈部吻合的患者，在食管胃吻合部位其剩余食管长度极短，这就可能造成吞咽时肌肉强度不足。颈部切口本身可以造成颈部肌肉的破坏，从而导致相关辅助吞咽肌力量的降低。年龄和营养不良等因素可引起舌肌无力。食管替代器官的去神经、去血管化也可使胃出现排空延迟。以上诸多因素均可造成功能性吞咽困难。

在这种情况下，无论是内镜或上消化道造影检查都不会显示出吻合口狭窄的客观征象。一些前瞻性研究数据显示超过10%的患者在术后1年内都会出现不同程度的吞咽困难，然而，检查发现需要行食管扩张的吻合口狭窄患者只占不到1%(未发表数据)。随时间推移，余下患者的吞咽困难症状会逐渐减少或消失。也有一些研究表明吻合口狭窄不需要扩张也会在几年之内自行消失[14]。早期良性狭窄可分为瘢痕挛缩和吻合口瘘引起两类。前者可以通过扩张容易治愈，然而对后者在病情严重时进行扩张治疗有时会事与愿违，其狭窄程度往往会因为扩张相关性损伤而变得加重。因此，病史采集显得尤为重要，特别是上消化道内镜检查和造影，可以用来区别到底是功能性吞咽困难、瘢痕挛缩性狭窄还是吻合口瘘引发的狭窄。功能性狭窄的治疗主要集中在肠内营养支持和吞咽训练，而不主张轻率地进行扩张治疗。

术后早期吻合口狭窄多是良性的，而我们更应关注较晚发生的狭窄，因为其有可能与肿瘤复发有关。内镜和PET/CT检查可以有效区分狭窄的良恶性。食管是一个肌性管道，管壁有一定的伸缩性。在静息状态下，食管管腔呈塌陷状，而吞咽过程中食管肌肉松弛以适应食团通过(前后径可达2 cm，左右经可达3 cm)[15]。食管胃吻合口处的愈合是一个瘢痕愈合过程，结果是形成一个无弹性的接合口，并且在吻合口周围形成一个大小固定的瘢痕。吻合口的大小取决于吻合器的直径、吻合方式以及患者个体瘢痕挛缩程度，但其仍然是一个大小固定和无弹性的组织。因此当患者的食团大于吻合口直径或患者无力吞咽时则表现出吞咽困难的症状。所以，不管是手工吻合(连续或间断缝合，单层或多层缝合)，器械吻合(圆形或直线型)还是手工联器械吻合(端端缝合，端侧缝合或侧侧吻合)都可能会导致吞咽困难，甚至导致由吻合口瘢痕所引起的真性吻合口狭窄，具体是哪一种类型则需要进一步详细检查来区分。

大多吻合口狭窄都是吻合口瘘引起的，因此它们都有类似的病因。现今，临床对于吻合口狭窄的定义和分型并不明确。吻合口狭窄通常是通过患者自觉吞咽困难的症状来进行诊断，所以其报道的发病率变化较大，为10%~40%[9]。但是，大多学者认同吻合口狭窄的发病率较高，且认为它是食管切除术后最常见的并发症之一。

4　胃排空延迟、倾倒综合征和反流

长期生存质量、手术死亡率和并发症发生率通常是评价食管切除术质量的指标。近年来，术后长期生存质量开始逐渐被关注，成为食管切除术评估的一个重要组成部分。大多数外科医生会首选胃来代替食管。然而，相比于正常胃组织，上提至胸腔的胃会引起很多解剖和生理相关的改变，从而导致一系列的临床表现。同时，重新塑形后的胃组织的形状和大小、其上提的路径和在胸腔的位置很大程度上影响着这些临床表现的严重程度和发生率，其可以表现为胸腔胃的胃动力异常，也可以是一般的病理生理改变，包括胃排空延迟、倾倒综合征和反流。

4.1　食管替代组织动力不足的解剖和生理学基础

胃的血供来源于6条血管，分别是胃左动脉、胃右动脉、胃网膜左动脉、胃网膜右动脉、胃短动脉和胃后动脉。这些血管不仅给胃提供营养，而且也起到将胃固定在上腹部的作用，从而使胃执行正常功能。然而，胸腔胃仅有胃网膜右动脉对其供血[15]。

食管切除常常因恶性病变而需完全切除迷走神经；因此，胸腔胃的神经支配只能依赖于肌间神经丛的自主神支配，这会影响幽门括约肌正常的松弛功能。另外，

当胃从正压的腹腔上提至负压的胸腔后，可进一步阻碍胃的排空。在胃的蠕动和上提过程中，His角的消失以及失去食管下段膈肌对其的弹簧作用，会引起胃食管连接部抗反流机制的丧失。因此，与正常食管相比，食管切除后的排空功能和胃酸清除率是被削弱的。由于剩余食管过短，吞咽能力降低，以及抗反流机制的丧失，使得残余食管的胃酸清除能力是下降的。

在重塑新的食管时，胃底切除制作管状胃可导致胃的容受性扩张和胃容量发生改变，而且胸腔胃内的压力很容易受到胃内容物多少的影响。

胃分泌的改变可影响幽门的开放及关闭，也可影响管状胃的排空功能。

如上所述，生理学功能上的改变最终会导致替代食管组织动力上的异常。其相关临床表现则为排空延迟、倾倒综合征和反流，其中排空延迟和反流最为常见[16-18]。

4.2　预防和治疗

4.2.1　胃排空延迟

胃排空延迟在胸腔胃动力功能障碍患者中是最常见的症状，文献报道食管切除术后其发生率高达50%。胃排空的基本条件是当胃内压力超过幽门压力时，致使幽门开放排空食物。胃容积的减少、容受性扩张的减弱和迷走神经切断可导致幽门功能障碍，从而导致胃排空延迟，其表现为易饱足感和呕吐。早期研究的结果显示胸腔胃并没有收缩功能[16,17]，食物仅是通过重力经过消化道。但是，近期研究表明肌间神经丛和残留在小弯侧胃窦的迷走神经会逐渐成为胃动力的中枢[18]。通过肌肉和局部内分泌的协调，胸腔胃的收缩力在一定程度上是可以恢复的。因此，很多医生不建议过多切除近小弯胃窦处的组织，期许残留的神经可以发挥其相关功能。当出现早期排空延迟时，合理使用肠内营养，大多患者一段时间后都可以恢复正常。

术中可以同时行肌层切开术、幽门成形术，或幽门球囊扩张等利于幽门引流的术式。这类手术的灵感来源于治疗胃溃疡时采用的迷走神经切断术，然而食管切除术中能否进行这些术式的操作，引起了很多争论。一些外科医生提出这些利于幽门引流的术式会带来瘘的风险，还会引起胆汁反流和倾倒综合征。不过现在认为，在不考虑上述手术的情况下，一旦出现排空延迟，幽门球囊成形术依旧是一项有效的手段。

将胃作为食管一般包括三种形式，例如全胃、次全胃和管状胃。每种类型都有其优势和劣势。目前，管状胃被证明最具优势。全胃作为食管替代可有助于胃动力的恢复，然而，由于较大的胃容量和容受性扩张等因素，胃内压力不能轻易到达幽门，从而导致胃扩张、胃潴留、反流和排空延迟。另外，由于胃组织过长和缺乏神经支配，胃大弯呈低张力状态更容易引起胃下垂，使幽门开口高于胃的最低点。幽门开口位置过高或甚至出现胃和幽门形成锐角均会导致胸腔胃排空延迟。成型管状胃使胃的大小弯长度基本一致，吻合口和幽门呈一条直线，而且胃扩张相对受限，这些均会使胃内压力增加并且较容易超过幽门，从而诱发胃排空。上提胃的途径包括沿后纵隔、胸骨后以及胸骨前几种。研究表明沿后纵隔路径对排空影响最小。同时，与管状胃相比，全胃上提过程中更容易出现扭转甚至折叠，导致排空延迟。加强术后管理以及保持胃的空虚状态将有助于管状胃在后纵隔保持良好的位置，从而保证良好的排空功能。

胃排空延迟可以通过合适的药物进行治疗。目前针对胃动力的药物包括甲氧氯普胺、西沙必利、乌拉胆碱和多潘立酮，这些药物都可以缓解胃排空延迟的症状。但是，它们也会导致明显的不良作用。红霉素是一种胃动素受体激动药，可通过刺激胃窦和十二指肠平滑肌上富含的胃动素受体，从而诱导迁移传动复合物，促进幽门动力和胃的排空。另外，红霉素更适合治疗内源性麻痹或迷走神经相关性麻痹，且不良反应小或者罕见。红霉素一般常规用于食管切除术后以促进胃的排空。

4.2.2 倾倒综合征

倾倒综合征是胸腔胃动力异常的常见临床并发症。然而，只有5%的患者出现中等严重程度的症状，仅有1%表现出较为严重的症状。倾倒综合征和胃排空延迟的原因基本相同，主要包括去血管化、去神经支配、幽门功能异常，以及胃容量的减少，这些又会导致排空速度加快。现在认为高渗性食物快速进入小肠后会引起胃肠外液体渗入小肠。然而其具体机制并不完全明确，但可能与胃肠激素相关。临床表现为胃肠道症状(腹泻、腹胀等)以及/或循环血容量减少的症状。

大多数倾倒综合征的患者通过改变饮食习惯及方式就能达到缓解症状的目的，这些调整包括少食多餐(至少6餐/24 h)，餐后避免立即饮入过多液体，避免含有单糖成分的食物(如白糖、饼干、糖果)，将含单糖食物换

为富含多糖的食物(如水果、意大利面、土豆和其他谷物)，避免进食乳制品以及适当增加脂肪和蛋白质的比例。在严重病例中，可使用药物(如普萘洛尔、维拉帕米、泼尼松龙、马来酸美西麦角、阿卡波糖和奥曲肽)治疗。避免破坏迷走神经是一个推荐的预防方式；但是，这种方式只适用于早期胃食管结合部癌或Barrett食管，并不适用于局部进展期的食管鳞癌手术治疗。

4.2.3 反流

对胃食管连接部、膈肌和His角抗反流机制的损害是导致反流的原因。此外，部分胃组织仍在正压的腹腔中，胃排空延迟和去神经支配都会加重反流。临床表现包括胆汁和胃酸引起的咽喉炎、呕吐、频繁的咳嗽、肺炎以及无法保持平卧姿势。其影响因素包括较低的吻合口位置(主动脉弓下)、全胃代食管和部分胃留置在腹腔的情况。缓解反流的预防措施包括保证足够的胃动力(保证其上提后位于胸腔合适的位置)、吻合于相对较高的位置、制作足够细的管状胃、切除能够分泌胃酸的大部分组织、选择能够促进胃排空的术式、改变饮食习惯(包括少食多餐)，以及避免餐后和活动后立即平卧的体位。很多学者通过在吻合口处行一些试验性的术式来模拟抗反流功能，比如胃底折叠术，不过结果并不像预料的那么好，所以这些术式并没有广泛被使用。

5 食管癌术后乳糜胸

食管癌术后乳糜胸是常见的并发症，其发生率为2.7%～3.8%[19-20]。然而，不适当的手术操作会导致胸导管和/或其分支的损伤，从而产生致命的后果。乳糜胸是指淋巴液漏入到胸腔(包含淋巴细胞、免疫球蛋白和各种生物学相关的酶类)，其富含乳糜微粒和脂质(包括脂溶性维生素、乳糜微粒和甘油三酯)。乳糜不含纤维蛋白原，因此不像血液那样可以自凝，所以损伤后的胸导管不会自己愈合。持续乳糜的丢失会引起淋巴细胞计数下降、营养缺乏、免疫力降低，最终导致全身性的感染。如果持续大量乳糜渗漏(每日乳糜引流超过1 000 mL)，应该预计到淋巴细胞计数会明显下降。

乳糜胸的诊断需要结合其临床表现、实验室检验和影像学检查。临床表现包括术后早期无法常规解释的大量棕色或浅褐色的胸腔引流液，对侧胸腔快速出现的胸

腔积液，或者恢复肠内营养的患者出现奶白色的胸腔引流液[22]。引流液中甘油三酯浓度大于110 mg/dL时可诊断为乳糜胸。此外，乳糜中淋巴细胞的含量要显著高于外周血中(淋巴细胞在白细胞总数中的百分比通常超过90%)[23]。淋巴系统造影可协助诊断胸导管损伤及其严重程度[24]，其诊断准确率高达81%[25]。

乳糜胸的一线治疗首选保守治疗，虽然其成功率相对较低。充分的引流和促进肺复张可以帮助损伤的胸导管形成粘连并最终闭合。加强营养也可以协助解决乳糜胸：应使用中链脂肪酸，或者暂时性地将肠内营养更改为肠外营养支持。生长抑素可以抑制肠液的分泌以及多种酶类的活性，因此可以在一定程度上减少乳糜的引流[26]。依替福林是一种拟交感神经药物，可以通过刺激胸导管平滑肌收缩来帮助治疗术后乳糜漏[27]。经过保守治疗后，如果每日胸腔引流量少于200~300 mL，提示乳糜胸已经被有效控制，下一步可考虑正常肠内营养支持或高脂饮食。如果胸腔引流没有进一步增加(<450 mL)，可考虑拔除胸腔闭式引流管[23]。

如果保守治疗后乳糜胸仍持续存在，则需要二次手术治疗，包括电视胸腔镜手术和传统开胸手术，也可通过开腹手术在膈肌脚处水平结扎胸导管。二次手术的原则包括：(1)确定胸导管损伤的部位并给予结扎；(2)使用类似胸膜固定术的方式造成肺和壁胸膜的粘连，从而消除剩余的胸膜残腔；(3)同时处理合并的疾病，例如脓胸和吻合口瘘[25]。术前30分钟管饲高脂肠内营养可以帮助判断术中胸导管损伤的部位。治疗其损伤的方式包括使用血管夹夹闭、使用超声刀并在其固化后结扎、将止血纱缝合在上面、通过纤维蛋白胶粘合、使用四环素或滑石粉行胸膜固定术，以及术后放射治疗。胸导管是淋巴系统的主要分支。它起源于腹腔(第2、3腰椎前方)和乳糜池(主动脉和右膈肌脚之间)，沿椎体右缘走行，通过膈肌主动脉裂孔进入胸腔，在第5胸椎平面水平跨向左侧，继续上行至颈部，最终注入左颈内静脉与锁骨下静脉汇合处。临床资料显示上述路径仅存在于55%的病例，而剩余的45%则出现其他变异。

6　总结

从食管切除的历史来看，食管切除和重建术一直就是胸外科程序复杂且术后并发症较多的手术方式。掌握术后并发症发生的机制以及治疗原则是提高食管癌手术疗效的根本。这些观念不仅仅限于胸外科医生，而且还应包括参与治疗过程中的麻醉医生、监护室医生和护士。只有通过真诚的合作和消除各种相关危险因素才能实现延长患者的寿命和提高术后生存质量的目标。

致谢

资金资助：此项研究由学术带头人计划(批号2009-2-17)，北京自然科学基金(批号7102029)，首都医学发展科研基金(批号2007-1023)，教育部新星学者计划，和国家基础研究计划(973计划)(批号2011CB504300)，高等学校博士学科点专项科研基金(批号20130001110108)，国家自然科学基金(批号81301748)，和创新团队发展计划(IRT13003)资助。

声明

本文作者宣称无任何利益冲突。

参考文献

[1] Dobromysslow VD. Ein Fall von transpleuraler Osophagektomie ein Brustabschnitte. Zentralbl Chir, 1901, 28: 1.

[2] Churchill ED, Sweet RH. Transthoracic resection of tumors of the esophagus and stomach. Ann Surg, 1942, 115: 897-920.

[3] Lewis I. The surgical treatment of carcinoma of the oesophagus, with special reference to a new operation for growths of the middle third. Br J Surg, 1946, 34: 18-31.

[4] McKeown KC. Total three-stage oesophagectomy for cancer of the oesophagus. Br J Surg, 1976, 63: 259-262.

[5] Orringer MB, Sloan H. Esophagectomy without thoracotomy. J Thorac Cardiovasc Surg, 1978, 76: 643-654.

[6] Müller JM, Erasmi H, Stelzner M, et al. Surgical therapy of oesophageal carcinoma. Br J Surg, 1990, 77: 845-857.

[7] Hiebert CA, Bredenberg CE. Selection and placement of conduits. Esophageal Surgery. New York, NY, Churchill Livingstone, 2002, 2: 794-801.

[8] Beitler AL, Urschel JD. Comparison of stapled and hand-sewn esophagogastric anastomoses. Am J Surg, 1998, 175: 337-340.

[9] Kim RH, Takabe K. Methods of esophagogastric anastomoses following esophagectomy for cancer: A systematic review. J Surg Oncol, 2010, 101: 527-533.

[10] Bruce J, Krukowski ZH, Al-Khairy G, et al. Systematic review of the definition and measurement of anastomotic leak after gastrointestinal surgery. Br J Surg, 2001, 88: 1157-1168.

[11] Peel AL, Taylor EW. Proposed definitions for the audit of

postoperative infection: a discussion paper. Surgical Infection Study Group. Ann R Coll Surg Engl, 1991, 73: 385-388.

[12] Lerut T, Coosemans W, Decker G, et al. Anastomotic complications after esophagectomy. Dig Surg, 2002, 19: 92-98.

[13] Crestanello JA, Deschamps C, Cassivi SD, et al. Selective management of intrathoracic anastomotic leak after esophagectomy. J Thorac Cardiovasc Surg, 2005, 129: 254-260.

[14] Blackmon SH, Correa AM, Wynn B, et al. Propensity-matched analysis of three techniques for intrathoracic esophagogastric anastomosis. Ann Thorac Surg, 2007, 83: 1805-1813; discussion 1813.

[15] Long JD, Orlando RC. Anatomy, histology, embryology, and developmental abnormalities of the esophagus. In: Feldman M, Fieldman LS, Sleisenger MH, et al. eds. Gastrointestinal and Liver Diseases. Philadelphia: WB Saunders, 2002: 551-560.

[16] Andrews PL, Bingham S. Adaptation of the mechanisms controlling gastric motility following chronic vagotomy in the ferret. Exp Physiol, 1990, 75: 811-825.

[17] Dragstedt LR, Camp EH. Follow-up of gastric vagotomy alone in the treatment of peptic ulcer. Gastroenterology, 1948, 11: 460-465.

[18] Smith DS, Williams CS, Ferris CD. Diagnosis and treatment of chronic gastroparesis and chronic intestinal pseudo-obstruction. Gastroenterol Clin North Am, 2003, 32: 619-658.

[19] Dugue L, Sauvanet A, Garges O, et al. Output of chyle as an indicator of treatment for chylothorax complicating oesophagectomy. Br J Surg, 1998, 85: 1147-1149.

[20] Shah RD, Luketich JD, Schuchert MJ, et al. Postesophagectomy chylothorax: incidence, risk factors and outcomes. Ann Thorac Surg, 2012, 93: 897-903; discussion 903-904.

[21] Merigliano S, Molena D, Ruol A, et al. Chylothorax complicating esophagectomy for cancer: a plea for early thoracic duct ligation. J Thorac Cardiovasc Surg, 2000, 119: 453-457.

[22] Lemaire LC, van Lanschot JB, Stoutenbeek CP, et al. Thoracic duct in patients with multiple organ failure: no major route of bacterial translocation. Ann Surg, 1999, 229: 128-136.

[23] Cerfolio RJ. Chylothorax after esophagogastrectomy. Thorac Surg Clin, 2006, 16: 49-52.

[24] Merrigan BA, Winter DC, O'Sullivan GC. Chylothorax. Br J Surg, 1997, 84: 15-20.

[25] Sachs PB, Zelch MG, Rice TW, et al. Diagnosis and localization of laceration of the thoracic duct: usefulness of lymphangiography and CT. AJR Am J Roentgenol, 1991, 157: 703-705.

[26] Cerfolio RJ, Allen MS, Deschamps C, et al. Postoperative chylothorax. J Thorac Cardiovasc Surg, 1996, 112: 1361-1365; discussion 1365-1366.

[27] Guillem P, Papachristos I, Peillon C, et al. Etilefrine use in the management of post-operative chyle leaks in thoracic surgery. Interact Cardiovasc Thorac Surg, 2004, 3: 156-160.

译者：冷雪峰，成都大学附属医院心胸外科

审校：马建群，哈尔滨医科大学附属肿瘤医院胸外科食管纵隔病区主任，主任医师，教授

Cite this article as: Chen KN. Managing complications I: leaks, strictures, emptying, reflux, chylothorax. J Thorac Dis 2014;6(S3):S355-S363. doi: 10.3978/j.issn.2072-1439.2014.03.36

第二十三章　食管切除术后并发症的处理(Ⅱ)：胸胃坏死和胸胃气管瘘

Shari L. Meyerson, Christopher K. Mehta

Division of Thoracic Surgery, Northwestern University, Feinberg School of Medicine, Chicago IL, 60611, USA
Correspondence to: Shari L. Meyerson, M.D. Northwestern University, Feinberg School of Medicine, Division of Thoracic Surgery, 676 N Saint Clair St Suite 650, Chicago IL, 60611, USA. Email: smeyerso@nmh.org.

摘要： 胸胃坏死和胸胃气管瘘是食管切除术后罕见的并发症，但可灾难性地导致较高的死亡率。治愈者因接受了更多的救治措施而导致了住院时间的延长和经口进食时间的推迟。高度警惕有助于早期诊断。胸胃坏死常需一段时间的先期近端食管造口再进行二期重建。胸胃气管瘘可经内镜修复但失败率高，大多患者需手术修复以闭合瘘口，且需转移血供丰富的组织包埋以减少复发。

关键词： 食管癌；并发症；瘘

View this article at: http://dx.doi.org/10.3978/j.issn.2072-1439.2014.03.32

1　概述

尽管不常见，胸胃坏死和胸胃气管瘘仍是食管切除术后两种最严重的并发症。两者的死亡率都很高，并有可能需要进行二次手术切除胸胃并重建胃肠道，其治愈者还需接受多种救治措施和手术，ICU住院时间和总住院时间延长。

2　胸胃坏死

目前有多个吻合口瘘评判体系用来评判吻合口瘘，其中常用的是Lerut等提出的体系(见表1)[1]。在该体系及其他体系中，因胸胃局部坏死导致的吻合口瘘均被列为最严重的吻合口瘘类型。据报道，胸胃坏死的发生率为0.5%~3.2%[2-4]。Orringer和同事分析了1085例经膈食管切除胃代食管的患者，胸胃缺血发生率为2.6%[5]。Ramage及同事回顾了155例微创食管切除的患者，胸胃坏死的发生率也为2.6%[6]。

2.1　高危因素

胸胃坏死的危险因素可分为患者相关因素、技术因素以及术后护理因素。解剖因素如食管缺少浆膜层以及肌层纵行分布，一般认为与吻合口瘘相关，但与胸胃坏死并不一定相关[7]。我们都知道，胸胃的血供非常重要，大部分胸胃由胃网膜右动脉直接供血，其余小部分由黏膜下微血管交通支供应[8]。吻合部位一般位于胸胃最缺血的部分，因此，非常重要的是在游离胃时不仅要保护大的动脉血供，还要避免黏膜下血管丛的损伤。

患者相关危险因素包括消化性溃疡、放疗病史及严重营养不良[9]。消化性溃疡可引起吻合口区胸胃的局部炎症。放疗可导致胃局部纤维化以及胃的微血管网减少，进而可能影响胸胃的血供。在食管癌患者中，严重营养不良很常见，因为就诊前很长的一段时间里，患者会因进行性吞咽困难而不能正常饮食。严重营养不良的患者在食管切除术之前，可经空肠造瘘留置营养管进行

表1 食管吻合口瘘分级，Lerut 等[1]	
瘘分级	定义
仅影像学发现	无临床征象，仅影像学发现，无需进一步干预
临床少量	颈部切口局部炎症，发热，WBC升高，治疗需局部引流
临床大量	吻合口严重破坏，伴脓毒症，需经皮切开引流或再次手术
胸胃坏死	内镜明确坏死，需再次手术

一段时间营养支持而获益。糖尿病和围手术期应用激素与吻合口裂开并无相关性，尽管它们与伤口愈合不良明确相关[10-11]。尽管年龄是复杂手术中与死亡率及发病率相关的高危因素，但并没有证据表明其与胸胃坏死或其他吻合口并发症相关[12]。

技术因素包括胃的游离、胸胃制作和放置以及吻合技术。胃是食管良性和恶性疾病手术中最常用的替代食管器官，有如下原因：胃游离相对容易，仅需要1个吻合口，由相对稳定的胃网膜右动脉供血。在游离胃时必须特别注意对血供的保护，游离中减少对胃的损伤非常重要，尤其是胃近端。Orringer及同事在一项包含1 000多例患者的报道中指出，胃游离不充分(而非不恰当的吻合)是导致胸胃坏死最可能的原因[5]。胸胃的宽度也很重要，Pierie及同事报道制作过窄的管状胃可因胃黏膜血供减少而导致胸胃顶部坏死[13]。另一方面，胸胃过宽会在胸腔内显得冗余并在提入胸腔时受压。Liebermann-Meffert及同事报道胸胃理想的宽度是4~5 cm[8]。

在多种放置胸胃的路径中，后纵隔路径可使胸胃位于最符合生理和解剖的原食管床，且张力最小[14]。当右胸腔和纵隔不能放置时，胸胃可置于胸骨后，但会增加胸胃被锁骨头压迫的风险。放置于皮下隧道仅适用于某些极端情况，其缺点是需要更长的胸胃且增加胃损伤的几率[15]。如果后纵隔路径不可行，胸骨后可作为第二选择，同时需切除锁骨头及部分胸骨柄以避免压迫。

张力也是预防吻合口并发症的关键因素。选择吻合部位时需考虑的胸胃长度。例如，胃食管结合部的巨大肿瘤需切除部分近端胃，若在颈部吻合则张力过大，而选择胸内吻合则可以减少瘘的发生。一些外科医生为了降低吻合口张力，尝试将胸胃沿着椎前筋膜缝合固定，但这样做可能会增加吻合口瘘和胸胃定部坏死的风险，应当避免[16]。

有多种不同的吻合技术被提出用来预防瘘和坏死。

Law等比较了单层手工吻合与环形端端器械吻合，发现两者在吻合口瘘的发生率上无差异[17]。Heitmiller及同事报道采用双层手工颈部吻合时，吻合口瘘的发生率为0.8%[18]。Orringer及同事采用半机械性吻合，先用腔镜型直线切割缝合器在胃食管后壁进行侧侧吻合，再于前壁采用单层手工吻合[19]。据他们报道，采用这种技术后，吻合口瘘的发生率自13%显著降低至3%。完全器械吻合有以下几种方式：胃前壁端侧吻合、胃后壁端侧吻合、圆形端端吻合、三角形端端吻合。最近一项有关吻合方式的回顾性研究表明，吻合口瘘发生率最高的是单层手工缝合，吻合口狭窄发生率最低的是线性吻合技术[20]。尽管缺乏共识，所有胃食管吻合技术一个很重要的方面是要保证吻合口黏膜对合良好以保障吻合口有足够的血供。

导致胸胃坏死的危险因素，同样见于结肠或空肠代食管，只是存在少许不同。由于胃代食管更为常见，因此大多数缺血并发症与胃食管吻合相关但结肠间置至少需要建立3个吻合口而非1个。据报道，结肠间置所致的肠管坏死发生率为2.4%~18%，远高于胸胃坏死[3,21-22]。与结肠类似，空肠代食管的坏死率高达14.1%[23]。结肠和空肠之间其他的差异，尤其是手术技术方面的差异，将在后面进行详细叙述。

术后处理不当也可引起胸胃缺血。有报道称术后低血压会增加胸胃缺血的风险，最终可导致坏死[16]。这可能是因为一些常用的血管升压药引起了内脏血管收缩所致。替代食管管腔扩张也可导致管壁张力高于毛细血管灌注压，进而导致血液灌注减少，为防止这种情况的出现，很多外科医生完成手术后会常规留置鼻胃管进行减压。

2.2 诊断

胸胃坏死的临床表现常反映在继发于吻合口瘘和

胸胃缺血所致的纵隔炎和脓毒症。症状和体征包括发热、胸痛、心动过速、气促、少尿、低血压、酸中毒，以及胃管引流出"咖啡样"物。胸胃坏死常发生在术后早期，极少发生于手术后7天以后[24]。对于吻合口瘘，诊断的关键是警惕临床状态的改变。起始可表现为单纯的心动过速、发热，可迅速进展为血流动力学不稳定和多器官功能衰竭。一旦怀疑有吻合口瘘，均需进行引流，对于食管颈部吻合，就需要敞开颈部。如果这样做未能缓解发热或全身症状，则需要内镜、手术探查来明确诊断及处理坏死。快速进展的脓毒症合并影像学弥漫性吻合口瘘则需进一步探究有无胸胃坏死。如果怀疑是胸内吻合口瘘，则需要食管造影以明确。内镜下黏膜有鹅卵石样改变，也是胸胃缺血的特征表现。用内镜来进一步评估吻合口及胸胃坏死的程度，镜下如有黏膜缺血、坏死的证据，则需立即手术探查。内镜是一项安全的操作，造成损伤的风险很低。Page及同事研究了100例接受食管切除的患者，术后1周内常规行内镜检查，以判断有没有胸胃坏死、吻合口损伤的风险[25]。CT在其中所起到的作用较小，它只能发现大的吻合口瘘，CT最常显示的是纵隔内气体和积液，而这些可能是术后的正常表现，并不能确诊吻合口瘘[26]。

2.3　治疗

小的吻合口瘘可以选择非手术治疗，如充分的引流和营养，瘘口一般会愈合。但是胸胃坏死则需急诊手术探查检查胸胃和吻合口，胸胃和周围纵隔的坏死组织需要清除，污染区域需充分引流。如果缺损不是很深，可放置一条T管引流以变成一个可控制的瘘道。如果缺损很大并伴有严重的胸胃坏死，失活的食管和胸胃组织需要切除，剩余的胃肠腔应重新纳入腹腔。大部分患者出现脓毒症的表现为血流动力学不稳定，常用的保守治疗措施为近端食管造口。该情况下不建议重新建立一条新的腔道[27]。近端食管造口通过临时的颈部食管切除及空肠造瘘喂养，脓毒症缓解后再进行食管重建。颈部食管切除时，须保留尽量长的食管残端，以利于后期重建消化道。

胸胃坏死后，食管重建最常见的选择包括结肠间置和空肠移植。结肠间置的优点包括相当稳定的动脉血供，可以替换相当长度的坏死食管。缺点包括潜在的

内脏血管病变和需要3个吻合口。使用空肠替代食管的优点包括空肠与食管内径相近，固有血管病变较少累及血供，活跃的蠕动有助于食糜移动。然而，空肠并不如结肠应用广泛，因为其血管解剖限定其只能替代短段食管。实践表明，通过血管吻合增强移植空肠血供可以降低其缺血并发症的发生率，并且可以满足长段食管的重建，但该手术对术者的技术要求很高，因此未得到更多外科医生的青睐[28]。

2.4　结果

尽管胸胃坏死罕见，但它是灾难性的并发症。如果诊断不及时，其住院死亡率据报道可达90%[4]。Iannettoni报道了6例胸胃顶部坏死的患者，2例(33%)住院期间死亡[16]。相似的，Schuchert等报道了3例胸胃顶部坏死的患者，1例死于围手术期[29]。尽管他们能够保全胸胃，但上述两组的治愈者最终均发生了食管狭窄，需要多次扩张。

3　胸胃气管瘘

在食管切除术后，胸胃气管瘘是罕见但可致命的并发症。据报道，胸胃气管瘘的发病率为0.04%~0.3%，和胸胃坏死类似，其易发生在术后相对早期的阶段[30]。重建的消化道和气道毗邻的解剖关系可能与瘘的形成相关。如果采用Ivor Lewis术式，则吻合口恰好位于奇静脉上方，气道膜部的正后方。该部位的瘘可能影响到气管远端、隆突、右主支气管或左主支气管。如果采用经膈肌或Mckeown术式，吻合口则位于气管膜部稍偏左的颈段食管处。瘘还可以发生在吻合口以外的部位，瘘可发生在沿整个胸胃长轴分布的直线切割缝合残端、旧的鼻饲管部位或胃溃疡穿孔部位[31-34]。

3.1　病因

胸胃气管瘘常发生于存在吻合口瘘的情况下。肠内容物和唾液漏出所致的局部炎症可引起周围组织坏死，并进一步侵及气道。气道本身可能存在的损伤会成为易发生瘘的薄弱点。气道损伤最常见于胸段食管游离时的直接损伤或能量器械(如电刀)不恰当的使用。当肿瘤位于隆突水平或之上时，尤其容易发生气道损伤[35]。气管插管时也能出现难预料的气道损伤。在隆

突水平，围绕气管的广泛游离可以破坏局部血供导致缺血。已有报道显示，彻底的上纵隔淋巴结清扫，导致与食管相邻的气道膜部去血管化，尤其与瘘的形成相关[36]。Maruyama及同事的研究表明，胸胃气管瘘与三野淋巴结清扫或超过60枚淋巴结的清扫相关[37]。还有沿胸胃长轴分布的胃残端引起的慢性刺激导致气道损伤的报道。新辅助治疗可导致术前组织的损伤、缺血。Heitmiller及同事证实，新辅助化疗将增加胸胃气管瘘发生的风险[18]。Bartels及同事发现新辅助放疗与胸胃气管瘘发生的相关性甚至更强。

即使没有基础气道损伤，吻合口瘘的引流不充分也可因局部释放胃的消化酶而引起炎症，并可进入气道形成瘘。在术后长期机械通气的某些患者中，气管插管或气管切开处气管套管的气囊压力是另一个可以导致瘘的慢性因素[38-39]。吻合口瘘成功愈合的患者，可能需要长期治疗以预防狭窄。随着支架在治疗吻合口瘘后狭窄方面越来越广泛的应用，已有支架侵入气道导致瘘的报道[40]。另外，还有内镜下扩张吻合口狭窄导致瘘的文献报道[30]。

3.2 诊断

胸胃气管瘘的临床表现因严重程度各异，从轻度至危及生命的脓毒症均可能出现。瘘最常见的早期症状是咳出食物，以及误吸胃内容物引起的呼吸困难。这些可发展成为反复吸入性肺炎及脓毒症。有些患者在早期可有少许表现，其他患者则表现为由于化学性伴/不伴细菌性肺炎引起的急性呼吸困难。食管造影可表现为口服的造影剂进入气道，但在瘘口小的时候可能没有诊断价值。如果临床高度怀疑或食管造影显示有瘘，则需进一步行内镜检查来确诊。内镜检查需观察上段食管、吻合口、胸胃及气道。吻合口和胃残端是瘘的常见部位，需仔细观察，但有时食管侧小的瘘口难以明确。因为胸胃内重叠的黏膜可以遮蔽小的开口。在气道侧可以更好地确诊瘘以及瘘的大小和部位。除非患者处于术后的早期阶段，否则很重要的一点是，均需要进行瘘活检以明确是肿瘤复发还是良性病变。如果仍处于术后早期阶段，需行CT检查来明确周围有没有液体积聚，如果有，则需要引流。瘘本身偶尔可经CT确诊(图1)，但因其敏感性和特异性均不高，故瘘的诊断不能依赖CT。

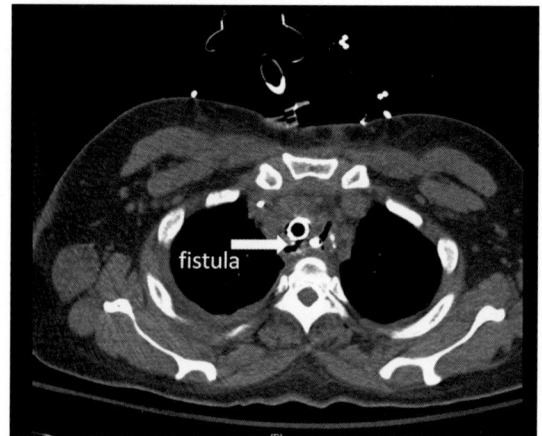

图1　经膈食管切除后，CT显示气管膜部后部与颈部吻合口之间的瘘道

3.3 治疗

胸胃气管瘘的治疗需要考虑瘘的大小和部位，以及患者症状的严重程度。症状轻微的患者，首选内镜下修复。很多内镜下技术已被尝试直接封闭瘘口，包括用伴或不伴薇乔网塞的纤维胶或放置金属夹[41]。这些措施更适用于瘘管细长者，已有报道称预后良好[42-43]。不幸的是，即使对于上述理想的瘘，这些措施也可能封闭不全或易早期复发[44]。另一种内镜下的措施是用自膨胀支架覆盖瘘，该支架可以使周围组织在开口处重塑和瘢痕化。Boyd和Rubio综述了已发表的该技术经验，得出结论是覆盖支架可以在初始期更成功地封闭瘘，且能防止进一步的气道污染，但长期成功率无差异[45]。在该综述中，有75%的病例初始封闭成功，最常见的失败原因是密封不严导致支架周围渗漏。在胸胃侧放置支架常有困难，因为胸胃直径大，容易导致支架移位以及支架远端周围的反流。当瘘位于胸胃体部而不是吻合口处时，这个问题尤为突出。瘘气道侧的直径对放置支架来说更理想，能使支架与气道壁接触良好。支架治疗的复发率高[39]，必须密切监测患者情况以防瘘的复发和增大。有种观点认为，支架过大，则其辐射状的压力会导致局部组织缺血，实际上会增大瘘而不是愈合瘘。最近有些研究表明，用消化内镜和气管镜在消化道和气道内分别放置一枚自膨胀支架，可以用来治疗食管切除后良性和恶性瘘[46]。这项措施尽管能提高初始愈合率，但支架之间的组织更容易出现压力性缺血和坏死。这种支架措施封闭瘘口的成功率差异较

大，但仍不失为一种临时处理急性期患者的有用工具。瘘封闭后才易于进一步治疗相关的肺炎、按需选择营养方式，并且为更安全地择期重建修复创造机会，而非急诊手术干预。对内镜和手术封闭后瘘复发的患者，文献报道的最后一项内镜措施是放置心脏间隔封堵器[47]。该封堵器由两个中间相连的自膨胀镍钛合金盘片组成，经胃镜由导丝送入，中间的联接部置于瘘内，两侧的盘片分别封闭瘘的两端。

手术干预方式的选择需要先进行个体化评估，具体方式取决于瘘的位置及周围组织的质量。想要成功修复需遵循以下原则：清创、引流非存活组织，首要修复气道和胸胃缺损，气道、胸胃之间置入富血管组织以防瘘复发，包括网膜、心包、胸膜、心包脂肪垫以及肋间肌等多种来源的富血管组织均可成功应用。气道缺损如果足够小，不影响管腔，则可直接闭合；如果缺损太大，则可用自体组织或生物网，先进行气道膜部重建，并以富血管组织加固。Bakhos及同事采用肋间肌瓣成功地将瘘修复[31]。Kron及同事描述了一种方法，用心包片修复气管膜部，然后用背阔肌瓣填充以隔离气道和胸胃[32]。Reams及同事报道，如果难以获得充分的局部组织，采用内置填充片的生物网可能会有帮助[48]。胸胃比气道适应性更好，且组织更多，故胸胃侧瘘口常先闭合。罕见的情况下，胃腔可能难以存活，这时应视为胃腔坏死，需切除并治疗。Buskens和同事报道的6例食管切除后良性气道-新食管瘘的患者中，2例患者保守治疗，1例患者经右侧颈部切口行瘘部分切除，3例患者经部分胃切除后行结肠代食管手术且预后良好[30]。如果食管的连续性中断，可采用分期重建的方式，先在近端食管造口，然后延期进行结肠代食管手术重建消化道。

4　总结

预防缺血性并发症最好的办法是早期识别可能的危险因素，手术中谨慎游离食管，以及积极的术后护理。诊断依赖于术后阶段高度警惕患者的异常表现，如脓毒症、反复肺炎、咳出进食物。胸胃坏死需要手术干预，尽量清除失活组织，常需行食管造口，在控制纵隔脓肿后分期重建消化道。胸胃气管瘘常因临床表现各异而难以诊断。我们应根据缺损的大小、部位，结合症状的严重程度来选择合适的治疗方案。即使这些并发症得到了理想的诊断和治疗，死亡率还是很高，生存者因需要接受多种治疗措施而导致住院时间延长。

声明

本文作者宣称无任何利益冲突。

参考文献

[1] Lerut T, Coosemans W, Decker G, et al. Anastomotic complications after esophagectomy. Dig Surg, 2002, 19: 92-98.

[2] Ferri LE, Law S, Wong KH, et al. The influence of technical complications on postoperative outcome and survival after esophagectomy. Ann Surg Oncol, 2006, 13: 557-564.

[3] Wormuth JK, Heitmiller RF. Esophageal conduit necrosis. Thorac Surg Clin, 2006, 16: 11-22.

[4] Urschel JD. Esophagogastrostomy anastomotic leaks complicating esophagectomy: a review. Am J Surg, 1995, 169: 634-640.

[5] Orringer MB, Marshall B, Iannettoni MD. Transhiatal esophagectomy: clinical experience and refinements. Ann Surg, 1999, 230: 392-400; discussion 400-403.

[6] Ramage L, Deguara J, Davies A, et al. Gastric tube necrosis following minimally invasive oesophagectomy is a learning curve issue. Ann R Coll Surg Engl, 2013, 95: 329-334.

[7] Akiyama H. Esophageal anastomosis. Arch Surg, 1973, 107: 512-514.

[8] Liebermann-Meffert DM, Meier R, Siewert JR. Vascular anatomy of the gastric tube used for esophageal reconstruction. Ann Thorac Surg, 1992, 54: 1110-1115.

[9] Cassivi SD. Leaks, strictures, and necrosis: a review of anastomotic complications following esophagectomy. Semin Thorac Cardiovasc Surg, 2004, 16: 124-132.

[10] Dewar L, Gelfand G, Finley RJ, et al. Factors affecting cervical anastomotic leak and stricture formation following esophagogastrectomy and gastric tube interposition. Am J Surg, 1992, 163: 484-489.

[11] Peracchia A, Bardini R, Ruol A, et al. Esophagovisceral anastomotic leak. A prospective statistical study of predisposing factors. J Thorac Cardiovasc Surg, 1988, 95: 685-691.

[12] Sabel MS, Smith JL, Nava HR, et al. Esophageal resection for carcinoma in patients older than 70 years. Ann Surg Oncol, 2002, 9: 210-214.

[13] Pierie JP, de Graaf PW, van Vroonhoven TJ, et al. The vascularization of a gastric tube as a substitute for the esophagus is affected by its diameter. Dis Esophagus, 1998, 11: 231-235.

[14] Gupta NM, Gupta R. Transhiatal esophageal resection for corrosive injury. Ann Surg, 2004, 239: 359-363.

[15] Perez M, Haumont T, Arnoux JM, et al. Anatomically based comparison of the different transthoracic routes for colon ascension after total esogastrectomy. Surg Radiol Anat, 2010, 32: 63-68.

[16] Iannettoni MD, Whyte RI, Orringer MB. Catastrophic complications of the cervical esophagogastric anastomosis. J Thorac Cardiovasc Surg, 1995, 110: 1493-1500; discussion 1500-1501.

[17] Law S, Fok M, Chu KM, et al. Comparison of hand-sewn and stapled esophagogastric anastomosis after esophageal resection for cancer: a prospective randomized controlled trial. Ann Surg, 1997, 226: 169-173.

[18] Heitmiller RF, Fischer A, Liddicoat JR. Cervical esophagogastric anastomosis: results following esophagectomy for carcinoma. Dis Esophagus, 1999, 12: 264-269.

[19] Orringer MB, Marshall B, Iannettoni MD. Eliminating the cervical esophagogastric anastomotic leak with a side-to-side stapled anastomosis. J Thorac Cardiovasc Surg, 2000, 119: 277-288.

[20] Price TN, Nichols FC, Harmsen WS, et al. A comprehensive review of anastomotic technique in 432 esophagectomies. Ann Thorac Surg, 2013, 95: 1154-1160; discussion 1160-1161.

[21] Davis PA, Law S, Wong J. Colonic interposition after esophagectomy for cancer. Arch Surg, 2003, 138: 303-308.

[22] DeMeester TR, Johansson KE, Franze I, et al. Indications, surgical technique, and long-term functional results of colon interposition or bypass. Ann Surg, 1988, 208: 460-474.

[23] Moorehead RJ, Wong J. Gangrene in esophageal substitutes after resection and bypass procedures for carcinoma of the esophagus. Hepatogastroenterology, 1990, 37: 364-367.

[24] Dowson HM, Strauss D, Ng R, et al. The acute management and surgical reconstruction following failed esophagectomy in malignant disease of the esophagus. Dis Esophagus, 2007, 20: 135-140.

[25] Page RD, Asmat A, McShane J, et al. Routine endoscopy to detect anastomotic leakage after esophagectomy. Ann Thorac Surg, 2013, 95: 292-298.

[26] Oezcelik A, Banki F, Ayazi S, et al. Detection of gastric conduit ischemia or anastomotic breakdown after cervical esophagogastrostomy: the use of computed tomography scan versus early endoscopy. Surg Endosc, 2010, 24: 1948-1951.

[27] Paul S, Bueno R. Section VI: complications following esophagectomy: early detection, treatment, and prevention. Semin Thorac Cardiovasc Surg, 2003, 15: 210-215.

[28] Heitmiller RF, Gruber PJ, Swier P, et al. Long-segment substernal jejunal esophageal replacement with internal mammary vascular augmentation. Dis Esophagus, 2000, 13: 240-242.

[29] Schuchert MJ, Abbas G, Nason KS, et al. Impact of anastomotic leak on outcomes after transhiatal esophagectomy. Surgery, 2010, 148: 831-838; discussion 838-840.

[30] Buskens CJ, Hulscher JB, Fockens P, et al. Benign tracheo-neo-esophageal fistulas after subtotal esophagectomy. Ann Thorac Surg, 2001, 72: 221-224.

[31] Bakhos C, Alazemi S, Michaud G, et al. Staged repair of benign tracheo-neo-esophageal fistula 12 years after esophagectomy for esophageal cancer. Ann Thorac Surg, 2010, 90: e83-e85.

[32] Kron IL, Johnson AM, Morgan RF. Gastrotracheal fistula: a late complication after transhiatal esophagectomy. Ann Thorac Surg, 1989, 47: 767-768.

[33] Saito H, Minamiya Y, Hashimoto M, et al. Repair of reconstructed gastric tube bronchial fistulas after operation for esophageal cancer by transposing a pedicled pectoralis major muscle flap: report of three successful cases. Surgery, 1998, 123: 365-368.

[34] Hayashi K, Ando N, Ozawa S, et al. Gastric tube-to-tracheal fistula closed with a latissimus dorsi myocutaneous flap. Ann Thorac Surg, 1999, 68: 561-562.

[35] Bartels HE, Stein HJ, Siewert JR. Tracheobronchial lesions following oesophagectomy: prevalence, predisposing factors and outcome. Br J Surg, 1998, 85: 403-406.

[36] Fujita H, Kawahara H, Hidaka M, et al. An experimental study on viability of the devascularized trachea. Jpn J Surg, 1988, 18: 77-83.

[37] Maruyama K, Motoyama S, Sato Y, et al. Tracheobronchial lesions following esophagectomy: erosions, ulcers, and fistulae, and the predictive value of lymph node-related factors. World J Surg, 2009, 33: 778-784.

[38] Kalmár K, Molnár TF, Morgan A, et al. Non-malignant tracheo-gastric fistula following esophagectomy for cancer. Eur J Cardiothorac Surg, 2000, 18: 363-365.

[39] Nordin U. The trachea and cuff-induced tracheal injury. An experimental study on causative factors and prevention. Acta Otolaryngol Suppl, 1977, 345: 1-71.

[40] Shichinohe T, Okushiba S, Morikawa T, et al. Salvage of a massive esophago-tracheal fistula resulting from a stenting treatment. Dis Esophagus, 2006, 19: 299-304.

[41] Truong S, Böhm G, Klinge U, et al. Results after endoscopic treatment of postoperative upper gastrointestinal fistulas and leaks using combined Vicryl plug and fibrin glue. Surg Endosc, 2004, 18: 1105-1108.

[42] Ng WT, Luk HT, Lau CW. Endoscopic treatment of recurrent tracheo-oesophageal fistulae: the optimal technique. Pediatr Surg Int, 1999, 15: 449-450.

[43] Marone G, Santoro LM, Torre V. Successful endoscopic treatment of GI-tract fistulas with a fast-hardening amino acid solution. Endoscopy, 1989, 21: 47-49.

[44] Nardella JE, Van Raemdonck D, Piessevaux H, et al. Gastro-tracheal fistula--unusual and life threatening complication after esophagectomy for cancer: a case report. J Cardiothorac Surg, 2009, 4: 69.

[45] Boyd M, Rubio E. The utility of stenting in the treatment of airway gastric fistula after esophagectomy for esophageal cancer. J Bronchology Interv Pulmonol, 2012, 19: 232-236.

[46] Elbe P, Lindblad M, Tsai J, et al. Non-malignant respiratory tract fistula from the oesophagus. A lethal condition for which novel therapeutic options are emerging. Interact Cardiovasc Thorac Surg, 2013, 16: 257-262.

[47] Repici A, Presbitero P, Carlino A, et al. First human case of esophagus-tracheal fistula closure by using a cardiac septal occluder (with video). Gastrointest Endosc, 2010, 71: 867-869.

[48] Reames BN, Lin J. Repair of a complex bronchogastric fistula after esophagectomy with biologic mesh. Ann Thorac Surg, 2013, 95: 1096-1097.

译者：李云雷，乐清市人民医院

审校：廖永德教授，主任医师，博士生导师，武汉同济医院胸外科(国家级重点专科)副主任

Cite this article as: Meyerson SL, Mehta CK. Managing complications II: conduit failure and conduit airway fistulas. J Thorac Dis 2014;6(S3):S364-S371. doi: 10.3978/j.issn.2072-1439.2014.03.32

点评

　　胸胃坏死、胸胃气管瘘是食管癌术后致死性并发症，预防尤为重要。我们采用大网膜袖套式包埋吻合口和胸胃残端，并将其与气管、主动脉等重要器官分隔开，对预防吻合口瘘和胸胃气管瘘有显著作用。

——廖永德教授，主任医师，博士生导师，武汉同济医院胸外科(国家级重点专科)副主任

第五部分 放射与药物治疗

第二十四章　食管癌当前放化疗策略

Shane Lloyd, Bryan W. Chang

Department of Therapeutic Radiology, Yale University School of Medicine, New Haven, CT, USA
Correspondence to: Bryan W. Chang, MD. Yale University School of Medicine, 33 Cedar Street, P.O. Box 208040, New Haven, CT 06520-8040, USA. Email: bryan.chang@yale.edu.

摘要：放化疗在食管癌术前新辅助治疗以及不能手术的食管癌治疗中具有重要的价值。术前放化疗一般是在应用铂类或紫杉类化疗的同时同步进行41.4~50.4 Gy放疗。在美国，根治性放疗剂量最常采用50~50.4 Gy。食管癌放化疗方面的新进展主要是致力于降低毒性及提高疗效。对于降低毒性，最近研究的热点是采用先进的放疗技术，例如调强放射治疗(IMRT)及质子治疗，可以进一步增加正常组织的耐受性，以及可以采用更小的照射野(避免大面积预防性临床靶区照射)。提高疗效的措施包括采用PET早期评估疗效，预测疗效的肿瘤标志物的应用及分子靶向治疗。

关键词：食管癌；放射治疗；正电子发射断层扫描(PET)

View this article at: http://dx.doi.org/10.3978/j.issn.2078-6891.2014.033

1 食管癌概述

1.1 发病率及流行病学

2013年，美国大约有17 990例食管癌新发病例，15 210例患者死亡[1]。在过去的25年间，美国高加索人群腺癌发病率增加，腺癌是目前最常见的组织学亚型[2]。食管腺癌的风险因素包括柱状上皮化生(Barrett食管)[3]、肥胖[4]及吸烟[5]。全球范围内，鳞状细胞癌(SCC)是最常见的组织学类型，在某些地区SCC的发病率是美国的10倍，包括中国北部、伊朗、俄罗斯、南非、中国香港及巴西。这种差异可能部分归结于酒精摄入、高亚硝酸盐食物(腌制蔬菜、腌肉及腌鱼)。男性食管癌的发病率大约为女性的3倍。95%的食管肿瘤组织学类型为鳞癌或腺癌，其他少见类型包括腺样囊性癌、黏液表皮样肿瘤、小细胞癌、淋巴瘤及黑色素瘤。

1.2 临床表现及检查

吞咽困难是最常见的症状(占90%)，其次是体重下降(40%~70%)及吞咽疼痛(50%)，还可表现为疼痛、出血、声音嘶哑及咳嗽[6]。完整的诊断包括详细的病史询问及体格检查，尤其要注意颈部及锁骨上淋巴结，以及头颈部黏膜表面(因为食管癌常合并头颈部的第二原发肿瘤)。实验室检查包括基础代谢功能检查，全血计数及肝功能检查。虽然初始检查时常进行吞钡检查，但内镜检查对于明确的病变位置及范围是必不可少的。影像学检查包括胸腹部增强(静脉及口服)CT扫描，以明确转移部位。超声内镜的应用越来越普遍，用于评估食管周围及腹腔淋巴结转移以及食管癌的外侵范围等情况。正电子发射断层扫描(PET)常用于发现淋巴结受累及远处转移。

1.3 处理

对于可手术的患者，手术依然是主要的治疗手段。对于食管中下段及或胃食管结合部腺癌经胸食管癌切除术(Ivor-Lewis术式)较经裂孔切除术远期生存率有提高的趋势[7]。经胸入路术野更清晰，淋巴结清扫得更彻底。然而，一项随机试验结果显示，经胸食管癌切除术围手术期并发症的发生率相对较高[7]。

不推荐单一放射治疗作为根治性手段。前瞻性随机对照试验RTOG 8501[8]显示，单纯放疗对照组5年治愈率为0%。有2个试验比较了非手术治疗(单纯放化疗)与三联治疗(放化疗联合手术)的疗效。法国的FFCD 9102试验[9]入组了可手术的T3N0~1胸段食管癌(鳞癌占90%，腺癌占10%)患者，46 Gy放化疗后(化疗方案为顺铂/5-FU)，缓解的患者随机分为2组，一组继续放化疗至66 Gy，另一组进行手术。三联治疗局部控制率更高(65% vs. 57%，P<0.05)，并且支架植入率更低 (5% vs. 32%，P<0.001)。两组总生存率无差异。在德国的Stahl及同事报道的研究[10]中，患者接受诱导化疗(5-FU、亚叶酸钙、依托泊苷、顺铂)后进行同步放化疗(依托泊苷、顺铂)40 Gy，然后随机分为2组，一组接受手术，另一组T4或梗阻T3患者进行常规分割放化疗至50 Gy后超分割放疗至65 Gy (1.5 Gy BID)，而没有梗阻的患者常规分割放化疗至60 Gy后进行高剂量率(HDR)近距离放疗。同样的，两组生存率没有差异，但是手术组2年无局部进展率较高(64% vs. 41%, P=0.003)。这2个试验中，治疗组并发症的发生率与另一组无显著差异。

在一个Ⅱ期试验RTOG 0246[11]中，对同步放化疗后没有达到完全缓解的患者进行手术治疗。根治性放化疗方案为诱导化疗(5-FU、顺铂、紫杉醇)2周期后进行同步放化疗50.4 Gy(5-FU、顺铂)。最终51%(21/41)的患者接受了手术，其中17例(41%)患者有残存病灶，3例(7%)患者出现复发，1例(2%)患者主动选择手术。然而这项研究的结果并不令人满意，因为1年生存率仅为71%，没有达到预期的77.5%。颈段食管鳞癌常选择同步放化疗而不选择手术的原因，是因为根治性切除会导致明显的并发症，并且全喉、甲状腺、部分咽部及近段食管均会被切除。

目前胸段局部晚期食管癌的标准治疗策略为新辅助放化疗后手术("三联疗法")。几个随机试验[12-15]都显示这种策略比单纯手术的疗效更好，一项荟萃分析[16]也显示"三联疗法"的生存率更高。美国的很多中心现在都采用"三联疗法"，而对不适合手术的患者来说根治性放化疗仍可选择[8]。本文其他部分将重点陈述优化这项策略中的有前景的具体方法，包括放疗剂量、放射技术、化疗及选择患者等方面。目前进行的研究及未来研究应实现治疗获益的最大化。

2 减少毒性

2.1 放疗剂量

在美国，三联治疗中50.4 Gy /28f的剂量通常作为标准剂量[12]，并且目前正在进行的随机试验[17-18]也采用了同样的剂量。与此不同，CROSS 研究[14]则采用了41.4 Gy /23f的剂量。在CROSS中研究病理完全缓解率为29%，局部区域复发率(LRR)仅为14%，中位生存期为49.4个月。结果与术前剂量≥50.4 Gy的研究[12]相似，提示对明显可切除的患者可以减少放疗剂量以降低毒性。其他的研究[13,19-20]也显示术前放疗剂量≤45 Gy是可行的，尽管也有失败的案例[21]。由于患者人群的异质性、照射野大小、化疗方案、手术方式及病理技术不同，因此必须要谨慎地解读这些研究结果。

对于根治性放化疗，由于治疗后局部失败很常见[22]，推动剂量递增成为一个研究课题。在随机对照研究INT 0123中，236名T1~4N0~1M0患者接受每月一次的顺铂(75 mg/m²)及5-FU(1 000 mg/m²)化疗，同步进行50.4 Gy放疗，肿瘤外放2cm边界继续推量14.4 Gy或不推量。两组总生存率或局部区域失败率没有明显差别，反而推量组死亡患者更多，但由于未知的原因，11例死亡患者中有7例发生在放疗至50.4 Gy之前。一个Ⅱ期研究[23]尝试采用近距离治疗进行推量。在这个研究中，49例入组患者接受了50 Gy(2 Gy/f)的放疗，2周后进行近距离治疗(或采用HDR 5 Gy/f，每周1次，共3周，或者采用低剂量率放疗共20 Gy)。全部患者共接受每月一次的顺铂(75 mg/m²)及5-FU(1 000 mg/m²)化疗共4周期。由于致命毒性发生率为24%，包括6例气管食管瘘及10%的患者死亡，作者建议采用这种治疗方案时应格外谨慎。尽管许多欧洲及亚洲医生支持高剂量放疗，但在美国仍将50~50.4 Gy(1.8~2 Gy/f)作为外照射的标准剂量。

然而这种标准治疗无法控制局部病变，失败模式研究显示治疗区域复发率较高。有一个医疗中心的经验[24]显示单纯同步放化疗在50.4 Gy后，75%的患者出现GTV内复发，85%的患者出现PTV内复发。与治疗计划CT扫描融合后发现仅有3例患者出现照射野外失败。这表明目前的剂量不足以根除局部病变，如果周围正常组织的毒性能够控制的话，实施剂量递增应有前景。

2.2 正常组织的耐受性

食管癌放化疗时一定要注意正常组织的耐受性[25]。根据原发肿瘤的位置不同，脊髓、肺、喉部、臂丛神经、心脏、心包、正常食管、正常胃、肝脏和/或肾脏等器官一定要进行剂量限制。一般情况下，脊髓最大剂量应限制在45 Gy。最近的分析显示V5(双肺接受5 Gy照射的体积)预测三联疗法后肺毒性发生率价值最大[25]。另外肺平均剂量低于20 Gy也有助于将放射性肺炎的发生率控制在可接受水平。前后对穿野肺受量最低，但是心脏及脊髓受量高。保证心脏V25低于10%能够降低远期心脏相关的死亡率[26]。更为常见的是近期并发症心包炎，根治性放化疗后心包炎的发生率为20%~40%，中位发病时间约为5个月。M.D. Anderson癌症中心的研究者发现心包炎的发生率与V30密切相关[27]。他们报道当心包V30低于45%时，放疗后18个月心包炎的发生率为13%，而超过这个限值后发生率为73%。

2.3 调强放疗 (IMRT)

一些剂量学分析表明IMRT对食管癌有潜在益处。IMRT理论上的优势包括提高靶区均匀性，避免周围器官过量照射及实现在更好的适形度下靶区剂量递增的可能性。一项剂量学分析显示，10例经三维适形放疗的患者，采用4野、7野及9野IMRT重新进行计划设计，肺V10下降了10%，肺V20下降了5%，肺的平均剂量下降了2.5 Gy。心脏、肝脏、脊髓或全身累积剂量的照射体积没有临床意义上的差异[28]。来自纽约的Sloan-Kettering癌症纪念医院的另一项剂量学研究[29]，比较了19例患者应用5野IMRT与4野3D-CRT的计划，发现IMRT计划能使心脏平均剂量明显下降(22.9 vs. 28.2 Gy)，V30亦明显下降(24.8% vs. 61.0%)，右侧冠状动脉受量较低(平均剂量：23.8 vs. 35.5 Gy)，而左侧冠状动脉无明显改善(平均剂量：11.2 vs. 9.2 Gy)。目前不清楚它对冠心病的发生影响程度有多大。这个分析显示肺、肝、肾、胃或脊髓的参数无明显差异。Nutting及其同事对5例患者进行了剂量学分析[30]，发现9野IMRT没有优势，但是与3D-CRT计划相比4野IMRT降低了肺的平均剂量。

容积弧形调强放疗(VMAT)在机架旋转时也能进行适形野或调强野照射，研究显示[31]与3D-CRT计划也能够潜在降低心脏V30 (31% vs. 55%，P=0.02)。

虽然缺乏强有力的比较数据，但是也有回顾性单中心的经验数据，例如斯坦福大学[32]报道了30例应用IMRT联合化疗的非颈段食管癌患者(18例根治性放疗，12例术前放疗)，这一研究表明，与既往发表的3D-CRT经验相比，IMRT至少是安全有效的。

2.4 质子治疗

质子治疗对于纵隔部位具有理论上的优势，其陡峭的剂量跌落能限制重要器官的剂量(例如心脏及肺)，并且能够进行靶区内剂量递增而不增加周围组织的剂量。MD Anderson癌症中心的研究者们进行了一项剂量学研究[33]，对每一例远端食管癌患者行调强质子放疗(IMPT)计划，采用不同角度的射野设计(前后野、左后斜/右后斜野或前后/左后斜/右后斜野)，与IMRT计划进行比较。IMPT的3种计划类型均优于IMRT。前后野保护肺组织最好，左后斜/右后斜野保护心脏最好。IMPT前后/左后斜/右后斜野计划较IMRT能降低平均剂量，具体数据为肺(4.3 vs. 8.3 Gy，P=0.0002)，心脏(17 vs. 21 Gy，P=0.003)，肝脏(14.9 vs. 5.4 Gy，P<0.0001)。在这些计划中，采用同步推量处方剂量为GTV:65.8 Gy/28F，PTV: 50.4 Gy/28F，这表明采用这种方法有可能实施高剂量放疗。然而质子治疗对于胸部靶区，尤其是在使用笔状光束扫描技术时，必须考虑呼吸活动的影响。目前正在进行的Ⅱ期[34]及Ⅲ期[35]研究采用紫杉醇联合卡铂同步质子放疗后进行手术，其中Ⅲ期研究采用50.4 Gy放疗剂量与同剂量的IMRT进行对比。

2.5 照射野大小

食管淋巴引流形成一个广泛的纵向网络，在引流至淋巴结之前淋巴液可以沿食管迁徙很长一段距离[36]。食管相关的淋巴结一般伴随相应的动脉，包括胃左动脉/腹腔动脉丛，这是除颈段食管癌外最常见的淋巴结转移部位[37]。淋巴结转移模式受原发肿瘤位置的影响。过去一般采用大的照射野以包括全部的危险区域。现代的照射技术一般不进行淋巴结预防性照射。然而由于腹腔动脉淋巴结及锁骨上淋巴结很难清扫，则可根据原发肿瘤部位进行预防性照射。然而在CROSS研究中[17]，对于接受三联治疗的下段食管癌及胃食管结合处癌的患者，没有进行腹腔淋巴结预防性照射，而进行单纯清扫术后局部复发率仅为3.8%。非手术的根治性放化疗后局部复发是很常见的，根治性放化疗后大多数复发部位为原发肿瘤区域内。来自英国卡迪夫的Button及其同事[38]分析了诱导化疗并行同步放化疗后复发的模式，放疗剂量为50 Gy/25 F，通过EUS定义GTV，CTV的外放边界为GTV上下外放3 cm，轴向外放1 cm，PTV为CTV轴向外放0.5 cm。中位随访18个月，145例患者中有88例(61%)患者出现复发的证据。49%的局部失败成为首先出现的复发部位。虽然照射野的外放边界比INT-0123研究[22]上下外放5 cm要小，96%的局部区域复发发生在照射野内。更大的照射野不能降低局部复发率，即使通过临床可接受的大野照射，照射野外局部区域复发的3例患者也不能避免。野内复发的比例与AJCC分期、病变长度及淋巴结转移状况无明显相关性。

CROSS研究[17]的患者失败模式分析显示，213例可评估的患者接受同步放化疗序贯手术治疗后，14%的出现局部区域复发，其中5%的复发位于放疗靶区内，2%的位于靶区边缘，6%的位于靶区之外，1%的复发不能确定与放疗靶区的关系。在这项研究中，放疗总剂量为41.4 Gy/23 F，外放边界上下为4 cm(如果已达贲门则外放3 cm)，轴向为1.5 cm。

尽管有许多研究采用了更小的照射野，但目前仍没有足够的证据摒弃标准的3~5 cm的外放边界。目前RTOG方案要求CTV的外放边界为上下4 cm，轴向外放为1.0~1.5 cm，PTV的外放边界为均匀外放0.5~1.0 cm。放疗至45 Gy后，对GTV均匀外放0.5~1.0 cm区域进行推量最后3次至50.4 Gy[39]。在临床实践中，照射野的外放一定程度上依赖于放射肿瘤医师对于疾病分期、动度控制及治疗摆位准确性的权衡。

除了CT及内镜等传统的检查手段之外，先进检查手段(如PET及EUS)的加入有助于更好地确定肿瘤及CTV外放更小的边界。CT模拟扫描与PET融合有助于确定病变范围[40]。在临床实践中，当获得多种诊断方法(如内镜、EUS、CT、PET)时，应以病变范围最大的来确定GTV的大小。

3 疗效最大化

3.1 PET引导的治疗

在食管癌治疗中改进放化疗策略包括选择最有可能获益的患者。食管癌个体化治疗的一种方式就是根据PET的早期反应来调整治疗。Weber及其同事发现化疗后14天PET有反应的患者pCR率较高(53% vs. 15%, P<0.01)，疾病进展及复发的时间较长(P=0.01)，并且OS较长[41]。这个研究确定了SUV最大值下降35%为最佳的界值。基于这个研究及其他的几项研究[42-44]结果，有前瞻性的研究[45]显示根据PET早期反应进行个体化治疗时可行的。MUNICON研究[45]是一个前瞻性研究，其中局部晚期食管腺癌新辅助放化疗2周后有代谢反应(SUV最大值下降>35%)的患者，继续化疗至12周然后进行手术。没有代谢反应的患者终止化疗接受手术。49%的有代谢反应的患者中有58%的患者达到pCR，而没有代谢反应的患者中则无pCR的，并且有代谢反应的患者较无反应者有更长的OS(P=0.015)及无事件生存期(P=0.002)。回顾性比较了接受短程新辅助化疗无代谢反应者及MUNICON以前治疗的患者，终止化疗没有带来损害。

在联合放化疗期间出现的PET早期反应意义不大，因为放疗诱导的非特异性炎症会导致SUV摄取。不能通过早期的PET反应来筛选那些需提前停止放化疗的患者[46-47]，其与肿瘤缓解及患者生存状况有关[48]。一些研究[49-50]显示，新辅助治疗或根治性放化疗完成后的PET反应是重要的预后因素，而另一些研究[51]却认为这不是预后因素。总之，其在指导进一步治疗决策方面的价值尚不明确[52]。MUNICON II研究[53]来检查新辅助放化疗(顺铂、氟尿嘧啶、亚叶酸钙，部分患者应用紫杉醇)后序贯手术患者的PET反应，对无反应者试图来提高病理完全缓解率及生存率。然而，最初无反应者没有一例达到pCR。这可能归因于研究设计因素，包括放疗剂量过低(32 Gy，分割剂量为1.6 Gy BID)以及放疗期间继续应用既往无效的药物(顺铂)。

目前前瞻性的研究[18,54]正在观察一种策略，诱导化疗后行PET评价及选择与放疗同步应用的个体化化疗。CALGB 80803研究[18]是一项多中心Ⅱ期研究，对T1N+或T2~4(N0/N+)期食管癌行新辅助治疗后观察PET反应。患者随机分为改良FOLFOX 6组或紫杉醇/卡铂组，分别于3周期及2周期后行PET评估。SUN最大、下降>35%的患者在放疗期间继续应用该化疗方案，然后进行手术。如果是SUN最大、下降不足35%的患者，则在放疗期间交换另一组的化疗方案，然后进行手术。初始终点是让交叉方案的患者达到完全病理缓解。EORTC发起的IMAGE研究，PET早期反应的患者继续原方案进行诱导化疗，而无反应的患者随机分为即刻手术组或换用紫杉类为基础的放化疗后进行手术组。

最后一项是关于三联治疗及单纯放化疗后PET反应有价值的研究。该研究回顾分析了在MDACC治疗的272例患者，发现三联治疗组OS及DFS较长。然而，对于放化疗后PET SUV最大值≤4.6的患者再进行手术并没有明显提高OS (P=0.22)或DFS (P=0.37)[55]。

3.2 肿瘤标记物——ERCC1

某些基因产物的表达可在一定程度上用于预测个体患者放化疗的疗效。切除修复交叉互补基因(ERCC-1)蛋白是ERCC1-XPR核酸内切酶复合物的组成部分，其功能为通过核苷酸切除途径修复铂类药物引起的DNA损伤。与接受单纯手术治疗的患者相比，术前接受铂类药物为基础的放化疗的肿瘤为ERCC-1阴性患者的无事件生存时间(51 $vs.$ 20个月，P=0.042)及总生存(59 $vs.$ 25个月，P=0.057)更长[56]。然而在这项回顾性研究中，ERCC-1阳性的患者加入术前放化疗并没有获得获益。SWOG S0353是一项前瞻性Ⅱ期研究[57]，临床为Ⅱ期或Ⅲ期的食管癌患者接受奥沙利铂及5-FU三联治疗时，研究ERCC-1及胸苷酸合成酶(TS)mRNA水平的效应。肿瘤内ERCC-1界值为1.7时，可使2年总生存率(16% $vs.$ 62%)及无进展生存率(39% $vs.$ 72%)明显下降。TS基因表达与生存率无关。

3.3 靶向药物

由于即使在最好的研究中，患者无病生存率仍较低，所以急需进一步研究。在癌症基因组学黎明到临之际，靶向药物(包括抗体、酪氨酸激酶抑制药及免疫调节药)在许多肿瘤中占据主流地位。在食管癌中，已经证明Barrett食管相关的腺癌HER-2/neu基因扩增时生存率会下降[58]。在RTOG 1010研究[39]中单克隆抗体曲妥珠单抗用于食管腺癌患者。这项进行中的研究观察HER-2过表达的食管癌患者紫杉醇/卡铂同步放疗(50.4 Gy)加入同步/辅助曲妥珠单抗治疗的疗效。两组患者放疗结束后5~8周进行手术治疗。

然而尝试应用西妥昔单抗用于食管癌治疗的结果却令人失望。RTOG 0436研究[59]将344例未经选择、不能手术的食管癌患者随机分为紫杉醇/顺铂同步放疗(50.4 Gy)组及紫杉醇/顺铂同步放疗(50.4 Gy)联合周剂量西妥昔单抗组。治疗完成6~8周后进行内镜评价，西妥昔单抗没有提高总生存率(主要终点)及临床有效率。这与之前发表的Ⅲ期研究的结果一致，EGFR抑制药西妥昔单抗[60]及帕尼单抗[61]对局部晚期胃癌及食管腺癌无效。

3.4 合理的化疗

提高放化疗疗效的一个最基本的任务是选择最合理的细胞毒药物。早期的术前放化疗与单纯手术的阳性结果研究是采用铂类药物为基础的化疗[12-13]。最近，CROSS研究[14]采用紫杉醇/卡铂术前放化疗与单纯手术相比提高了总生存(49 $vs.$ 24个月，P=0.003)及R0切除率(92% $vs.$ 69%，P<0.001)。这项研究及几项有前景的Ⅱ期研究[62-63](采用两种药或三种药进行以紫杉醇为基础的同步放化疗)的结果使紫杉类药物应用越来越普遍[64]。回顾性的研究[65]并没有显示有明确优势的方案，因此需要进行头对头比较的前瞻性研究来证实。

3.5 改变分割模式

提高疗效的另一种方式是在术前放化疗期间改变放疗的分割模式。一个单臂研究采用超分割方案，但是在一个紫杉醇为基础的方案中[66]显示出了明显的毒性，虽然获得了骄人的56%的病理完全缓解率[67]，但是术后死亡率较高。

4 结论

对于局部晚期食管癌同步放化疗后序贯手术治疗是标准的治疗策略。然而放疗剂量、技术、化疗手段及对患者选择的优化对于最大化获益是非常必要的。在将来，最新技术，如IMRT及质子放疗，可作为减少毒性的主要方式。同样，选择合适的肿瘤预测标记物可以判断哪些患者更能从放化疗中获益，获益较少的患者尽量避免毒性较大的治疗。PET早期疗效反应是一个有前景的领域，有助于放化疗的策略更具个体化。这是肿瘤学中发展迅速且激动人心的领域，但还有大量工作需要我们去完成。

声明

本文作者宣称无任何利益冲突。

参考文献

[1] American Cancer Society. Esophagus Cancer. Available online：http：//www.cancer.org/cancer/esophaguscancer/detailedguide/esophagus-cancer-key-statistics. Accessed December 3，2013.

[2] Blot WJ，McLaughlin J. The changing epidemiology of esophageal cancer. Semin Oncol，1999，26：2-8.

[3] Lagergren J，Bergstrom R，Lindgren A，et al. Symptomatic gastroesophageal reflux as a risk factor for esophageal adenocarcinoma. N Engl J Med，1999，340：825-831.

[4] Brown LM，Swanson CA，Gridley G，et al. Adenocarcinoma of the esophagus：role of obesity and diet. J Natl Cancer Inst，1995，87：104-109.

[5] Zhang ZF，Kurtz R，Sun M. Adenocarcinoma of the esophagus and gastric cardia：medical conditions，tobacco，alcohol and socioeconomic factors. Cancer Epidemiol Biomarkers Prev，1996，5：761-768.

[6] Halperin EC，Wazer DE，Perez CA，et al. eds. Perez and Brady's Principles and Practice of Radiation Oncology. Philadelphia：Lippincott Williams & Wilkins，2008.

[7] Hulscher JB，van Sandick JW，de Boer AG，et al. Extended transthoracic resection compared with limited transhiatal resection for adenocarcinoma of the esophagus. N Engl J Med，2002，347：1662-1669.

[8] Cooper JS，Guo MD，Herskovic A，et al. Chemoradiotherapy of locally advanced esophageal cancer：long-term follow-up of a prospective randomized trial (RTOG 85-01). Radiation Therapy Oncology Group. JAMA，1999，281：1623-1627.

[9] Bedenne L，Michel P，Bouché O，et al. Chemoradiation followed by surgery compared with chemoradiation alone in squamous cancer of the esophagus：FFCD 9102. J Clin Oncol，2007，25：1160-1168.

[10] Stahl M，Stuschke M，Lehmann N，et al. Chemoradiation with and without surgery in patients with locally advanced squamous cell carcinoma of the esophagus. J Clin Oncol，2005，23：2310-2317.

[11] Swisher SG，Winter KA，Komaki RU，et al. A Phase II study of a paclitaxel-based chemoradiation regimen with selective surgical salvage for resectable locoregionally advanced esophageal cancer：initial reporting of RTOG 0246. Int J Radiat Oncol Biol Phys，2012，82：1967-1972.

[12] Tepper J，Krasna MJ，Niedzwiecki D，et al. Phase III trial of trimodality therapy with cisplatin，fluorouracil，radiotherapy，and surgery compared with surgery alone for esophageal cancer：CALGB 9781. J Clin Oncol，2008，26：1086-1092.

[13] Walsh TN，Noonan N，Hollywood D，et al. A comparison of multimodal therapy and surgery for esophageal adenocarcinoma. N Engl J Med，1996，335：462-467.

[14] van Hagen P，Hulshof MC，van Lanschot JJ，et al. Preoperative chemoradiotherapy for esophageal or junctional cancer. N Engl J Med，2012，366：2074-2084.

[15] Bosset JF，Gignoux M，Triboulet JP，et al. Chemoradiotherapy followed by surgery compared with surgery alone in squamous-cell cancer of the esophagus. N Engl J Med，1997，337：161-167.

[16] Gebski V，Burmeister B，Smithers BM，et al. Survival benefits from neoadjuvant chemoradiotherapy or chemotherapy in oesophageal carcinoma：a meta-analysis. Lancet Oncol，2007，8：226-234.

[17] RTOG 1010. A Phase III Trial Evaluating the Addition of Trastuzumab to Trimodality Treatment of Her2-Overexpressing Esophageal Adenocarcinoma. In：RTOG.org [Internet]. Philadelphia (PA)：Radiation Therapy Oncology Group. [cited 2014 Mar 30]. Available online：http：//www.rtog.org/ClinicalTrials/ProtocolTable/StudyDetails.aspx?study=1010

[18] Cancer and Leukemia Group B，National Cancer Institute. PET Scan Imaging in Assessing Response in Patients With Esophageal Cancer Receiving Combination Chemotherapy. In：ClinicalTrials.gov [Internet]. Bethesda (MD)：National Library of Medicine (US). 2000- [cited 2013 Dec 18]. Available online：http：//clinicaltrials.gov/show/NCT01333033

[19] Forastiere AA，Orringer MB，Perez-Tamayo C，et al. Preoperative chemoradiation followed by transhiatal esophagectomy for carcinoma of the esophagus：final report. J Clin Oncol，1993，11：1118-1123.

[20] Heath EI，Burtness BA，Heitmiller RF，et al. Phase II evaluation of preoperative chemoradiation and postoperative adjuvant chemotherapy for squamous cell and adenocarcinoma of the esophagus. J Clin Oncol，2000，18：868-876.

[21] Burmeister BH，Smithers BM，Gebski V，et al. Surgery alone versus chemoradiotherapy followed by surgery for resectable cancer of the oesophagus：a randomised controlled phase III trial. Lancet Oncol，2005，6：659-668.

[22] Minsky BD，Pajak T，Ginsberg R，et al. INT0123 (Radiation Therapy Oncology Group 94-05) phase III trial of combined-modality therapy for esophageal cancer high-dose versus standard dose radiation therapy. J Clin Oncol，2002，20：1167-1174.

[23] Gaspar LE，Winter K，Kocha WI，et al. A phase I/II study of external beam radiation，brachytherapy，and concurrent chemotherapy for patients with localized carcinoma of the esophagus (Radiation Therapy Oncology Group Study 9207)：final report. Cancer，2000，88：988-995.

[24] Settle SH，Bucci MK，Palmer MB，et al. PET/CT fusion with treatment planning CT (TP CT) shows predominant pattern of locoregional failure in esophageal patients treated with chemoradiation (CRT) is in GTV. Int J Radiat Oncol Biol Phys，

2008, 72: S72-S73.

[25] Wang SL, Liao Z, Vaporciyan AA, et al. Investigation of clinical and dosimetric factors associated with postoperative pulmonary complications in esophageal cancer patients treated with concurrent chemoradiotherapy followed by surgery. Int J Radiat Oncol Biol Phys, 2006, 64: 692-699.

[26] Gagliardi G, Constine LS, Moiseenko V, et al. Radiation dose-volume effects in the heart. Int J Radiat Oncol Biol Phys, 2010, 76: S77-S85.

[27] Wei X, Liu HH, Tucker SL, et al. Risk factors for pericardial effusion in inoperable esophageal cancer patients treated with definitive chemoradiation therapy. Int J Radiat Oncol Biol Phys, 2008, 70: 707-714.

[28] Chandra A, Guerrero TM, Liu HH, et al. Feasibility of using intensity-modulated radiotherapy to improve lung sparing in treatment planning for distal esophageal cancer. Radiother Oncol, 2005, 77: 247-253.

[29] Kole TP, Aghayere O, Kwah J, et al. Comparison of heart and coronary artery doses associated with intensity-modulated radiotherapy versus three-dimensional conformal radiotherapy for distal esophageal cancer. Int J Radiat Oncol Biol Phys, 2012, 83: 1580-1586.

[30] Nutting CM, Bedford JL, Cosgrove VP, et al. A comparison of conformal and intensity-modulated techniques for oesophageal radiotherapy. Radiother Oncol, 2001, 61: 157-163.

[31] Hawkins MA, Bedford JL, Warrington AP, et al. Volumetric modulated arc therapy planning for distal oesophageal malignancies. Br J Radiol, 2012, 85: 44-52.

[32] La TH, Minn AY, Su Z, et al. Multimodality treatment with intensity modulated radiation therapy for esophageal cancer. Dis Esophagus, 2010, 23: 300-308.

[33] Welsh J, Gomez D, Palmer MB, et al. Intensity-modulated proton therapy further reduces normal tissue exposure during definitive therapy for locally advanced distal esophageal tumors: a dosimetric study. Int J Radiat Oncol Biol Phys, 2011, 81: 1336-1342.

[34] Loma Linda University. Proton Therapy for Esophageal Cancer. In: ClinicalTrials.gov [Internet]. Bethesda (MD): National Library of Medicine (US). 2000- [cited 2014 Mar 28]. Available online: http://clinicaltrials.gov/show/NCT01684904

[35] M.D. Anderson Cancer Center. Proton Beam Therapy (PBT) Versus Intensity-Modulated Radiation Therapy (IMRT) Trial. In: ClinicalTrials.gov [Internet]. Bethesda (MD): National Library of Medicine (US). 2000- [cited 2014 Mar 29]. Available online: http://clinicaltrials.gov/show/NCT01512589

[36] Rosenberg JC, Franklin R, Steiger Z. Squamous cell carcinoma of the thoracic esophagus: an interdisciplinary approach. Curr Probl Cancer, 1981, 5: 1-52.

[37] Akiyama H, Tsurumaru M, Kawamura T, et al. Principles of surgical treatment for carcinoma of the esophagus: analysis of lymph node involvement. Circles represent potential sites of lymph node involvement while squares represent the dominant site of lymphatic spread. Ann Surg, 1981, 194: 438.

[38] Button MR, Morgan CA, Croydon ES, et al. Study to determine adequate margins in radiotherapy planning for esophageal carcinoma by detailing patterns of recurrence after definitive chemoradiotherapy. Int J Radiat Oncol Biol Phys, 2009, 73: 818-823.

[39] RTOG 1010. A Phase III Trial Evaluating the Addition of Trastuzumab to Trimodality Treatment of Her2-Overexpressing Esophageal Adenocarcinoma. In: RTOG.org [Internet]. Philadelphia (PA): Radiation Therapy Oncology Group. [cited 2014 Mar 30]. Available online: http://www.rtog.org/ClinicalTrials/ProtocolTable/StudyDetails.aspx?study=1010

[40] Moureau-Zabotto L, Touboul E, Lerouge D, et al. Impact of CT and 18F-deoxyglucose positron emission tomography image fusion for conformal radiotherapy in esophageal carcinoma. Int J Radiat Oncol Biol Phys, 2005, 63: 340.

[41] Weber WA, Ott K, Becker K, et al. Prediction of response to preoperative chemotherapy in adenocarcinomas of the esophagogastric junction by metabolic imaging. J Clin Oncol, 2001, 19: 3058-3065.

[42] Ott K, Weber WA, Lordick F, et al. Metabolic imaging predicts response, survival, and recurrence in adenocarcinomas of the esophagogastric junction. J Clin Oncol, 2006, 24: 4692-4698.

[43] Ilson DH, Minsky BD, Ku GY, et al. Phase 2 trial of induction and concurrent chemoradiotherapy with weekly irinotecan and cisplatin followed by surgery for esophageal cancer. Cancer, 2012, 118: 2820-2827.

[44] Kauppi JT, Oksala N, Salo JA, et al. Locally advanced esophageal adenocarcinoma: response to neoadjuvant chemotherapy and survival predicted by ([18F])FDG-PET/CT. Acta Oncol, 2012, 51: 636-644.

[45] Lordick F, Ott K, Krause BJ, et al. PET to assess early metabolic response and to guide treatment of adenocarcinoma of the oesophagogastric junction: the MUNICON phase II trial. Lancet Oncol, 2007, 8: 797-805.

[46] Gillham CM, Lucey JA, Keogan M, et al. (18)FDG uptake during induction chemoradiation for oesophageal cancer fails to predict histomorphological tumour response. Br J Cancer, 2006, 95: 1174-1179.

[47] van Heijl M, Omloo JM, van Berge Henegouwen MI, et al. Fluorodeoxyglucose positron emission tomography for evaluating early response during neoadjuvant chemoradiotherapy in patients with potentially curable esophageal cancer. Ann Surg, 2011, 253: 56-63.

[48] Wieder HA, Brücher BL, Zimmermann F, et al. Time course of tumor metabolic activity during chemoradiotherapy of esophageal squamous cell carcinoma and response to treatment. J Clin Oncol, 2004, 22: 900-908.

[49] Downey RJ, Akhurst T, Ilson D, et al. Whole body 18FDG-PET and the response of esophageal cancer to induction therapy: results of a prospective trial. J Clin Oncol, 2003, 21: 428-432.

[50] Flamen P, Van Cutsem E, Lerut A, et al. Positron emission tomography for assessment of the response to induction radiochemotherapy in locally advanced oesophageal cancer. Ann Oncol, 2002, 13: 361-368.

[51] Vallböhmer D, Hölscher AH, Dietlein M, et al. [18F]-Fluorodeoxyglucose-positron emission tomography for the assessment of histopathologic response and prognosis after completion of neoadjuvant chemoradiation in esophageal cancer. Ann Surg, 2009, 250: 888-894.

[52] Wu AJ, Goodman KA. Positron emission tomography imaging for gastroesophageal junction tumors. Semin Radiat Oncol, 2013, 23: 10-15.

[53] zum Büschenfelde CM, Herrmann K, Schuster T, et al. (18) F-FDG PET-guided salvage neoadjuvant radiochemotherapy of adenocarcinoma of the esophagogastric junction: the MUNICON II trial. J Nucl Med, 2011, 52: 1189-1196.

[54] Lorenzen S, von Gall C, Stange A, et al. Sequential FDG-PET and induction chemotherapy in locally advanced adenocarcinoma of the Oesophago-gastric junction (AEG): The Heidelberg Imaging program in Cancer of the oesophago-gastric junction during Neoadjuvant treatment: HICON trial. BMC Cancer, 2011, 11: 266.

[55] Murthy SB, Patnana SV, Xiao L, et al. The standardized uptake value of 18-fluorodeoxyglucose positron emission tomography after chemoradiation and clinical outcome in patients with localized gastroesophageal carcinoma. Oncology, 2010, 78: 316-322.

[56] Kim MK, Cho KJ, Kwon GY, et al. Patients with ERCC1-negative locally advanced esophageal cancers may benefit from preoperative chemoradiotherapy. Clin Cancer Res, 2008, 14: 4225-4231.

[57] Leichman LP, Goldman BH, Bohanes PO, et al. S0356: a phase II clinical and prospective molecular trial with oxaliplatin, fluorouracil, and external-beam radiation therapy before surgery for patients with esophageal adenocarcinoma. J Clin Oncol, 2011, 29: 4555-4560.

[58] Brien TP, Odze RD, Sheehan CE, et al. HER-2/neu gene amplification by FISH predicts poor survival in Barrett's esophagus-associated adenocarcinoma. Hum Pathol, 2000, 31: 35-39.

[59] Suntharalingam M, Winter K, Ilson DH. The initial report of RTOG 0436: A phase III trial evaluating the addition of cetuximab to paclitaxel, cisplatin, and radiation for patients with esophageal cancer treated without surgery. J Clin Oncol, 2014, 32: abstr LBA6.

[60] Lordick F, Kang YK, Chung HC, et al. Capecitabine and cisplatin with or without cetuximab for patients with previously untreated advanced gastric cancer (EXPAND): a randomised, open-label phase 3 trial. Lancet Oncol, 2013, 14: 490-499.

[61] Waddell T, Chau I, Cunningham D, et al. Epirubicin, oxaliplatin, and capecitabine with or without panitumumab for patients with previously untreated advanced oesophagogastric cancer (REAL3): a randomised, open-label phase 3 trial. Lancet Oncol, 2013, 14: 481-489.

[62] Meluch AA, Greco FA, Gray JR, et al. Preoperative therapy with concurrent paclitaxel/carboplatin/infusional 5-FU and radiation therapy in locoregional esophageal cancer: final results of a Minnie Pearl Cancer Research Network phase II trial. Cancer J, 2003, 9: 251-260.

[63] Urba SG, Orringer MB, Ianettonni M, et al. Concurrent cisplatin, paclitaxel, and radiotherapy as preoperative treatment for patients with locoregional esophageal carcinoma. Cancer, 2003, 98: 2177-2183.

[64] Suntharalingam M, Moughan J, Coia LR, et al. The national practice for patients receiving radiation therapy for carcinoma of the esophagus: results of the 1996-1999 Patterns of Care Study. Int J Radiat Oncol Biol Phys, 2003, 56: 981-987.

[65] Kelsey CR, Chino JP, Willett CG, et al. Paclitaxel-based chemoradiotherapy in the treatment of patients with operable esophageal cancer. Int J Radiat Oncol Biol Phys, 2007, 69: 770-776.

[66] Wright CD, Wain JC, Lynch TJ, et al. Induction therapy for esophageal cancer with paclitaxel and hyperfractionated radiotherapy: a phase I and II study. J Thorac Cardiovasc Surg, 1997, 114: 811-815.

[67] Raoul JL, Le Prisé E, Meunier B, et al. Neoadjuvant chemotherapy and hyperfractionated radiotherapy with concurrent low-dose chemotherapy for squamous cell esophageal carcinoma. Int J Radiat Oncol Biol Phys, 1998, 42: 29-34.

译者：黄德波，泰安市肿瘤防治院放疗科主治医师，医学硕士

审校：康明强，教授，博士生导师，主任医师，福建协和医院胸外二科科主任

Cite this article as: Lloyd S, Chang BW. Current strategies in chemoradiation for esophageal cancer. J Gastrointest Oncol 2014;5(3):156-165. doi: 10.3978/j.issn.2078-6891.2014.033

第二十五章　诱导治疗的作用

Jacob R. Moremen[1], Elaine N. Skopelja[2], DuyKhanh P. Ceppa[1]

[1]Division of Cardiothoracic Surgery, Indiana University School of Medicine, Indianapolis, Indiana, USA; [2]Ruth Lilly Medical Library, Indiana University School of Medicine, Indianapolis, Indiana, USA
Correspondence to: DuyKhanh P. Ceppa, MD. Division of Cardiothoracic Surgery, Department of Surgery, Indiana University School of Medicine, 545 Barnhill Drive, EH 215, Indianapolis, IN 46202, USA. Email: dpceppa@iupui.edu.

摘要：在过去的30年里，食管癌的发病率稳步增长，其5年生存率改善并不明显。在这篇文章中，我们对食管癌治疗方面的文献进行了综述，重点探讨了化疗和放疗在诱导治疗中的作用。

关键词：食管癌；化学治疗；放射治疗；三联疗法

View this article at: http://dx.doi.org/10.3978/j.issn.2072-1439.2014.03.10

1　引言

美国每年大约有17 990例患者被确诊为食管癌，超过15 000例死于此疾病。在过去的30年里，食管癌5年生存率的改善不明显，持续徘徊在19%左右的低水平[1]，尽管传统的观点认为食管癌是一种外科疾病，但是不理想的治愈率促使了医生们开展了其他治疗方式的研究。最佳的治疗方式是进行放化疗诱导治疗后再进行手术切除。在这篇综述中，我们总结了当前关于局限性晚期、可手术切除的食管癌诱导治疗和辅助治疗的数据，阐述了治疗标准的演变并描述了该疾病治疗中放化疗诱导的作用。

2　治疗方式

2.1　单纯手术

来自日本肿瘤组的一系列研究显示，单一手术治疗的5年生存率接近40%[2-3]，但最近西方的研究没能重现这一结论，其报道的5年生存率为16%[1,4]。因此，外科

手术主要用于早期食管癌(T1~T2)的治疗，通常不涉及淋巴结转移和其他紧急情况，诸如穿孔和危及生命的大出血等。最近，由于对T2期病灶的精确分期[5]，对T2期病灶也倾向于在外科手术治疗前采用诱导治疗。

2.2　单纯放射治疗

早期可尝试单一治疗方式，单纯的手术治疗和单纯的放射治疗，其5年生存率分别为4%和6%[6]。随后的研究报道称单纯使用放射治疗可使患者的生存率有轻微的改善。1985年至1994年进行了一项针对101例患者的亚分组的研究，该分组均是未转移且限于局部晚期的食管癌患者，但是身体状况不适宜手术治疗，他们只接受了针对性的放射治疗。分期包括内镜检查、钡餐检查和偶尔的CT检查。这一阶段在超声内镜或正电子成像技术(PET)出现之前。大部分的患者接受50 Gy的放射量且次数超过15次。报告称其3年和5年生存率分别为27%和21%，中位生存期为15个月[7]。尽管这些结果提示单纯放疗是非常有前途的，但是对食管癌最

佳治疗方式的探寻依旧继续着。

2.3　化疗与单纯手术治疗

尽管食管癌的标准治疗方式是手术切除，但是患者的无病生存率不理想，所以辅助治疗受到了重视。日本一项Ⅱ期研究发现，顺铂和5-氟尿嘧啶联合应用能够改善肿瘤的治疗反应，这一方案要优于标准的顺铂和长春地辛方案。日本临床肿瘤研究组9204随机招募了242名患者，食管鳞癌患者仅仅接受手术治疗或者是手术治疗后又接受了顺铂和5-氟尿嘧啶的联合化疗。结果显示，5年无病生存率联合化疗组要优于单纯手术组(55% *vs.* 45%，*P*=0.037)。总体生存率同样如此，联合化疗组生存率为61%，而单独手术组仅为52%(*P*=0.13)[2]。

最近法国的研究评估了一项类似的治疗方案，224名被诊断为腺癌的患者，均可以进行手术切除，病变位于食管远端、胃食管交界处或者在胃部。患者随机分组，分别接受顺铂和5-氟尿嘧啶的术后化疗和单独的手术切除。手术后联合化疗组无病生存率是34%，而单独手术组是19%(*P*=0.003)[8]，队列研究观察，术后联合化疗组和单独手术组5年生存率分别是是38%和24%(*P*=0.02)。此外，两组的术后复发率几乎相同。

2.4　诱导化疗与辅助化疗

JCOG9204研究之后，日本相同的临床组随机招募了300名在JCOG9907研究中的食管鳞癌患者，其临床分期为Ⅱ期或Ⅲ期[3]。在2000年到2006年进行的此项队列研究中，患者术前和术后均接受了顺铂和5-氟尿嘧啶的化疗。主要终点是无病生存的进展。中位随访期限为61个月，诱导化疗组的5年总生存率为55%，而辅助化疗组为43%(*P*=0.04)。但是，两组的复发率大致相似，诱导组复发后更容易手术切除。在复发患者中，大约1/3最初就是限于局部。作者对新辅助化疗管理的进步给出了三个总结：更多的出现肿瘤"降期"现象，更容易变为可手术切除的R0期，患者接受诱导化疗后会更容易完成治疗周期。

2.5　诱导化疗与诱导放化疗

德国的Ⅲ期研究随机招募了119名病灶在胃食管交界处的腺癌患者，分别给以诱导化疗(CT)或放化疗(CRT)。但是这项研究由于不理想的累积治愈率而终结，3年生存率改善的趋势(47% *vs.* 27%，*P*=0.007)在放化

疗组更为显著。此外，接受诱导放化疗组的病理完全缓解率(pCR)显著提高(2.0% *vs.* 15.6%，*P*=0.03)，淋巴结无肿瘤负担率提高(36.7% *vs.* 64.4%，*P*=0.01)。然而，此项研究被指证据不足。

澳大利亚的一项类似的证据不足的Ⅱ期研究随机招募了75名病灶在胃食管交界处的腺癌患者，在手术前接受了化疗或放化疗。类似于德国的研究，放化疗组在总生存率方面存在优势(32个月 *vs.* 29个月，*P*=0.83)，无病进展生存率高(26个月 *vs.* 14个月，*P*=0.37)，这些并没有达到统计学上的意义。然而，在pCR上有着显著的改善(CRT 31% *vs.* CT 8%，*P*=0.01)，R1切除率(CRT 0% *vs.* CT 11%，*P*=0.04)也有提高[10]。

2.6　放化疗

同时进行的化疗和放疗被用于胃食管结合部癌患者的针对性治疗方案和诱导治疗。放射治疗用于治疗限于局部的肿瘤，而化疗用于控制残留肿瘤的微小转移。

2.7　针对性的放化疗

针对性放化疗已成为手术无法切除的胃食管肿瘤和身体条件不适宜手术患者的标准治疗方案，这是两个主要试验的结论。RTOG8501证明限于局部的恶性肿瘤患者5年总生存率是26%，然而，局部肿瘤复发率很高，并且持续存在[11]。为了改善局部肿瘤的复发率，美国协作组(INT0123)随机招募了236名患者，全部接受了针对性的放化疗，给予50 Gy(与RTOG8501接受的剂量相同)或者64 Gy放射剂量，剂量的增加既没有改善生存率也没有改善局部肿瘤的控制[12]。

2.8　诱导性放化疗

有5组关于新辅助放化疗与单独手术的完整随机对照试验(表1)。这一部分会详细描述两个试验。接下来，仍然有三项Meta分析报告。CALGB9781是美国的一项研究，在1997年到2000年仅仅招募到了56名患者(75%为腺癌，25%为鳞癌)，没能达到目标数475名，这些患者进行了三种方式联合治疗(顺铂、5-氟尿嘧啶和50.4 Gy剂量的放射治疗)。三联疗法的中位生存期是4.5年，而单独手术的中位生存期是1.8年(*P*=0.02)。5年生存率是39% *vs.* 16%[95% CI的风险比是1.46∶5.69]，这个数据支持三联疗法。病理完全缓解率是40%[4]。然而，这项研究结果必须考虑到目标患者不完整这一背景

表1 食管癌诱导治疗的随机试验

作者/年份试验	数据	治疗方式	药物/剂量	患者/组织学	总体生存率	pCR	无病生存率	备注
Van Hagen et al. 2012[13], CROSS Trial	2004-2008	诱导性放化疗 vs. 手术	卡铂、紫杉醇 vs. 41.4 Gy	366 (75%腺癌)	放化疗47% 手术34% (P=0.003)	29%	未报道	
Ando et al. 2012[3], JCOG9907	2000-2006	诱导性化疗 vs.辅助性化疗	顺铂、5-氟尿嘧啶	330鳞癌	诱导性化疗55% 辅助性化疗43%(P=0.04)	2%	诱导性化疗44% 辅助性化疗39% (P=0.22)	
Ychou et al. 2011[8]	1995-2003	诱导性化疗 vs.手术	顺铂、5-氟尿嘧啶	224腺癌	化疗38% 手术24% (P=0.04)	未报道	化疗34%；手术19% (P=0.003)	包括胃癌在内
Burmeister et al. 2011[10]	2000-2006	诱导性化疗 vs.放化疗	顺铂，5-氟尿嘧啶，35 Gy	75腺癌	放化疗32个月；化疗29个月 (P=0.83)	放化疗%；化疗8% (P=0.01)	放化疗26个月；化疗14个月 (P=0.37)	化疗有着更多的R1切除
Stahl et al. 2009[9]	2000-2005	诱导性化疗 vs.放化疗	顺铂，5-氟尿嘧啶，甲酰四氢叶酸，30 Gy	119腺癌	放化疗47%;化疗23% (P=0.07)	放化疗6%；化疗2% (P=0.03)	未报道	只报道了三年生存期
Tepper et al. 2008[4], CALGB9781	1997-2000	诱导性放化疗 vs.手术	顺铂，5-氟尿嘧啶，50.4 Gy	56 (75%腺癌)	放化疗39%，手术16& p值未报道	40%	放化疗28%；手术15% (P= NR)	

pCR，完全病理缓解；Gy，放射剂量；AC，腺癌；SCC，鳞癌；5-FU，2-氟尿嘧啶；CT，化学治疗，化疗；CRT，放化疗；NR，未报道。

(实际56名患者/475名目标患者)，单独手术有着较低的生存率。

荷兰的一项交叉试验考虑到了诱导治疗的最佳证据，招募了366名患者(75%为腺癌，23%为鳞癌)，他们随机进行分组，分别接受三联疗法：卡铂、紫杉醇外加41.4 Gy剂量的放射治疗，另一组单独进行手术治疗，手术治疗的多是Ⅱ期和Ⅲ期的食管癌或者是病灶位于胃食管交界处的肿瘤。三联治疗组证明了其有更好的中位总生存率(49.4个月 vs. 24个月，P=0.003)和更高的R0可切除率(92% vs. 69%，P<0.001)。三联治疗组的病理完全缓解率是29%。放化疗组的毒性反应较低(3级出血风险为7%)，与单独手术组相比，三联治疗组的术后治疗并没有出现更高的术后复发率或早期死亡率。随访发现，患者在术后再接受放化疗的诱导治疗会有着较低的死亡风险34%(风险比0.657，95% CI的风险比为0.495：0.871，P=0.003)[13]。

2.9 诱导化疗的 Meta 分析

最近的一项Meta分析，对6个比较单独应用针对性化疗或者联合应用诱导治疗的随机实验进行了综述。在这个Meta分析中绝大多数患者为鳞癌。尽管在这些确定的治疗方案(接受诱导治疗的患者总辐射量为30~46 Gy，接受普通放疗的患者总辐射量为45~71 Gy，输液或快速滴注甲酰四氢叶酸、顺铂或卡铂和紫杉醇)中存在差异，但是结果还是比较一致的。在总体生存率上确切的药物治疗与外科手术是等效的(HR 0.98；95% CI：0.98~0.8；P=0.84)，在手术治疗中存在局部复发率以及癌症相关死亡率上升的趋势，而在非手术治疗中的治疗相关死亡率很低(HR 0.16；95% CI：0~0.89；P=0.001)，依从性也更好[14]。

最近的Meta分析对 1983年至2004年的24个试验进行了综述，其中包括新辅助放化疗与单独手术的比较(n=1 854)，新辅助化疗与单独手术的比较(n=1 981)以及新辅助化疗与新辅助放化疗联合手术切除的比较(n=194)。新辅助化疗的全死因死亡率的风险(HR 0.87；95% CI：0.79~0.96；P=0.005)和新辅助放化疗(HR 0.78；95% CI：0.78~0.70；P<0.0001)展示了相对于单独外科手术而言的诱导疗法的生存获益。放化疗在组织学亚型的

治疗上保持了优势，其中，腺癌的敏感性比鳞癌更强。术前进行放化疗比仅仅进行化疗的优势是明显的(HR 0.88；95% CI：0.76~1.01)，但是不具有统计学意义，并且新辅助治疗组手术后的死亡率没有显著增加[15]。

3 讨论

诊断为食管癌通常预示着较差的预后，因为其中50%~60%的患者会出现无法治愈的局部晚期病变或已经出现肿瘤转移。食管癌的两个主要的组织学类型是鳞癌和腺癌。在美国，腺癌的发病率正在增加，而在全球范围内而言，鳞癌为主要发病类型。鳞癌与腺癌的临床表现不相同，毫无疑问，它们代表了两种不同的疾病，有不同的发病机制、流行病学、肿瘤生物学及预后。这种差异反映在2010年TNM分期系统上，它将食管的鳞癌和腺癌进行了不同的分组与分期。Bollschweiler等[16]对1992年至2009年食管癌的诱导放化疗的研究进行了综合统计分析，结果表明，在食管癌的两种组织学类型之间的pCR是相当的。然而，要达到pCR，腺癌相比鳞癌需要更高的辐射剂量。直到研究深入调查诱导治疗的好处时，对食管癌患者来说才不仅仅是普通治疗而且进行组织学分类治疗。当前诱导治疗的数据将应用于食管癌的治疗而不考虑组织学分类。

单独外科手术的治疗预后很差，这促使了对辅助治疗方法的研究，希望能够达到提高手术治愈率的目的。早期研究表明放射治疗能够轻度改善生存。然而，手术切除后进行辅助的化疗更能够显著地提高总体生存率。后来的研究将诱导性化疗和辅助性化疗进行了对比，显示诱导性化疗对生存率更有意义，尤其是接受完整治疗方案的患者，更有可能出现降期现象，更有可能达到可以手术切除的R0级。这些促使了针对诱导性放化疗的研究。尽管由于较低的累积发生率，不少实验提前终结，但是少数Meta分析的综合数据表明这是可能的。能够证明诱导性(化疗或放疗)能够比单纯手术更能改善5年生存率。研究中提及了一个趋势，接受放化疗患者的生存率比诱导性放疗患者的生存率有所提高，但是并没有统计学上的意义。诱导性治疗的益处在腺癌和鳞癌上都有所体现，但是腺癌比鳞癌有着更好的治疗反应。

4 结论

外科切除仍然是食管癌(T1N0)首选的治疗方案。

然而，对于局部晚期(T2期以上或者淋巴结有转移)患者来说，在提高5年生存率方面，诱导性治疗要比单纯手术起的作用要更为关键。患者接受诱导性的放化疗要比诱导性的化疗获益更大。但是，明确的放化疗益处还没有得到证实。

致谢

本文作者宣称无任何利益冲突。

参考文献

[1] Siegel R, Naishadham D, Jemal A. Cancer statistics, 2012. CA Cancer J Clin, 2012, 62: 10-29.

[2] Ando N, Iizuka T, Ide H, et al. Surgery plus chemotherapy compared with surgery alone for localized squamous cell carcinoma of the thoracic esophagus: a Japan Clinical Oncology Group Study--JCOG9204. J Clin Oncol, 2003, 21: 4592-4596.

[3] Ando N, Kato H, Igaki H, et al. A randomized trial comparing postoperative adjuvant chemotherapy with cisplatin and 5-fluorouracil versus preoperative chemotherapy for localized advanced squamous cell carcinoma of the thoracic esophagus (JCOG9907). Ann Surg Oncol, 2012, 19: 68-74.

[4] Tepper J, Krasna MJ, Niedzwiecki D, et al. Phase III trial of trimodality therapy with cisplatin, fluorouracil, radiotherapy, and surgery compared with surgery alone for esophageal cancer: CALGB 9781. J Clin Oncol, 2008, 26: 1086-1092.

[5] Zuccaro G Jr, Rice TW, Vargo JJ, et al. Endoscopic ultrasound errors in esophageal cancer. Am J Gastroenterol, 2005, 100: 601-606.

[6] Earlam R, Cunha-Melo JR. Oesophogeal squamous cell carcinoms: II. A critical view of radiotherapy. Br J Surg, 1980, 67: 457-461.

[7] Sykes AJ, Burt PA, Slevin NJ, et al. Radical radiotherapy for carcinoma of the oesophagus: an effective alternative to surgery. Radiother Oncol, 1998, 48: 15-21.

[8] Ychou M, Boige V, Pignon JP, et al. Perioperative chemotherapy compared with surgery alone for resectable gastroesophageal adenocarcinoma: an FNCLCC and FFCD multicenter phase III trial. J Clin Oncol, 2011, 29: 1715-1721.

[9] Stahl M, Walz MK, Stuschke M, et al. Phase III comparison of preoperative chemotherapy compared with chemoradiotherapy in patients with locally advanced adenocarcinoma of the esophagogastric junction. J Clin Oncol, 2009, 27: 851-856.

[10] Burmeister BH, Thomas JM, Burmeister EA, et al. Is concurrent radiation therapy required in patients receiving preoperative chemotherapy for adenocarcinoma of the oesophagus? A

randomised phase II trial. Eur J Cancer, 2011, 47: 354-360.

[11] Cooper JS, Guo MD, Herskovic A, et al. Chemoradiotherapy of locally advanced esophageal cancer: long-term follow-up of a prospective randomized trial (RTOG 85-01). Radiation Therapy Oncology Group. JAMA, 1999, 281: 1623-1627.

[12] Minsky BD, Pajak TF, Ginsberg RJ, et al. INT 0123 (Radiation Therapy Oncology Group 94-05) phase III trial of combined-modality therapy for esophageal cancer: high-dose versus standard-dose radiation therapy. J Clin Oncol, 2002, 20: 1167-1174.

[13] van Hagen P, Hulshof MC, van Lanschot JJ, et al. Preoperative chemoradiotherapy for esophageal or junctional cancer. N Engl J Med, 2012, 366: 2074-2084.

[14] Pöttgen C, Stuschke M. Radiotherapy versus surgery within multimodality protocols for esophageal cancer--a meta-analysis of the randomized trials. Cancer Treat Rev, 2012, 38: 599-604.

[15] Sjoquist KM, Burmeister BH, Smithers BM, et al. Survival after neoadjuvant chemotherapy or chemoradiotherapy for resectable oesophageal carcinoma: an updated meta-analysis. Lancet Oncol, 2011, 12: 681-692.

[16] Bollschweiler E, Hölscher AH, Metzger R. Histologic tumor type and the rate of complete response after neoadjuvant therapy for esophageal cancer. Future Oncol, 2010, 6: 25-35.

译者: 刘小萌, 千佛山医院胸外科

审校: 付军科, 西安交通大学第一附属医院胸外科主任, 主任医师

Cite this article as: Moremen JR, Skopelja EN, Ceppa DP. The role of induction therapy. J Thorac Dis 2014;6(S3):S309-S313. doi: 10.3978/j.issn.2072-1439.2014.03.10

第二十六章　新辅助放化疗序贯食管癌切除术治疗食管癌的生存分析

Faisal A. Siddiqui[1], Katelyn M. Atkins[2], Brian S. Diggs[3], Charles R. Thomas Jr[1], John G. Hunter[3], James P. Dolan[3]

[1]Department of Radiation Medicine, [2]School of Medicine, [3]Department of Surgery, Oregon Health & Science University, Portland, OR, USA

Correspondence to: James P. Dolan, M.D. Department of Surgery, Oregon Health & Science University, 3181 S.W. Sam Jackson Park Road, L223A, Portland, Oregon 97239-3098, USA. Email: dolanj@ohsu.edu.

背景： 食管癌患者接受新辅助放化疗（neoadjuvant chemoradiotherapy，NAC)后行食管癌切除术有更大可能获得切缘阴性，降期并能改善总生存(overall survival，OS)。本研究的主要目的为分析单中心三级医疗机构接受新辅助放化疗后序贯食管癌切除术患者的生存预后。

方法： 本研究回顾了1996年9月至2011年5月期间106例接受铂类联合5-氟尿嘧啶或者卡培他滨同步放化疗后序贯食管根治术患者的总生存期，用Kaplan Meier法对OS进行了分析。

结果： 该106例患者基线时的分期：62%的患者为III期(n=66)，31%为II期(n=33)，7%为I期(n=7)。NAC后92.5%的患者术后切缘为阴性(R0)，病理结果显示59%的患者(n=62)获得降期，9%(n=10)的患者分期上升，32%(n=34)的患者保持分期不变。29%(n=31)的患者获得病理学的完全缓解(pathologic complete response，pCR)。全体患者的中位OS为35.2个月，取得降期的患者的OS为42个月，分期升高的患者的OS为13个月，分期不变的患者的OS为17个月(P=0.08)。腺癌患者的OS为30个月，鳞癌患者的OS为71个月(P=0.06)。

结论： 新辅助放化疗能够使59%的患者降期并增加R0切除率。这些患者的OS能够进一步改善。鳞癌患者具有更好的预后趋势。

关键词： 食管癌；新辅助放化疗；食管癌切除术

View this article at: http://www.thejgo.org/article/view/2306/2915

1　导言

在美国，每年大约有18 000例的食管癌新发病例，每年有超过15 000例的食管癌死亡病例。鉴于该病的高死亡率，很有必要研究更好的治疗策略[1]。通过RCT实验证明新辅助放化疗(neoadjuvant chemoradiotherapy，NAC)序贯手术和单纯手术相比能够显著地改善总生存(overall survival，OS)[2-5]。最近，CROSS研究改进了传统化疗的方案，引入了卡铂/紫杉醇每周化疗联合同步

放疗，证实新辅助放化疗组较单纯手术组有明显的OS获益，中位OS分别为49.3 vs. 24个月[5]。该研究结果与既往几项Meta分析的结果相似，显示NAC与单纯手术相比能够显著性地延长OS[6-9]。总而言之，这些研究突出了NAC在食管癌治疗的价值。

NAC除了能够提供显著的生存获益外，还能够增加R0切除的可能[6]，而R0切除与食管癌患者OS的改善是密切相关的[10]。更重要的是，患者在NAC后

行食管癌切除术后的分期除了是OS的预测因素外，能否取得降期与改善患者的无病生存期(disease-free survival，DFS)及OS密切相关[11]。另有研究显示,在NAC序贯食管切除术后病理学结果显示病理学完全缓解(pathologic complete response，pCR)的患者有较高的长期生存率[12-13]。

基于以上和其他的研究数据，包括NAC序贯食管癌切除术在内的多学科综合治疗已经成为了早期(Ⅱ~Ⅲ期)食管癌的标准治疗。可切除的食管癌患者以及经NAC治疗后的患者有更多的可能获得R0切除和获得pCR，更有可能获得降期，并能改善DFS和OS。因此本研究的主要研究目的是为了分析在单中心三级教学医院进行NAC的OS结果。其他目的包括探索NAC后降期的情况，分析降期对OS的影响，并进一步比较不同组织学类型的OS差别。

2 材料与方法

2.1 可行性

本研究由俄勒冈健康与科学大学(OHSU)的伦理委员会批准，患者的知情同意获得豁免[12-13]。1996年9月至2011年5月期间OHSU接受NAC序贯食管切除术的食管癌患者的医疗记录由食管疾病登记处筛选出来，并进行回顾性分析。入选的患者包括由有经验的普外或者胸外科医生认为可手术的Ⅱ~Ⅲ期食管癌患者，或者不可切除但经NAC后认为可手术的患者。复发或者转移的患者，有其他恶性肿瘤病史的患者，以及不能接受放化疗的患者被排除。基于以上标准，一共有106例患者纳入本研究。

2.2 治疗方案

NAC的患者接受铂类（包括顺铂、奥沙利铂铂或者卡铂）联合5-氟尿嘧啶(5-fluorouracil，5-FU)或卡培他滨，同步给予放射治疗。另外，有17例患者在以上化疗的基础上还增加了微管类抑制药(紫杉醇或者多西他赛)。需要注意的是，有6例患者接受了含铂为基础的化疗，但是并未接受5-FU或者卡培他滨还有1例患者接受了紫杉醇联合5-FU的化疗而未使用铂类。大多数的患者接受了标准分割的50.4 Gy的放疗，累积剂量为36~63 Gy。手术切除同前述[14-15]，包括transhiatal，Ivor-Lewis，或者三野清扫。患者除了在OHSU外还在其他社区医院接受放化疗，但是手术切除全部均在OHSU由有经验的普外、胸外和/或肿瘤外科医生进行。

2.3 分期和病理学

在接受NAC前，所有的患者均接受超声内镜(EUS)、CT或PET检查。在NAC和食管癌切除术后，进行了术后分期和基线初始病理学分期的比较，以分析NAC以及后续降期或者升期的情况。在本研究中，R0切除定义为根治性切除，显微镜下切缘未见肿瘤细胞；R1切除定义为显微镜下可见切缘有肿瘤细胞。pCR定义为镜下组织学检查未见残留肿瘤细胞。

2.4 生存分析和统计学方法

临床随访与社会安全死亡指数结合计算每例患者的生存期。OS由Kaplan-Meier法进行分析，生存曲线由R统计学软件(2.13.1版，R发展核心团队，维也纳，奥地利)获得。组间比较使用log-rank检验，统计学有意义定义为P值<0.05。

3 结果

3.1 患者和肿瘤特征

本研究分析了1996年9月至2011年5月期间接受NAC序贯食管癌切除术的患者共计106例。患者的特征包括肿瘤组织学类型和分期详见表1。本研究大部分的患者为男性($n=88$，83%)，初诊时的中位年龄为61岁(年龄范围：31~86岁)。大部分的组织学类型为腺癌($n=92$，87%)，13%的患者为鳞癌($n=14$)。治疗前大约有2/3的患者为Ⅲ期($n=66$，62%)，其中大多为ⅢA期($n=51$，48%)，1/3的患者为Ⅱ期($n=33$，31%)，7%($n=7$)的患者为Ⅰ期。中位随访时间为6.7年(时间范围：2.6~17.5年)。

3.2 病理学反应以及术后分期

在NAC序贯食管癌切除术后，31例(29%)患者获得无肿瘤组织残留的pCR。此外，大多数的患者取得显微镜下切缘阴性的R0切除($n=98$，92.5%)。有14例(13.2%)患者为R1切除并有8例(7.5%)患者确认切缘阴性。如预期所见，62例患者(59%)接受NAC的术后病理分期获得降期，有9例(8%)病理升期以及有34例患者分期不变(详见表1)。

表1　患者特征，组织学类型，分期

特征	n [%]
患者总数	106 [100]
性别	
男	88 [83]
女	18 [17]
年龄 (岁)	
中位	61
范围	31-86
随访 (年)	
中位	6.7
范围	2.6-17.5
肿瘤组织学类型	
腺癌	92 [87]
鳞癌	14 [13]
NAC前分期	
Ⅰ	7 [6.6]
Ⅱ	33 [31.1]
Ⅲ	66 [62.3]
NAC后分期	
NED	31 [29.2]
Ⅰ	5 [4.7]
Ⅱ	43 [40.6]
Ⅲ	27 [25.5]
分期改变	
升期	10 [9.4]
不变	34 [32.1]
降期	62 [58.5]

NED，无肿瘤残留；NAC，新辅助放化疗。

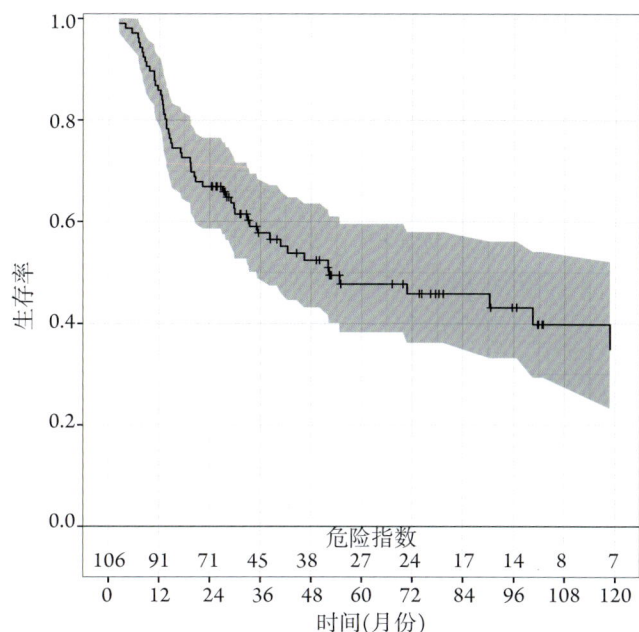

图1　全组106例患者的总生存

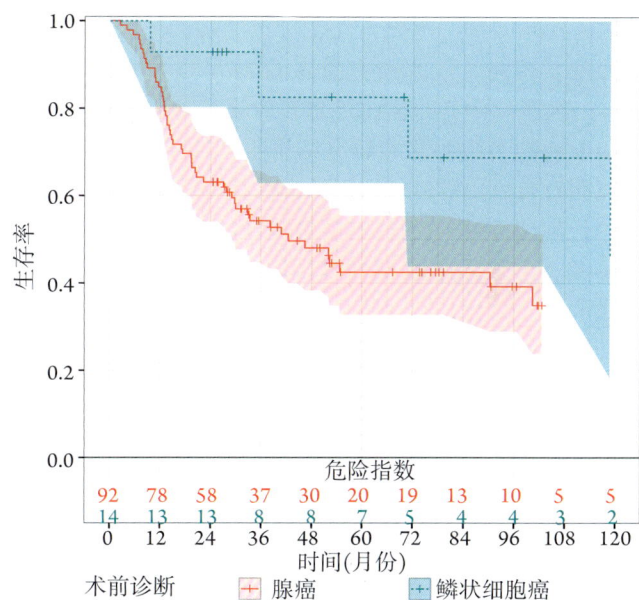

术前诊断　—＋— 腺癌　┄┼┄ 鳞状细胞癌

图2　本研究中不同组织学类型亚组患者的总生存 (P=0.06).

3.3　生存分析

全体患者的中位OS为31.2个月 (时间范围：2个月~17年)，详见图1。分析不同组织学类型亚组，鳞癌患者的OS有优于腺癌患者的趋势 (53 vs. 29个月；P=0.06，图2)。有趣的是，鳞癌与腺癌患者降期的情况基本相似 (50% vs. 51.9%)，35.7% (5/14) 的鳞癌患者取得pCR，而腺癌患者仅为24.5% (23/92)。此外，鳞癌亚组相对于腺癌亚组有较多的患者为Ⅲ期 (78.6% vs. 51.9%)。

更重要的是，在NAC序贯食管癌切除术后获得降期的患者有OS改善的趋势 (P=0.08，图3)。降期患者的OS为40个月，升期患者的OS为20.6月，分期保持不变的患者的OS为27个月。取得无镜下组织学残留pCR的患者的OS为52个月。

4　讨论

本研究结果显示，NAC能够使本队列中大部分患者成功降期，并能够有效地增加R0切除率。以上发现非常重要，因为食管切除术后的病理分期是影响OS的一个

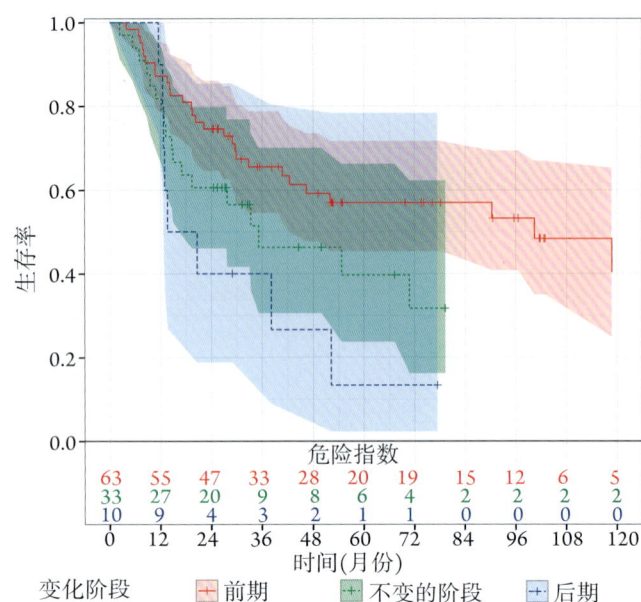

图3 NAC序贯食管切除术后患者的分期与初始分期的比较
(*P*=0.08, *n*=106)

很强的预测因素。因此，NAC导致的降期与DFS和OS的改善密切相关[11]。本研究患者的OS得到了改善，提示在本三级医疗中心行NAC序贯食管癌切除术的患者的预后和近期的多中心临床研究结果类似[5,13]。此外，有研究表明在NAC序贯食管切除术后获得pCR的患者有较高的长期生存率[12-13]。本研究的发现与这些研究的结果相似，本队列中取得病理学完全缓解的患者中位OS为52个月。

在我们的研究中有一项有趣的发现：鳞癌患者的OS有优于腺癌患者的趋势。食管癌中不同病理学组织类型与OS的关系与许多因素有关，目前尚未能完全清楚。针对早期食管癌的研究的确发现，食管鳞癌更有可能出现远处淋巴结转移从而降低5年生存率[16]。相反，对非区域淋巴结转移食管癌的研究显示，鳞癌是影响术后长期生存的独立预后因素[17]。由于本研究中大多数患者为Ⅲ期，我们的结果与其他相对分期更晚的研究类似，显示鳞癌患者的OS相对更好。然而，由于本研究仅有13%的患者为鳞癌，因此很难就该因素得出更明确的进一步结论。

以上结果有助于说明在单中心行NAC序贯食管癌切除术治疗食管癌患者的疗效，然而本研究仍有不足之处。其中一个局限性就是在本队列研究15年期间患者使用的化疗和放疗方案具有很大的差异，其他的变异包括

治疗的异质性以及在如此长的时间内手术技艺的改进。此外，虽然本研究提示NAC序贯手术后降期的患者有改善OS的趋势，但是并不具有统计学差异。

总而言之，本研究分析了在单中心三级医疗机构接受NAC序贯食管癌切除术的食管癌患者的生存情况，提示NAC能够使大多数患者成功降期并且增加R0切除率，从而改善了OS。本研究结果进一步支持NAC序贯食管癌切除术能够成功降期并且提到R0切除率和改善OS。

致谢

资金来源：KMA是鲁宾斯坦辐射研究学者。笔者感谢俄勒冈卫生科学大学癌症研究所放射治疗专家的专业知识和奉献精神；感谢杜兰博士通过俄勒冈临床与转化研究所(OCTRI)对本出版物中署名权的支持；感谢国家中心对美国国立卫生研究院(NCATS)的转化科学(NIH)的赠款(编号：UL1TR000128)。以上内容仅代表作者的观点，并不代表美国国立卫生研究院的官方意见。

声明

本文作者宣称无任何利益冲突。

参考文献

[1] Siegel R, Naishadham D, Jemal A. Cancer statistics, 2013. CA Cancer J Clin, 2013, 63: 11-30.

[2] Walsh TN, Noonan N, Hollywood D, et al. A comparison of multimodal therapy and surgery for esophageal adenocarcinoma. N Engl J Med, 1996, 335: 462-467.

[3] Tepper J, Krasna MJ, Niedzwiecki D, et al. Phase III trial of trimodality therapy with cisplatin, fluorouracil, radiotherapy, and surgery compared with surgery alone for esophageal cancer: CALGB 9781. J Clin Oncol, 2008, 26: 1086-1092.

[4] Cao XF, He XT, Ji L, et al. Effects of neoadjuvant radiochemotherapy on pathological staging and prognosis for locally advanced esophageal squamous cell carcinoma. Dis Esophagus, 2009, 22: 477-481.

[5] van Hagen P, Hulshof MC, van Lanschot JJ, et al. Preoperative chemoradiotherapy for esophageal or junctional cancer. N Engl J Med, 2012, 366: 2074-2084.

[6] Urschel JD, Vasan H. A meta-analysis of randomized controlled trials that compared neoadjuvant chemoradiation and surgery to

surgery alone for resectable esophageal cancer. Am J Surg, 2003, 185: 538-543.

[7] Fiorica F, Di Bona D, Schepis F, et al. Preoperative chemoradiotherapy for oesophageal cancer: a systematic review and meta-analysis. Gut, 2004, 53: 925-930.

[8] Gebski V, Burmeister B, Smithers BM, et al. Survival benefits from neoadjuvant chemoradiotherapy or chemotherapy in oesophageal carcinoma: a meta-analysis. Lancet Oncol, 2007, 8: 226-234.

[9] Sjoquist KM, Burmeister BH, Smithers BM, et al. Survival after neoadjuvant chemotherapy or chemoradiotherapy for resectable oesophageal carcinoma: an updated meta-analysis. Lancet Oncol, 2011, 12: 681-692.

[10] Berger AC, Farma J, Scott WJ, et al. Complete response to neoadjuvant chemoradiotherapy in esophageal carcinoma is associated with significantly improved survival. J Clin Oncol, 2005, 23: 4330-4337.

[11] Chirieac LR, Swisher SG, Ajani JA, et al. Posttherapy pathologic stage predicts survival in patients with esophageal carcinoma receiving preoperative chemoradiation. Cancer, 2005, 103: 1347-1355.

[12] Hammoud ZT, Kesler KA, Ferguson MK, et al. Survival outcomes of resected patients who demonstrate a pathologic complete response after neoadjuvant chemoradiation therapy for locally advanced esophageal cancer. Dis Esophagus, 2006, 19: 69-72.

[13] Pasini F, de Manzoni G, Zanoni A, et al. Neoadjuvant therapy with weekly docetaxel and cisplatin, 5-fluorouracil continuous infusion, and concurrent radiotherapy in patients with locally advanced esophageal cancer produced a high percentage of long-lasting pathological complete response: a phase 2 study. Cancer, 2013, 119: 939-945.

[14] Levy RM, Trivedi D, Luketich JD. Minimally invasive esophagectomy. Surg Clin North Am, 2012, 92: 1265-1285.

[15] Perry Y, Fernando HC. Three-field minimally invasive esophagectomy: current results and technique. J Thorac Cardiovasc Surg, 2012, 144: S63-S66.

[16] Stein HJ, Feith M, Bruecher BL, et al. Early esophageal cancer: pattern of lymphatic spread and prognostic factors for long-term survival after surgical resection. Ann Surg, 2005, 242: 566-573; discussion 573-575.

[17] Lee PC, Port JL, Paul S, et al. Predictors of long-term survival after resection of esophageal carcinoma with nonregional nodal metastases. Ann Thorac Surg, 2009, 88: 186-192; discussion 192-193.

译者: 梁颖, 副主任医师, 中山大学肿瘤防治中心内科
审校: 刘永煜, 辽宁省肿瘤医院胸外科学科带头人, 主任医师, 硕士研究生导师

Cite this article as: Siddiqui FA, Atkins KM, Diggs BS, Thomas CR Jr, Hunter JG, Dolan JP. Overall survival analysis of neoadjuvant chemoradiotherapy and esophagectomy for esophageal cancer. J Gastrointest Oncol 2014;5(2):86-91. doi: 10.3978/j.issn.2078-6891.2014.014

第二十七章　系统回顾与 Meta 分析：食管癌新辅助化疗前或化疗过程中置入食管支架的安全性与有效性

Vinayak Nagaraja, Michael R. Cox, Guy D. Eslick

The Whiteley-Martin Research Centre, Discipline of Surgery, The Sydney Medical School Nepean, Penrith, New South Wales, Australia

Correspondence to: Associate Professor Guy D. Eslick. The Whiteley-Martin Research Centre, Discipline of Surgery, The University of Sydney Nepean Hospital, Level 5, South Block, P.O. Box 63, Penrith, NSW 2751, Australia. Email: guy.eslick@sydney.edu.au.

背景：进行新辅助疗法的局部晚期食管癌患者通常具有严重的吞咽困难症状，并可能因此严重影响机体的营养状况。我们通过Meta分析对接受新辅助疗法前这类患者在食管中安置自膨式内支架的效果进行了评价。

方法：系统检索文献数据库MEDLINE、PubMed、EMBASE、Current Contents Connect、Cochrane library、Google Scholar、Science Direct和Web of Science。摘录每一项相关研究的原始数据，并计算合并比值比(OR)及95%置信区间(95% CI)。

结果：共9项研究180例患者纳入分析。总体治疗成功率95%(95% CI：0.895~0.977)，吞咽困难评分的均值标准差(SDM)有明显下降，为−0.81[标准误(SE)：0.15，95% CI：−1.1~−0.51]，相应地，体重的均值标准差(SDM)增加0.591(SE：0.434，95% CI：−0.261~1.442)，血清白蛋白的SDM增加0.35(SE：0.271，95% CI：−0.181~0.881)。主要的不良反应发生率包括：支架移位32%(95% CI：0.258~0.395)，胸部不适51.4%(95% CI：0.206~0.812)。

结论：局部晚期食管癌患者安置支架可显著改善吞咽困难症状，并使得患者在新辅助治疗期间能够经口进食。支架对于减轻吞咽梗阻症状是有效的。支架移位是较常见的不良事件，但移位也可视作肿瘤对新辅助疗法产生应答的迹象。

关键词：新辅助疗法；自膨式金属内支架；食管癌

View this article at: http://www.thejgo.org/article/view/2324/2905

1　介绍

1991年至2006年间，美国各类癌症的发生率及死亡率均在下降[1]，而与此相反的是，食管癌的发生率却持续上升。2010年美国估计的食管癌新发病例数为16 640例，死亡病例数总计14 500例[1]。自那时起，美国食管腺癌的发生率以20.6%的比例逐年增长[2]。食管癌是一类高致死性的疾病，仅1/3的患者肿瘤具有可切除性。即使这部分病灶可切除的患者的5年生存率也仅仅只有35%~45%[3]。绝大多数局部晚期食管癌患者因疾病恶化而死亡，但多学科综合治疗的进展似乎正逐渐改善患者的长期生存结局。

大多数晚期食管癌患者存在明显的吞咽困难，这是他们出现营养不良、体重进行性下降的原因之一。由于吞咽困难及与肿瘤本身引起的恶性体质消耗，大部分患者在确诊食管癌时就已存在营养不良的迹象[4]。此外，与仅接受外科手术切除的患者相比，经受多学科综合治疗的患者其营养状况显然更差[5]。放疗后，15%~28%的患者可出现放射性食管炎，进一步加重吞咽梗阻的症状[6-7]。最常用于食管癌化疗的药物5-氟尿嘧啶和顺铂，具有致恶心、呕吐、腹泻等不良反应。营养不良可能导致放化疗对肿瘤的治疗效应降低，并削弱患者完成全部疗程的耐受能力[8]。另外，较大风险的手术之前，确保患者具有充足的营养状况的重要性已得到广泛认可[9]。

许多临床证据表明，大手术后营养不良的患者更倾向于发生各种感染并发症，术后的临床结局也更差[9-11]。接受多学科综合治疗的食管癌患者与仅接受外科手术切除的患者相比，营养缺乏也可能增加患者围手术期的并发症发生率和死亡率[12-13]。

我们假设，采用新辅助疗法并安置可去除的食管支架的患者与未安置食管支架的患者相比，前者与营养状况相关的疾病转归更好。本研究的目的旨在评估在接受新辅助疗法的食管癌患者中安置食管支架对于改善机体营养状态的有效性。

2　方法

2.1　研究方案

我们根据系统评价和荟萃分析优先报告条目——PRISMA指南完成本文[14]。我们通过MEDLINE(自1950年始)、PubMed(自1946年始)、EMBASE(自1949年始)、期刊题录快讯数据库(自1998年始)、Cochrane图书馆、谷歌学术、科学指引数据库、科学网进行系统检索，限定文献收录截止时间为2013年5月。检索词包括"食管(道)癌""新辅助疗法""支架"，执行关键词检索，必要时采纳扩展的医学主题词检索。检索过程及文献筛选均不限定语言类型。相关文献的参考文献也一并进行检索及筛选。未发表的灰色文献未进行检索。

2.2　文献筛选

筛选满足以下标准的文献纳入研究：研究群体为新辅助治疗前或过程中进行了支架植入的食管癌患者。

2.3　数据提取

我们采用标准化的数据提取表格进行数据提取，采集信息包括文献发表年份、研究设计类型、病例数、总样本容量、患者类型、国家、洲、平均年龄以及相关临床资料。计算事件发生率和置信区间(CIs)。

2.4　统计分析

采用随机效应模型计算合并的事件发生率及95% CI[15]。采用Cochrane's Q检验进行异质性分析，$P<0.10$提示存在异质性；采用统计量I^2定量评价异质性的程度，I^2反映各项研究之间的异质性部分在效应量总的变异中所占的比重，I^2值为25%、50%、75%，分别相当于低度、中度、高度异质性[16]。采用Egger's回归模型定量检验文献发表偏倚[17]，采用失安全系数法(N_{fs})评估发表偏倚对合并效应量产生的影响。失安全系数即在$P<0.05$时，要使有统计学意义的合并效应量变为无统计学意义的合并效应量(Meta分析结论逆转)，我们可能需要的未发表的文献数目。当失安全系数低于5n+10(n为纳入Meta分析的文献数目)，通常视为存在较明显的发表偏倚[18]。所有统计分析均采用Comprehensive Meta-analysis(CMA 2.0版)软件(Biostat, Englwood，NJ，USA)[2005]。

3　结果

原始检索策略共获得418篇文献研究(图1)。应用纳入排除标准筛选文献摘要后，选择其中符合标准的文献进行全文的再评价。所有二次筛选的文献中，仅9篇文献(共180例患者)满足全部的评价分析标准，总结于表1。文献发表年份跨度为2007年至2012年。

总体的治疗成功率为95%(95% CI：0.895~0.977)。吞咽梗阻评分的均值标准差(SDM)显著下降，为-0.81[标准误(SE)：0.15，95% CI：-1.1~-0.51](图2)，相应地，体重的均值标准差(SDM)增加0.591(SE：0.434，95% CI：-0.261~1.442)，血清白蛋白的SDM增加0.35(SE：0.271，95% CI：-0.181~0.881)。主要的不良反应发生率为：支架移位32%(95% CI：0.258~0.395)，胸部不适

51.4%(95% CI：0.206~0.812)(图3)。

3.1 异质性和发表偏倚

纳入研究中患者治疗效果的异质性总结于表2和表3。患者人群特征的差异性可能是导致显著的研究结果异质性的原因。Egger's回归模型显示无发表偏倚。

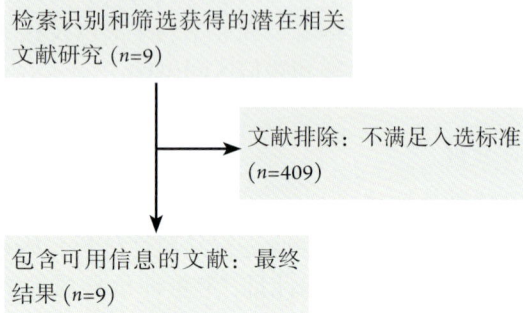

图1 研究纳入流程图

4 讨论

对于局部晚期食管癌患者，目前的标准治疗是采取新辅助疗法[28]，即手术前接受3~6周的抗癌治疗[29-30]。在抗癌治疗过程中，由于化疗或放疗诱发的消化道黏膜炎及食管炎，患者吞咽困难症状的发生率往往有所增加。其他导致吞咽困难的因素包括：由于食管腔缩窄、食欲不振、肿瘤恶病质妨碍了充分的饮食摄取。对于接受非手术根治性治疗的局部晚期食管癌患者，基础营养状态的改善可作为预测放化疗疗效(白蛋白>35 g/L)及生存期延长(BMI>18 kg/m^2)的独立预测因子[31]。因此，营养支持的临床需求增加。

新辅助疗法中的营养支持方案包括肠外营养或通过饲喂管给予的肠内营养。不主张采用肠外营养的原因是：治疗费用增加、感染等并发症的发生率更高、改善营养不良的效果更差[32-36]。肠内营养支持需要通过开放的腹腔镜手术或经皮穿刺技术安置饲喂管。事实上，一

表1 纳入系统回顾与Meta分析的文献特点

文献作者	国别	发表年份	患者例数	支架
Siddiqui等[19]	美国	2009	12	氨苄青霉素支架
Adler等[20]	美国	2009	13	氨苄青霉素支架
Siddiqui等[21]	美国	2007	6	氨苄青霉素支架
Bower等[22]	美国	2009	25	氨苄青霉素支架
Langer等[23]	奥地利	2010	38	自膨式，塑料支架，金属覆膜支架
Pellen等[24]	英国	2012	16	自膨式可去除金属支架
Siddiqui等[25]	美国	2012	55	ALIMAXX-E支架，WallFlex支架
Lopes等[26]	美国	2010	11	ALIMAXX-E支架
Martin等[27]	美国	2009	5	氨苄青霉素支架

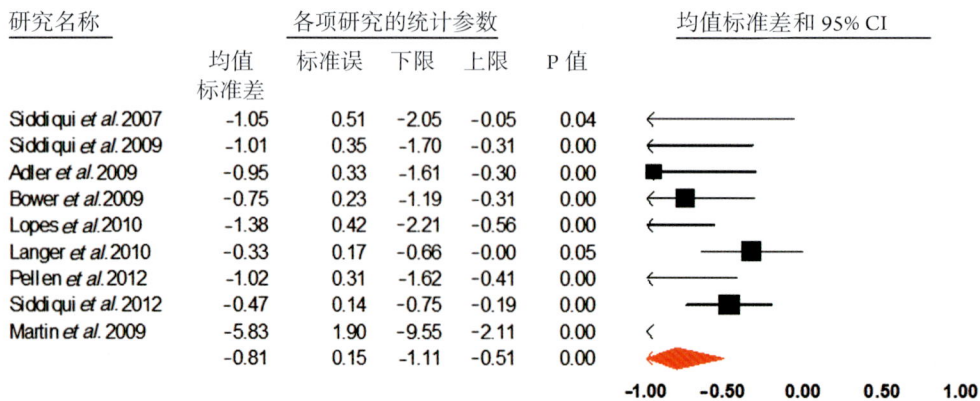

研究名称	各项研究的统计参数					均值标准差和95% CI
	均值标准差	标准误	下限	上限	P值	
Siddiqui et al.2007	-1.05	0.51	-2.05	-0.05	0.04	
Siddiqui et al.2009	-1.01	0.35	-1.70	-0.31	0.00	
Adler et al.2009	-0.95	0.33	-1.61	-0.30	0.00	
Bower et al.2009	-0.75	0.23	-1.19	-0.31	0.00	
Lopes et al.2010	-1.38	0.42	-2.21	-0.56	0.00	
Langer et al.2010	-0.33	0.17	-0.66	-0.00	0.05	
Pellen et al.2012	-1.02	0.31	-1.62	-0.41	0.00	
Siddiqui et al.2012	-0.47	0.14	-0.75	-0.19	0.00	
Martin et al.2009	-5.83	1.90	-9.55	-2.11	0.00	
	-0.81	0.15	-1.11	-0.51	0.00	

图2 吞咽困难评分

研究名称	各项研究的统计参数				事件发生率和95% CI
	事件 发生率	下限	上限	P值	
Siddiqui *et al.* 2007	0.200	0.033	0.649	0.174	
Siddiqui *et al.* 2009	0.360	0.148	0.646	0.339	
Adler *et al.* 2009	0.460	0.223	0.717	0.773	
Bower *et al.* 2009	0.240	0.112	0.442	0.014	
Lopes *et al.* 2010	0.182	0.046	0.507	0.054	
Langer *et al.* 2010	0.316	0.189	0.478	0.027	
Pellen *et al.* 2012	0.438	0.225	0.677	0.621	
Siddiqui *et al.* 2012	0.310	0.202	0.443	0.006	
Martin *et al.* 2009	0.400	0.100	0.800	0.657	
	0.323	0.258	0.395	0.000	

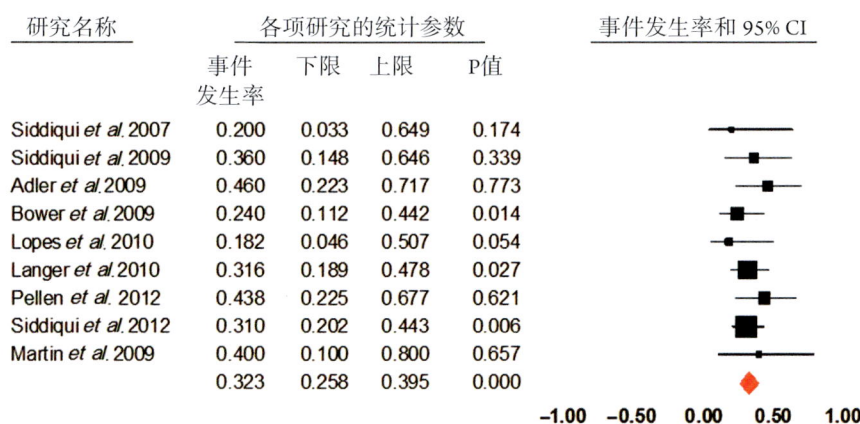

图3　支架移位

表2　患者治疗结局的整体OR值和95% CI

治疗结局	事件发生率	95% CI	I^2	P值
安置成功	0.95	0.895-0.977	0	0.76
支架移位	0.32	0.258-0.395	0	0.82
胸部不适	0.514	0.206-0.812	82.16	<0.0001

CI：置信区间。

表3　患者治疗结局的均值标准差和95% CI

治疗结局	均值标准差	标准误	95% CI	I^2	P值
吞咽梗阻评分	-0.81	0.15	−1.1~−0.51	59.72	0.01
体重增长	0.591	0.434	−0.261~1.442	86.98	<0.001
血清白蛋白增加	0.35	0.271	−0.181~0.881	70.68	0.01

CI：置信区间。

些治疗中心提倡所有进行多学科综合治疗的食管癌患者常规安置饲喂管[37-38]。鼻饲管营养对于患者来说，不仅不雅观而且难以耐受，并存在管腔堵塞、移位、反流和误吸的风险，同时不具有减轻吞咽梗阻的效果。

经皮内镜胃造瘘术(PEG)是一项通过内镜介入治疗肿瘤的技术，即使内镜能通过肿瘤狭窄段，牵拉操作也可能造成肿瘤损伤并可能引起原发癌灶的转移播散。PEG管安置后可能对胃网膜动脉造成潜在损伤，致使胃作为食管的替代通道的功能丧失[39]。除了造瘘相关的并发症，置管使化疗延迟了1~2周，以便穿刺造瘘部位的炎症及感染得到充分控制和修复。

空肠造瘘在食管切除术患者的围手术期营养支持中扮演着重要角色，可在影像学引导下或外科手术下执行。然而不管是术前还是术后的空肠造瘘，都难以

避免移位、堵管、置管部位感染及腹膜炎等并发症发生[40-41]。

术前安置食管支架是多学科综合治疗的癌症患者解决自身营养状况的另一个选择。可去除的自膨式硅胶支架可在开始新辅助疗法前植入，而后在内镜下去除或在手术切除时取出[27]。根据我们的分析，该方法的总体治疗成功率较高。

4.1　并发症

支架移位的总体发生率为32%。然而，大多数患者不需要重新安置支架，因为支架移位可能是新辅助疗法后瘤体缩减的结果[25]。此外，所有移位的支架都位于食管胃交界处，因而增加了支架移位的风险。支架

移位也与食管腔再通进而允许充分的经口营养摄入有关[25]。术前安置食管支架的另一个优点是：并非所有的局部晚期食管癌患者都能施行根治性切除术，不打算外科手术治疗的患者可以在病灶段留置支架作为一种姑息性治疗措施。

4.2 生存质量 (QOL)

对于不可手术切除的EC患者，最初的治疗目标是在尽可能不增加并发症及死亡率的前提下缓解吞咽梗阻症状，从而改善患者的生存质量。置入自膨式金属内支架(SEMS)已正式成为恶性食管狭窄的一种姑息性治疗方式。SEMS可迅速缓解吞咽困难症状并改善机体营养状况。然而，在大多数研究中，缓解吞咽困难仅是健康相关生活质量(HRQOL)中评估的一个方面，而HRQOL中机体、精神心理和社会功能，以及其他EC特异性的方面同样也应是重要的评价指标。

格拉斯哥和爱丁堡大学发表于2002年的一项随机临床试验纳入了50例有明显吞咽困难症状的不可切除的EC患者，应用多角度的癌症患者生活质量测定问卷EORTC QLQ-C30、EC特异性的问卷量表(EORTC OES-24)，包括超过26个条目的与癌症相关的一般性问题和与EC相关的特异性问题，测量并比较了SEMS和塑料内置支架对患者QOL的影响。尽管研究者并未发现26个条目中任意一个在两组间存在统计学差异，但其中21个条目结果倾向于支持应用金属支架，5个条目结果中立，没有支持应用塑料支架者。

Shenfine等[43]在一项随机对照试验中，对不可切除性EC患者姑息性治疗的成本效益进行了分析，并采用包括Spitzer生命质量指数、Karnowsky远期生活质量评估、Euroqol EQ-5D和EORTC QLQ-C30在内的4种不同的问卷量表，使用代理人和自填问卷的方式，对QOL进行了细节研究。作者指出，两组基线QOL指数存在差异，非SEMS组基线QOL指数更高，也陆续公开了两个治疗组在1周时和6周时的QOL数据。SEMS组6周时的平均QOL指数明显低于基线时的水平。作者推测SEMS组6周时QOL指数的下降尽管不具备统计学差异，仍可反映干预治疗后疼痛的持续存在，疼痛效应对SEMS治疗患者的QOL测定可能存在较大的影响。

Sahlgrenska大学医院[44]在2005年发表的随机对照临床研究中，比较了腔内近距离放射疗法和内镜下支架安置术对新近诊断为晚期食管癌或胃食管交界处癌症的

患者的疗效，以细致评价HRQOL作为主要结局指标。65例符合条件的患者纳入研究，34例随机分入支架治疗组，31例分入近距离放疗组。作者将吞咽困难的改善程度作为疾病特异性HRQOL问卷EORTC OES-23的一部分，发现相对于基线评分，吞咽困难等级评分、吞咽口水的能力、哽咽、咳嗽症状的改善有显著统计学意义。而近距离放疗组患者的上述症状无明显改善。在组间中期的比较分析中，SEMS组在1个月时吞咽困难分级的改善更明显；3个月时，SEMS组患者的一些吞咽困难相关的参数指标仍显示出持续的改善，但并未达到统计学差异。在近距离放疗组，3个月时临床上能观察到一些与吞咽困难相关的参数指标的显著改善，这种持续改善的状态可维持到6个月，然而这些数据依然未能获得统计学意义。该研究应用EORTC QLQ-C30评分测量一般健康生命质量。相对于入组时的平均得分，支架组所有的功能性评分和单一症状量表均在恶化。恶化程度最大的是社会功能，其次是疼痛、角色职能和失眠症状。而近距离放疗组，临床相关的恶化出现在大多数功能性变量和生理机能的单一症状量表，总体的QOL和疼痛评分的恶化具有统计学意义。

Madhusudhan等[45]的前瞻性研究采用EORTC QLQ-C30(第3版)和EORTC QLQ-OES 18问卷评估了安置支架前和植入支架后1、4、8周时的QOL。结果显示支架置入后带来明显的症状改善，一般健康评分和功能评分明显增加。除了疼痛，大多数症状评分都有改善。1周时，疼痛评分恶化，因为安置SEMS后支架的初始扩张增加了疼痛的感觉。2个月后，疼痛评分下降至基线值。经济压力评分也有明显改善。该研究并没有特别关注支架对患者QOL的影响。但我们推测，吞咽功能的改善将使QOL提高。吞咽困难的改善可能是支架安置及新辅助疗法降低了肿瘤负荷的双重作用结果。我们的研究表明吞咽梗阻评分有较大程度的下降(SDM-0.81)。

4.3 食管癌围手术期支架安置和术后护理的其他注意事项

先前提到的可去除的自膨式硅胶支架对缓解食管良性狭窄、可切除的或不可切除的食管恶性疾病的吞咽困难均有效[27,46-49]。荷兰乌特勒支大学医疗中心[50]开展了一项关于全覆盖和部分覆盖的SEMS(FSEMS和PSEMS)及SEPS用于治疗良性食管破裂或吻合口瘘的荟萃分析。纳入的25项研究中，包含267例具有完

整随访结局资料的患者。85%的患者获得了良好的临床疗效，不同支架类型之间并无差异(成功率：SEPS 84%，FSEMS 85%，PSEMS 86%，$P=0.97$)。SEPS的安置时间最长(8周)，其次为FSEMS和PSEMS(6周)。总体来说，65例患者(34%)发生了支架相关的并发症，支架移位最常见于SEPS [47例(31%)]，其次FSEMS的移位发生率为26%(7例)，PSEMS的移位发生率最低，为12%(2例)，$P \leqslant 0.001$。而组织向腔内生长或包埋支架的发生率在3种支架之间并无明显差异(PSEMS 12%，FSEMS 7%，SEPS 3%，$P=0.68$)。

Martin等[51]将食管切除术后早期安置食管支架与狭窄后反复进行食管扩张的患者进行比较，所有安置支架的18例患者，3个月内进行再扩张的中位扩张次数为2次(1~3次)，24例单独进行狭窄扩张术的患者，中位扩张次数为4次(2~12次)。对中位扩张次数、总费用的高低、净收益、直接获益的评估比较表明：一次扩张失败后安置可去除式支架比反复进行扩张的成本效益更合算。

总之，对于恶性食管狭窄接受新辅助疗法的患者来说，自膨式内支架是一种安全有效的内镜下改善吞咽困难的方法。安置支架是一种新的、可供选择的，并且成本效益高的治疗措施，可保障充分的经口营养。该方法通过恢复患者经口进食的能力从而获得生活质量(QOL)的改善，是一种值得推荐的治疗手段。

致谢

本文担保人：Guy D. Eslick。特殊作者贡献：研究思路与设计：VinayakNagaraja，Michael R. Cox，Guy D. Eslick；数据挖掘采集：VinayakNagaraja；数据分析与阐释：VinayakNagaraja，Michael R. Cox，Guy D. Eslick；论文撰写：VinayakNagaraja；手稿重要知识内容的关键修订：VinayakNagaraja，Michael R. Cox，Guy D. Eslick；统计学分析：VinayakNagaraja，Guy D. Eslick；研究监理：MichaelR. Cox，Guy D. Eslick。

声明

参考文献

[1] Jemal A, Siegel R, Xu J, et al. Cancer statistics, 2010. CA Cancer J Clin, 2010, 60: 277-300.

[2] Bollschweiler E, Wolfgarten E, Gutschow C, et al. Demographic variations in the rising incidence of esophageal adenocarcinoma in white males. Cancer, 2001, 92: 549-555.

[3] Thompson SK, Ruszkiewicz AR, Jamieson GG, et al. Improving the accuracy of TNM staging in esophageal cancer: a pathological review of resected specimens. Ann Surg Oncol, 2008, 15: 3447-3458.

[4] Larrea J, Vega S, Martinez T, et al. The nutritional status and immunological situation of cancer patients. Nutricion hospitalaria: organo oficial de la Sociedad Espanola de Nutricion Parenteral y Enteral, 1992, 7: 178-184.

[5] Han-Geurts IJ, Hop WC, Tran TC, et al. Nutritional status as a risk factor in esophageal surgery. Dig Surg, 2006, 23: 159-163.

[6] Cooper JS, Guo MD, Herskovic A, et al. Chemoradiotherapy of locally advanced esophageal cancer: long-term follow-up of a prospective randomized trial (RTOG 85-01). Radiation Therapy Oncology Group. JAMA, 1999, 281: 1623-1627.

[7] Jatoi A, Martenson JA, Foster NR, et al. Paclitaxel, carboplatin, 5-fluorouracil, and radiation for locally advanced esophageal cancer: phase II results of preliminary pharmacologic and molecular efforts to mitigate toxicity and predict outcomes: North Central Cancer Treatment Group (N0044). Am J Clin Oncol, 2007, 30: 507-513.

[8] Daly JM, Weintraub FN, Shou J, et al. Enteral nutrition during multimodality therapy in upper gastrointestinal cancer patients. Ann Surg, 1995, 221: 327-338.

[9] Windsor A, Braga M, Martindale R, et al. Fit for surgery: an expert panel review on optmising patients prior to surgery, with a particular focus on nutrition. The surgeon: journal of the Royal Colleges of Surgeons of Edinburgh and Ireland, 2004, 2: 315-319.

[10] Gibbs J, Cull W, Henderson W, et al. Preoperative serum albumin level as a predictor of operative mortality and morbidity: results from the National VA Surgical Risk Study. Arch Surg, 1999, 134: 36-42.

[11] O'Gorman RB, Feliciano DV, Matthews KS, et al. Correlation of immunologic and nutritional status with infectious complications after major abdominal trauma. Surgery, 1986, 99: 549-556.

[12] Reynolds JV, Ravi N, Hollywood D, et al. Neoadjuvant chemoradiation may increase the risk of respiratory complications and sepsis after transthoracic esophagectomy. J Thorac Cardiovasc Surg, 2006, 132: 549-555.

[13] Urschel JD, Vasan H. A meta-analysis of randomized controlled trials that compared neoadjuvant chemoradiation and surgery to surgery alone for resectable esophageal cancer. Am J Surg, 2003, 185: 538-543.

[14] Moher D, Liberati A, Tetzlaff J, et al. Preferred Reporting Items for Systematic Reviews and Meta-Analyses: The PRISMA Statement. Journal of clinical epidemiology, 2009, 62: 1006-1012.

[15] DerSimonian R, Laird N. Meta-analysis in clinical trials. Controlled Clinical Trials, 1986, 7: 177-188.

[16] Higgins JP, Thompson SG, Deeks JJ, et al. Measuring inconsistency in meta-analyses. BMJ, 2003, 327: 557-560.

[17] Egger M, Smith GD, Schneider M, et al. Bias in meta-analysis detected by a simple, graphical test. BMJ, 1997, 315: 629-634.

[18] Orwin R. A fail-safe N for effect size in meta-analysis. Journal of educational statistics, 1983, 8: 157-159.

[19] Siddiqui AA, Glynn C, Loren D, et al. Self-expanding plastic esophageal stents versus jejunostomy tubes for the maintenance of nutrition during neoadjuvant chemoradiation therapy in patients with esophageal cancer: a retrospective study. Dis Esophagus, 2009, 22: 216-222.

[20] Adler DG, Fang J, Wong R, et al. Placement of Polyflex stents in patients with locally advanced esophageal cancer is safe and improves dysphagia during neoadjuvant therapy. Gastrointest Endosc, 2009, 70: 614-619.

[21] Siddiqui AA, Loren D, Dudnick R, et al. Expandable polyester silicon-covered stent for malignant esophageal strictures before neoadjuvant chemoradiation: a pilot study. Dig Dis Sci, 2007, 52: 823-829.

[22] Bower M, Jones W, Vessels B, et al. Nutritional support with endoluminal stenting during neoadjuvant therapy for esophageal malignancy. Ann Surg Oncol, 2009, 16: 3161-3168.

[23] Langer FB, Schoppmann SF, Prager G, et al. Temporary placement of self-expanding oesophageal stents as bridging for neo-adjuvant therapy. Ann Surg Oncol, 2010, 17: 470-475.

[24] Pellen MG, Sabri S, Razack A, et al. Safety and efficacy of self-expanding removable metal esophageal stents during neoadjuvant chemotherapy for resectable esophageal cancer. Dis Esophagus, 2012, 25: 48-53.

[25] Siddiqui AA, Sarkar A, Beltz S, et al. Placement of fully covered self-expandable metal stents in patients with locally advanced esophageal cancer before neoadjuvant therapy. Gastrointest Endosc, 2012, 76: 44-51.

[26] Lopes TL, Eloubeidi MA. A pilot study of fully covered self-expandable metal stents prior to neoadjuvant therapy for locally advanced esophageal cancer. Dis Esophagus, 2010, 23: 309-315.

[27] Martin R, Duvall R, Ellis S, et al. The use of self-expanding silicone stents in esophageal cancer care: optimal pre-, peri-, and postoperative care. Surgical endoscopy, 2009, 23: 615-621.

[28] Siersema PD, van Hillegersberg R. Treatment of locally advanced esophageal cancer with surgery and chemoradiation. Current Opinion in Gastroenterology, 2008, 24: 535-540.

[29] Koshy M, Esiashvilli N, Landry JC, et al. Multiple management modalities in esophageal cancer: combined modality management approaches. Oncologist, 2004, 9: 147-159.

[30] Walsh TN, Grennell M, Mansoor S, et al. Neoadjuvant treatment of advanced stage esophageal adenocarcinoma increases survival*. Diseases of the Esophagus, 2002, 15: 121-124.

[31] Di Fiore F, Lecleire S, Pop D, et al. Baseline nutritional status is predictive of response to treatment and survival in patients treated by definitive chemoradiotherapy for a locally advanced esophageal cancer. Am J Gastroenterol, 2007, 102: 2557-2563.

[32] Braga M, Gianotti L, Gentilini O, et al. Early postoperative enteral nutrition improves gut oxygenation and reduces costs compared with total parenteral nutrition. Critical care medicine, 2001, 29: 242-248.

[33] Heys SD, Walker LG, Smith I, et al. Enteral nutritional supplementation with key nutrients in patients with critical illness and cancer: a meta-analysis of randomized controlled clinical trials. Ann Surg, 1999, 229: 467-477.

[34] Kudsk KA, Minard G, Croce MA, et al. A randomized trial of isonitrogenous enteral diets after severe trauma. An immune-enhancing diet reduces septic complications. Ann Surg, 1996, 224: 531-40, discussion 40-43.

[35] Moore FA, Feliciano DV, Andrassy RJ, et al. Early enteral feeding, compared with parenteral, reduces postoperative septic complications. The results of a meta-analysis. Ann Surg, 1992, 216: 172-183.

[36] Bozzetti F, Braga M, Gianotti L, et al. Postoperative enteral versus parenteral nutrition in malnourished patients with gastrointestinal cancer: a randomised multicentre trial. Lancet, 2001, 358: 1487-1492.

[37] Jenkinson AD, Lim J, Agrawal N, et al. Laparoscopic feeding jejunostomy in esophagogastric cancer. Surg Endosc, 2007, 21: 299-302.

[38] Margolis M, Alexander P, Trachiotis GD, et al. Percutaneous endoscopic gastrostomy before multimodality therapy in patients with esophageal cancer. Ann Thorac Surg, 2003, 76: 1694-1697; discussion 1697-1698.

[39] Ohnmacht GA, Allen MS, Cassivi SD, et al. Percutaneous endoscopic gastrostomy risks rendering the gastric conduit unusable for esophagectomy. Dis Esophagus, 2006, 19: 311-312.

[40] Date RS, Clements WD, Gilliland R. Feeding jejunostomy: is there enough evidence to justify its routine use? Dig Surg, 2004, 21: 142-145.

[41] Han-Geurts IJM, Hop WC, Verhoef C, et al. Randomized clinical trial comparing feeding jejunostomy with nasoduodenal tube placement in patients undergoing oesophagectomy. British Journal of Surgery, 2007, 94: 31-35.

[42] O'Donnell CA, Fullarton GM, Watt E, et al. Randomized clinical trial comparing self-expanding metallic stents with plastic endoprostheses in the palliation of oesophageal cancer. The British journal of surgery, 2002, 89: 985-992.

[43] Shenfine J, McNamee P, Steen N, et al. A pragmatic randomised controlled trial of the cost-effectiveness of palliative therapies for patients with inoperable oesophageal cancer. Health Technol Assess, 2005, 9: iii, 1-121.

[44] Bergquist H, Wenger U, Johnsson E, et al. Stent insertion or endoluminal brachytherapy as palliation of patients with advanced cancer of the esophagus and gastroesophageal junction. Results of a randomized, controlled clinical trial. Dis Esophagus, 2005, 18: 131-139.

[45] Madhusudhan C, Saluja SS, Pal S, et al. Palliative stenting for relief of dysphagia in patients with inoperable esophageal cancer: impact on quality of life. Dis Esophagus, 2009, 22: 331-336.

[46] Thompson AM, Rapson T, Gilbert FJ, et al. Endoscopic palliative treatment for esophageal and gastric cancer: techniques, complications, and survival in a population-based cohort of 948 patients. Surg Endosc, 2004, 18: 1257-1262.

[47] Karbowski M, Schembre D, Kozarek R, et al. Polyflex self-expanding, removable plastic stents: assessment of treatment efficacy and safety in a variety of benign and malignant conditions of the esophagus. Surgical endoscopy, 2008, 22: 1326-1333.

[48] Costamagna G, Shah SK, Tringali A, et al. Prospective evaluation of a new self-expanding plastic stent for inoperable esophageal strictures. Surgical endoscopy, 2003, 17: 891-895.

[49] Holm AN, de la Mora Levy JG, Gostout CJ, et al. Self-expanding plastic stents in treatment of benign esophageal conditions. Gastrointestinal endoscopy, 2008, 67: 20-25.

[50] van Boeckel PG, Sijbring A, Vleggaar FP, et al. Systematic review: temporary stent placement for benign rupture or anastomotic leak of the oesophagus. Alimentary pharmacology & therapeutics, 2011, 33: 1292-1301.

[51] Martin RC, Woodall C, Duvall R, et al. The use of self-expanding silicone stents in esophagectomy strictures: less cost and more efficiency. Ann Thorac Surg, 2008, 86: 436-440.

译者：朱季香，内科学硕士，四川省遂宁市第一人民医院
　　　消化内科医师
审校：黄镜，中国医学科学院肿瘤医院

Cite this article as: Nagaraja V, Cox MR, Eslick GD. Safety and efficacy of esophageal stents preceding or during neoadjuvant chemotherapy for esophageal cancer: a systematic review and meta-analysis. J Gastrointest Oncol 2014;5(2):119-126. doi: 10.3978/j.issn.2078-6891.2014.007

第二十八章　食管癌放疗后心脏疾病致死亡风险增加

Jonathan Frandsen[1], Dustin Boothe[1], David K. Gaffney[1], Brent D. Wilson[2], Shane Lloyd[1]

1Radiation Oncology Department, University of Utah, Huntsman Cancer Institute, Salt Lake City, UT 84112, USA; 2Division of Cardiology, University of Utah, University Hospital, Salt Lake City, UT 84112, USA

Correspondence to: Shane Lloyd, MD. Radiation Oncology Department, University of Utah, Huntsman Cancer Institute, 1950 Circle of Hope, Room 1570, Salt Lake City, Utah 84112, USA. Email: Shane.Lloyd@hci.utah.edu.

目的：评估食管癌放疗后心脏疾病相关死亡(Heart disease related death, HDRD)风险。

方法：基于"监测、流行病学与最终结果(Surveillance, Epidemiology, and End Results, SEER)"数据库建立两个食管癌病例队列：①初始治疗方案包含放疗的患者；②初始治疗方案未包含放疗的患者。采用Kaplan-Meier法进行心脏病特异生存分析(Heart disease specific survival, HDSS)。采用Cox比例风险回归法进行单变量及多变量分析。

结果：共纳入食管癌病例40 778例，其中26 377例接受放疗，14 401例未行放疗。HDSS结果显示放疗组HDRD风险增加($P<0.05$)，其5年、10年、20年HDRD绝对风险分别为2.8%、5.3%和9.4%。HDSS时序检验显示HDRD风险在第8个月时出现显著统计学意义($P<0.05$)。与HDRD有关的因素包括：放疗、年龄、种族、治疗前分期、确诊时间、导致无法接受食管切除术的已知合并症。多变量分析结果显示放疗可预测HDRD[危害比(HR)1.46，$P<0.05$]。当仅分析接受根治性放疗的患者，单变量分析(HR 1.53，$P<0.0001$)和多变量分析(HR 1.62，$P<0.0001$)仍显示放疗可预测HDRD。

结论：放疗可增加HDRD风险，最早可在8个月时出现。需要进行深入研究来寻找最适合的剂量体积参数，预防心源性死亡。该风险应在评估预后和放疗预期获益时值得注意。

关键词：食管癌；放疗；心脏病

View this article at: http://dx.doi.org/10.3978/j.issn.2078-6891.2015.040

1　前言

2014年美国新增诊断食管癌约18 170例，占所有癌症新发病例的1.1%[1]。该病的总体5年生存率较低，但在近30年有了较大提升。1975年时只有4%的食管癌患者在诊断后继续生存5年，而在2006年，5年生存率提高到了20.0%。生存率的增长可以部分反映出三联治疗(手术、放疗和化疗)的技术提高及广泛应用[2-6]。

放疗是当前针对食管癌的规范化治疗里不可缺少的一部分。Van Hagen等[2]的一项关于晚期局部食管癌病例的前瞻性随机试验表明，与单纯食管癌切除术相比，手术联合术前同步放化疗可使中位生存期加倍(24 vs. 49.4个月)。在接受食管癌患者咨询时，向其告知准确的放疗后急性期和晚期的不良反应的风险非常重要。研究发现乳腺癌和淋巴瘤放疗后可引起长期心脏毒性，引起心包疾病、心肌纤维化、冠心病、心律失常(包括放疗后频发持续性窦性心动过速)和瓣膜病[7-14]。食管癌治疗后的心脏并发症并无类似的定义，由于心脏与食管在位置上邻近，放疗对心脏的长期影响必然会发生。关于短期心脏毒性，影像学研究证实在食管癌同步放化疗后可发生心肌灌注异常、射血分数降低及心包积液[15-17]。然而这些研究并未将异常的影像学表现与有意义的临床结局(如过早的心肌梗死或心因性死亡等)联系起来。

本研究目的为明确食管癌放疗后心脏疾病相关死亡的长期风险。

2 材料与方法

2.1 监测、流行病学与最终结果 (SEER) 数据库

SEER项目是美国癌症发生率和生存率的官方信息来源，收集代表约28%美国人口的18个独立的癌症登记处的资料。提交至该登记系统的每一个病例都包含有下列重要数据：人口统计学资料、原发肿瘤部位、肿瘤形态学资料、诊断分期、初始治疗方案和重要随访资料。截止2013年11月，SEER项目包含从1973年至2011年接受治疗的所有癌症病例，包括受卡特里娜飓风影响的路易斯安那州的所有病例。因全部SEER数据库信息均去标识化，本研究无需内部审核委员会批准。

2.2 病例选择

研究对象包括1973年至2011年间数据库中所有诊断为食管癌的病例，数据析取采用SEER*Stat软件，版本为8.1.5，采用"Site recode ICD-O-3/WHO 2008"中"esophagus"作为原发部位进行筛选患者。每个病例提取以下信息：年龄、性别、出生年份、诊断年份、种族、SEER病史分期、肿瘤原发部位手术记录、未行手术原因、放疗记录、预计生存月份、重要状态和死因。心脏疾病相关死亡(HDRD)信息从SEER数据库中提取的死亡数据中获得。

从数据库提取出信息后，随访不明确者、生存时间少于6个月者及放疗使用原因不清者的数据被剔除，选择6个月的生存截断标准目的在于排除在初始治疗后短时间内死亡的病例或死于初始治疗的病例。建立两个队列：①在初始治疗方案中包含放疗的患者；②在初始治疗方案中未包含放疗的患者。

2.3 数据分析

治疗与肿瘤特征分类资料的比较采用Pearson χ^2检验。首要终点心脏病死亡采用Kaplan-Meier生存分析方法，在分析过程中仅心脏疾病原因死亡作为一个事件，因其他原因死亡者作为删失病例。单变量及多变量分析采用Cox比例风险回归法。时序检验用于分析两组间心脏病特异生存(HDSS)出现显著性差异的时间，自确诊后6个月开始，每次增加1个月进行检验。基于数据分析的目的，定义外科手术治疗为食管癌切除术和其他，定义食管癌切除术为部分或全食管切除，定义其他为以下情况：无手术、不明原因手术、光动力疗法、电凝术、冷冻术、激光消融术。

3 结果

共从SEER登记系统中提取71 595例食管癌病例，应用排除标准后保留40 778例病例。病例和肿瘤特征见表1。其中26 377例患者接受放疗，14 401例患者未行放疗。女性、非裔美国人、1990年之前诊断的病例、分期为T3以上和/或淋巴结阳性，以及未行食管癌切除术者更加倾向于选择放疗。

3.1 所有病例

所有病例的5年、10年和20年总体生存率分别为19.7%、11.8%和4.5%(图1)。HDSS结果显示初始治疗方案中包含放疗组HDRD风险增加($P<0.05$)(图2)。生存分析结果显示初始治疗方案中包含放疗组的HDRD绝对风险在5年、10年和20年分别增加2.8%、5.3%和9.4%(图2)。单变量分析显示以下因素与HDRD风险相关：放疗、年龄、种族、临床分期、诊断时间和导致无法接受食管切除术的已知合并症(表2)。性别与HDRD风险未发现相关性。将所有在单变量分析中发现的所有重要变量进行多变量分析，结果显示放疗仍可预测HDRD[危害比(HR)：1.46，95%置信区间(CI)：1.32~1.61，$P<0.05$]。另外，其他因素亦可预测HDRD(表2)，且重要的是，在单变量分析中有合并症的病例HDRD风险增加(HR：1.63，95% CI：1.14~2.14，$P<0.05$)。

3.2 诊断后时间间隔

从确诊后第6个月开始的按月不断推进的HDSS时序检验显示，从放疗后第8个月开始，HDRD风险明显增

表1　病例和肿瘤特征

特征	无放疗 n=14401(%)	放疗 n=26377(%)	P值
中位随访时间(年)	1.4	1.25	
年龄(岁)			<0.0001
<50	1179(8.2)	2079(7.9)	
50~59	2885(20.0)	5833(22.1)	
60~69	4409(30.6)	8545(32.4)	
70~80	3851(26.7)	6934(26.3)	
80+	2077(14.4)	2986(11.3)	
性别			0.0002
女	3370(23.4)	6603(25.0)	
男	11031(76.6)	19774(75.0)	
种族			<0.0001
白人	12235(85.0)	21039(79.8)	
黑人	1404(9.7)	3927(14.9)	
其他*	687(4.8)	1383(5.2)	
未知	75(0.5)	31(0.1)	
诊断年份			<0.0001
1990年以前	2063(14.3)	4774(18.1)	
1990-1999	2713(18.8)	5365(20.3)	
2000-2011	9625(66.8)	16238(61.6)	
SEER历史分期			<0.0001
局限**	5115(35.5)	7155(27.1)	
区域***	3424(23.8)	9814(37.2)	
远处	3273(22.7)	5865(22.2)	
未分期	2589(18.0)	3543(13.4)	
肿瘤部位			<0.0001
颈段/胸上段	768(5.3)	3069(11.6)	
胸中段	2273(15.8)	5931(22.5)	
胸下段	9049(62.8)	14651(55.5)	
胸段	357(2.5)	989(3.7)	
未特指	1954(13.6)	1737(6.6)	
手术程度			<0.0001
食管癌切除术	9568(66.4)	10288(39.0)	
其他	4833(33.6)	16086(61.0)	

注：*，其他种族包括美国印第安人、阿拉斯加土著、亚裔和太平洋岛民；**，局限定义为T1或T2，无淋巴结转移；***，区域定义为T3或T4，无淋巴结转移或任意T分期，淋巴结阳性。

加1.4%(P<0.05)。在多变量分析(包括上述重要变量)中，HDRD风险仍在第8个月开始有显著性差异(HR 1.45，95% CI：1.14~1.83，P<0.05)。

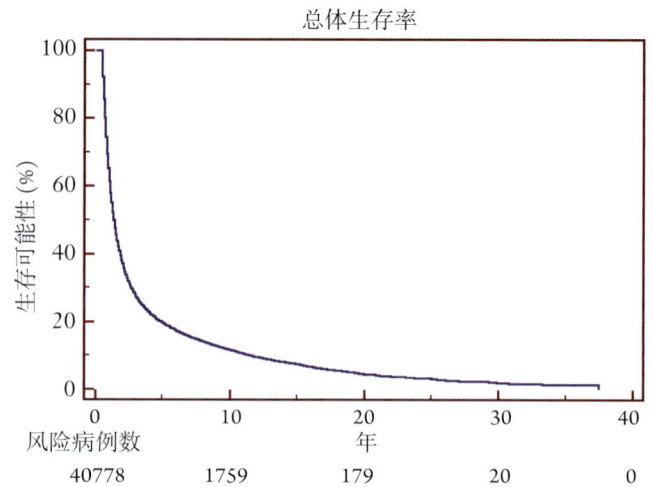

图1　食管癌患者(存活超过6个月)总体生存曲线

3.3　根治性治疗患者

针对可以接受根治性治疗的局部或区域的肿瘤病例进行亚组分析，排除那些具有远处转移或未分期的病例，放疗组和未放疗组分别有16 969例和8 539例患者。HDSS分析显示初始治疗包含放疗组HDRD风险增加(P<0.05)(图2)。生存分析结果显示初始治疗方案包含放疗组的HDRD绝对风险在5年、10年和20年分别增加3.0%、4.8%和10.9%(图2)。单变量分析显示以下因素与HDRD风险相关：放疗、年龄、种族、临床分期、诊断时间和因已知合并症无法行食管癌切除术等(表3)。性别与HDRD风险未发现相关性。将所有在单变量分析中发现有显著意义的变量进行多变量分析，结果显示放疗仍可预测HDRD(HR：1.62，95% CI：1.43~1.82，P<0.05)。另外，除了疾病范围和已知合并症之外的因素可预测HDRD(表3)。

3.4　食管癌部位与心脏疾病

当通过分析放疗组肿瘤原发部位与心脏疾病的关系时发现，胸中段食管癌与HDRD风险增加相关(图3)(P<0.05)。采用Cox比例风险回归法比较颈段/胸上段食管癌与胸中段食管癌，胸中段食管癌与HDRD风险增加相关(HR：1.09，95% CI：1.02~1.16，P<0.05)。比较胸下段食管癌与胸中段食管癌发现，胸中段食管癌与HDRD风险增加相关(HR：1.34，95% CI：1.17~1.53，P<0.05)。当比较颈段/胸上段食管癌与远端食管癌时，其对增

A　心脏病特异生存分析

B　心脏病特异生存分析

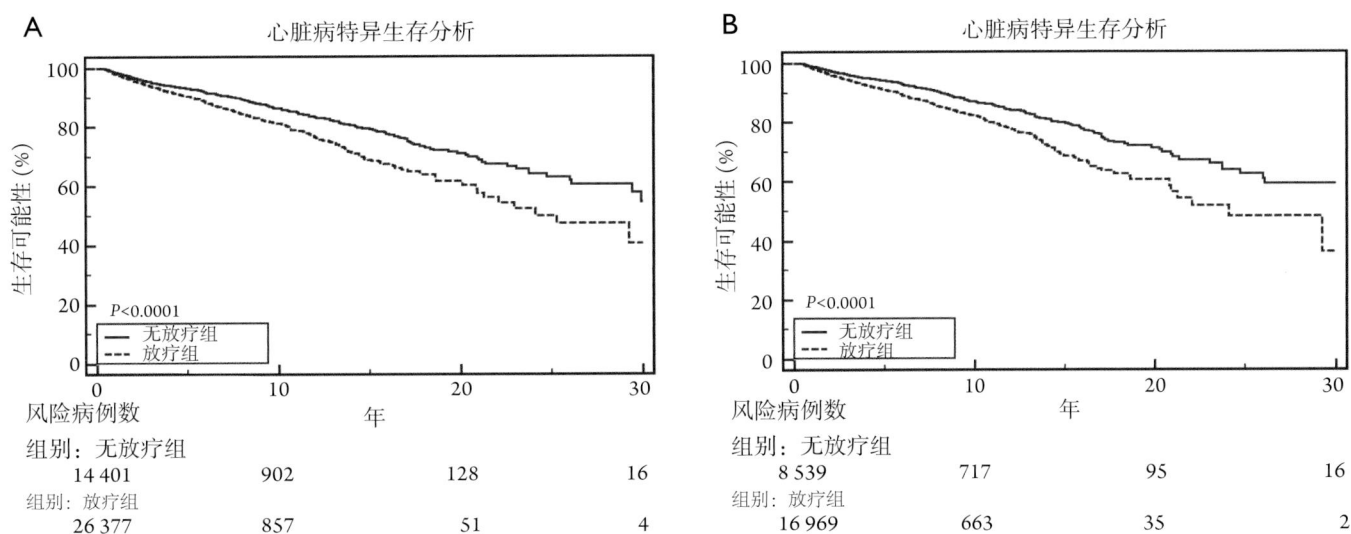

风险病例数
组别：无放疗组

14 401	902	128	16

组别：放疗组

26 377	857	51	4

风险病例数
组别：无放疗组

8 539	717	95	16

组别：放疗组

16 969	663	35	2

图2　生存分析

(A)所有生存超过6个月的食管癌病例(接受/未接受放疗)的心脏病特异生存分析(HDSS)；(B)所有生存超过6个月的局部或区域食管癌病例(接受/未接受放疗)的心脏病特异生存分析(HDSS)。

表2　所有生存超过6个月的病例的心因性死亡潜在混杂因素单变量和多变量分析

变量	单变量			多变量		
	危害比	95%置信区间	P值	危害比	95%置信区间	P值
放疗	1.42	1.29~1.57	<0.0001	1.46	1.32~1.61	<0.0001
年龄	1.70	1.63~1.79	<0.0001	1.74	1.67~1.82	<0.0001
性别	0.99	0.89~1.09	0.79			
种族	0.90	0.85~0.96	0.002	0.86	0.81~0.92	<0.0001
疾病程度	1.06	1.05~1.08	<0.0001	1.04	1.02~1.05	<0.0001
诊断时间	0.72	0.68~0.76	<0.0001	0.72	0.67~0.76	<0.0001
已知合并症	1.63	1.24~2.14	0.0012	1.34	1.02~1.76	0.04

HR，风险比；CI，置信区间；RT，放射治疗。

加HDRD风险无差异(HR：0.97，95% CI：0.90~1.08，P=0.76)。

4　讨论

本研究的目的在于确认食管癌放疗后心脏疾病致死亡的长期风险。研究发现对于所有接受放疗的病例和根治性治疗患者中接受放疗的病例进行分析发现，HDRD发生率分别为相应组未接受放疗病例的1.46倍和1.62倍。据我们所知，本研究首次定量分析了食管癌放疗后心脏疾病导致死亡的风险。

判断合并症和/或治疗毒性的死亡风险正在变得越来越重要，因为联合治疗可以使更多的病例获得长期生存[2-6]。基于人群的数据库如SEER，可以提供大量病例数据来保证统计效能，从而解决类似本研中的问题。另外，SEER可提供对因为临床合并症而未接受手术治疗病例的识别，这有助于把这些阴性健康因素从治疗副作用中区分出来。研究发现因为并存疾病而未行手术治疗者HDRD风险明显升高(HR：1.63，P<0.05)。然而，进行多变量分析时，放疗仍可预测心脏疾病性死亡。这些合并症包括心脏病或者已被确认的心脏病风险因素如糖尿病、吸烟、高血压、高胆固醇、家族史和吸烟[18-19]。另外，吸烟[20]和其他因素可以增强放疗引起的心脏毒性。

我们的研究发现年龄、种族和诊断时间在单变量

表3　生存6个月病例(并存局部或区域疾病)心因性死亡潜在混杂因素单变量和多变量分析

变量	单变量			多变量		
	危害比	95%置信区间	P值	危害比	95%置信区间	P值
放疗	1.53	1.36-1.73	<0.0001	1.6	1.42-1.81	<0.0001
年龄	1.69	1.60-1.79	<0.0001	1.74	1.64-1.84	<0.0001
性别	1.04	0.91-1.18	0.59			
种族	0.87	0.80-0.94	0.0003	0.84	0.78-0.91	0.0001
疾病程度	0.84	0.75-0.95	0.004	0.92	0.82-1.03	0.12
诊断时间	0.75	0.70-0.81	<0.0001	0.73	0.67-0.78	<0.0001
已知合并症	1.84	1.33-2.55	0.0003	1.3	0.93-1.80	0.12

HR，风险比；CI，置信区间；RT，放射治疗。

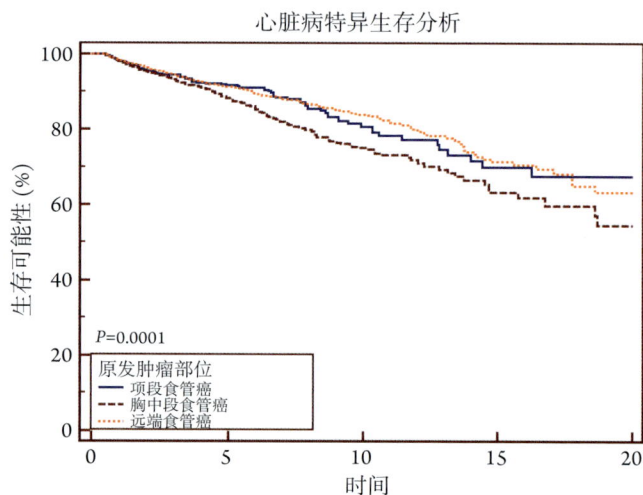

图3　食管癌原发部位心脏特异性分析（HDSS）

和多变量分析中均可预测HDRD。诊断时间作为一个变量，是因为HDRD在近30年来明显减少[21-22]。放疗在多变量分析时除去这些协变量之后依然可预测HDRD。有趣的是，对于生存超过6个月的病例，较晚的疾病分期亦可中度预测HDRD(HR：1.06)，可能的解释就是增加的肿瘤负荷增加了心肌张力，导致心源性死亡。另外，这些病例接受更多过度的放疗、化疗或手术导致长期的心脏后遗症。

病例确诊后1年内接受放疗后HDRD的发生率显著增高，该结果在多变量分析时依然存在。Darby等亦报道过类似的时间线，他们的研究显示乳腺癌放疗后0~4年内主要冠脉事件相关风险增加了16.3%[23]。在霍奇金淋巴瘤的研究中亦证实在治疗早期心血管风险即升高[24-26]。作为临床医师，这个信息是重要的，因为其他潜在心脏风险因素的筛查和治疗必须在放疗后较短时间内进行，从而减轻HDRD的风险。未来更深的研究将阐释在食管癌放疗前和放疗后预防和管理心脏病的最有效措施。

本研究结果表明在制订放疗计划时，将心脏接受的放疗剂量减至最小的重要性。当前关于心脏的放疗剂量体积参数均基于有限的病例数、模型和其他类型癌症的治疗经验。当前的研究协作组的食管癌放化疗方案推荐的心脏限量为40Gy体积少于50%，平均心脏剂量少于27 Gy[27]，这可使心包炎发生率少于15%[28]。模型估算心脏接受25Gy的体积少于10%可使心因性死亡率少于1%[29]。一个应用霍奇金病和乳腺癌回顾性数据的模型发现1/3的心脏接受45 Gy放疗剂量时，长期心血管死亡率风险为10%[29]。在乳腺癌的放疗中，HDRD的风险与剂量增加有关，尽管乳腺癌的心脏剂量比食管癌放疗接受的剂量要低。Darby等发现乳腺癌患者心脏的放疗剂量每增加1 Gy，主要冠脉事件的相关发生率增加7.4%，无明显阈值[23]。关键是必须认识到这些研究中的许多病例都是在当前心脏风险和剂量参数都已确认之前就被治疗过的。需要更进一步来研究食管癌放疗中最佳剂量体积参数。

一种减少心脏暴露剂量的方法是通过调强适形放疗(intensity Modulated radiotherapy，IMRT)。IMRT剂量测定研究显示与三维适形放疗(3DCT)相比，IMRT治疗食管癌时显著性降低心脏接受的剂量[30-32]。与四野适形放疗计划相比，IMRT治疗的病例在平均心脏剂量上有明显下降(22.9 Gy vs. 28.2 Gy)[33]。Lin等的研究发现在食管癌的治疗中与3DCT相比，IMRT心脏剂量的减少可降低心脏疾病导致的死亡[34]。癌症特异性死亡率的改变亦相似，但其他原因导致死亡(包括心脏相关性死亡率)在3DCT组是增加的，作者得出的结论是IMRT的剂量学优势可转化为临床获益。然而，针对正常组织的剂量学比较的研究并未能完全证实他们的结论。

任何关于放疗照射野大小或者技术的改进，出于减少心脏剂量的考虑，都应该考虑已经明确的局部区域复发的风险[35]，而这都表明了局部区域放疗的重要性。局部区域控制仍然是对患者的生存有重要意义。

胸中段食管癌患者的HDRD风险高于远端食管癌患者，主要是因为其病灶更加靠近心脏。导致这个结果的原因尚不清楚。然而，胸中段食管癌的心脏剂量和照射野大小常常是增加的，目的在于延长照射野至腹腔干，后者常被组织包绕，从而难以在Ivor-Lewis食管癌切除术中清扫淋巴结，而腹腔干是颈段食管癌以外的食管癌的淋巴结转移的高危区域[36]。也可能是心脏本身结构如心房、半月瓣(主动脉、肺动脉)和冠脉开口处在胸中段食管癌病例中获得较高剂量的放疗，这损伤了这些结构因素并继发心血管事件。

本研究为食管癌放疗的长期心脏毒性提供了新的观点，然而仍有很多重要的局限性。第一，本研究受限于回顾性数据的固有偏倚。第二，已知的心脏病危险因素(年龄、种族和治疗时间)被纳入我们的多元变量分析中以减少偏倚，然而由于SEER数据库特性的限制，许多潜在的心脏病危险因素没有被包含进来。第三，SEER数据库并不包含放疗剂量，因此无法分析剂量–效应关系。最后，SEER登记系统并无化疗信息，而化疗常与放疗联合应用，常用的食管癌化疗方案亦具有心脏毒性[37-40]。很可能接受放疗病例HDRD风险增高是因为联合应用放化疗，而不仅仅只是放疗相关毒性。

总之，尽管目前食管癌治疗中放疗具有重要作用，它可以增加HDRD的风险。考虑心脏毒性时应与长期生存可能性、病例原有的其他心脏病危险因素和放疗的预期获益结合起来。应重视减少心脏放疗剂量的措施，需要进一步研究来阐明食管癌放疗后心脏病的真正风险，以及最大程度减轻这些风险的食管癌放疗的剂量体积参数。HDRD的风险在诊断后一年内已十分明显，更进一步的研究也需要决定如何在食管癌治疗前、中、后进行恰当的心脏监控和管理，从而减轻心脏后遗症的风险。

致谢

感谢Michelle Denney BA，BS对本文的编辑和排版工作。

声明

本文作者宣称无任何利益冲突。

参考文献

[1] Howlader N, Noone AM, Krapcho M, et al. SEER Cancer Statistics Review, 1975-2011, National Cancer Institute. Bethesda, MD. Available online: http://seer.cancer.gov/csr/1975_2011/, based on November 2013 SEER data submission, posted to the SEER web site, April 2014.

[2] van Hagen P, Hulshof MC, van Lanschot JJ, et al. Preoperative chemoradiotherapy for esophageal or junctional cancer. N Engl J Med, 2012, 366: 2074-2084.

[3] Gebski V, Burmeister B, Smithers BM, et al. Survival benefits from neoadjuvant chemoradiotherapy or chemotherapy in oesophageal carcinoma: a meta-analysis. Lancet Oncol, 2007, 8: 226-234.

[4] Cunningham D, Allum WH, Stenning SP, et al. Perioperative chemotherapy versus surgery alone for resectable gastroesophageal cancer. N Engl J Med, 2006, 355: 11-20.

[5] Walsh TN, Noonan N, Hollywood D, et al. A comparison of multimodal therapy and surgery for esophageal adenocarcinoma. N Engl J Med, 1996, 335: 462-467.

[6] Cooper JS, Guo MD, Herskovic A, et al. Chemoradiotherapy of locally advanced esophageal cancer: long-term follow-up of a prospective randomized trial (RTOG 85-01). Radiation Therapy Oncology Group. JAMA, 1999, 281: 1623-1627.

[7] Adams MJ, Lipshultz SE, Schwartz C, et al. Radiation-associated cardiovascular disease: manifestations and management. Semin Radiat Oncol, 2003, 13: 346-356.

[8] Yeh ET, Tong AT, Lenihan DJ, et al. Cardiovascular complications of cancer therapy: diagnosis, pathogenesis, and management. Circulation, 2004, 109: 3122-3131.

[9] Boivin JF, Hutchison GB, Lubin JH, et al. Coronary artery disease mortality in patients treated for Hodgkin's disease. Cancer, 1992, 69: 1241-1247.

[10] Hancock SL, Tucker MA, Hoppe RT. Factors affecting late mortality from heart disease after treatment of Hodgkin's disease. JAMA, 1993, 270: 1949-1955.

[11] Heidenreich PA, Schnittger I, Strauss HW, et al. Screening for coronary artery disease after mediastinal irradiation for Hodgkin's disease. J Clin Oncol, 2007, 25: 43-49.

[12] Mulrooney DA, Yeazel MW, Kawashima T, et al. Cardiac

outcomes in a cohort of adult survivors of childhood and adolescent cancer: retrospective analysis of the Childhood Cancer Survivor Study cohort. BMJ, 2009, 339: b4606.

[13] Henson KE, McGale P, Taylor C, et al. Radiation-related mortality from heart disease and lung cancer more than 20 years after radiotherapy for breast cancer. Br J Cancer, 2013, 108: 179-182.

[14] Darby SC, Ewertz M, McGale P, et al. Risk of ischemic heart disease in women after radiotherapy for breast cancer. N Engl J Med, 2013, 368: 987-998.

[15] Gayed I, Gohar S, Liao Z, et al. The clinical implications of myocardial perfusion abnormalities in patients with esophageal or lung cancer after chemoradiation therapy. Int J Cardiovasc Imaging, 2009, 25: 487-495.

[16] Tripp P, Malhotra HK, Javle M, et al. Cardiac function after chemoradiation for esophageal cancer: comparison of heart dose-volume histogram parameters to multiple gated acquisition scan changes. Dis Esophagus, 2005, 18: 400-405.

[17] Wei X, Liu HH, Tucker SL, et al. Risk factors for pericardial effusion in inoperable esophageal cancer patients treated with definitive chemoradiation therapy. Int J Radiat Oncol Biol Phys, 2008, 70: 707-714.

[18] Wilson PW, D'Agostino RB, Levy D, et al. Prediction of coronary heart disease using risk factor categories. Circulation, 1998, 97: 1837-1847.

[19] Ridker PM, Buring JE, Rifai N, et al. Development and validation of improved algorithms for the assessment of global cardiovascular risk in women: the Reynolds Risk Score. JAMA, 2007, 297: 611-619.

[20] Hooning MJ, Botma A, Aleman BM, et al. Long-term risk of cardiovascular disease in 10-year survivors of breast cancer. J Natl Cancer Inst, 2007, 99: 365-375.

[21] Rosamond W, Flegal K, Friday G, et al. Heart disease and stroke statistics--2007 update: a report from the American Heart Association Statistics Committee and Stroke Statistics Subcommittee. Circulation, 2007, 115: e69-e171.

[22] Morbidity and mortality: 2012 chart book on cardiovascular, lung, and blood diseases. Bethesda, MD: National Heart, Lung, and Blood Institute, 2012. Available online: http://www.nhlbi.nih.gov/resources/docs/cht-book.htm

[23] Darby SC, Ewertz M, McGale P, et al. Risk of ischemic heart disease in women after radiotherapy for breast cancer. N Engl J Med, 2013, 368: 987-998.

[24] Aleman BM, van den Belt-Dusebout AW, Klokman WJ, et al. Long-term cause-specific mortality of patients treated for Hodgkin's disease. J Clin Oncol, 2003, 21: 3431-3439.

[25] Hancock SL, Tucker MA, Hoppe RT. Factors affecting late mortality from heart disease after treatment of Hodgkin's disease. JAMA, 1993, 270: 1949-1955.

[26] Swerdlow AJ, Higgins CD, Smith P, et al. Myocardial infarction mortality risk after treatment for Hodgkin disease: a collaborative British cohort study. J Natl Cancer Inst, 2007, 99: 206-214.

[27] Safran H, Hong TS, Haddock M, et al. RTOG 1010. A phase III trial evaluating the addition of trastuzumab to trimodality treatment of HER2-overexpressing esophageal adenocarcinoma. Radiation Therapy Oncology Group, 2013.

[28] Marks LB, Yorke ED, Jackson A, et al. Use of normal tissue complication probability models in the clinic. Int J Radiat Oncol Biol Phys, 2010, 76: S10-S19.

[29] Gagliardi G, Constine LS, Moiseenko V, et al. Radiation dose-volume effects in the heart. Int J Radiat Oncol Biol Phys, 2010, 76: S77-S85.

[30] Wang D, Yang Y, Zhu J, et al. 3D-conformal RT, fixed-field IMRT and RapidArc, which one is better for esophageal carcinoma treated with elective nodal irradiation. Technol Cancer Res Treat, 2011, 10: 487-494.

[31] La TH, Minn AY, Su Z, et al. Multimodality treatment with intensity modulated radiation therapy for esophageal cancer. Dis Esophagus, 2010, 23: 300-308.

[32] Chen YJ, Liu A, Han C, et al. Helical tomotherapy for radiotherapy in esophageal cancer: a preferred plan with better conformal target coverage and more homogeneous dose distribution. Med Dosim, 2007, 32: 166-171.

[33] Kole TP, Aghayere O, Kwah J, et al. Comparison of heart and coronary artery doses associated with intensity-modulated radiotherapy versus three-dimensional conformal radiotherapy for distal esophageal cancer. Int J Radiat Oncol Biol Phys, 2012, 83: 1580-1586.

[34] Lin SH, Wang L, Myles B, et al. Propensity score-based comparison of long-term outcomes with 3-dimensional conformal radiotherapy vs intensity-modulated radiotherapy for esophageal cancer. Int J Radiat Oncol Biol Phys, 2012, 84: 1078-1085.

[35] Oppedijk V, van der Gaast A, van Lanschot JJ, et al. Patterns of recurrence after surgery alone versus preoperative chemoradiotherapy and surgery in the CROSS trials. J Clin Oncol, 2014, 32: 385-391.

[36] Akiyama H, Tsurumaru M, Kawamura T, et al. Principles of surgical treatment for carcinoma of the esophagus: analysis of

lymph node involvement. Ann Surg, 1981, 194: 438-446.

[37] Saif MW, Shah MM, Shah AR. Fluoropyrimidine-associated cardiotoxicity: revisited. Expert Opin Drug Saf, 2009, 8: 191-202.

[38] Saif MW, Tomita M, Ledbetter L, et al. Capecitabine-related cardiotoxicity: recognition and management. J Support Oncol, 2008, 6: 41-48.

[39] Arbuck SG, Strauss H, Rowinsky E, et al. A reassessment of cardiac toxicity associated with Taxol. J Natl Cancer Inst Monogr, 1993: 117-130.

[40] Tomirotti M, Riundi R, Pulici S, et al. Ischemic cardiopathy from cis-diamminedichloroplatinum (CDDP). Tumori, 1984, 70: 235-236.

译者：褚旭，兰州大学第一医院老年呼吸科，博士研究生，住院医师

审校：张涛惠，中国医学科学院肿瘤医院；
周光，中国医学科学院肿瘤医院

Cite this article as: Frandsen J, Boothe D, Gaffney DK, Wilson BD, Lloyd S. Increased risk of death due to heart disease after radiotherapy for esophageal cancer. J Gastrointest Oncol 2015;6(5):516-523. doi: 10.3978/j.issn.2078-6891.2015.040

第二十九章　放射治疗在食管癌术后治疗中的地位

Salma K. Jabbour[1], Charles R. Thomas Jr[2]

[1]Department of Radiation Oncology, Cancer Institute of New Jersey, University of Medicine and Dentistry of New Jersey, Robert Wood Johnson Medical School, New Bruswick, NJ, USA; [2]Department of Radiation Medicine, Oregon Health & Science University, Portland, OR, USA

Correspondence to: Charles R Thomas Jr, MD, Professor and Chair. Department of Radiation Medicine, Oregon Health and Science University, Knight Cancer Institute, Mail Code KPV4, 3181 SW Sam Jackson Park Road, Portland, OR 97239-3098, USA. Email: thomasch@ohsu.edu.

摘要：对于局部晚期食管癌的治疗模式各医院不尽相同，通常受到患者特点的影响，而且多种治疗方法均有数据支持，因此局部晚期食管癌的最佳治疗比较复杂。虽然手术是治疗的重要组成部分，但是单纯手术往往导致不可接受的局部高复发率和低长期生存率。研究较多的辅助治疗方法包括术前同步放化疗加手术或不加手术、围手术期化疗、辅助放疗或辅助同步放化疗。本文旨在彻底检验食管癌治疗中的所有术后治疗选项的地位，同时回顾了新辅助治疗、根治性手术和围手术期条件下的前瞻性研究。放射野设计的评估研究也在本文的讨论范围内。

关键词：食管癌；放射治疗；术后；放化疗

View this article at: http://dx.doi.org/10.3978/j.issn.2078-6891.2010.013

1　介绍

食管癌是一种罕见而且预后差的疾病，大约占所有恶性肿瘤的1%。2010年估计有16 640例食管癌患者，14 500例患者死亡[1]。在美国腺癌的发病率上升而鳞癌的发病率下降，AJCC分期系统已认识到这两种组织学分型的临床疗效不同[2]。医院的偏好和患者的特征通常指导着治疗方向，因为数据支持局部晚期食管癌存在多种治疗方案，包括手术或未行手术之前的新辅助同步放化疗(CRT)、围手术期化疗、辅助放疗或同步放化疗。手术通常还是局部食管癌的主要治疗方法，但是单一的方式会导致无法接受的高局部复发率和低长期生存率，这才有了将放疗和化疗整合在一起的新辅助治疗或术后辅助治疗。许多研究的结果并不统一，因此关于这些患者的最佳方案没有共识。

越来越多的人认识到即使很好的经超声临床分期为T2N0的食管癌，20%~25%会升期成病理T3和/或淋巴结阳性。因此这些患者经常需要术后治疗，本文旨在寻找不同的多模式治疗顺序，以最大程度地关注术后治疗模式，并找到处理患者的最佳方法。

2　根治性同步放化疗

在探讨食管癌根治性治疗的研究历史上，RTOG 8501试验是很重要的研究，它明确了同步放化疗优于放射治疗[3]。该研究将患者随机分成单纯放疗64 Gy组

(*n*=60) 及同步顺铂联合5-FU化疗联合放疗50 Gy(*n*=61)，共化疗4周期。2年总生存率从单纯放疗组的10%增加到联合治疗组的38%(*P*=0.001)。

同步放化疗组(CRT)的远处和局部复发也有下降。该研究更新结果显示CRT组与单纯放疗组的5年生存率分别为27%和0%[4]。该研究中约85%的患者的组织学类型为鳞状细胞癌。值得注意的是，2010年NCCN指南推荐T1淋巴结阳性或T2~T4 Nx食管癌病例采用根治性同步放化疗或术前同步放化疗(50~50.4 Gy)，此后对于那些获得临床完全缓解者行食管切除术(首选)或观察，而对局部病灶残存者，行食管切除术(首选)或姑息治疗。对于下段食管癌或食管胃结合部腺癌推荐采用术前化疗后行食管切除术。

3　术前治疗与术后治疗对比

从放疗的角度来看，术后放疗与术前放疗相比其优势在于：完整的血管供应可以提高氧合，通常可以采用较小的照射野和较低的照射剂量，避免术中瘤床种植，避免侵袭性疾病患者的不必要手术，以及肿瘤降期。而术后治疗的优势是可以利用病理学分期信息正确地选择患者的治疗方法。术前与术后治疗的利弊对比详见表1。

术前治疗中，最佳降期效果可以表现为肿瘤的病理完全缓解，预示生存可以得到改善。病理完全缓解(pCR)经常被用作评价疗效的替代指标，并且是食管癌各种新辅助治疗研究间可以相对比的手段。Rohatgi 等回顾性分析了235例行术前CRT的患者，其中食管腺癌

占82%而鳞癌占18%，结果获得pCR的患者总生存和无病生存更长、远处转移和疾病复发更少[6]。随访37个月，pCR者总生存率为74%，而CRT后残存病灶<50%的患者的总生存率为65%，CRT后残存病灶>50%的患者的总生存率为40%。此外，接受术前CRT的患者中，pCR在生存方面的预测价值，腺癌比鳞癌更明显[7]。

4　术前化疗

研究者对包括术前化疗或围手术期化疗的多个新辅助化疗方案进行评估。尽管现在已有多个研究，围手术期单纯化疗与CRT的获益对比仍然存在偏倚。RTOG 8911比较了单纯手术与同步放化疗后手术，结果显示两组之间的总生存率并无差别。未达到R0切除的患者预后不佳(R0切除者与R1切除者的5年总生存率分别为32%和5%)[8]。Cunningham等对比了可手术的胃食管癌单纯手术患者与3周期术前或术后表阿霉素/顺铂联合5-Fu(ECF)方案化疗的患者，结果显示明显降期但无病理完全缓解。加入化疗后，化疗组的5年生存率从23%提高到36%，而无进展生存也得到了显著改善[9]。医学研究委员会研究证实了术前2个周期的顺铂和5-FU方案化疗有显著的2年总生存获益，从34%增加到43%(*P*=0.004)[10]。Urschel等进行的Meta分析评估了11项随机临床研究，在2 000例患者中对比了新辅助化疗与单纯手术的疗效[11]。虽然术前化疗组的完全切除率(R0)更高，但是手术联合化疗组未见生存获益。目前认为术前化疗是可手术GEJ腺癌的标准选项，但是对于胸内食管癌的术前治疗仍然存在争议。

表1　食管癌术前与术后治疗的利弊对比[5]

	利	弊
术前治疗	放疗体积小、照射剂量低；瘤床灭瘤为手术做准备 避免可能进展为全身疾病患者的手术 肿瘤降期	根据临床分期治疗可能导致患者的过度治疗 术前CRT增加手术并发症 术前吞咽困难和肿瘤所致的营养支持问题
术后治疗	根据准确病理分期的治疗决策，避免不必要的患者接受CRT 更准确地评估病变外侵从而可以勾画病灶累及范围 与术前诱导治疗相比，较少增加围手术期并发症发生率和死亡风险 吞咽困难得到缓解，术后营养可以从胃管中得到支持，从而对术后治疗的耐受性更好	放疗体积较大、放疗计划困难 因为瘤床氧合下降通常需要较高的放疗剂量 无法评估肿瘤对放疗和化疗的反应 手术后患者恢复差而无法耐受术后CRT；术后功能状态下降

5 术前同步放化疗与单纯手术比较

在食管癌的综合治疗中手术被认为是很重要的。CALGB 9781研究将食管癌患者(77%腺癌，24%鳞状细胞癌)随机分成术前同步放化疗(顺铂、5-FU、联合RT50.4 Gy)后手术组和单纯手术组[12]。尽管入组困难(计划入组475例患者，实际仅完成56例)，但是三联治疗组有显著的生存优势，三联治疗组与单纯手术组的5年生存率分别是39%和16%，中位生存时间分别是4.5年和1.8年($P=0.002$)。本研究增加的同步放化疗显示了令人信服的生存获益并改变了临床分期 II ~ III 期患者的标准治疗。

Bosset报导的EORTC研究中，282例鳞状细胞癌患者随机分成术前顺铂联合放疗(分程治疗共 37 Gy，3.7 Gy/次)后手术组和单纯手术组[13]。结果显示术前治疗组在无病生存、局部控制、癌症相关死亡和根治性切除率等方面都有显著改善，但是总生存率两组无差别(两组均为18.6个月)。

6 术前 CRT 组

术后死亡明显增多(术前CRT组与单纯手术组分别为12%和4%)，主要原因包括呼吸功能衰竭、纵隔感染和败血症。作者讨论了CRT组术后死亡人数的增加可能是由于"高分次剂量或同步放化疗损伤肺组织"所致。他们推荐进一步的研究采用2.0 Gy左右的分次剂量以及连续放疗以克服分程治疗中的再增殖，并建议采用5-FU化疗。该研究显示术前CRT能延长无病生存和局部控制，但不延长总生存率，这可能是受放疗方案

的限制所致。

澳大利亚Burmeister等人的研究评估了257例食管癌患者，其中腺癌占63%，鳞状细胞癌占27%[14]。患者被随机分成术前顺铂/5-FU联合同步放疗(35 Gy分成15次)或单纯手术切除。CRT联合手术组比单纯手术组切缘阴性的完全切除率明显增高，阳性淋巴结明显减少。然而，两组间的无进展生存(CRT组和单纯手术组分别为16个月和12个月，HR=0.82，$P=0.32$)和总生存(CRT组和单纯手术组分别为22个月和19个月，HR=0.89，$P=0.57$)都无差别。亚组分析显示，无进展生存数据方面，接受CRT治疗的鳞状细胞癌患者(HR=0.47，$P=0.014$)优于非鳞状细胞癌者(HR=1.02，$P=0.92$)。该研究的缺点为仅行1周期化疗和放疗剂量低。

多项研究评估了术前同步放化疗可能改善部分生存疗效以及引人注意的病理完全缓解率，详细数据见表2。

7 术前同步放化疗与根治性同步放化疗比较

根据2项分别来自法国和德国的研究，一些权威专家认为手术在鳞状细胞癌治疗中的地位仍有争议。

FFCD 9102研究纳入了444例可手术患者，其中鳞状细胞癌占89%、腺癌占11%，所有患者均接受以下2种放疗方案中的1个：2周期的顺铂联合5-FU方案化疗，同步进行：1) 长程放疗(46 Gy，4.5周完成)(纳入64%的受试者)；或2)分程放疗(2个单周放疗15 Gy，间隔2周)(纳入36%的受试者)[17]。259例对治疗有反应的患者随

表2 术前同步放化疗的研究

作者	腺癌/鳞癌(%) (n)	方案	pCR (%)	生存率	其他
Walsh[15]	100/0 (113)	手术 vs. (5-FU + CDDP 2 周期) + RT (40 Gy/15 fx)→手术	25%	3年: 6% vs. 32% (差异显著)	小样本，非标准分割，单纯手术疗效差
Bosset[13]	0/100 (282)	手术 vs. CDDP 2 周期 + RT (37 Gy/10 fx)→手术	26%	3年: 34% vs. 36% (无差别)	分程治疗RT，非标准分割RT，不含 5-FU/单药 CDDP
Urba[16]	76/24 (43)	手术 vs. (CDDP + 5-FU +长春碱) + RT 45 Gy in 1.5 Gy BID	28%	3年: 15% vs. 30% (无差别)	效率不足
Burmeister[14]	62/37 (256)	手术 vs. 5-FU + CDDP + RT (35 Gy/15 fx) → 手术	16%	3年 (腺癌) 28% vs. 26% (无差别)；鳞癌: 35% vs. 50% (无差别)	鳞癌患者的pCR更常见，单纯手术组的R0切除少见，鳞癌患者CRT组的PFS显著改善

表3　术后放疗与单纯手术比较

作者	腺癌/鳞癌 (%) (n)	照射野	生存率	其他
Xiao[24]	0/100 (495)	双侧锁骨上和纵隔60 Gy	5年: 13% vs. 35% (sig)	非意向治疗分析
Schreiber[27]	66/34 (1046)	未知 (SEER 分析)	Ⅲ期患者中 3YS: 18% vs. 29% (sig)	Ⅱ期患者无获益
Teniere[28]	0/100 (221)	双侧锁骨上和纵隔+受累腹腔淋巴结 45~55 Gy	两组的5年生存率均为19% (NS)；淋巴结阳性者: 38% vs.7% (sig)	淋巴结阳性患者局部控制改善 (85% vs. 70%, NS)
Fok[29]	(130)	49 Gy (根治性切除)/52.5 Gy (姑息性切除)钡片所见肿瘤上下外扩5 cm	中位生存时间: 15.2个月(手术) vs. 8.7个月(术后RT)	姑息切除的患者加入RT后局部复发减少 40% vs. 20% (sig); daily RT采用日分次3.5 Gy可能导致更差的生存率

ACA，腺癌；SCC，鳞状细胞癌；postop，术后；bilat，双侧；SCV，锁骨上区；mediast，纵隔；LN，淋巴结。

表4　术后放化疗的前瞻性研究

作者	腺癌/鳞癌 (%) (n)	方案	生存率	其他
MacDonald[34]	100/0 (556)	单纯手术与术后 5-FU + LV → RT (45 Gy) + 5FU + LV → 5-FU + LV比较	3年: 41% (手术) vs. 50% (术后CRT)	放疗组局部复发从29%下降至19%
Adelstein[5]	86/14 (50)	手术 → 5-FU + CDDP + RT (50.4-59.4 Gy)	4年: 51%	Ⅱ期研究，局部控制率:86%

ACA，腺癌；SCC，鳞状细胞癌；postop，术后；sig，显著性；NS: 无显著性；LR，局部复发；LV，亚叶酸钙；CDDP，顺铂。

机分成手术组或继续放化疗组。治疗无反应的患者继续放化疗，长程放化疗组加量20 Gy，分程放化疗组加量15 Gy。中位生存(手术组与根治性CRT组分别为17.7个月与19.3个月)和2年生存率(手术组与根治性CRT组分别为34%和40%，$P=0.44$)都无显著差异。然而，手术组的2年局部控制率(66%)高于CRT组(57%)。3个月死亡率手术组与CRT组分别为9%和1%。该研究结果提示对CRT有反应的患者，手术可能改善局部控制而不改善生存。

另一项是Stahl等人设计的研究，172例局部晚期食管鳞状细胞癌患者随机分成诱导化疗(5-FU，亚叶酸钙，依托泊苷和顺铂方案，共3周期)后CRT(40 Gy联合顺铂/依托泊苷方案化疗)再手术，另一组采用相同的诱导化疗方案后CRT(总剂量60~65 Gy联合或不联合后装治疗)但不行手术[18]。2年总生存率(手术组与CRT组分别为40%和35%)和中位生存(16个月和15个月)

相当。手术组的无局部进展得到改善 (64% vs. 41%，$P=0.003$)。手术改善了CRT无反应患者的疗效，3年生存率分别为18%(手术组)和9%(CRT组)。但手术组的治疗相关死亡率增加(13% vs. 3.5%，$P=0.03$)。食管鳞状细胞癌在CRT的基础上加入手术，从而改善了肿瘤的局部控制率，但不能改善生存率。

因为许多手术与术前治疗比较的随机临床研究存在不足，所以进行了荟萃分析。Gebski等人的研究显示新辅助CRT的2年绝对生存获益为13%(HR=0.81，$P=0.02$)，鳞状细胞癌(HR=0.84，$P=0.04$)和腺癌(HR=0.75，$P=0.02$)相似。新辅助化疗带来的2年绝对生存获益为7%，仅在食管腺癌的总死亡率存在显著性差异，而鳞状细胞癌无显著性差异[19]。Urschel等人也证实了与单纯手术相比，新辅助CRT改善了3年生存率、提高了R0切除率和肿瘤降期率并减少了局部区域复发[20-21]。总之，手术联合CRT确实有明显的生存获益。

8 术后辅助治疗

食管癌辅助放疗的目标是降低局部区域的复发风险，从而获得生存获益。如上文所述，经超声临床分期为T2N0的患者在手术后升期为病理分期T3或N阳性的情况并不罕见[22]。术后放疗的适应证包括肿瘤分期为晚期(T3或T4)、淋巴结阳性、切缘阳性或次全切除[23]。

9 术后放疗与单纯手术比较

以下部分讨论的绝大多数研究是基于鳞状细胞癌人群进行的。加入放疗后局部控制明显受益，可能有生存优势。然而，这些研究中有许多是在PET分期出现之前就已经进行了的，通对PET分期我们现在可以明确这些研究对象中有10%~15%的患者合并有隐匿性转移灶，这将改变患者的治疗原则和生存结果。

Xiao的研究是这些研究中样本量最大的，共纳入了495例食管鳞状细胞癌患者，分别接受术后放疗(n=220)或单纯手术(n=275)[24]。照射野包括双侧锁骨上区和整个纵隔，总剂量60 Gy (前野处方剂量40 Gy，另外20 Gy采用水平野，总治疗时间为6周)。加入RT后生存率从32% 改变为41%，统计学上无显著差异(P=0.45)。III期患者加入RT后有显著的总生存改善，5年总生存率从13%提高到35%(P=0.003)。这项研究因为未采用意向治疗分析而受到质疑，其中54例未完成计划疗程的患者被剔除。缺乏患者的知情同意信息给该研究带来了伦理标准问题[25]。

Xiao等人在另一项研究中按淋巴结转移状态进行了回顾性分析，549例患者分为3组。第1组：无淋巴结转移；第2组：1~2个阳性淋巴结；第3组：3个及3个以上阳性淋巴结。淋巴结阳性患者(第2组和第3组)的5年生存率，单纯手术组与联合放疗组分别是18%和34%(P=0.038)[26]。同时，在III期患者中，淋巴结数量预示着生存结果，第1组的5年生存率为58%，第2组的5年生存率为31%，第3组的5年生存为14%。虽然淋巴结阴性的患者没有生存获益，1~2个淋巴结阳性的患者添加放疗后5年总生存率从24%提高到了45%，3个及3个以上淋巴结阳性的患者添加放疗的5年生存率为21%，而单纯手术者无5年生存率。不仅是转移淋巴结数量有预测作用，而且添加术后放疗也能改善淋巴结阳性患者的生存。

对SEER数据库的分析评价了辅助放疗对1046例患者的影响，包括单纯手术(65%)或术后放疗(35%)[27]。在III期食管鳞状细胞癌和腺癌患者中，中位生存时间(15个月~19个月)，3年总生存率(18%~29%，P<0.001)和疾病特异性生存(18月到24月，P<0.001)都有显著改善。II期食管癌(AJCC第6版)加入术后RT未见生存改善。多因素分析证实加入辅助RT后显著改善了生存获益(HR=0.70，95% CI：0.59~0.83，P<0.001)。该分析的局限性在于缺乏化疗、照射野和剂量、切缘状态等信息。

Teniere等研究了中下段食管鳞状细胞癌患者，将患者随机分成观察组(n=102)或术后RT组(n=119)(45~55 Gy，1.8 Gy/次，照射野包括双侧锁骨上区、纵隔和受累的腹腔淋巴结)[28]。患者按淋巴结受累程度分层。淋巴结阴性患者与淋巴结受累患者的5年生存分别为38% vs. 7%。术后放疗并没有增加生存获益(两组的5年生存均为19%)。术后放疗与单纯手术患者相比局部区域复发率较低(85% vs. 70%)但是没有统计学差异。没有淋巴结受累的患者放疗后局部区域复发率得到显著改善(90% vs. 65%)。

Fok等人的研究中纳入了鳞状细胞癌和腺癌两种组织学类型，在随机分组成术后放疗组与观察组之前，按姑息性切除(n=70)与根治性切除(n=60)进行分层[29]。放疗处方剂量分别为姑息切除组49 Gy而根治性切除组52.5 Gy，3.5 Gy/次，照射范围包括在钡片(食管造影)上勾画出初始肿瘤后再向远端及近端各外扩5 cm。虽然他们证实了对于姑息性切除术后辅助RT的患者局部复发率下降(术后RT者为20%，无RT者为46%，P=0.04)，但是对于完全切除的患者局部复发率无统计学差异(加入RT者15% vs. 单纯手术者31%，P=0.06)。接受术后RT的患者(8.7个月)与对照组(15.2个月)相比中位生存时间显著缩短。手术后纵隔肿瘤残存的患者中，2例死于气道阻塞，而对照组有9例。作者总结认为经过术后放疗患者生存期缩短的原因是放疗相关死亡以及早期出现的转移灶，虽然这些患者较少出现支气管树的复发性梗阻。该研究最主要的不足之处是大分次放疗和总剂量，可能导致死亡率升高和胃旁路并发症的明显增加(放疗组与单纯手术组分别为37%和6%)，而RT组出现6例致死性出血事件。相似的，Zieren等研究了68例鳞状细胞癌患者，随机采用观察或术后放疗，总生存或无病生存均无差别，但是RT组的食管纤维化梗阻增加[30]。

在术后放疗研究的Meta分析中，术后放疗和手术与单纯手术的1年死亡风险差别无显著性(RR=1.23；95% CI：0.95~1.59，P= 0.11)[31]。在Xiao和Fok两人的研究中，放疗组的局部复发率较低[24,29]，但是Teniere和Zieren两人在研究中[28,30]注意到这些利益的获得是以增加并发症为代价的。

因为现代放疗技术通过严格的剂量-体积直方图数据改进了治疗计划，术后放疗将有望变得更安全，比以前的毒性更小。根据上文提到的研究，有望改善局部控制率，这在淋巴结阳性或R1/R2切除的患者中特别重要。

10　术后放疗与术后化疗比较

日本食管肿瘤协会(The Japanese Esophageal Oncology Group)将术后放疗(锁骨上区和上纵隔照射50 Gy，2 Gy/天)与2个周期的顺铂联合长春碱化疗进行了比较[32]。258例患者随机分组，73%的患者为淋巴结阳性，65%~70%的患者是T3或T4期，但是没有说明患者的组织学类型。总生存没差别，3年生存率放疗组和化疗组分别是51%和52%，而局部复发率也是相同的。相反的，Chen等人的回顾性研究，纳入366例食管胸中段鳞状细胞癌患者，辅助放疗与化疗及对照组相比较，局部复发率明显下降(分别是20%、32%、43%)[33]。

11　术后同步放化疗与单纯手术比较

MacDonald等人发表的ⅠNT-0116研究前瞻性随机入组了556例IB-Ⅳ期(AJCC第3版)胃食管结合部腺癌(约20%)或胃腺癌患者，这些患者进行了切缘阴性的根治性切除，术后无进一步治疗或术后同步放化疗(1周期5-FU/亚叶酸钙后相同药物联合同步放疗45 Gy，接着再做2周期的5-FU/亚叶酸钙)[34]。研究要求患者每天有1500千卡的充足热量摄入，因为胃癌放疗野的复杂性，放射治疗前进行放射治疗质控，并在35%的病例中进行了最小与最大偏差的检测和纠正。同步放化疗使患者的3年总生存率从41%提高到50%，而中位生存时间从27个月增加到36个月(单纯手术组死亡率与辅助CRT组比较，HR 1.35，95% CI：1.09~1.66，P=0.005)。此外，局部复发率也有所下降，单纯手术组与加入CRT组分别为29%和19%。该研究为食管胃结合部腺癌术后CRT提供了证据。GEJ腺癌患者的治疗应包括CRT，可改善生存和局部控制。

值得注意的是，在AJCC第6版分期手册中，GEJ腺癌可以按食管癌分期也可以按胃癌分期，从而产生不同的分期。如果按胃癌分期，GEJ腺癌先前也包括了T4 Nx或Tx N3局部晚期胃癌患者(前文认为是Ⅳ期)[35]。AJCC第7版分期中，GEJ腺癌按食管癌分期而不按胃癌分期，并包括了外扩到GEJ或下段食管的近端5 cm的胃癌[2,36]。此外，Ⅳ期只能指分期为M1者而不能包括任何局部晚期疾病。

一个针对预后差的食管和GEJ腺癌(86%)和鳞状细胞癌(14%)术后CRT的Ⅱ期研究，纳入了50例淋巴结阳性或T3/T4肿瘤患者，术后5-FU/顺铂联合放疗50.4~59.4 Gy[5]。4年无复发生存率为50%，远处转移控制率为56%，局部区域控制率为86%，中位生存时间为53个月，优于历史对照的中位生存时间28个月[37]。

Bedard等回顾性分析了淋巴结阳性患者，对比28例单纯手术与38例手术联合术后同步CRT的结果。单纯手术组局部复发更多(单纯手术组与CRT组分别为35%和13% P=0.09)[38]。术后CRT者总生存显著改善，CRT与单纯手术组的中位生存时间分别是47.5个月和14.1个月。相似的，Rice等的回顾性分析证实了CRT组与单纯手术组的中位生存时间分别是28个月和14个月[37,39]。

在当前的日常实践中，按NCCN指南在术后放疗中加入同步化疗是合理的，这可以最大限度地发挥全身治疗的放射增敏获益，特别在患者能耐受这个过程的情况下更是如此。当前的数据确实认为单纯术后放疗也是合适的选择。MacDonald方案可用于治疗GEJ腺癌。

12　术后化疗与术后单纯放疗比较

一项台湾的非随机前瞻性研究评估了T3~4和N0~1食管癌患者的术后治疗，分成单纯RT组(n=30)和同步CRT(每周顺铂方案)接着辅助化疗(5-FU/顺铂方案4周期)(n=30)[39]。两组RT均照射55~60 Gy。CRT组的总生存明显较好(31个月 vs. 21个月)，3年也有改善，CRT组与单纯RT组分别为70%与34%(P=0.003)。

13　照射野的设计

在治疗体位(通常采用仰卧位)下，患者应采用固定装置进行增强计算机断层扫描(CT)模拟定位。许多研究者采用4维CT扫描[40]。评估手术后的食管如何随呼吸移动，将有助于放射肿瘤学家设计照射野以覆盖复发风险最高的部位。

在食管和GEJ癌症患者的病理学分析中，Gao等前瞻性地收集并评价了34例鳞状细胞癌和32例GEJ腺癌以估计远端和近端的镜下播散情况[41]。鳞状细胞癌的平均肿瘤镜下浸润近端是10.5+13.5 mm(<30 mm覆盖94%) 远端是10.6+8.1 mm(<30 mm覆盖97%)。GEJ腺癌近端浸润10.3+7.2 mm(<30 mm包括所有病例), 远端浸润18.3+16.3 mm(<30 mm覆盖84%)。中下段食管鳞状细胞癌有35%发现了淋巴结转移, 而GEJ腺癌患者中这个机率是47%。大约94%的食管癌(黏膜)推荐临床靶区体积(CTV)外扩<30 mm, 除了有远处微转移的GEJ腺癌(黏膜)需要外扩50 mm以包括94%的病例。

在一项对食管鳞状细胞癌术后放疗临床靶体积区域和范围的效果比较研究中, 回顾分析了102例T3／T4或N1期患者放疗> 50 Gy[42]。扩大野照射组(n=43)中, CTV包括双侧锁骨上区、所有纵隔淋巴结、吻合口以及胃左/贲门淋巴结。区域照射组(n=59), CTV定义为瘤床和原发病灶周围淋巴结。两组患者的1年、3年和5年生存率相同。

应用区域野是合适的, 可以达到与扩大野一样的生存疗效, 而产生更少的急性和长期毒性反应。

Erlangen大学的Meier等人分析了326例GEJ腺癌患者的病理报告并分析了区域播散模式, 该组患者行初始手术且清扫淋巴结>15个[43]。患者根据病理学和内镜报告分为Ⅰ型 (下段食管), Ⅱ型 (贲门) 和Ⅲ型 (贲门下)。Ⅱ型 和 Ⅲ型GEJ明显侵及食管者与食管旁淋巴结转移显著相关, 而T3-T4 Ⅱ／Ⅲ型与脾门/动脉淋巴结发生率显著相关。因而T2-T4 Ⅰ型和Ⅱ型侵及Z线以上> 15 mm和T3~T4 Ⅱ型患者应该照射中段和下段食管旁淋巴结。此外, 还有一项日本的研究纳入了102例患者(85%鳞状细胞癌), 结果显示上、中、下和腹段食管的淋巴结转移率分别为37.5%、32.5%、46%和70%[44]。

我们应该知道哪组淋巴结出现转移有助于照射野设计[41]。食管中下段鳞状细胞癌患者术后可能出现近端1/3的阳性淋巴结, 但以贲门下、食管旁和胃左淋巴结区等部位最常见[41]。远端腺癌病灶可能有一半的机会伴有阳性淋巴结, 其中胃左和贲门淋巴结区最为常见(图1和2)。

术后放疗中, 照射区域包括术前胸内食管肿瘤区并于头尾方向外扩3 cm形成临床靶区(CTV), 而GEJ肿瘤头尾方向外扩3 cm可能是合理的。区域淋巴结和吻合口部位也要在治疗范围内。如果在日常工作中应用锥形束(cone-beam) CT等影像引导技术, 就可能减少计划靶区体积(PTV)。R0完全切除且切缘阴性者术后放疗剂量

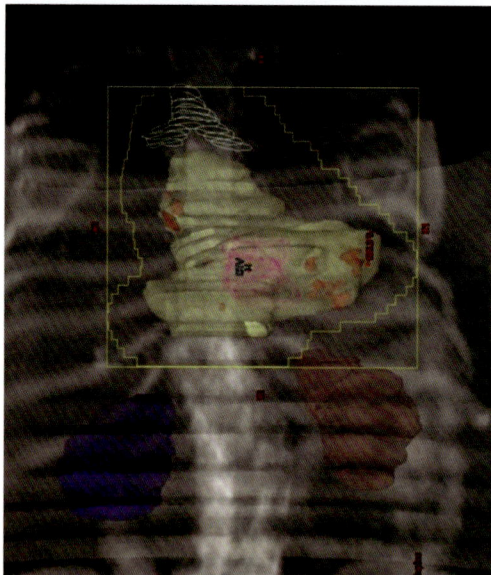

图1　下段食管腺癌食管切除+胃部分切除术后, 胃上提状态

蓝色, 右肾; 棕色, 左肾; 红色, 银夹; 粉红, 术前肿瘤体积; 黄色, 残胃; 绿色, 隆凸。应用前下斜野保护肾脏。

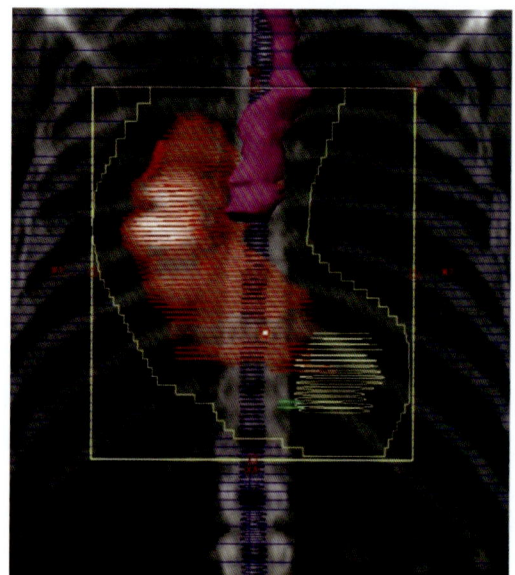

图2　中段食管腺癌Ivor– Lewis食管切除术后状态

红色, 胃; 品红, 残存食管; 黄色, 术前肿瘤体积; 蓝, 脊髓。前后野示例。

者45~50.4 Gy可适当减少食管狭窄等长期并发症。R1切除患者推荐54~60 Gy的高剂量放疗。

14 结论

辅助同步放化疗是局部晚期食管癌患者术后合适的选择，特别是T3/T4期，淋巴结阳性和R1或R2切除患者。R0至R1切除者可以采用45~50.4 Gy的剂量，对于大块病灶残存者可以考虑推量5~9 Gy。胸内食管肿瘤可以采用同步顺铂/5-FU方案化疗，而GEJ肿瘤，推荐INT-0116方案化疗。目前数据提示应用术后放疗能提高局部控制而且可能有生存获益。

声明

本文作者宣称无任何利益冲突。

参考文献

[1] Jemal A, Siegel R, Xu J, Ward E. Cancer statistics, 2010. CA Cancer J Clin, 2010, 60: 277-300.

[2] Greene FL, Trotti A, Fritz AG, Compton C, Byrd D, Edge S, editors. AJCC Cancer Staging Manual. 7th ed. New York: Springer-Verlag, 2009.

[3] Herskovic A, Martz K, al-Sarraf M, Leichman L, Brindle J, Vaitkevicius V, et al. Combined chemotherapy and radiotherapy compared with radiotherapy alone in patients with cancer of the esophagus. N Engl J Med, 1992, 326: 1593-1598.

[4] al-Sarraf M, Martz K, Herskovic A, Leichman L, Brindle JS, Vaitkevicius VK, et al. Progress report of combined chemoradiotherapy versus radiotherapy alone in patients with esophageal cancer: an intergroup study. J Clin Oncol, 1997, 15: 277-284.

[5] Adelstein DJ, Rice TW, Rybicki LA, Saxton JP, Videtic GM, Murthy SC, et al. Mature results from a phase II trial of postoperative concurrent chemoradiotherapy for poor prognosis cancer of the esophagus and gastroesophageal junction. J Thorac Oncol, 2009, 4: 1264-1269.

[6] Rohatgi P, Swisher SG, Correa AM, Wu TT, Liao Z, Komaki R, et al. Characterization of pathologic complete response after preoperative chemoradiotherapy in carcinoma of the esophagus and outcome after pathologic complete response. Cancer, 2005, 104: 2365-2372.

[7] Rohatgi PR, Swisher SG, Correa AM, Wu TT, Liao Z, Komaki R, et al. Histologic subtypes as determinants of outcome in esophageal carcinoma patients with pathologic complete response after preoperative chemoradiotherapy. Cancer, 2006, 106: 552-558.

[8] Kelsen DP, Winter KA, Gunderson LL, Mortimer J, Estes NC, Haller DG, et al. Long-term results of RTOG trial 8911 (USA Intergroup 113): a random assignment trial comparison of chemotherapy followed by surgery compared with surgery alone for esophageal cancer. J Clin Oncol, 2007, 25: 3719-3725.

[9] Cunningham D, Allum WH, Stenning SP, Thompson JN, Van de Velde CJ, Nicolson M, et al. Perioperative chemotherapy versus surgery alone for resectable gastroesophageal cancer. N Engl J Med, 2006, 355: 11-20.

[10] Medical Research Council Oesophageal Cancer Working Group. Surgical resection with or without preoperative chemotherapy in oesophageal cancer: a randomised controlled trial. Lancet 2002, 359: 1727-1733.

[11] Urschel JD, Vasan H, Blewett CJ. A meta-analysis of randomized controlled trials that compared neoadjuvant chemotherapy and surgery to surgery alone for resectable esophageal cancer. Am J Surg, 2002, 183: 274-279.

[12] Tepper J, Krasna MJ, Niedzwiecki D, Hollis D, Reed CE, Goldberg R, et al. Phase III trial of trimodality therapy with cisplatin, fluorouracil, radiotherapy, and surgery compared with surgery alone for esophageal cancer: CALGB 9781. J Clin Oncol, 2008, 26: 1086-1092.

[13] Bosset JF, Gignoux M, Triboulet JP, Tiret E, Mantion G, Elias D, et al. Chemoradiotherapy followed by surgery compared with surgery alone in squamous-cell cancer of the esophagus. N Engl J Med 1997, 337: 161-167.

[14] Burmeister BH, Smithers BM, Gebski V, Fitzgerald L, Simes RJ, Devitt P, et al. Surgery alone versus chemoradiotherapy followed by surgery for resectable cancer of the oesophagus: a randomised controlled phase III trial. Lancet Oncol, 2005, 6: 659-668.

[15] Walsh TN, Noonan N, Hollywood D, Kelly A, Keeling N, Hennessy TP. A comparison of multimodal therapy and surgery for esophageal adenocarcinoma. N Engl J Med, 1996, 335: 462-467.

[16] Urba SG, Orringer MB, Turrisi A, Iannettoni M, Forastiere A, Strawderman M. Randomized trial of preoperative chemoradiation versus surgery alone in patients with locoregional esophageal carcinoma. J Clin Oncol, 2001, 19: 305-313.

[17] Bedenne L, Michel P, Bouché O, Milan C, Mariette C, Conroy T, et al. Chemoradiation followed by surgery compared with chemoradiation alone in squamous cancer of the esophagus: FFCD 9102. J Clin Oncol, 2007, 25: 1160-1168.

[18] Stahl M, Stuschke M, Lehmann N, Meyer HJ, Walz MK, Seeber S, et al. Chemoradiation with and without surgery in patients with locally advanced squamous cell carcinoma of the

esophagus. J Clin Oncol, 2005, 23: 2310-2317.

[19] Gebski V, Burmeister B, Smithers BM, Foo K, Zalcberg J, Simes J. Survival benefits from neoadjuvant chemoradiotherapy or chemotherapy in oesophageal carcinoma: a meta-analysis. Lancet Oncol, 2007, 8: 226-234.

[20] Urschel JD, Vasan H. A meta-analysis of randomized controlled trials that compared neoadjuvant chemoradiation and surgery to surgery alone for resectable esophageal cancer. Am J Surg 2003, 185: 538-543.

[21] Fiorica F, Di Bona D, Schepis F, Licata A, Shahied L, Venturi A, et al. Preoperative chemoradiotherapy for oesophageal cancer: a systematic review and meta-analysis. Gut 2004, 53: 925-930.

[22] Vazquez-Sequeiros E, Wang L, Burgart L, Harmsen W, Zinsmeister A, Allen M, et al. Occult lymph node metastases as a predictor of tumor relapse in patients with node-negative esophageal carcinoma. Gastroenterology, 2002, 122: 1815-1821.

[23] Sanghvi P, Choi M, Holland J, Thomas CR. Adjuvant (Postoperative) Therapy. In: Blair JA, Thomas CR, Hunter JG, editors. Esophageal Cancer: Principles and Practice. New York: Demos, 2008. p. 401-406.

[24] Xiao ZF, Yang ZY, Liang J, Miao YJ, Wang M, Yin WB, et al. Value of radiotherapy after radical surgery for esophageal carcinoma: a report of 495 patients. Ann Thorac Surg, 2003, 75: 331-336.

[25] Pramesh CS, Mistry RC, Deshpande RK, Sharma S. Do we need more trials of postoperative radiotherapy after esophagectomy? Ann Thorac Surg, 2004, 77: 1878-1879.

[26] Xiao ZF, Yang ZY, Miao YJ, Wang LH, Yin WB, Gu XZ, et al. Influence of number of metastatic lymph nodes on survival of curative resected thoracic esophageal cancer patients and value of radiotherapy: report of 549 cases. Int J Radiat Oncol Biol Phys, 2005, 62: 82-90.

[27] Schreiber D, Rineer J, Vongtama D, Wortham A, Han P, Schwartz D, et al. Impact of postoperative radiation after esophagectomy for esophageal cancer. J Thorac Oncol, 2010, 5: 244-250.

[28] Ténière P, Hay JM, Fingerhut A, Fagniez PL. Postoperative radiation therapy does not increase survival after curative resection for squamous cell carcinoma of the middle and lower esophagus as shown by a multicenter controlled trial. French University Association for Surgical Research. Surg Gynecol Obstet, 1991, 173: 123-130.

[29] Fok M, Sham JS, Choy D, Cheng SW, Wong J. Postoperative radiotherapy for carcinoma of the esophagus: a prospective, randomized controlled study. Surgery, 1993, 113: 138-147.

[30] Zieren HU, Müller JM, Jacobi CA, Pichlmaier H, Müller RP, Staar S. Adjuvant postoperative radiation therapy after curative resection of squamous cell carcinoma of the thoracic esophagus: a prospective randomized study. World J Surg, 1995, 19: 444-449.

[31] Malthaner RA, Wong RK, Rumble RB, Zuraw L. Neoadjuvant or adjuvant therapy for resectable esophageal cancer: a systematic review and metaanalysis. BMC Med, 2004, 2: 35.

[32] A comparison of chemotherapy and radiotherapy as adjuvant treatment to surgery for esophageal carcinoma. Japanese Esophageal Oncology Group. Chest, 1993, 104: 203-207.

[33] Chen G, Wang Z, Liu XY, Liu FY. Adjuvant radiotherapy after modified Ivor-Lewis esophagectomy: can it prevent lymph node recurrence of the mid-thoracic esophageal carcinoma? Ann Thorac Surg, 2009, 87: 1697-1702.

[34] Macdonald JS, Smalley SR, Benedetti J, Hundahl SA, Estes NC, Stemmermann GN, et al. Chemoradiotherapy after surgery compared with surgery alone for adenocarcinoma of the stomach or gastroesophageal junction. N Engl J Med, 2001, 345: 725-730.

[35] Greene F, Page D, Fleming I, Fritz AG, Balch CM, Haller DG, et al., editors. AJCC Cancer Staging Manual. 6th ed. New York: Springer, 2002.

[36] Rice TW, Blackstone EH, Rusch VW. 7th edition of the AJCC Cancer Staging Manual: esophagus and esophagogastric junction. Ann Surg Oncol, 2010, 17: 1721-1724.

[37] Rice TW, Adelstein DJ, Chidel MA, Rybicki LA, DeCamp MM, Murthy SC, et al. Benefit of postoperative adjuvant chemoradiotherapy in locoregionally advanced esophageal carcinoma. J Thorac Cardiovasc Surg, 2003, 126: 1590-1596.

[38] Bédard EL, Inculet RI, Malthaner RA, Brecevic E, Vincent M, Dar R. The role of surgery and postoperative chemoradiation therapy in patients with lymph node positive esophageal carcinoma. Cancer, 2001, 91: 2423-2430.

[39] Liu HC, Hung SK, Huang CJ, Chen CC, Chen MJ, Chang CC, et al. Esophagectomy for locally advanced esophageal cancer, followed by chemoradiotherapy and adjuvant chemotherapy. World J Gastroenterol, 2005, 11: 5367-5372.

[40] Dieleman EM, Senan S, Vincent A, Lagerwaard FJ, Slotman BJ, van Sörnsen de Koste JR. Four-dimensional computed tomographic analysis of esophageal mobility during normal respiration. Int J Radiat Oncol Biol Phys, 2007, 67: 775-780.

[41] Gao XS, Qiao X, Wu F, Cao L, Meng X, Dong Z, et al. Pathological analysis of clinical target volume margin for radiotherapy in patients with esophageal and gastroesophageal junction carcinoma. Int J Radiat Oncol Biol Phys, 2007, 67: 389-396.

[42] Qiao XY, Wang W, Zhou ZG, Gao XS, Chang JY. Comparison of efficacy of regional and extensive clinical target volumes

in postoperative radiotherapy for esophageal squamous cell carcinoma. Int J Radiat Oncol Biol Phys，2008，70：396-402.

[43]　Meier I，Merkel S，Papadopoulos T，Sauer R，Hohenberger W，Brunner TB. Adenocarcinoma of the esophagogastric junction：the pattern of metastatic lymph node dissemination as a rationale for elective lymphatic target volume definition. Int J Radiat Oncol Biol Phys，2008，70：1408-1417.

[44]　Nakamura T，Hatooka S，Kodaira T，Tachibana H，Tomita N，Nakahara R，et al. Determination of the irradiation field for clinical T1-T3N0M0 thoracic/abdominal esophageal cancer based on the postoperative pathological results. Jpn J Clin Oncol，2009，39：86-91.

译者：蔡文杰，福建医科大学附属泉州第一医院放疗科
审校：毕楠，中国医学科学院肿瘤医院；
　　　惠周光，中国医学科学院肿瘤医院

Cite this article as: Jabbour S, Thomas C Jr. Radiation therapy in the postoperative management of esophageal cancers. J Gastrointest Oncol 2010;1(2):102-111. doi:10.3978/j.issn.2078-6891.2010.013

第三十章 局部晚期可切除食管癌术前5-氟尿嘧啶持续输注联合顺铂同步放化疗研究

Khaldoun Almhanna[1], Sarah Hoffe[2], Jonathan Strosberg[1], William Dinwoodie[1], Kenneth Meredith[1], Ravi Shridhar[2]

[1]Department of Gastrointestinal Oncology, [2]Department of Radiation Oncology, H. Lee Moffitt Cancer Center & Research Institute, Tampa, FL 33612, USA

Correspondence to: Khaldoun Almhanna, MD, MPH. Assistant Member, Department of Gastrointestinal Oncology, H. Lee Moffitt Cancer Center & Research Institute, 12902 Magnolia Drive, Tampa, FL 33612, USA. Email: Khaldoun.almhanna@moffitt.org.

背景：在北美地区新辅助同步放化疗(CCRT)已成为食管癌(EC)的标准治疗。顺铂联合5-氟尿嘧啶(5-FU)是最常用的化疗方案。在过去15年间，我们对于潜在可切除的食管癌采用每日持续输注5-FU联合2周期顺铂进行新辅助放化疗。

方法：自1997年7月至2012年6月期间，129例局部晚期食管癌患者(T3或N1~3)接受了新辅助同步放化疗[放疗期间应用顺铂75 mg/m^2·d1、d29及5-FU持续输注(225 mg/m^2·d)]。

结果：患者中位年龄为63岁，85%为腺癌，Ⅱ期、Ⅲ期及Ⅳa期患者分别为29例、74例及26例。根据美国癌症联合会(AJCC)第6版分期有110例患者为N1病变，118例患者在治疗期间出现体重下降。所有患者均完成治疗方案，且耐受性良好，14%的患者出现≥3级毒性，18例患者需要住院处理。64%的患者在同步放化疗后接受手术切除，没有接受手术最常见的原因是疾病进展及患者拒绝。96%的患者达到了R0切除，45%的患者达到病理完全缓解(pCR)。中位随访26个月(1.2~144个月)，129例患者中有48例出现复发，60例死于疾病。

结论：虽然我们的研究相对于传统的含顺铂/5-FU双药化疗方案有一定的局限性，但是对于局部晚期食管癌行同步放化疗来说似乎是可行的，并且耐受性良好。

关键词：5-氟尿嘧啶(5-FU)；顺铂；食管癌(EC)

View this article at: http://dx.doi.org/10.3978/j.issn.2078-6891.2014.101

1 引言

食管癌是一种高侵袭性及致命性的恶性肿瘤。去年在美国有15 070例患者死于食管癌，并且全球发病率日益增高[1]。与其他恶性肿瘤相比，食管癌的治疗进展相对缓慢，全球每年有超过400 000人死于该疾病[1]。由于手术切除及根治性放化疗等单一手段治疗食管癌获得的远期生存率较差，促使我们需要评估新辅助化疗和/或放疗的价值。一些临床试验探索了最佳的新辅助治疗模式，然而由于分期的演变及食管癌两种主要组织类型随时间变化而发生的发病率的演变，要想让这些试验付诸实践变得十分艰巨。

由于单纯手术远期疗效较差，单纯根治性放化疗的局部区域复发率较高，因此对潜在可切除的食管癌患者我们需要评估新辅助放化疗后进行手术的价值。为了评估潜在可切除的食管癌患者新辅助放化疗后进行手术的价值，有几项随机试验进行了新辅助放化疗后手术与其他治疗方式的比较。大多数研究由于证据不足而倍受非议，Walsh等报道的爱尔兰研究中，113例患者随机分为新辅助放化疗后手术组及单纯手术组，新辅助治疗组患者接受3周的顺铂/5-FU化疗及同步40 Gy的放疗[2]。虽然这项试验显示新辅助治疗组生存率明显提高，但是由于单纯手术组生存率过低而遭到强烈批评。一项美国癌症与白血病研究组B(CALGB)进行的研究计划入组475例食管癌患者，分为新辅助放化疗后手术组及单纯手术组，新辅助放化疗组在超过5.5周的时间内接受顺铂/5-FU化疗及同步50.4 Gy的放疗。但是这个试验由于入组过慢而提前终止。在随机入组的56例患者中[3]，中位生存期新辅助放化疗组为4.5年，单纯手术组为1.8年。最近的CROSS研究[4]将可切除的食管癌患者随机分为单纯手术组及新辅助放化疗后手术组，新辅助放化疗组接受5周的周剂量卡铂/紫杉醇化疗同步放疗。新辅助放化疗后手术组的中位生存时间为49.4个月，单纯手术组为24个月($P=0.003$)。

截止目前，食管癌新辅助治疗中有几种联合化疗方案与放疗同步，其中顺铂/5-FU联合是最常应用的方案。大多数医师采用在第1周及第5周进行2个周期的化疗(5-FU连续5天持续输注，顺铂75 mg/m²，在治疗开始及结束时应用2周期)。Tepper等[3]在同步放疗时采用顺铂100 mg/m²，5-FU 1 000 mg/m²·d，连用4天，分别于第1周及第5周应用。然而在密歇根大学的研究[5]中，患者接受的顺铂剂量为20 mg/m²·d，在第1~5天及17~21天应用；5-FU剂量为300 mg/m²·d，在第1~21天应用；长春花碱的剂量为1mg/m²·d，在1~4天及17~20天应用。在较早期的试验[6]中，患者接受4个周期的5-FU(1000mg/m²·d，d1~4)联合顺铂(75 mg/m²，d1)化疗。

上述试验中，联合放化疗较单纯手术或放疗的毒性必然增加。Herskovic等[6]报告中有1例治疗相关性死亡，44%的患者出现了严重的不良反应，其中20%有危及生命的反应。在爱尔兰试验[2]中，联合治疗中有10%的患者出现3级毒性，2例患者出现4级毒性，1例患者在治疗过程中死亡。密歇根研究[5]结果表明：3/4级中性粒细胞减少、粒缺性发热及血小板减少发生率分别为78%、39%、31%，并且有63%的患者需要鼻饲进食。在CALGB 9781试验[3]中，术前治疗患者中有57%出现≥3级的血液学毒性，并且分别有42%、34%、24%及4%的患者出现食管炎、感染、疼痛及治疗相关性死亡。在这些研究中，病理完全缓解率在25%~40%之间，5年生存率为10%~39%。

在我们医院过去的15年间，为了提高患者的依从性及降低毒性，对于潜在可切除的食管癌患者，我们采取放疗期间同步应用持续输注低剂量5-FU联合2周期顺铂进行新辅助治疗。在我们医院治疗的局部晚期(T3~T4)和/或淋巴结阳性的潜在可切除的食管癌患者均接受顺铂为基础的化疗联合放疗。我们分析了自1997年以来采用此方案治疗的全部患者的资料。

2　材料与方法

2.1　患者

1997年至2012年间，对潜在可切除的(>T2)和或淋巴结阳性的食管癌患者，进行顺铂/5-FU同步放疗进行治疗，并计划进行手术治疗。这项研究通过了食管癌数据库机构审查委员会(IRB)的认证。这些患者在治疗前经过多学科讨论，包括外科、肿瘤内科、病理科、肿瘤放疗科及影像科。分析所有患者的生存率及毒性，未按计划进行手术的患者主要是因为一般状况较差、出现转移、病变不可切除或患者拒绝。新辅助治疗后没有手术的患者或继续接受化疗，或接受其他治疗，或单纯随访。

2.2　分期

分期依据是美国癌症联合会(AJCC)第6版，临床分期主要是基于胸腹盆腔CT扫描、正电子发射断层扫描(PET)、超声内镜(EUS)及术后病理分期。治疗前淋巴结状态通过单纯影像学/EUS或联合细针穿刺抽吸术(FNA)证实。所有最初的内镜活检标本，均经专业的消化道肿瘤病理医师阅片并证实。所有手术均为根治性手术，包括整块切除原发肿瘤及淋巴结清扫。食管切除术的手术方法包括经胸、经胸腹及经腹方法。一般在放疗结束后12周内进行手术。

患者在前2年内每3个月检查一次，第2~5年每6个月检查一次，然后每年检查一次。常规的随访检查包括体格检查、病史询问及胸腹盆腔CT扫描，如果有临床指征，需进行内镜检查。

2.3 化疗及放疗

2.3.1 化疗

化疗的治疗方案通常以铂类药物为基础。因继发肾功能损害、伴有合并症或体力状态较差的患者而不适合含铂方案的患者接受了其他方案(数据中没有说明)。另有少数患者在CROSS研究[4]公布后接受了卡铂/紫杉醇同步放化疗。

全部患者接受顺铂75 mg/m^2(d1、d29)，5-FU 225 mg/m^2·d从周一至周五持续输注(表1)。

治疗后6~8周进行影像学检查评估治疗后的情况，包括CT扫描和或PET扫描。没有转移证据且一般状况较好的患者进行手术治疗。

2.3.2 放疗

所用放射治疗技术由放射肿瘤医生决定。定位时患者取仰卧位，上臂举起，固定于Vac-Lock(Civco医疗方案部，卡罗纳，爱荷华州)装置，制定基于CT的放疗计划。进行四维(4D)模拟扫描，以评估呼吸引起的肿瘤动度。

勾画临床靶区(CTV)时包括肿瘤上缘3~4 cm，肿瘤下缘3~4 cm，轴向外放3~5 mm。胸上段肿瘤包括双侧锁骨上淋巴引流区。远端食管癌及胃食管结合部腺癌通常包括腹腔淋巴引流区及胃左动脉淋巴淋巴引流区。对于胃食管结合部腺癌，则根据Siewert分型包括其他的腹部淋巴引流区。

2.4 手术

所有患者在放化疗结束6~8周后行PET-CT扫描并进行重新分期。对于没有转移证据及医学上确实可行手术的患者进行经腹或经胸手术，至于手术方式是采用开放性手术、腹腔镜手术或机器人辅助手术则由外科医生决定。接受手术的患者需要分析病理完全缓解率(pCR)。如果手术标本中未见有活性的残存肿瘤细胞则认定为达到pCR。

2.5 随访

治疗期间至少每周检查患者一次，治疗后根据国家综合癌症网络(NCCN)指南进行随访。毒性分级基于第4版不良事件通用术语标准(CTCAE)。放化疗期间或之后短时间内出现的反应则认定为急性毒副反应。

2.6 数据收集及统计学分析

在这项研究中，由于我们对全部接受顺铂联合5-FU同步放化疗患者的入组标准问题，食管癌数据库机构审查委员会曾表示质疑。709例患者中共有129患者可供分析。

采用Kaplan-Meier法分析复发率、无复发生存期(RFS)及总生存期(OS)。OS定义为从诊断开始至任何原因引起死亡的时间，在末次随访仍存活的视为截尾数据。复发定义为发病后的初次复发，包括局部区域复发或远处转移。RFS定义为从诊断开始至首次复发或死亡的时间。

3 结果

3.1 基本资料

自1997年7月至2012年6月期间，从中心的食管癌数据库709例患者中选择出129例患者进行分析。中位年龄为63岁(年龄范围为28~76岁)，女性占14%，85%为腺癌。Ⅱ期、Ⅲ期及Ⅳa期患者分别为29例、74例及26例。根据AJCC第6版分期，110例患者为N1病变。患者特征见表1。全部患者均完成了治疗。

表1 联合放化疗治疗食管癌的患者特征

患者特征	患者数
中位年龄(岁)	63 (28~76)
性别	
男性	111
女性	18
肿瘤类型	
鳞状细胞癌	19
腺癌	110
肿瘤分期	
Ⅱ	29
Ⅲ	74
Ⅳa	26
N1病变	110

3.2 毒性分析

总体来说，患者对同步放化疗耐受性良好，均全部完成治疗方案。即使在住院期间，如果临床上适合的话，至少患者仍能继续接受放疗。需要降低剂量(总剂量的25%)的患者不足10%。14%的患者出现≥3级的毒性，其中包括便秘、胸痛、水电解质紊乱、中性粒细胞减少，18例患者出现厌食，需行食管扩张和/或置入鼻饲管及食管支架。总体上，18例需要住院治疗的患者主要是因为发育不良。口腔黏膜炎、腹泻及神经毒性少见且多为1级。治疗相关毒性总结见表2。

表2 食管癌患者联合放化疗的治疗毒性

毒性	患者数 (%)
粒缺性发热	1 (0.6)
恶心 ≥2级	0 (0)
呕吐 ≥3级	0 (0)
肾功能衰竭 ≥2级	5 (4.0)
需入院	18 (14.0)

3.3 结局

129例患者中有83例 (64%) 接受手术切除，手术时间在同步放化疗(CCRT)结束后的37天~149天(中位时间为62天)之间。96%的患者达到R0切除。接受手术切除的83例患者中有38例(接近46%)患者达到pCR。全部患者的中位随访时间为26个月(1.2~144个月)，37%的患者复发，其中38例患者有远处转移，10例患者局部复发。共计46%的患者死亡(图1~图2)。

4 讨论

对于可切除的T3~4和(或)淋巴结阳性的食管癌，新辅助同步放化疗是最为广泛接受的标准治疗手段。新辅助治疗时未经过治疗、血管丰富的肿瘤内药物浓度较高，并且有助于根除微转移灶。虽然最佳的化疗方案目前还不确定，但我们的数据支持对于潜在可切除的食管癌行新辅助5-FU持续输注联合顺铂同步放化疗，该治疗方案是可行有效的。我们的患者全部能完成放疗及化疗计划，使两种治疗手段达到最大的潜在获益。耐受性体现在处方治疗的完成率。我们报告了

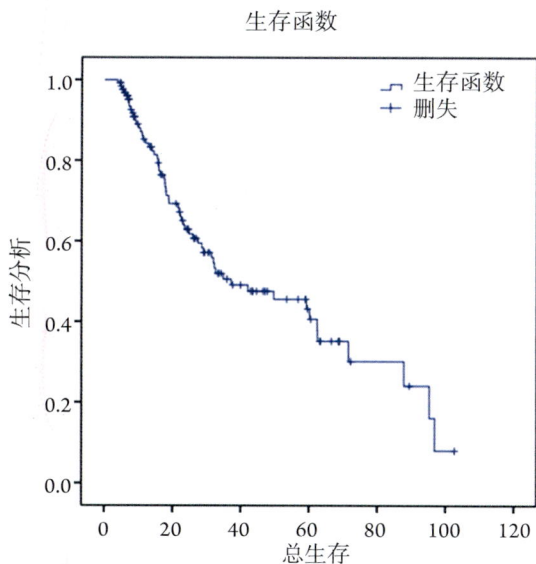

图1 应用5-氟尿嘧啶 (5-FU) 持续输注联合顺铂同步放化疗食管癌患者的 Kaplan-Meier 总生存曲线

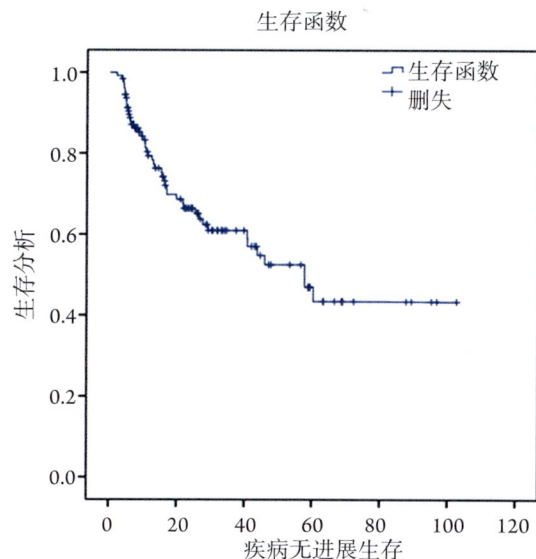

图2 应用5-氟尿嘧啶 (5-FU) 持续输注联合顺铂同步放化疗食管癌患者的 Kaplan-Meier 无进展生存曲线

手术切除后最高的pCR率，在R0切除率及OS方面与其他研究相当或优于其他研究。

有一些Ⅱ期及Ⅲ期研究探索了食管癌新辅助治疗中两药或三药联合的价值。这些研究报告了不同的反应率及完全缓解率。目前还没有随机试验来直接对比不同的化疗方案，同步放化疗最佳的联合方案尚不明确。最近发表的Ⅲ期研究(CROSS研究)显示新辅助治疗与单纯手术相比疗效明显提高。然而该研究放疗剂量低于NCCN共识指南所推荐的剂量。顺铂/5-FU联合方案是否优于卡铂/紫杉醇方案，以及化疗及放疗的最佳剂量尚未明确。

在我们的研究中，所治疗的129例患者均可进行生存分析及毒性评估。接受手术切除的患者中有近46%达到pCR，与以往发表文献中提及的数据相当。3级及4级毒性罕见。该研究中只有少数患者接受了手术切除，这也是可以解释的，至少可部分解释，事实上近期的数据才表明加入手术能够提高疗效。我们中心的数据显示应用顺铂联合5-FU持续输注新辅助同步放化疗治疗食管癌是可行的。虽然我们的研究是回顾性研究，但是我们的结果与之前发表的数据相比无疑是鼓舞人心的。

未来研究的目标应明确最为安全有效的化疗方案及放疗模式。未来需要进行随机试验，选择最有可能受益于铂类、紫杉类或其他药物的患者，以及适合应用靶向治疗的患者。进行生物标记指导的试验及其与疗效的相关性是非常重要的，这有助于确定最有可能受益于个体化治疗方法的患者。

Cite this article as: Almhanna K, Hoffe S, Strosberg J, Dinwoodie W, Meredith K, Shridhar R. Concurrent chemoradiotherapy with protracted infusion of 5-fluorouracil (5-FU) and cisplatin for locally advanced resectable esophageal cancer. J Gastrointest Oncol 2015;6(1):39-44. doi: 10.3978/j.issn.2078-6891.2014.101

声明

作者宣称无任何利益冲突。

参考文献

[1] Siegel R, Naishadham D, Jemal A. Cancer statistics, 2012. CA Cancer J Clin, 2012, 62: 10-29.

[2] Walsh TN, Noonan N, Hollywood D, et al. A comparison of multimodal therapy and surgery for esophageal adenocarcinoma. N Engl J Med, 1996, 335: 462-467.

[3] Tepper J, Krasna MJ, Niedzwiecki D, et al. Phase III trial of trimodality therapy with cisplatin, fluorouracil, radiotherapy, and surgery compared with surgery alone for esophageal cancer: CALGB 9781. J Clin Oncol, 2008, 26: 1086-1092.

[4] van Hagen P, Hulshof MC, van Lanschot JJ, et al. Preoperative chemoradiotherapy for esophageal or junctional cancer. N Engl J Med, 2012, 366: 2074-2084.

[5] Urba SG, Orringer MB, Turrisi A, et al. Randomized trial of preoperative chemoradiation versus surgery alone in patients with locoregional esophageal carcinoma. J Clin Oncol, 2001, 19: 305-313.

[6] Herskovic A, Martz K, al-Sarraf M, et al. Combined chemotherapy and radiotherapy compared with radiotherapy alone in patients with cancer of the esophagus. N Engl J Med, 1992, 326: 1593-1598.

译者：黄德波，医学硕士，山东省泰安市肿瘤防治院放疗科主治医师，主要从事食管癌的放化疗研究
译者：王鑫，中国医学科学院肿瘤医院；
惠周光，中国医学科学院肿瘤医院

第三十一章　进展期食管癌和胃癌的免疫治疗：基础原理及临床研究

Alexander G. Raufi[1], **Samuel J. Klempner**[2]

[1]Department of Medicine, Orange, CA, USA; [2]Division of Hematology-Oncology, University of California Irvine, Orange, CA 92868, USA

Correspondence to: Dr. Samuel J. Klempner, MD. Division of Hematology-Oncology, University of California Irvine, 101 The City Dr. Blvd., Orange, CA 92868, USA. Email: sklempne@uci.edu.

摘要：食管癌和胃癌是全球常见的肿瘤之一，并且亟待有效的治疗方法。尽管最近曲妥珠单抗和雷莫芦单抗治疗晚期癌症显示了一定的进展，然而预后依然不佳，中位总生存期仅为1年。全面的基因学分析找出了食管癌和胃癌的分子分型和潜在的治疗靶点，然而大多数患者没有能够从分子靶向治疗中获益。免疫检查点阻断治疗研究的突破，提供了黑色素瘤新的治疗途径，并继续扩大到其他肿瘤类型，包括胃肠道肿瘤。程序性死亡配体1(PD-L1)在40%的胃癌患者中出现过表达。转化医学研究和分子分型表明，胃癌和食管癌是免疫检查点抑制药治疗可能有效的瘤种之一，并且前期的临床试验结果令人鼓舞。在本文中，我们综述了食管癌和胃癌免疫治疗的基础理论依据、临床前研究、临床试验。

关键词：免疫治疗；食管；胃；癌；程序性死亡配体1；检查点；程序性细胞死亡蛋白1

View this article at: http://dx.doi.org/10.3978/j.issn.2078-6891.2015.037

1 引言

尽管肿瘤治疗学不断进展，晚期食管癌与胃癌的预后依旧很差。胃癌在全球导致死亡的肿瘤中排名第二，在2012年估计有723 000人死于胃癌。每年约有100万新诊断的胃癌患者，胃癌也是全球第5大常见肿瘤。在2012年有456 000新诊断的食管癌患者，因食管癌死亡的患者约为400 000人，是全球第6大致死性肿瘤和全球第8大常见的肿瘤[1]。胃癌的总体发病率在下降，然而食管癌的发病率却在增加[2-4]。

大部分食管癌与胃癌患者就诊时处于晚期，有效的治疗方式很有限。对于转移性患者一线化疗的方案大多基于铂类/5-Fu方案，PS评分较好的患者可以有一定的生存获益[5]。在铂类/5-Fu方案中加入蒽环类药物或者紫杉烷可以在部分患者中观察到生存获益[5-7]。在Her-2扩增的腺癌中，联用Her-2单克隆抗体曲妥珠单抗(trastuzumab)可显著提高生存率。该单抗也是第一种提高晚期胃癌与食管癌患者生存率的分子靶向药物[8]。最近批准的血管表皮生长因子受体2(VFGER-2)单克隆抗体雷莫芦单抗(Ramucirumab)显示能够提高一线治疗后的胃癌与食管胃结合部腺癌患者的生存率[9]。尽管曲妥珠单抗与雷莫芦单抗能够为胃食管结合部腺癌患者带来生存获益，总生存(overall survival，OS)仍然较差，迫切需要有效的方法提高。

免疫治疗为黑色素瘤的治疗带来了变革，并且持续影响到了其他癌肿治疗方式的变化[10-12]。随着临床经验的增加、生物标志物探索的深入，以及临床前研究模型的进展，免疫治疗在食管癌与胃癌中的潜在作用不断得到关注。激发免疫系统抗肿瘤的主要方法包括免疫检查点抑制药的开发，如细胞毒性T淋巴细胞抗原-4(cytotoxic T-lymphocyte antigen 4，CTLA-4)，程序性细胞死亡蛋白(programmed cell death protein 1，PD-1)和程序性死亡配体1(programmed death ligand 1，PD-L1)的单克隆抗体。在本文中，我们综述了CTLA-4与PD-L1在晚期食管癌与胃癌中的基础免疫治疗机制研究、临床研究数据以及与免疫治疗相关的临床试验。

2　免疫治疗机制

在人体免疫系统中，大量的共刺激以及抑制分子相互作用，形成了包括免疫激活与免疫抑制性通路及相关免疫检查点在内的网络体系，共同调节人类的免疫系统。这种分子间的相互作用，在发挥对抗病原体作用的同时，也可防止自身免疫和过度的免疫反应[13]。这些通路大多有T淋巴细胞的参与，T细胞在触发适应性免疫反应中发挥巨大作用，包括应对外来的病原体以及自身的肿瘤细胞。然而，在恶性肿瘤的情况下，肿瘤细胞经常逃避免疫检查点的检测，从而抑制T细胞的效应功能，最终导致肿瘤监测和肿瘤识别能力的降低[14]。免疫检查点抗体的发展，又被称为免疫检查点抑制药，已转化为改善多种恶性肿瘤患者结局的重要措施[11,15]。CTLA-4是一种普遍存在的T细胞受体，属于免疫球蛋白超家族。CTLA-4与T细胞共刺激蛋白CD28有许多相似之处，如CD28结合后，能激活CD80(B7-1)或CD86(B7-2)[16]。事实上，CTLA-4已被证明与CD28竞争结合CD80和CD86[17]。然而，与CD28刺激T细胞不同，CTLA-4的作用在不同T细胞亚群之间有所不同。CLTA-4活化后，对于CD4+辅助性T细胞(helper T cells)可下调其活性，而对于CD4+调节性T细胞(Treg)则可上调其功能[18]。CTLA-4内源性表达活化的净效应是免疫耐受[19](图1)。

同样，T细胞表面受体PD-1，也是免疫球蛋白超家族的成员，通过结合其配体PD-L1 (B7-H1)和PD-L2(B7-DC)抑制T细胞的功能[20](图1)。尽管PD-1参与抑制性通路被认为CTLA-4相互排斥，PD-1配体也是B7家族成员[21]。PD-L1表达于T细胞、B细胞、NK细胞、树突状细胞、单核细胞/巨噬细胞、肥大细胞，以及各种类型

的肿瘤细胞，它被认为在肿瘤免疫逃逸中发挥作用[22](图1)。研究表明，CTLA-4可能在早期免疫反应中发挥着重要的作用，尤其是在淋巴组织中。而PD-1则在外周组织中T细胞活化后表达上调，可能更多地参与了后期的免疫反应[23]。虽然CTLA-4抑制药强化了免疫检查点的调节功能，目前治疗研究的重点更多的转向PD-1和PD-L1抑制药的使用，因为它们潜在的不良反应更少，并且临床数据显示出更佳的疗效。

3　食管癌与胃癌的临床前观察研究

3.1　PD–L1/PD–L2 的分布

PD-L1在许多人体组织和器官中广泛表达。除了免疫细胞外，PD-L1已经在内皮细胞、间充质干细胞、胎盘以及眼睛细胞中发现[22]。相比之下，PD-L2表达仅限于淋巴组织，仅仅是在巨噬细胞和树突状细胞中观察到，这表明这两个配体互不相同的作用[24]。大多数人类肿瘤细胞表达不同水平的PD-L1和PD-L2，包括：黑色素瘤、肾细胞癌(RCC)、多发性骨髓瘤、乳腺癌、膀胱癌、结肠癌、肺癌[22,25-26]。通过免疫组织化学和RNA分析，黑色素瘤、肾细胞癌、非小细胞肺癌(NSCLC)显示出高水平的PD-L1表达，表达率为66%~100%[27-29]。

直到最近，很少有研究试图量化PD-L1和PD-L2在食管癌与胃癌中的表达。Ohigashi等人的工作，采用免疫组织化学和RT-PCR方法对41例食管鳞状细胞癌(鳞癌)的患者进行检查，发现43.9%的样本有PD-L1或PD-L2过表达的肿瘤细胞[30](表1)。同样，通过免疫组化对胃腺癌标本(n=102)进行检测，发现PD-L1的表达为42.2%，而在正常胃组织对照中检测不到PD-L1的表达，并且PD-L1在胃腺瘤中的表达也很低。中国的一项研究(n=111)表明PD-L1在切除的胃腺癌标本中的阳性率为63%(70/111)[32](表1)。Ib期KEYNOTE-012试验数据证实了晚期胃腺癌PD-L1 40%的表达率[33]。胃食管结合部腺癌是美国高发的病理类型，很少有研究报道胃食管结合部腺癌中PD-1和PD-L1的阳性率及在不同地区的分布特征。我们还需要更多的研究进一步证实这些发现。在胃癌与食管癌中，PD-L1的表达水平与其他抗PD-L1治疗取得成功的肿瘤相似。

3.2　PD–1 的表达与肿瘤浸润淋巴细胞 (TILs)

肿瘤邻近组织中淋巴细胞的浸润水平已被用作反映

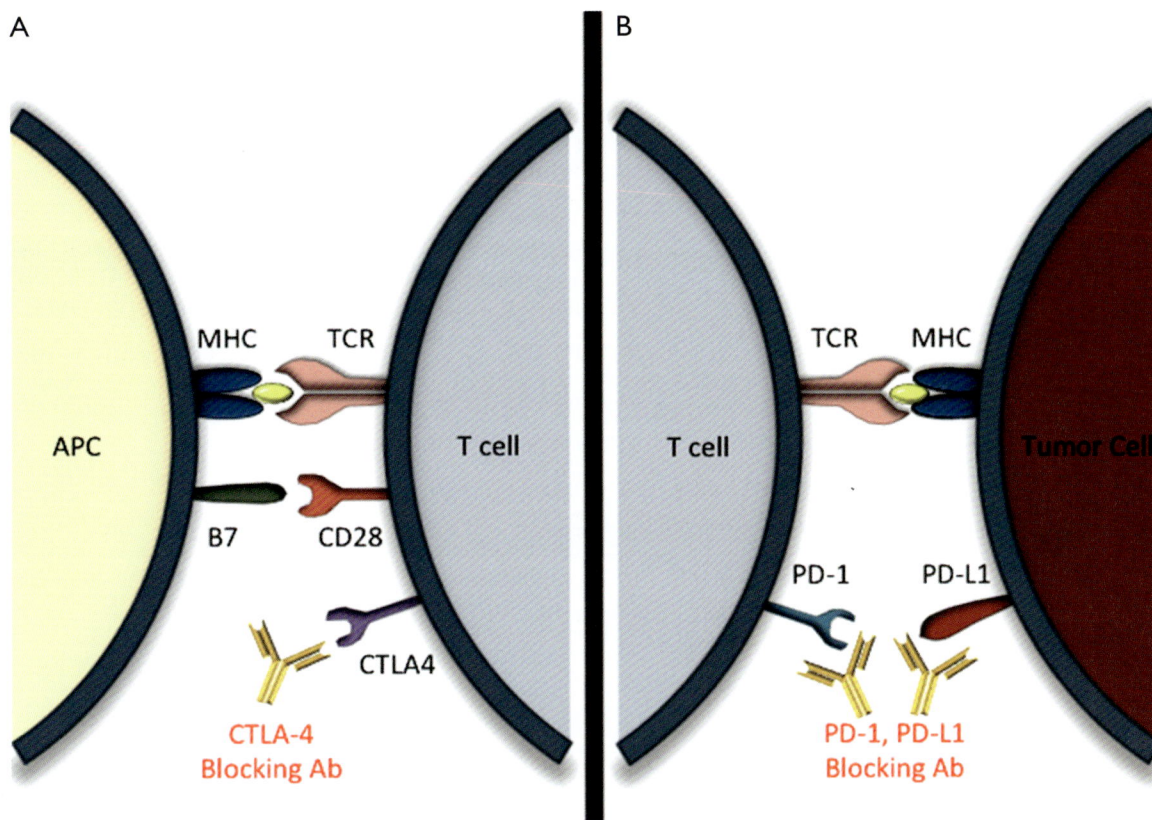

图1　中枢及外周免疫系统中免疫检查点阻断治疗的机制

(A)淋巴组织中的T细胞被MHC/TCR和M7/CD28介导的信号激活后，T细胞表面的CD28表达上调。CD28可以抑制活化T细胞的功能，从而产生免疫耐受。当CD28抗体存在时，可阻断上述产生免疫耐受的机制，从而增强抗肿瘤的效果。(B)PD-1也表达在T淋巴细胞表面，其与配体PD-L1/2结合后可抑制T细胞的活化。在肿瘤的微环境中，肿瘤细胞表达的PD-L1/2和T细胞表面的PD-1之间相互作用可介导T细胞对肿瘤的免疫耐受。(A,B)通过抗体阻断PD-1或PD-1的配体可以激活T淋巴细胞，从而增强其抗肿瘤效应。CTLA-4，细胞毒性T淋巴细胞抗原4；PD-1，程序性死亡受体1；PD-L1，程序性死亡配体1；APC,抗原呈递细胞；MHC，主要组织相容性复合物；TCR，T细胞受体。

机体对肿瘤免疫反应强弱的一项替代指标。有关黑色素瘤、结肠癌、卵巢癌、乳腺癌的多项大型研究显示，免疫细胞浸润增加与预后良好相关[34-37]。之前的研究也证实TILs的高表达与消化道恶性肿瘤的良好预后相关[38]。近期，Turcotte等的工作鉴定出晚期消化道恶性肿瘤(包括胃癌)患者CD8+T细胞的浸润。他们通过研究证实，这些自然出现的CD8+TILs能够在体外识别自身肿瘤细胞来源的细胞系[39]。然而，尽管TILs在肿瘤微环境中浸润的存在，晚期胃癌与食管癌的消退仍然很少见，表明内源性肿瘤免疫作用的发挥机制仍然没有揭示。临床前模型显示早期肿瘤TIL浸润数量更高，晚期消化道肿瘤免疫效应更低，可能是由于在疾病进展过程中免疫原性

肿瘤细胞的减少[40-41]。多项研究表明在肾细胞癌及肝细胞癌中PD-1在TILs中的表达上调与不佳预后相关[42-43]。在胃癌中，CD8+淋巴细胞PD-1表达显著高于正常胃黏膜细胞和外周血[44]。进一步研究TIL密度与免疫治疗的反应可能在胃癌与食管癌免疫抑制治疗中发挥作用。

3.3　PD-L1/PD-L2 的表达与患者预后

在许多肿瘤中PD-L1和PD-L2的表达增加与预后差相关，需要进一步的研究探索PD-L1在胃癌和食管癌中的表达与预后的相关性[45-50]。胃癌和食管癌中PD-L1的高表达与淋巴结转移、疾病分期增加、预后不佳相

表1 PD-L1在胃癌和食管癌中的表达水平及其与临床结果之间的关系

研究药物	作用靶点	试验分期	试验编号	主要终点	次要终点
Ipilimumab	CTLA-4	Ⅱ	NCT01585987	irPFS	PFS，OS，irBORR
Nivolumab	PD-1	Ⅰ~Ⅱ	NCT01928394	ORR	AE
	PD-1	Ⅰ	NCT00836888	Safety，PK	PD，RR
Lirilumab + nivolumab	KIR，PD-L1	Ⅰ	NCT01714739	Safety	BOR，irRECIST，PK，PD
MSB0010718C	PD-L1	Ⅰ	NCT01943461	DLT	irBORR，PD-L1 表达，irPFS，OS
	PD-L1	Ⅰ	NCT01772004	DLT	irBORR，PD-L1 表达，irPFS，OS
MPDL3280A	PD-L1	Ⅰ	NCT01375842	DLT	AE
Pembrolizumab	PD-L1	Ⅰ (KEYNOTE-012)	NCT01848834	ORR，AE	Cohort RR
	PD-L1	Ⅱ (KEYNOTE-059)	NCT02335411	ORR，AE	PFS，终止治疗
MEDI4736	PD-L1	Ⅰ~Ⅱ	NCT01693562	ORR，AE	OS，PFS，DCR，PK

PD-L1，程序性死亡配体1；irPFS，免疫相关无进展生存期；PFS，无进展生存期；OS，总生存期；irBORR，免疫相关最佳反应率；PD-1，程序性细胞死亡蛋白1；ORR，总体有效率；AE，不良事件；PK，药代动力学；PD，药效学；RR，缓解率；irRECIST，免疫相关实体瘤疗效评价标准；DCR，疾病控制率。

关[31-32]。Jiang等发现B7-H4(另一个B7家族成员)的表达与胃癌侵袭和转移呈正相关关系。高表达B7-H4的胃癌患者OS显著降低[51]。同样，高水平的PD-L1和PD-L2的表达已被证明是食管癌预后不良的标志，特别是在两者共表达的病例中[30]。通过112例食管鳞癌标本免疫组化检测结果显示，肿瘤中高水平的B7-H4水平与不佳预后相关，并且与CD3+、CD8+T细胞成负相关[52]。PD-L1的表达，特别是较高水平的表达，也可以作为胃癌的预测疗效反应的生物标志物。KEYNOTE-012 Ⅰ期研究数据更新分析表明在PD-L1高表达的患者中，总体反应率(ORR)以及无进展生存期(PFS)有提高趋势[33]。进一步的支持证据来自于Lambrolizumab黑色素瘤和非小细胞肺癌队列，显示PD-L1表达对于肿瘤治疗反应率的预测效能[53,54]。

4 既往胃癌和食管癌的免疫治疗

之前有很多研究探索了免疫调节疗法在胃癌中的运用，主要是在亚洲人群中完成。非特异性的免疫增强剂，如芝多糖-K、OK-432、卡介苗(BCG)自1975年以来就有研究报道[55-60]。提取自真菌云芝的CM-101片段的多效免疫调节蛋白结合多糖(PSK)，已被证明能增加白细胞的活化，调节Th1/Th2的平衡，在多种模型中抑制肿瘤增长[61-63]。日本一项研究显示，行胃大部切除术

的胃癌患者术后丝裂霉素/5-FU的辅助治疗基础上加入PSK可提高5年无病生存(DFS)(70.7% vs. 59.4%)和5年总生存(OS)(73% vs. 60%)[57]。硬化剂OK-432(青霉素灭活的冻干脓链球菌)诱导的IL-12，刺激NK细胞和T细胞发挥Th1细胞功能，并可能提高抗原提呈树突状细胞的功能。日本的一项临床研究显示，OK-432与5-FU联合顺铂或甲酰四氢叶酸是安全的，有效率为40%。然而，在一项大型的比较S-1与S-1联合OK-432的研究中未能证明有生存差异[58,69]。同样，卡介苗的非特异性免疫调节作用显示出一定的抗肿瘤效果，然而联合使用时在总生存上没有显示出获益[55,70]。最近，中国一项研究探索以5-Fu为基础的术后化疗后使用细胞因子诱导的自然杀伤细胞治疗，显示出OS提高以及DFS 6个月的获益(34.1个月 vs. 40.4个月)[71]。回顾性研究显示获益与病理分型有关[71]。细胞毒性化疗联合非特异性免疫调节药联合治疗的研究大多来自亚洲患者，并且未显示出可重复性的获益，从而限制了其临床进展。

5 检查点抑制药的早期临床经验

第一项获得临床成功的免疫检查点抑制药是运用CTLA-4单抗(伊匹单抗，ipilimumab)治疗转移性黑色素瘤[15]。随后，另一项CTLA-4单抗 tremelimumab在包括胃癌以及胃食管结合部肿瘤在内的多种肿瘤的

Ⅰ期~Ⅲ期临床实验中取得了较好的疗效[72]。PD-1单抗的早期数据，包括nivolumab，pembrolizumab (MK-3475)及pidilizumab在黑色素瘤、非小细胞肺癌、肾细胞癌、弥漫性大B细胞淋巴瘤显示出良好的反应率[73-75]。早期临床研究中，PD-L1单抗也显示出良好的结果[12]。

早期食管癌及胃癌在免疫检查点抑制药试验中仅占少数。多中心PD-L1单抗BMS-936559Ⅰ期临床试验207例入组患者中仅有7例为胃癌患者。胃癌患者被分到安全组而不是实验组，因此获取的数据很有限[12]。在一项胃癌及食管癌的Ⅱ期临床试验中，入组18例患者进行tremelimumab(CTLA-4单抗)所观察到的反应率(RR)为5%，低于所观察到的二线化疗的反应率[76]。尽管本试验未能达到研究终点，但是几名患者达到了病情稳定(SD)一名患者达到部分缓解(PR)，考虑到晚期胃癌及食管癌的特点，这样的结果仍然是十分鼓舞人心的。进一步的支持证据来自于PD-L1单抗MPDL3280A及MEDI4736的分析[77-78]。在MEDI4736胃食管癌研究队列($n=16$)，2名病情危重的患者治疗延续生存24周以上，超过了二线胃癌及食管癌治疗的中位PFS[78]。在最近的ESMO会议上，报道了PD-1单抗pembrolizumab治疗晚期胃癌的IB期临床试验的初步结果。PD-L1阳性(IHC检测，阳性>1%)胃腺癌患者每2周接受pembrolizumab 10 mg/kg，直至疾病进展或毒性不能耐受。在162例样本进行筛选之后(PD-L1阳性的65例，占40%)，共有39例患者入组[33]。更新报道显示ORR为22%，危重患者平均有效期为24周[33]。PD-L1与PFS显著相关($P=0.032$)。本研究结果促进了KEYNOTE-059Ⅱ期临床研究的进一步开展，也对顺铂/5-Fu化疗联合pembrolizumab的疗效进行了评价[33]。进展期胃癌和食管癌中免疫抑制治疗的不良作用及有效率的信息见表2。

6　结论与未来发展方向

晚期胃癌和食管癌的预后较差，治疗方案有限，研究进展不多。虽然明确疾病分子分型能够进一步筛选出针对某种基因的分子靶向治疗的受益人群，很多的患者依然没有受益，因此需要更进一步的研究来找寻更有效的治疗方法。

最新公布的癌症基因组图谱(Cancer Genome Atlas，TCGA)对胃癌的分析涵盖了4个不同的分子亚型的胃腺癌的分子数据[79]。有趣的是，EBV阳性胃癌组表现出高水平的PD-L1和PD-L2表达，提示这部分分子分型的患者最有可能从免疫抑制中获益[79]。早期转化研究显示PD-1和PD-L1在胃癌和食管癌的表达率的可比性，论证了进一步临床研究的可行性。免疫检查点阻断药预测性生物标志物的开发和验证将有助于优化胃癌和食管癌的免疫治疗的选择。最近的一些生物标志物的分析表明，在治疗前存在CTLA-4高表达，趋化因子 (CX3CL1)、Th1细胞低表达的患者中，PD-L1靶向治疗的疗效更佳。临床前研究仍在探究不同治疗方法的联合运用，包括低剂量烷化药化疗增敏[81]。众所周知放疗能够诱导细胞的抗原递呈作用，并诱导PD-L1的表达[82-84]。因此，在辅助放化疗的基础上联合抗PD-L1免疫治疗或许能够降低辅助治疗后肿瘤的复发率。目前在非小细胞肺癌中正在进行这方面的研究。在本综述中，我们回顾了食管癌和胃癌免疫治疗相关的重要研究，同时也关注了相关的转化研究和早期临床研究。

声明

作者宣称无任何利益冲突。

表2　正在进行的针对食管癌和胃癌免疫检查点阻断的研究

患者类型	组织学	病例数	PD-L1阳性率	临床意义	引用文献
食管癌	鳞状细胞癌	41	44.0	预后不良因素	[30]
胃癌	腺癌	102	42.2	与淋巴结转移、分期晚相关	[31]
	腺癌	111	63.0	与分期晚、预后不良相关	[32]
	腺癌	243	43.6	与DFS延长、肿瘤分期较早相关	[49]

PD-L1，程序性死亡配体1；DFS，无病生存期。

参考文献

[1] Ferlay J, Soerjomataram I, Ervik M, et al. GLOBOCAN 2012 v1.0. Cancer Incidence and Mortality Worldwide: IARC CancerBase No. 11 [Internet]. Lyon, France: International Agency for Research on Cancer, 2013. Available online: http://globocan.iarc.fr

[2] Siegel R, Ma J, Zou Z, et al. Cancer statistics, 2014. CA Cancer J Clin, 2014, 64: 9-29.

[3] Edgren G, Adami HO, Weiderpass E, et al. A global assessment of the oesophageal adenocarcinoma epidemic. Gut, 2013, 62: 1406-1414.

[4] Jemal A, Bray F, Center MM, et al. Global cancer statistics. CA Cancer J Clin, 2011, 61: 69-90.

[5] Wagner AD, Grothe W, Haerting J, et al. Chemotherapy in advanced gastric cancer: a systematic review and meta-analysis based on aggregate data. J Clin Oncol, 2006, 24: 2903-2909.

[6] Cunningham D, Starling N, Rao S, et al. Capecitabine and oxaliplatin for advanced esophagogastric cancer. N Engl J Med, 2008, 358: 36-46.

[7] Wagner AD, Unverzagt S, Grothe W, et al. Chemotherapy for advanced gastric cancer. Cochrane Database Syst Rev, 2010, (3): CD004064.

[8] Bang YJ, Van Cutsem E, Feyereislova A, et al. Trastuzumab in combination with chemotherapy versus chemotherapy alone for treatment of HER2-positive advanced gastric or gastro-oesophageal junction cancer (ToGA): a phase 3, open-label, randomised controlled trial. Lancet, 2010, 376: 687-697.

[9] Fuchs CS, Tomasek J, Yong CJ, et al. Ramucirumab monotherapy for previously treated advanced gastric or gastro-oesophageal junction adenocarcinoma (REGARD): an international, randomised, multicentre, placebo-controlled, phase 3 trial. Lancet, 2014, 383: 31-39.

[10] Robert C, Thomas L, Bondarenko I, et al. Ipilimumab plus dacarbazine for previously untreated metastatic melanoma. N Engl J Med, 2011, 364: 2517-2526.

[11] Topalian SL, Hodi FS, Brahmer JR, et al. Safety, activity, and immune correlates of anti-PD-1 antibody in cancer. N Engl J Med, 2012, 366: 2443-2454.

[12] Brahmer JR, Tykodi SS, Chow LQ, et al. Safety and activity of anti-PD-L1 antibody in patients with advanced cancer. N Engl J Med, 2012, 366: 2455-2465.

[13] Korman, AJ, Peggs KS, Allison JP. Checkpoint blockade in cancer immunotherapy. Adv Immunol 2006, 90: 297-339.

[14] Pardoll DM. The blockade of immune checkpoints in cancer immunotherapy. Nat Rev Cancer, 2012, 12: 252-264.

[15] Hodi FS, O'Day SJ, McDermott DF, et al. Improved survival with ipilimumab in patients with metastatic melanoma. N Engl J Med, 2010, 363: 711-723.

[16] Linsley PS, Greene JL, Brady W, et al. Human B7-1 (CD80) and B7-2 (CD86) bind with similar avidities but distinct kinetics to CD28 and CTLA-4 receptors. Immunity, 1994, 1: 793-801.

[17] Linsley PS, Bradshaw J, Greene J, et al. Intracellular trafficking of CTLA-4 and focal localization towards sites of TCR engagement. Immunity, 1996, 4: 535-543.

[18] Peggs KS, Quezada SA, Chambers CA, et al. Blockade of CTLA-4 on both effector and regulatory T cell compartments contributes to the antitumor activity of anti-CTLA-4 antibodies. J Exp Med, 2009, 206: 1717-1725.

[19] Schneider H, Downey J, Smith A, et al. Reversal of the TCR stop signal by CTLA-4. Science, 2006, 313: 1972-1975.

[20] Parry RV, Chemnitz JM, Frauwirth KA, et al. CTLA-4 and PD-1 receptors inhibit T-cell activation by distinct mechanisms. Mol Cell Biol, 2005, 25: 9543-9553.

[21] Freeman GJ, Long AJ, Iwai Y, et al. Engagement of the PD-1 immunoinhibitory receptor by a novel B7 family member leads to negative regulation of lymphocyte activation. J Exp Med, 2000, 192: 1027-1034.

[22] Zou W, Chen L. Inhibitory B7-family molecules in the tumour microenvironment. Nat Rev Immunol, 2008, 8: 467-477.

[23] Ribas A. Tumor immunotherapy directed at PD-1. N Engl J Med, 2012, 366: 2517-2519.

[24] Tseng SY, Otsuji M, Gorski K, et al. B7-DC, a new dendritic cell molecule with potent costimulatory properties for T cells. J Exp Med, 2001, 193: 839-846.

[25] Rozali EN, Hato SV, Robinson BW, et al. Programmed death ligand 2 in cancer-induced immune suppression. Clin Dev Immunol, 2012, 2012: 656340.

[26] Sznol M, Chen L. Antagonist antibodies to PD-1 and B7-H1 (PD-L1) in the treatment of advanced human cancer. Clin Cancer Res, 2013, 19: 1021-1034.

[27] Dong H, Strome SE, Salomao DR, et al. Tumor-associated B7-H1 promotes T-cell apoptosis: a potential mechanism of immune evasion. Nat Med, 2002, 8: 793-800.

[28] Thompson RH, Dong H, Kwon ED. Implications of B7-H1 expression in clear cell carcinoma of the kidney for prognostication and therapy. Clin Cancer Res, 2007, 13: 709s-815s.

[29] Konishi J, Yamazaki K, Azuma M, et al. B7-H1 expression on

non-small cell lung cancer cells and its relationship with tumor-infiltrating lymphocytes and their PD-1 expression. Clin Cancer Res, 2004, 10: 5094-6100.

[30] Ohigashi Y, Sho M, Yamada Y, et al. Clinical significance of programmed death-1 ligand-1 and programmed death-1 ligand-2 expression in human esophageal cancer. Clin Cancer Res, 2005, 11: 2947-2953.

[31] Wu C, Zhu Y, Jiang J, et al. Immunohistochemical localization of programmed death-1 ligand-1 (PD-L1) in gastric carcinoma and its clinical significance. Acta Histochem, 2006, 108: 19-24.

[32] Hou J, Yu Z, Xiang R, et al. Correlation between infiltration of FOXP3 regulatory T cells and expression of B7-H1 in the tumor tissues of gastric cancer. Exp Mol Pathol, 2014, 96: 284-291.

[33] Muro K, Bang YJ, Shankaran V, et al. Relationship between PD-L1 expression and clinical outcomes in patients with advanced gastric cancer treated with the anti-PD-1 monoclonal antibody pembrolizumab in KEYNOTE-012. J Clin Oncol, 2015, 33: abstr 3.

[34] Nosho K, Baba Y, Tanaka N, et al. Tumour-infiltrating T-cell subsets, molecular changes in colorectal cancer, and prognosis: cohort study and literature review. J Pathol, 2010, 222: 350-366.

[35] Zhang L, Conejo-Garcia JR, Katsaros D, et al. Intratumoral T cells, recurrence, and survival in epithelial ovarian cancer. N Engl J Med, 2003, 348: 203-213.

[36] Lee HJ, Seo JY, Ahn JH, et al. Tumor-Associated Lymphocytes Predict Response to Neoadjuvant Chemotherapy in Breast Cancer Patients. J Breast Cancer, 2013, 16: 32-39.

[37] Rahir G, Moser M. Tumor microenvironment and lymphocyte infiltration. Cancer Immunol Immunother, 2012, 61: 751-759.

[38] Fridman, WH, Pages F, Sautes-Fridman C, et al. The immune contexture in human tumours: impact on clinical outcome. Nat Rev Cancer, 2012, 12: 298-306.

[39] Turcotte S, Gros A, Tran E, et al. Tumor-Reactive CD8+ T Cells in Metastatic Gastrointestinal Cancer Refractory to Chemotherapy. Clin Cancer Res, 2014, 20: 331-343.

[40] DuPage M, Mazumdar C, Schmidt LM, et al. Expression of tumour-specific antigens underlies cancer immunoediting. Nature, 2012, 482: 405-409.

[41] Matsushita H, Vesely MD, Koboldt DC, et al. Cancer exome analysis reveals a T-cell-dependent mechanism of cancer immunoediting. Nature, 2012, 482: 400-404.

[42] Thompson RH, Dong H, Lohse CM, et al. PD-1 is expressed by tumor-infiltrating immune cells and is associated with poor outcome for patients with renal cell carcinoma. Clin Cancer Res, 2007, 13: 1757-1561.

[43] Shi F, Shi M, Zeng Z, et al. PD-1 and PD-L1 upregulation promotes CD8(+) T-cell apoptosis and postoperative recurrence in hepatocellular carcinoma patients. Int J Cancer, 2011, 128: 887-896.

[44] Saito H, Kuroda H, Matsunaga T, et al. Increased PD-1 expression on CD4+ and CD8+ T cells is involved in immune evasion in gastric cancer. J Surg Oncol 2013, 107: 517-522.

[45] Thompson RH, Gillett MD, Cheville JC, et al. Costimulatory B7-H1 in renal cell carcinoma patients: Indicator of tumor aggressiveness and potential therapeutic target. Proc Natl Acad Sci U S A, 2004, 101: 17174-17179.

[46] Thompson RH, Kuntz SM, Leibovich BC, et al. Tumor B7-H1 is associated with poor prognosis in renal cell carcinoma patients with long-term follow-up. Cancer Res, 2006, 66: 3381-3385.

[47] Hino R, Kabashima K, Kato Y, et al. Tumor cell expression of programmed cell death-1 ligand 1 is a prognostic factor for malignant melanoma. Cancer, 2010, 116: 1757-1766.

[48] Gadiot J, Hooijkaas AI, Kaiser AD, et al. Overall survival and PD-L1 expression in metastasized malignant melanoma. Cancer, 2011, 117: 2192-2201.

[49] Taube JM, Anders RA, Young GD, et al. Colocalization of inflammatory response with B7-h1 expression in human melanocytic lesions supports an adaptive resistance mechanism of immune escape. Sci Transl Med, 2012, 4: 127ra37.

[50] Kim JW, Nam KH, Ahn SH, et al. Prognostic implications of immunosuppressive protein expression in tumors as well as immune cell infiltration within the tumor microenvironment in gastric cancer. Gastric Cancer, 2014. [Epub ahead of print].

[51] Jiang J, Zhu Y, Wu C, et al. Tumor expression of B7-H4 predicts poor survival of patients suffering from gastric cancer. Cancer Immunol Immunother, 2010, 59: 1707-1714.

[52] Chen LJ, Sun J, Wu HY, et al. B7-H4 expression associates with cancer progression and predicts patient's survival in human esophageal squamous cell carcinoma. Cancer Immunol Immunother, 2011, 60: 1047-1055.

[53] Daud A, Hamid O, Ribas A, et al. Antitumor activity of the anti-PD-1 monoclonal antibody MK-3475 in melanoma(MEL): Correlation of tumor PD-L1 expression with outcome. Proc Ann Meeting AACR, 2014: abstr CT104.

[54] Gandhi L, Balmanoukian A, Hui R, et al. MK-3475 (anti-PD-1 monoclonal antibody) for non-small cell lung cancer (NSCLC): Antitumor activity and association with tumor PD-L1 expression. Proc Ann Meeting AACR, 2014: abstr CT105.

[55] Popiela T, Kulig J, Czupryna A, et al. Efficiency of adjuvant immunochemotherapy following curative resection in patients

with locally advanced gastric cancer. Gastric Cancer, 2004, 7: 240-245.

[56] Oba K, Teramukai S, Kobayashi M, et al. Efficacy of adjuvant immunochemotherapy with polysaccharide K for patients with curative resections of gastric cancer. Cancer Immunol Immunother, 2007, 56: 905-911.

[57] Nakazato H, Koike A, Saji S, et al. Efficacy of immunochemotherapy as adjuvant treatment after curative resection of gastric cancer. Study Group of Immunochemotherapy with PSK for Gastric Cancer. Lancet, 1994, 343: 1122-1126.

[58] Yoshikawa T, Tsuburaya A, Kobayashi O, et al. A combination immunochemotherapy of 5-fluorouracil, cisplatin, leucovorin, and OK-432 for advanced and recurrent gastric carcinoma. Hepatogastroenterology, 2003, 50: 2259-2263.

[59] Sakamoto J, Teramukai S, Nakazato H, et al. Efficacy of adjuvant immunochemotherapy with OK-432 for patients with curatively resected gastric cancer: a meta-analysis of centrally randomized controlled clinical trials. J Immunother, 2002, 25: 405-412.

[60] Jiang J, Xu N, Wu C, et al. Treatment of advanced gastric cancer by chemotherapy combined with autologous cytokine-induced killer cells. Anticancer Res, 2006, 26: 2237-42.

[61] Fisher M, Yang LX. Anticancer effects and mechanisms of polysaccharide-K (PSK): implications of cancer immunotherapy. Anticancer Res, 2002, 22: 1737-1754.

[62] Kanazawa M, Yoshihara K, Abe H, et al. Effects of PSK on T and dendritic cells differentiation in gastric or colorectal cancer patients. Anticancer Res, 2005, 25: 443-449.

[63] Jiménez-Medina E, Berruguilla E, Romero I, et al. The immunomodulator PSK induces in vitro cytotoxic activity in tumour cell lines via arrest of cell cycle and induction of apoptosis. BMC Cancer, 2008, 8: 78.

[64] Okamoto M, Oshikawa T, Tano T, et al. Mechanism of anticancer host response induced by OK-432, a streptococcal preparation, mediated by phagocytosis and Toll-like receptor 4 signaling. J Immunother, 2006, 29: 78-86.

[65] Oshimi K, Kano S, Takaku F, et al. Augmentation of mouse natural killer cell activity by a streptococcal preparation, OK-432. J Natl Cancer Inst, 1980, 65: 1265-1269.

[66] Fujimoto T, Duda RB, Szilvasi A, et al. Streptococcal preparation OK-432 is a potent inducer of IL-12 and a T helper cell 1 dominant state. J Immunol, 1997, 158: 5619-5626.

[67] Itoh T, Ueda Y, Okugawa K, et al. Streptococcal preparation OK432 promotes functional maturation of human monocyte-derived dendritic cells. Cancer Immunol Immunother, 2003, 52: 207-214.

[68] Kuroki H, Morisaki T, Matsumoto K, et al. Streptococcal preparation OK-432: a new maturation factor of monocyte-derived dendritic cells for clinical use. Cancer Immunol Immunother, 2003, 52: 561-568.

[69] Sato Y, Kondo M, Kohashi S, et al. A randomized controlled study of immunochemotherapy with OK-432 after curative surgery for gastric cancer. J Immunother, 2004, 27: 394-397.

[70] Popiela T, Zembala M, Oszacki J, et al. A follow-up study on chemoimmunotherapy (5-fluorouracil and BCG) in advanced gastric cancer. Cancer Immunol Immunother, 1982, 13: 182-184.

[71] Shi L, Zhou Q, Wu J, et al. Efficacy of adjuvant immunotherapy with cytokine-induced killer cells in patients with locally advanced gastric cancer. Cancer Immunol Immunother, 2012, 61: 2251-2259.

[72] Kyi C, Postow MA. Checkpoint blocking antibodies in cancer immunotherapy. FEBS Lett, 2014, 588: 368-376.

[73] Topalian SL, Sznol M, McDermott DF, et al. Survival, durable tumor remission, and long-term safety in patients with advanced melanoma receiving nivolumab. J Clin Oncol, 2014, 32: 1020-1030.

[74] Armand P, Nagler A, Weller EA, et al. Disabling immune tolerance by programmed death-1 blockade with pidilizumab after autologous hematopoietic stem-cell transplantation for diffuse large B-cell lymphoma: results of an international phase II trial. J Clin Oncol, 2013, 31: 4199-4206.

[75] Hamid O, Robert C, Daud A, et al. Safety and tumor responses with lambrolizumab (anti-PD-1) in melanoma. N Engl J Med, 2013, 369: 134-144.

[76] Ralph C, Elkord E, Burt DJ, et al. Modulation of lymphocyte regulation for cancer therapy: a phase II trial of tremelimumab in advanced gastric and esophageal adenocarcinoma. Clin Cancer Res, 2010, 16: 1662-1672.

[77] Herbst RS, Gordon MS, Fine GD, et al. A study of MPDL3280A, an engineered PD-L1 antibody in patients with locally advanced or metastatic tumors. J Clin Oncol, 2013, 31: abstr 3000.

[78] Segal NH, Antonia SJ, Brahmer JR, et al. Preliminary data from a multi-arm expansion study of MEDI4736, an anti-PD-L1 antibody. J Clin Oncol, 2014, 32: abstr 3002.

[79] Cancer Genome Atlas Research Network. Comprehensive molecular characterization of gastric adenocarcinoma. Nature, 2014, 513: 202-209.

[80] Herbst RS, Soria JC, Kowanetz M, et al. Predictive correlates

of response to the anti-PD-L1 antibody MPDL3280A in cancer patients. Nature, 2014, 515: 563-567.

[81] Pallasch CP, Leskov I, Braun CJ, et al. Sensitizing protective tumor microenvironments to antibody-mediated therapy. Cell, 2014, 156: 590-602.

[82] Zhang B, Bowerman NA, Salama JK, et al. Induced sensitization of tumor stroma leads to eradication of established cancer by T cells. J Exp Med, 2007, 204: 49-55.

[83] Deng L, Liang H, Burnette B, et al. Irradiation and anti-PD-L1 treatment synergistically promote antitumor immunity in mice. J Clin Invest, 2014, 124: 687-695.

[84] Postow MA, Callahan MK, Barker CA, et al. Immunologic correlates of the abscopal effect in a patient with melanoma. N Engl J Med, 2012, 366: 925-931.

译者：祝鸿程，南京医科大学第一附属医院
审校：黄镜，中国医学科学院肿瘤医院

Cite this article as: Raufi AG, Klempner SJ. Immunotherapy for advanced gastric and esophageal cancer: preclinical rationale and ongoing clinical investigations. J Gastrointest Oncol 2015;6(5):561-569. doi: 10.3978/j.issn.2078-6891.2015.037

第六部分　预后与预测

第三十二章　列线图预测食管癌根治性放化疗后病理完全缓解及生存结局

Steven H. Lin[1], Jingya Wang[1], Pamela K. Allen[1], Arlene M. Correa[2], Dipen M. Maru[3], Stephen G. Swisher[2], Wayne L. Hofstetter[2], Zhongxing Liao[1], Jaffer A. Ajani[4]

[1]Department of Radiation Oncology, [2]Department of Thoracic and Cardiovascular Surgery, [3]Department of Pathology, [4]Department of Gastrointestinal Medical Oncology, The University of Texas MD Anderson Cancer Center, Houston, TX 77030, USA
Correspondence to: Dr. Steven H. Lin. Department of Radiation Oncology, Unit 97, The University of Texas MD Anderson Cancer Center, 1515 Holcombe Blvd., Houston, TX 77030, USA. Email: shlin@mdanderson.org.

背景： 食管癌新辅助放化疗的病理完全缓解与结局改善相关。本文评估了新辅助放化疗联合手术后病理完全缓解的列线图是否可预测根治性放化疗后的结局。

方法： 本回顾性单中心分析纳入了1998年至2010年、接受放化疗且未接受手术的患者。333例患者符合上述条件、且有完整的病理完全缓解列线图所需要的资料，包括：性别、T分期(超声内镜分期)、肿瘤分级、肿瘤PET代谢显像，以及放化疗后食管胃十二指肠镜引导下活检。应用多因素Cox回归分析临床结局(总生存、局部复发以及远处转移)与患者或治疗因素以及病理完全缓解列线图评分的关系。列线图中纳入的变量不再重复纳入多因素分析。

结果： 所有患者(中位年龄为66岁)的中位随访时间为18.2个月(分析数据时仍存活患者的中位随访时间为30.7个月)。列线图评分≤125的患者(所有患者的中位评分)的结局显著差于评分>125的患者：总生存时间19.7个月 *vs.* 48.2个月；无病生存时间6.1个月 *vs.* 31.1个月；无复发生存时间17.7个月 *vs.* 未到达；无转移生存时间11.7个月 *vs.* 未到达(所有均为P<0.001)。多因素Cox回归显示列线图评分可独立预测每一个生存结局，以及其他的患者及疾病因素。

结论： 病理完全缓解的列线图可预测食管癌根治性放化疗后患者的生存结局。尽管此列线图的具体作用仍有待进一步研究验证，但仍然证实了其在设计针对高危复发风险患者的强化治疗的临床试验中的分层作用。

关键词： 病理完全缓解；列线图评分；食管癌；放化疗

View this article at: http://dx.doi.org/10.3978/j.issn.2078-6891.2014.054

1　引言

食管癌相对罕见但死亡率高。尽管在诊断及治疗中取得了一定进展，但是自20世纪70年代中期至今，其5年总生存率仅从3%提高到了15%~20%[1]。接受新辅助放化疗，如可能则继续接受手术治疗，是目前非转移食管癌的标准治疗，且随机临床试验已显示此治疗方案与单纯手术相比可以为患者带来生存获益[2-5]。但是，尽管这一联合治疗方案可延长生存，其获益被手术并发症的风险抵消。手术并发症风险包括4%~10%的术后死亡率[4,6]，以及长期并发症的风险，包括可持续终生的胃食管反流、进食受限、呼吸困难，以及疲劳等术后肺及胃肠道并发症[7-8]。

接受新辅助放化疗后，约25%~30%的患者达到病理完全缓解，其余患者在手术切除标本中可见残余的肿瘤细胞[3,5]。新辅助放化疗联合手术后的病理完全缓解已知可预测较低的局部复发率[9-10]以及更好的总生存率[10-11]；病理完全缓解还可预示约20%接受新辅助放化疗、不可切除患者的长期治愈[12]。因此问题是：如果放化疗已完全清除肿瘤细胞，特定患者是否可以放弃手术(并无需承担食管切除的围术期及长期并发症的风险)，以及如何鉴别此类患者？

回答此问题的方法之一是建立可鉴别病理完全缓解的替代测量标准，此标准可以使得作为挽救性治疗的手术仅被用于有需要的患者而非所有患者。迄今为止，尚没有联合应用临床变量、影像学发现[13-15]或生物标志物[16-17]以准确可靠地预测哪些患者可达病理完全缓解。为满足此需求，一个包含5个临床变量的列线图被建立以共同预测新辅助放化疗联合手术后≥60%的病理完全缓解。临床变量包括：1)性别；2)基线T分期(超声内镜分期)；3)肿瘤分级；4)放化疗后PET的标准化摄取值；5)放化疗后食管胃十二指肠镜引导下活检发现[18]。在本研究中，假设同一列线图病理完全缓解评分可预测根治性放化疗后患者的临床结局。本文目的还包括进一步验证本列线图在未来临床决策中的应用。

2 患者及方法

2.1 患者

本回顾性分析纳入了333例1998年至2010年期间于单中心接受根治性放化疗的ⅠB~ⅣA期食管癌患者。所有患者未发现远处转移，均接受根治性同期放化疗，接受/不接受诱导化疗。所有患者均有病理完全缓解列线图所需的所有变量的完整信息(附图1)。根据病理完全缓解列线图评分的中位值，333例患者可被分成两组：≤125 (n=183)组以及>125组(n=150)。根据第6版AJCC进行分期。本研究由中心伦理委员会批准。

2.2 放化疗

化疗包括氟嘧啶(静脉推注或口服)、铂类或紫杉醇，同期放疗中位剂量为50.4 Gy (25~66 Gy)，每日分割剂量为1.8 Gy(周一至周五)。放疗为三维适形放疗、调强放疗或质子射线疗法。共122例患者(36.6%)接受诱导化疗。

2.3 列线图评分及结局测量

如上所述，列线图评分由5个临床指标构成：1) 性别；2)基线T分期(超声内镜分期)；3)肿瘤分级；4) 放化疗后原发肿瘤PET的SUV值；5) 放化疗后食管胃十二指肠镜引导下活检结果[18]。列线图评分为0~180；初始研究中，列线图评分>160可预测≥60%的病理完全缓解。但是，由于本数据库中极少患者列线图评分>160，中位评分125被选为本研究的截断值。死亡日期由社会安全死亡索引确定。总生存为自诊断至死亡或末次随访。无病生存为自诊断至记录疾病复发。删失为患者至末次随访未出现疾病进展、复发或死亡。

2.4 统计分析

数据为回顾性收集。列线图评分依据上述方式转化为二分类变量评估(≤125 points 和>125 points)。卡方检验或Fisher精确概率用于列线图不同组间分类变量的比较。Wilcoxon等级非参数检验或Kruskal-Wallis检验用于列线图不同组间连续型变量的比较。多因素Cox回归检验临床结局(总生存、局部复发、远处转移)以及患者或治疗因素与病理完全缓解列线图评分。列线图评分中已纳入的变量未再次纳入多因素分析。生存曲线由Kaplan-Meier法建立。log-rank检验比较列线图不同组间生存差异。临床变量通过多因素Cox回归模型由后退法以$P \leq 0.05$进行筛选。

3 结果

3.1 患者特征、肿瘤分期以及治疗方法

表1概括了患者、肿瘤以及治疗特征。中位年龄为66岁。大多数患者为白种人；大多数肿瘤为中至低分化腺癌；大多数患者为Ⅱ~Ⅲ期。与列线图评分≤125组患者相比，列线图评分>125组更可能为女性、高至中分化鳞癌、更早的肿瘤分期(所有P值均<0.05)。从放化疗后的特征角度分析，>125的患者(与≤125的患者相比)，更可能在PET/CT显示完全反应、更低的SUVmax值、放化疗后食管胃十二指肠镜引导下活检未发现癌细胞残留(未显示数据)。

表1 患者特征、肿瘤分期以及治疗方法

因素	评分≤125	评分>125	所有患者	P值
患者例数	183	150	333	–
性别				<0.001
女性	14	53	67	
男性	169	97	266	
种族				0.591
高加索人	153	132	285	
其他	30	18	48	
年龄				0.563
中位值	66	67	66	
平均值	65.09	66.56	65.75	
吸烟				0.815
否	149	119	268	
是	34	29	63	
组织学类型				0.001
腺癌	143	94	237	
鳞癌	36	56	92	
其他	3	0	3	
分化程度				<0.001
高	2	2	4	
中	40	100	140	
低	141	48	189	
临床分期				<0.001
ⅠB	0	8	8	
Ⅱ	50	54	104	
Ⅲ	105	79	184	
ⅣA	24	7	31	
临床T分期				<0.001
T1	2	10	12	
T2	6	25	31	
T3	173	99	271	
T4	1	15	17	
临床N分期				0.058
N0	49	56	105	
N1	129	93	222	
临床M分期				0.005
M0	157	143	300	
M1a	24	7	31	
诱导化疗				0.104
N0	35	39	74	
Yes	73	49	122	
放疗模式				0.753
三维适形放疗	35	25	60	
IMRT	113	93	206	
质子放疗	34	32	66	
总剂量，Gy				0.129
中位值	50.4	50.4	50.4	

IMRT，调强放射治疗；DX，诊断。

3.2 生存结局

所有患者的中位随访时间为18.2个月(分析时仍存活的患者为30.7个月)。全组患者的中位总生存、无病生存、无复发生存、无远处转移生存分别为31.4、10.7、31.8个月，以及35.3个月。患者以列线图分数≤125及>125分层后，相应的中位总生存时间为19.7个月 *vs.* 48.2个月，无病生存时间为6.1个月 *vs.* 31.1个月，无复发生存时间为17.7月 *vs.* 未到达，无远处转移生存时间为17.7个月 *vs.* 未到达 (所有*P*值均<0.001)(图1)。

3.3 单因素分析

单因素分析中，年龄较大、肿瘤长度更短、更早的肿瘤分期(Ⅰ/Ⅱ *vs.* Ⅲ/Ⅳ)、更早的基线T分期(T1/2 *vs.* T3/4)，淋巴结阴性、更低的基线PET SUV、放化疗3月后PET/CT再分期原发肿瘤完全缓解、放化疗后食管胃十二指肠镜引导下活检未发现癌细胞残留，与改善的总生存、无局部复发生存以及无远处转移生存等结局相关(*P*<0.05)。以上及其他与改善的无复发生存及延长的无远处转移生存相关的因素见表2。

3.4 多因素分析

单因素分析有显著性意义的变量纳入多因素分析，同时纳入其他已知的预后预测因素。如前所述，列线图中纳入的变量(性别、基线T分期、肿瘤分级、PET SUV，以及放化疗后食管胃十二指肠镜引导下活检结果)不再重复纳入多因素分析。多因素Cox回归分析显示，列线图分数的截断值是所有生存结局的独立预测因素，在根据其他预后因素调整后，结论仍一致(表3)。

4 讨论

本研究中，根据新辅助放化疗联合手术的患者资料建立的病理完全缓解列线图[18]，可同时预测未接受手术患者的预后。列线图评分与其他已知的预后因素，如临床分期，可独立预测总生存、局部控制以及无远处转移生存。病理完全缓解列线图中的5个因素代表了一系列可用于区分不同预后的临床及肿瘤特异性变量。此组因素可协助放化疗后的治疗选择。

依据CROSS试验的结果，在美国及其他国家，术前放化疗联合手术超越单纯手术成为目前的标准治疗[4]。

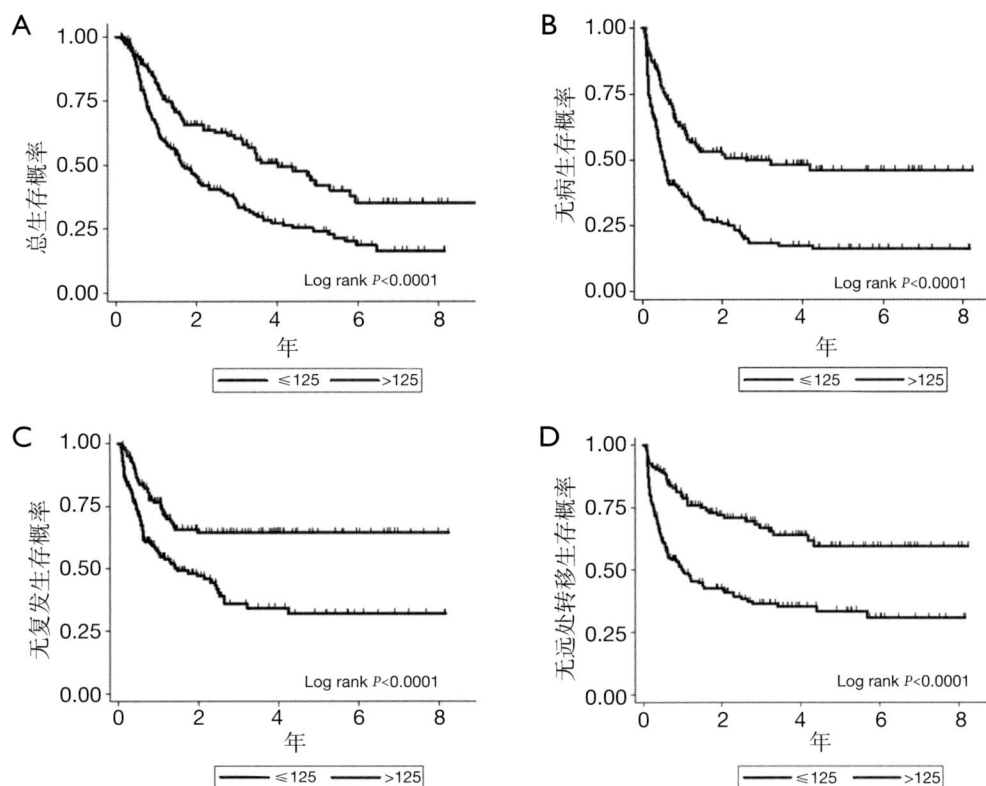

图 1 病理完全缓解列线图评分预测食管癌患者根治性放化疗后的疾病结局
列线图评分预测根治性放化疗后：(A) 总生存 (OS)；(B) 无病生存 (DFS)；(C) 无复发生存；(D) 无远处转移生存。截断值，125，全组患者的中位值。

但是，由于2项临床试验未能显示放化疗联合手术的总生存获益，放化疗后手术的作用仍有争议[19-20]。但是，这些研究中的高围手术期死亡率(8%~12%)可能导致手术组的生存获益受限。对放化疗耐受的食管癌行食管切除术必然可提高局部控制，但是，食管切除术的代价是显著的围手术期并发症，包括肺、胃肠道并发症以及伤口愈合等并发症[8]。因此，当有可替代手术检测病理完全缓解的可靠方法时，有必要使放化疗后达到病理完全缓解的患者避免手术。

大家对于临床反应的分子标志物方面的研究已经投入了相当的努力。治疗前活检样本的分子分析可协助鉴别对放化疗反应欠佳的肿瘤。例如，2组资料显示样本NF-kB表达水平高预示较低的病理完全缓解率以及侵袭性更强的肿瘤生物学行为(淋巴结转移，神经及血管侵犯)[16,21]。此外，治疗前NF-kB表达水平低但放化疗后表达升高的肿瘤也与不良预后相关[22]。其他研究人员发现了一个3个基因的标记以预测病理学反应[17,23]。但是，标志物研究局限于评估基因表达且依赖于组织条件以及收集及处理方式，因此结论可能不具有对其他研究的普遍性。采用影响为基础的生物标志物可能避免潜在的组织收集及处理的偏倚。例如，既往研究显示治疗后PET SUVmax是病理完全缓解的良好预测指标[13,15,24]。但是，数项关于食管癌临床试验的Meta分析显示PET的预测价值仅为70%[25]。开始放化疗后基线及2周的扩散加权MRI对预测病理反应有较高的准确性[26-27]。但是，任何生物影像技术在应用于筛选患者接受强化治疗及预测病理完全缓解前，均需要前瞻性研究的验证。我们相信最好的反应预测因子不会来自于标志物与影像的联系，而是临床与肿瘤反应因素的联合(如本研究纳入病理完全缓解列线图的因素)，多种特异性影像学发现，以及分子生物标志物。

本研究的局限性主要来自于回顾性研究的自身特性以及本研究所要求的患者需有建立列线图评分所需要的全部5种因素的信息。这一限制性会在排除入组病例时

表2　生存结局潜在预后因素的单因素分析

因素	总生存		无复发生存		无远处转移生存	
	HR	P value	HR	P value	HR	P value
列线图评分：>125 *vs.* ≤125	0.54	<0.001	0.45	<0.001	0.38	<0.001
年龄(连续型)	0.99	0.056	0.97	0.001	0.96	<0.001
性别：男 *vs. f*女	1.11	0.585	1.33	0.218	2.05	0.004
非白种人 *vs.* 白种人	1.53	0.032	1.14	0.597	1.26	0.314
KPS评分≤60 *vs.* 100	4.54	0.033	1.78	0.49	0.90	0.893
肿瘤长度 (连续型)	1.05	0.005	1.05	0.003	1.05	0.001
肿瘤分化/分级：低分化 *vs.* 高分化	0.76	0.695	1.62	0.631	1.44	0.034
肿瘤分级：Ⅲ/Ⅳ *vs.* Ⅰ/Ⅱ	2.43	<0.001	1.46	0.042	2.75	0.000
T分期：T3/4 *vs.* T1/2	2.76	<0.001	2.07	0.017	2.99	0.001
淋巴结状态：淋巴结+ *vs.* 淋巴结-	2.49	0.000	1.43	0.059	2.70	0.000
转移状态：M1a *vs.* M0	1.46	0.097	1.74	0.030	1.97	0.004
诱导化疗：是 *vs.* 否	1.35	0.043	1.25	0.201	1.48	0.019
基线 PET 扫描：是 *vs.* 否	0.42	0.019	1.33	0.625	0.67	0.384
基线 PET SUV (连续型)	1.02	0.006	1.02	0.039	1.03	0.000
3个月时PET显示原发肿瘤反应：< PR *vs.* CR	1.83	0.006	2.46	0.001	2.62	0.000
放化疗后PET SUV (连续型)	1.08	0.003	1.16	<0.001	1.05	0.092
CR on PET：是 *vs.* 否	0.80	0.185	0.6	0.012	0.84	0.339
放化疗后EGD 提示肿瘤残留：是 *vs.* 否	3.18	<0.001	5.67	<0.001	4.29	0.000

HR，风险比；PET，正电子发射计算机断层摄片；SUV，标准化摄取值；PR，部分缓解；CR，完全缓解；EGD，胃食管十二指肠镜。

表3　生存结局潜在预后因素的多因素分析

因素	总生存		无复发生存		无远处转移生存	
	OR	P value	OR	P value	OR	P value
列线图评分：>125 *vs.* ≤125	0.57	<0.001	0.48	<0.001	0.57	<0.001
年龄	NS	NS	0.98	0.025	0.96	<0.001
肿瘤组织学类型：鳞癌 *vs.* 腺癌	NS	NS	1.59	0.025	0.51	0.005
疾病分期：Ⅲ/Ⅳ *vs.* Ⅰ/Ⅱ	2.28	<0.001	NS	NS	NS	NS
肿瘤长度	NS	NS	1.05	0.015	NS	NS
淋巴结状态：淋巴结 + *vs.* 淋巴结 -	NS	NS	NS	NS	2.63	<0.000
总放疗剂量，Gy	NS	NS	NS	NS	0.95	0.048
基线 PET 扫描：是 *vs.* 否	0.40	0.02	NS	NS	NS	NS
基线 PET SUV（连续型）	NS	NS	NS	NS	1.03	0.001
3 个月时 PET 显示原发肿瘤反应：< PR *vs.* CR 放化疗后 PET SUV（连续型）	NS	NS	1.63	0.029	1.98	0.011

OR，优势比；NS，无显著差异；PET，正电子发射计算机断层摄片；SUV，标准化摄取值；PR，部分缓解；CR，完全缓解。

由于患者的一般状况差或早期死亡导致缺少相关检测从而导致引入偏差，并进一步导致与同时期接受放化疗的患者相比，研究组患者的结局被人为地提高。但是，由于本模型的稳定性，列线图评分仍可用于对患者进行危险度分组。另一局限性为用于建立列线图的因素可能在其他中心无法全部导出。某些代表操作的因素在本中心为常规记录项目，如放化疗后重复内镜及活检、治疗后重复PET分期，但此类操作并非在任何中心均为标准记录项目。更进一步的研究有待于验证是否可以发现更有普适性的因素以建立预测性列线图。

总之，病理完全缓解列线图评分可独立预测食管癌根治性放化疗后的生存结局。此列线图可成功地对低危及高危患者进行分层，判断高危患者是否会迅速发生系统性及局限性复发。病理完全缓解列线图评分可协助鉴别高危复发患者且可能从强化治疗的临床试验中获益。

致谢

本研究受The University of Texas MD Anderson Cancer Center 的机构基金及Cancer Center Support (Core) Grant CA016672资助。我们感谢来自MD Anderson 放射肿瘤科的Christine Wogan，MS，ELS对本文专业的编辑。

声明

本文作者宣称无任何利益冲突。

参考文献

[1] Feig BW, Ching DC. eds. The MD Anderson Surgical Oncology Handbook. Philadelphia：Lippincott Williams and Wilkins, 2011.

[2] Tepper J, Krasna MJ, Niedzwiecki D, et al. Phase III trial of trimodality therapy with cisplatin, fluorouracil, radiotherapy, and surgery compared with surgery alone for esophageal cancer：CALGB 9781. J Clin Oncol, 2008, 26：1086-1092.

[3] Urba SG, Orringer MB, Turrisi A, et al. Randomized trial of preoperative chemoradiation versus surgery alone in patients with locoregional esophageal carcinoma. J Clin Oncol, 2001, 19：305-313.

[4] van Hagen P, Hulshof MC, van Lanschot JJ, et al. Preoperative chemoradiotherapy for esophageal or junctional cancer. N Engl J Med, 2012, 366：2074-2084.

[5] Walsh TN, Noonan N, Hollywood D, et al. A comparison of multimodal therapy and surgery for esophageal adenocarcinoma. N Engl J Med, 1996, 335：462-467.

[6] Hulscher JB, Tijssen JG, Obertop H, et al. Transthoracic versus transhiatal resection for carcinoma of the esophagus：a meta-analysis. Ann Thorac Surg, 2001, 72：306-313.

[7] Wang J, Wei C, Tucker SL, et al. Predictors of postoperative complications after trimodality therapy for esophageal cancer. Int J Radiat Oncol Biol Phys, 2013, 86：885-891.

[8] Derogar M, Orsini N, Sadr-Azodi O, et al. Influence of major postoperative complications on health-related quality of life among long-term survivors of esophageal cancer surgery. J Clin Oncol, 2012, 30：1615-1619.

[9] Rohatgi PR, Swisher SG, Correa AM, et al. Failure patterns correlate with the proportion of residual carcinoma after preoperative chemoradiotherapy for carcinoma of the esophagus. Cancer, 2005, 104：1349-1355.

[10] Rohatgi P, Swisher SG, Correa AM, et al. Characterization of pathologic complete response after preoperative chemoradiotherapy in carcinoma of the esophagus and outcome after pathologic complete response. Cancer, 2005, 104：2365-2372.

[11] Berger AC, Farma J, Scott WJ, et al. Complete response to neoadjuvant chemoradiotherapy in esophageal carcinoma is associated with significantly improved survival. J Clin Oncol, 2005, 23：4330-4337.

[12] Herskovic A, Martz K, al-Sarraf M, et al. Combined chemotherapy and radiotherapy compared with radiotherapy alone in patients with cancer of the esophagus. N Engl J Med, 1992, 326：1593-1598.

[13] Murthy SB, Patnana SV, Xiao L, et al. The standardized uptake value of 18-fluorodeoxyglucose positron emission tomography after chemoradiation and clinical outcome in patients with localized gastroesophageal carcinoma. Oncology, 2010, 78：316-322.

[14] Flamen P, Van Cutsem E, Lerut A, et al. Positron emission tomography for assessment of the response to induction radiochemotherapy in locally advanced oesophageal cancer. Ann Oncol, 2002, 13：361-368.

[15] Swisher SG, Erasmus J, Maish M, et al. 2-Fluoro-2-deoxy-D-glucose positron emission tomography imaging is predictive of pathologic response and survival after preoperative chemoradiation in patients with esophageal carcinoma. Cancer, 2004, 101：1776-1785.

[16] Izzo JG, Malhotra U, Wu TT, et al. Association of activated transcription factor nuclear factor kappab with chemoradiation resistance and poor outcome in esophageal carcinoma. J Clin Oncol, 2006, 24：748-754.

[17] Luthra R, Wu TT, Luthra MG, et al. Gene expression profiling of localized esophageal carcinomas：association with pathologic response to preoperative chemoradiation. J Clin Oncol, 2006,

24: 259-267.

[18] Ajani JA, Correa AM, Hofstetter WL, et al. Clinical parameters model for predicting pathologic complete response following preoperative chemoradiation in patients with esophageal cancer. Ann Oncol, 2012, 23: 2638-2642.

[19] Stahl M, Stuschke M, Lehmann N, et al. Chemoradiation with and without surgery in patients with locally advanced squamous cell carcinoma of the esophagus. J Clin Oncol, 2005, 23: 2310-2317.

[20] Bedenne L, Michel P, Bouché O, et al. Chemoradiation followed by surgery compared with chemoradiation alone in squamous cancer of the esophagus: FFCD 9102. J Clin Oncol, 2007, 25: 1160-1168.

[21] Abdel-Latif MM, O'Riordan JM, Ravi N, et al. Activated nuclear factor-kappa B and cytokine profiles in the esophagus parallel tumor regression following neoadjuvant chemoradiotherapy. Dis Esophagus, 2005, 18: 246-252.

[22] Izzo JG, Wu X, Wu TT, et al. Therapy-induced expression of NF-kappaB portends poor prognosis in patients with localized esophageal cancer undergoing preoperative chemoradiation. Dis Esophagus, 2009, 22: 127-132.

[23] Luthra R, Wu TT, Luthra MG, et al. Gene expression profiling of localized esophageal carcinomas: association with pathologic response to preoperative chemoradiation. J Clin Oncol, 2006, 24: 259-267.

[24] Monjazeb AM, Riedlinger G, Aklilu M, et al. Outcomes of patients with esophageal cancer staged with [18F] fluorodeoxyglucose positron emission tomography (FDG-PET): can postchemoradiotherapy FDG-PET predict the utility of resection? J Clin Oncol, 2010, 28: 4714-4721.

[25] Chen YM, Pan XF, Tong LJ, et al. Can 18F-fluorodeoxyglucose positron emission tomography predict responses to neoadjuvant therapy in oesophageal cancer patients? A meta-analysis. Nucl Med Commun, 2011, 32: 1005-1010.

[26] De Cobelli F, Giganti F, Orsenigo E, et al. Apparent diffusion coefficient modifications in assessing gastro-oesophageal cancer response to neoadjuvant treatment: comparison with tumour regression grade at histology. Eur Radiol, 2013, 23: 2165-2174.

[27] Weber MA, Bender K, von Gall CC, et al. Assessment of diffusion-weighted MRI and 18F-fluoro-deoxyglucose PET/CT in monitoring early response to neoadjuvant chemotherapy in adenocarcinoma of the esophagogastric junction. J Gastrointestin Liver Dis, 2013, 22: 45-52.

译者: 姜龙, 中山大学肿瘤防治中心肿瘤学博士, 美国加州大学旧金山分校国家公派联合培养临床医学博士(肿瘤学);
康晓征, 主治医师, 医学在职博士, 北京大学肿瘤医院胸外一科, 目前在美国杜克大学医学中心访问学习

审校: 王文卿, 中国医学科学院肿瘤医院;
惠周光, 中国医学科学院肿瘤医院

Cite this article as: Lin SH, Wang J, Allen PK, Correa AM, Maru DM, Swisher SG, Hofstetter WL, Liao Z, Ajani JA. A nomogram that predicts pathologic complete response to neoadjuvant chemoradiation also predicts survival outcomes after definitive chemoradiation for esophageal cancer. J Gastrointest Oncol 2015;6(1):45-52. doi: 10.3978/j.issn.2078-6891.2014.054

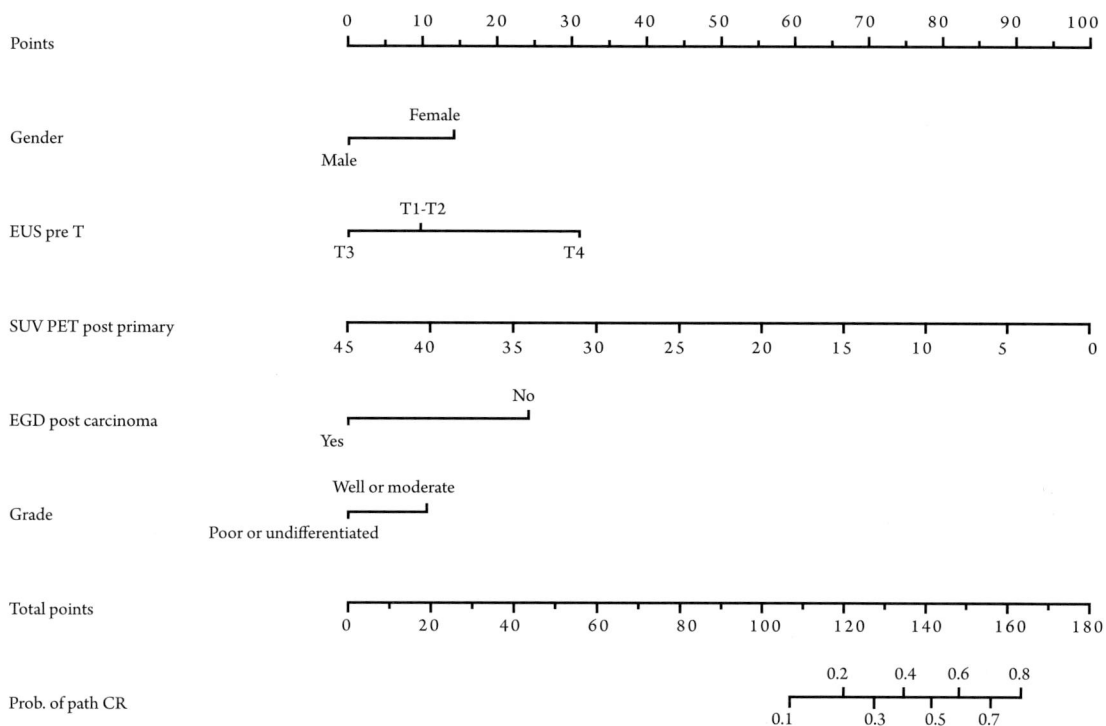

附图1 病理完全缓解预测列线图 [授权重复使用[18]]. PET, 正电子发射计算机断层摄片; SUV, 标准化摄取值; CR, 完全缓解; EGD, 胃食管十二指肠镜

第三十三章　食管癌组织乳腺癌耐药蛋白与切除修复交叉互补基因

Anubha Bharthuar[1], Sana Saif Ur Rehman[1], Jennifer D. Black[2], Charles Levea[2], Usha Malhotra[1], Terry L. Mashtare[3], Renuka Iyer[1]

[1]Department of Medicine, Roswell Park Cancer Institute and University at Buffalo New York, USA; [2]Department of Pathology, Roswell Park Cancer Institute, Buffalo New York, USA; [3]Department of Biostatistics, Roswell Park Cancer Institute and University at Buffalo New York, USA

Correspondence to: Sana Saif Ur Rehman. Roswell Park Cancer Institute/University At Buffalo, USA. Email: sanasaif105@hotmail.com.

背景：尽管已有多种方法应用于食管癌的治疗，但食管癌患者依然面临很差的预后，中位数生存时间仅为15~18个月。乳腺癌耐药蛋白(BCRP)是一种与化疗耐药相关的三磷酸腺苷结合转运蛋白。BCRP在食管癌和正常食管细胞中表达的作用尚不清楚。切除修复交叉互补基因1(ERCC1)的过表达与顺铂化疗疗效较差相关。我们检测了BCRP和ERCC1在食管癌组织内的表达及其与顺铂和伊立替康为基础的化疗后生存分析的关系。

方法：通过人体实验委员会许可，收集自2004年至2008年间确诊为食管癌的标本40例，运用免疫组织化学方法检测BCRP和ERCC1的表达，并由病理医师进行双盲评分。收集基线人口统计资料包括治疗方式和生存数据及其与BCRP和ERCC1表达的相关性。应用Fisher's确切检验处理BCRP和ERRCC1的表达与人口统计资料的相关性。应用Cox比例风险回归模型处理与BCRP和ERRCC1相关的生存分析。

结果：免疫组化显示30/40(75%)例的肿瘤组织中表达BCRP。有趣的是，与对照组正常细胞相比，在40%的肿瘤组织内BCRP表达下调。ERCC1在15/30(50%)例中阳性表达。中位数生存时间为19个月，BCRP阳性和BCRP阴性组间无显著差异($P=0.13$)，ERCC1阳性和ERCC1阴性组间无显著差异($P=0.85$)。估算BRCP阳性患者死亡风险比(HR)为2.29(95% CI：0.79~6.64)，而ERCC1阳性患者死亡风险比(HR)为1.09(95% CI：0.46~2.56)。BCRP和ERCC1的表达与肿瘤分期、年龄、性别或组织学类型无相关性。接受顺铂和伊立替康作为一线化疗的患者，与BCRP或ERCC1阳性患者比较，其生存率并无不同。

结论：BCRP表达于大多数食管癌组织和正常食管黏膜。在半数食管癌组织内可见ERCC1表达。伊立替康在食管癌和胃癌中应答率为14%~65%。在我们的研究中，40%的肿瘤组织内BCRP表达下调，其表达下调是否与化疗的疗效相关，还需要大量前瞻性数据的验证。生物标记物如ERCC1可预测5-氟尿嘧啶和铂为基础的化疗效果，可用于食管癌的个性化治疗。

关键词：乳腺癌耐药蛋白(BCRP)；切除修复交叉互补基因1(ERCC1)；表达；食管癌；化疗反应

View this article at: http://dx.doi.org/10.3978/j.issn.2078-6891.2014.018

1 前言

乳腺癌耐药蛋白(BCRP)/ABCG2/MXR/ABCP是存在于细胞膜的三磷酸腺苷结合转运蛋白家族的一员,首次发现于阿霉素耐药的乳腺癌细胞系(MCF-7/AdrVp)[1]。BCRP对米托蒽醌、阿霉素和柔红霉素等产生耐药,并减少了这些药物在细胞内的聚积和滞留。分离于肿瘤细胞的BCRP,广泛表达于机体干细胞和上皮细胞顶端膜,参与药物的新陈代谢以及在肝脏、肠道、肾脏、胎盘和血脑屏障的分布[2]。

除了内源性底物如雌激素、叶酸和原卟啉,一些抗肿瘤药物(如米托蒽醌、拓扑替康、甲氨蝶呤、伊立替康和黄酮类)和阿毒素也是BCRP的底物。阿霉素和米托蒽醌干扰拓扑异构酶Ⅱ的活性,拓扑替康抑制拓扑异构酶I的活性。这三种药物都是BCRP的底物,可解释这些由于BCRP的表达而减少细胞内药物的聚积所造成的交叉耐药[3]。伊立替康及其活性代谢产物SN-38为喜树碱类似物,与拓扑替康相似。BCRP可抑制人卵巢癌细胞系(T8和MX3)内喜树碱的表达,该作用可被BCRP抑制药(GF120918)所抑制[4]。另一项研究发现,在联合使用拓扑替康和GF120918的患者中,拓扑替康的生物有效性增加了2倍[5]。BCRP其他抑制药包括:伊马替尼、吉非替尼、紫杉烷、HIV蛋白酶抑制药、糖皮质激素、乙烯雌酚、他莫昔芬、烟曲霉毒素C和新生霉素[2]。了解BCRP底物和抑制药之间的相互作用,有助于我们对表达BCRP的食管癌治疗制定出更为合理的化疗策略。

另外,BCRP的表达与使用BCRP底物作为化疗药物的临床转归相关。在急性髓系白血病细胞中,BCRP高表达组获得完全缓解或短期缓解的可能性较小[6]。在局部晚期或转移性非小细胞肺癌应用铂治疗的患者中,BCRP阴性患者比BCRP阳性患者具有更高的应答率和总体生存率[7]。在通过新辅助治疗的局部晚期膀胱癌患者中,尽管P-糖蛋白表达与无进展生存时间相关,但BCRP对预后没有影响[8],而肺阻相关蛋白/穹窿体主蛋白高表达则与新辅助化疗较差的反应相关。光卟啉作为一种应用于光动力学治疗的光敏剂,也是BCRP的一种底物。与接受非BCRP底物的光敏剂治疗的患者相比,早期肺癌患者中BCRP的表达降低了抗肿瘤反应[9]。

食管癌是一种恶性肿瘤,是世界排名第8位的常见肿瘤[10]。据估计,在2013年美国有17 990人被诊断为食管癌,约15 210人最终死于该病[11]。大多数患者在诊断

时病灶已不能切除或已发生转移。尽管之前曾利用铂和5-氟尿嘧啶进行化疗,但至今尚无针对局部晚期或转移性食管癌的标准一线化疗方案。最近伊立替康和顺铂联合应用于食管癌的治疗显示,应答率为30%~50%[12-13]。尽管投入了新药,但治疗效果并没有明显进步,5年生存率依然低于20%[14]。肿瘤介导耐药可能是导致化疗应答率降低的机制之一。如果使用基于肿瘤生物学的个体化治疗,那么选择具有高应答率的化疗是可以延长生存期的。

伊立替康是BCRP的一种底物。在本研究中,我们探究了食管癌中是否存在BCRP的表达,且其表达是否与应用伊立替康进行化疗的患者的较差预后相关。基于早期研究的证据表明,ERCC1过表达可能与顺铂在非小细胞肺癌、泌尿上皮肿瘤、胃癌、头颈部鳞癌和胆管腺癌内的较差应答相关[15-19],我们进一步探讨了ERCC1在食管癌内的表达情况以及其与顺铂为基础的化疗效果的相关性。

2 方法

经过人体实验委员会批准,我们对医疗记录和病例样本进行查阅,选取自2000年1月至2007年11月在我院治疗的局部晚期食管癌样本。主要目的为检测BCRP在食管癌组织内的表达。次要目的包括检测BCRP表达与接受伊立替康化疗患者的生存率之间的相关性;检测ERCC1的表达,及其与接受顺铂为基础的化疗患者的生存率之间的相关性。

通过免疫组化方法检测石蜡包埋的食管癌组织内BCRP表达情况,一抗为抗BCRP单克隆抗体BXP-21(Kamiya biomed Corp)。切片(5~10μm)脱蜡至水化,3%H_2O_2封闭过氧化物酶15分钟。抗原修复液为柠檬酸盐,应用0.03%干酪素封闭非特异显色。应用PBST稀释一抗(抗BCRP单克隆抗体),稀释比例为1:30。PBS/T清洗玻片,孵育生物素化的山羊抗鼠二抗(Jackson ImmunoResearch Laboratories),稀释比例1:200。滴加辣根过氧化物酶(Zymed Laboratories,Inc,San Francisco,USA)稀释比例1:20,应用DAB试剂盒(K3466)显色。苏木素复染。阴性对照为不滴加一抗或正常山羊血清替代一抗。ERCC1染色应用4μm石蜡切片,正电荷粘附玻片捞片,60℃烤干1小时。玻片冷却至室温,二甲苯脱蜡三次,梯度酒精水化。将玻片放入TRS修复液(Dako catalog # S1699)中,微波热

修复20分钟后，冷却15分钟。3%H_2O_2封闭过氧化物酶10分钟，PBS/T清洗。应用自动染色试剂盒，血清蛋白(Dako catalog # X0909)封闭5分钟，甩干，ERCC1抗体孵育1小时。标记聚合物HRP抗鼠Envision试剂(Dako catalog # K4007)孵育30分钟后，DAB显色10分钟。苏木素复染，脱水，透明，封片。

采用双盲法，由病理医师为每一例免疫组化结果打分。BCRP阳性表达于胞膜或胞浆，≥30诊断为阳性(计算方法为BCRP表达强度乘以阳性细胞率)。ERCC1染色通过比例得分和H得分判定。0%染色的比例得分为0，1%~9%染色的得分为0.1，10%~49%染色的得分为0.5，≥50%得分为1.0。该比例得分乘以细胞核染色强度获得最终半定量H得分。肿瘤的H得分超过1.0(换而言之肿瘤染色强度2分且50%或>50%核阳性；或者染色强度3分且10%或>10%核阳性)即被认为ERCC1阳性[15]。

应用Fisher's确切检验处理BCRP和ERCC1的表达与性别、化疗方式和组织学的相关性。应用Cox比例风险回归模型处理BCRP或ERCC1与总体生存率的相关性。应用Wilcoxon检验检测ERCC1及分级。分类变量应用频数分析和相对频数分析。在所有检验中，$P<0.05$为有显著差异。

3 结果

3.1 人口统计学分布

40例患者，其中35例为男性，5例为女性。确诊时中位数年龄为66.5岁，年龄范围为40~90岁。其中38例为白种人，1例为非裔美国人，另1例为印第安土著。

3.2 临床和治疗资料及组织病理学诊断

临床资料描述见表1。大多数病例诊断为晚期食管癌，Ⅰ期2例，Ⅱ期7例，Ⅲ期17例，Ⅳ期10例，4例未知分期。其中鳞状细胞癌4例，腺癌36例。4例起源于食管中1/3处，36例起源于食管下1/3处。中位数生存时间为19个月。16例接受顺铂和伊立替康治疗，8例接受奥沙利铂和氟嘧啶治疗，16例接受其他一线化疗药物治疗。

3.3 乳腺癌耐药蛋白(BCRP)

免疫组化结果显示，30/40例(75%)表达BCRP。

17例膜表达，27例浆表达，14例膜浆共同表达。在40%的病例中，与正常细胞相比癌组织中BCRP表达下调。中位数生存时间为19个月，在BCRP阳性和BCRP阴性组内无差异($P=0.13$)。BCRP阳性患者与BCRP阴性患者相比，死亡危险比为2.29(95% CI：0.79~6.64)。BCRP表达与肿瘤分期、年龄、性别或组织学无相关性。接受顺铂和伊立替康为一线化疗药物的患者中，BCRP阴性组和BCRP阳性组相比，其总体生存率($P=0.39$)无明显改变。

3.4 切除修复交叉互补基因1(ERCC1)

30例标本ERCC1明显着色，其中15例(50%)ERCC1呈阳性表达。ERCC1的表达与性别或组织学无相关性。ERCC1阳性组和ERCC1阴性组间生存分析无显著差异($P=0.85$)。ERCC1阳性患者与ERCC1阴性患者相比，死亡危险比为1.09(95% CI：0.46~2.56)。接受顺铂和伊立替康为一线化疗药物的患者中，ERCC1阴性组和ERCC1阳性组相比，其总体生存率($P=0.6299$)无明显改变。

表1 患者人口统计学和临床资料

人口统计学资料	数值[%]
年龄	
中值(年)	66.5
范围(年)	40~90
性别	
男性	35[87.5]
女性	5[12.5]
种族	
白人	38[95]
其他	2[5]
分期	
1期	2[5]
2期	7[17.5]
3期	17[42.5]
4期	10[25]
未知分期	4[10]
病理学诊断	
腺癌	36[90]
鳞癌	4[10]

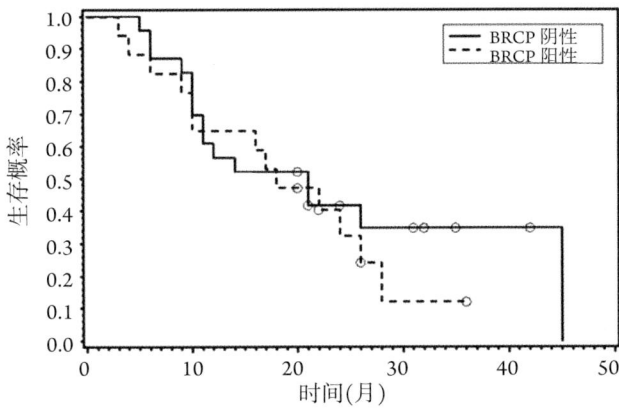

图1　Kaplan Meier 曲线显示BCRP阳性与BCRP阴性患者总体生存率

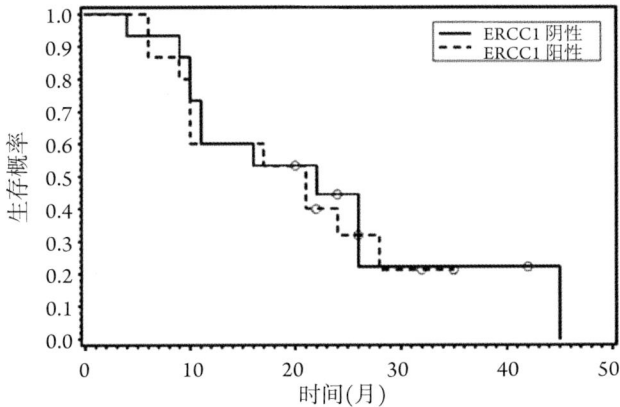

图2　Kaplan Meier曲线显示ERCC1阳性与ERCC1阴性患者总体生存率

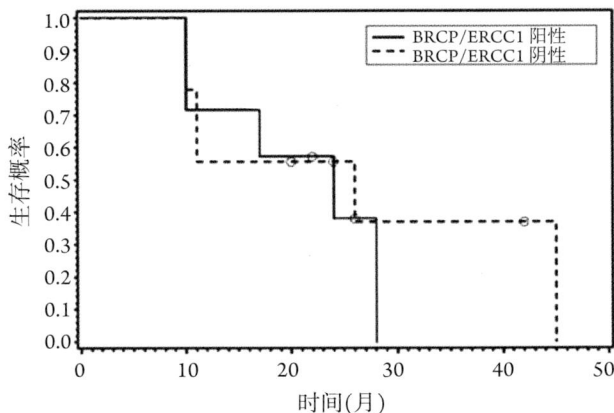

图3　Kaplan Meier 曲线显示 BCRP/ERCC1 阳性与 BCRP/ERCC1 阴性患者总体生存率

3.5　BCRP 和 ERCC1 的表达与生存率的关系

我们检测了BCRP和ERCC1共表达与总体生存率之间的关系(图1~图3)。7例共表达BCRP和ERCC1，9例共阴性，6例BCRP阳性而ERCC1阴性，8例BCRP阴性而ERCC1阳性。共表达BCRP和ERCC1与性别、分期、组织学、化疗类型及总体生存率之间无相关性。

4　结论

BCRP表达于大多数食管癌和正常食管黏膜。ERCC1在至少一半的食管癌组织内表达。绝大多数一线化疗方案的应答率为30%~50%[20-22]。导致对化疗药物不应答的因素目前尚不清楚。我们进行了探索性的分析，通过试验结果验证我们的假设，目的是将其转化为有效的治疗策略。面向个体化医疗的时代，能够提前预测某个化疗方案对于不同具体患者的疗效对指导治疗很有帮助。在食管癌患者中目前迫切需要寻找到能够预测辅助化疗和新辅助化疗疗效的分子标记物。目前食管癌手术治疗的死亡率和临床复发率较高，疗效不理想，因此我们不单需要好的化疗药物，而且发现可预测疗效的分子标记物也能帮助我们节省有限的医疗资源。

BCRP和ERCC1在其他肿瘤内过表达与化疗应答降低相关，但在我们的病例中无法得到同样的证明。本研究的优势在于我们利用确切的可重复的方法检测BCRP和ERCC1的表达。选择生物标记物应用于临床实践，则需要确定该方法是规范化的和易重复的。我们的实验满足了这些条件。但由于标本量有限，我们不能推倒我们的假设。而且可能有其他的遗传和临床因素影响了我们的实验结果。

我们的研究提出了一系列问题。我们第一次证明了BCRP在食管癌组织内的表达，与正常食管组织相比，40%的食管癌组织内BCRP表达下调。还有待证明BCRP表达下调是否与化疗疗效相关，特别是与伊立替康为基础的化疗方案疗效的相关性。实验中大多数样本接受了新辅助治疗，我们并不清楚化疗对BCRP或者ERCC1的表达的影响；化疗后其表达是上调还是下调尚需证明。随顺铂和其他BCRP底物如伊立替康在食管癌中的使用增加，这些问题需要通过更大样本的前瞻性临床试验来评价，进一步明确BCRP和ERCC1的表达与作为两者底物的化疗药物疗效之间的相关性。此外，表皮生长因子(EGFR)抑制药可降低BCRP的表达，因此使用EGFR抑制药治疗能否增加BCRP阳性的肿瘤患者对化疗的敏感性，进而改善临床疗效，也值得进一步研究。明确上述问题可以帮助我们更合理地选择化疗方案和增敏药物，实现对患者的个体化治疗并取得最佳的治疗结果。

致谢

感谢Ms. Donna Oleszek 为BCRP染色提供的技术支持。

声明

本文作者宣称无任何利益冲突。

参考文献

[1] Doyle LA, Yang W, Abruzzo LV, et al. A multidrug resistance transporter from human MCF-7 breast cancer cells. Proc Natl Acad Sci U S A, 1998, 95: 15665-15670.

[2] Staud F, Pavek P. Breast cancer resistance protein (BCRP/ABCG2). Int J Biochem Cell Biol, 2005, 37: 720-725.

[3] Allen JD, Brinkhuis RF, Wijnholds J, et al. The mouse Bcrp1/Mxr/Abcp gene: amplification and overexpression in cell lines selected for resistance to topotecan, mitoxantrone, or doxorubicin. Cancer Res, 1999, 59: 4237-4241.

[4] Maliepaard M, van Gastelen MA, Tohgo A, et al. Circumvention of breast cancer resistance protein (BCRP)-mediated resistance to camptothecins in vitro using non-substrate drugs or the BCRP inhibitor GF120918. Clin Cancer Res, 2001, 7: 935-941.

[5] Kruijtzer CM, Beijnen JH, Rosing H, et al. Increased oral bioavailability of topotecan in combination with the breast cancer resistance protein and P-glycoprotein inhibitor GF120918. J Clin Oncol, 2002, 20: 2943-2950.

[6] Ross DD, Karp JE, Chen TT, et al. Expression of breast cancer resistance protein in blast cells from patients with acute leukemia. Blood, 2000, 96: 365-368.

[7] Yoh K, Ishii G, Yokose T, et al. Breast cancer resistance protein impacts clinical outcome in platinum-based chemotherapy for advanced non-small cell lung cancer. Clin Cancer Res, 2004, 10: 1691-1697.

[8] Diestra JE, Condom E, Del Muro XG, et al. Expression of multidrug resistance proteins P-glycoprotein, multidrug resistance protein 1, breast cancer resistance protein and lung resistance related protein in locally advanced bladder cancer treated with neoadjuvant chemotherapy: biological and clinical implications. J Urol, 2003, 170: 1383-1387.

[9] Usuda J, Tsunoda Y, Ichinose S, et al. Breast cancer resistant protein (BCRP) is a molecular determinant of the outcome of photodynamic therapy (PDT) for centrally located early lung cancer. Lung Cancer, 2010, 67: 198-204.

[10] Kamangar F, Dores GM, Anderson WF. Patterns of cancer incidence, mortality, and prevalence across five continents: defining priorities to reduce cancer disparities in different geographic regions of the world. J Clin Oncol, 2006, 24: 2137-2150.

[11] Siegel R, Naishadham D, Jemal A. Cancer statistics, 2013. CA Cancer J Clin, 2013, 63: 11-30.

[12] Ilson DH, Saltz L, Enzinger P, et al. Phase II trial of weekly irinotecan plus cisplatin in advanced esophageal cancer. J Clin Oncol, 1999, 17: 3270-3275.

[13] Ajani JA, Baker J, Pisters PW, et al. CPT-11 plus cisplatin in patients with advanced, untreated gastric or gastroesophageal junction carcinoma: results of a phase II study. Cancer, 2002, 94: 641-646.

[14] Horner MJ, Ries LAG, Krapcho M, et al. SEER Cancer Statistics Review, 1975-2006, National Cancer Institute. Bethesda, MD, Available online: http://seer.cancer.gov/csr/1975_2006/, based on November 2008 SEER data submission, posted to the SEER web site, 2009.

[15] Olaussen KA, Dunant A, Fouret P, et al. DNA repair by ERCC1 in non-small-cell lung cancer and cisplatin-based adjuvant chemotherapy. N Engl J Med, 2006, 355: 983-991.

[16] Hoffmann AC, Wild P, Leicht C, et al. MDR1 and ERCC1 expression predict outcome of patients with locally advanced bladder cancer receiving adjuvant chemotherapy. Neoplasia, 2010, 12: 628-636.

[17] Matsubara J, Nishina T, Yamada Y, et al. Impacts of excision repair cross-complementing gene 1 (ERCC1), dihydropyrimidine dehydrogenase, and epidermal growth factor receptor on the outcomes of patients with advanced gastric cancer. Br J Cancer, 2008, 98: 832-839.

[18] Handra-Luca A, Hernandez J, Mountzios G, et al. Excision repair cross complementation group 1 immunohistochemical expression predicts objective response and cancer-specific survival in patients treated by Cisplatin-based induction chemotherapy for locally advanced head and neck squamous cell carcinoma. Clin Cancer Res, 2007, 13: 3855-3859.

[19] Hwang IG, Jang JS, Do JH, et al. Different relation between ERCC1 overexpression and treatment outcomes of two platinum agents in advanced biliary tract adenocarcinoma patients. Cancer Chemother Pharmacol, 2011, 68: 935-944.

[20] Kawato Y, Aonuma M, Hirota Y, et al. Intracellular roles of SN-38, a metabolite of the camptothecin derivative CPT-11, in the antitumor effect of CPT-11. Cancer Res, 1991, 51: 4187-4191.

[21] Williamson SK, McCoy SA, Gandara DR, et al. Phase II trial of gemcitabine plus irinotecan in patients with esophageal cancer: a Southwest Oncology Group (SWOG) trial. Am J Clin Oncol, 2006, 29: 116-122.

[22] Lustberg MB, Bekaii-Saab T, Young D, et al. Phase II randomized study of two regimens of sequentially administered mitomycin C and irinotecan in patients with unresectable esophageal and gastroesophageal adenocarcinoma. J Thorac Oncol, 2010, 5: 713-718.

译者：张冲，重庆市涪陵中心医院病理科
审校：黄镜，中国医学科学院肿瘤医院

Cite this article as: Bharthuar A, Saif Ur Rehman S, Black JD, Levea C, Malhotra U, Mashtare TL, Iyer R. Breast cancer resistance protein (BCRP) and excision repair cross complement-1 (ERCC1) expression in esophageal cancers and response to cisplatin and irinotecan based chemotherapy. J Gastrointest Oncol 2014;5(4):253-258. doi: 10.3978/j.issn.2078-6891.2014.018

第三十四章　Barrett 食管和食管癌的 HER2 状态：Meta 分析

Ashwini Gowryshankar, Vinayak Nagaraja, Guy D. Eslick

The Whiteley-Martin Research Centre, The Discipline of Surgery, The University of Sydney, Sydney Medical School, Nepean, Penrith, New South Wales, Australia

Correspondence to: Associate Professor Guy D. Eslick. The Whiteley-Martin Research Centre, Discipline of Surgery, The University of Sydney, Nepean Hospital, Level 5, South Block, Penrith, NSW 2751, Australia. Email: guy.eslick@sydney.edu.au.

背景：在关于乳腺癌的报道中，人类表皮生长因子受体2(HER2)的潜在致癌能力是众所周知的，但是，它与Barrett食管(BE)和食管癌(EC)之间的关系尚不清楚。本次Meta分析的目的是要确定HER2阳性的BE和EC的总患病率和生存率。

材料和方法：在几个数据库中进行搜索参考文献目录。纳入标准是关于BE、EC中HER2阳性率检测及发生率方面的研究。

结果：33项研究被纳入Meta分析(10例BE和23例EC研究)。HER2阳性的BE患病率为24%(95% CI：15%~36%)，EC为26%(95% CI：19%~34%)。与腺癌(ADC)21%(95% CI：14%~32%)的发生率相比，鳞状细胞癌(SCC)的发生率较高，为32%(95% CI：20%~48%)。亚组分析显示发生率具有较高的地域差异，亚洲被认为是发生率最高的地区，其发生率为42%(95% CI：22%~64%)。HER2阴性和HER2阳性两组之间生存期的差异是7个月。

结论：我们的研究结果显示，在腺癌患者中HER2阳性的发生率较高。HER2阳性似乎缩短了EC患者的存活时间。

关键词：人类表皮生长因子受体2(HER2)；Barrett食管(BE)；食管癌(EC)；Meta分析

View this article at: http://www.thejgo.org/article/view/1399/2663

在许多西方国家中，食管腺癌(ADC)的发病率比其他任何恶性肿瘤的增加速度都快[1-2]。在未来数十年，预计ADC在恶性肿瘤中所占的比例会进一步增加[3]。Barrett食管(BE)是食管癌(EC)发生的主要危险因素[4-6]。ADC因预后极差，5年总生存率约为10%[7]。所以，了解生物标志物的作用和发生率，如人类表皮生长因子受体2(HER2)，可能能够防止BE发展到致死率很高的ADC，且可能让EC得到早期干预。

HER2阳性在许多恶性肿瘤的发生、发展和转移中发挥关键作用，如乳房癌和胃癌[8-9]。HER2在1/4的乳腺癌患者中过度表达，无论是否存在淋巴结转移，它通常提示女性患者临床预后不良[10]。HER2的靶向治疗(曲妥单抗)能够改善过度表达HER2的乳腺癌患者的预后[11-12]。在曲妥珠单抗治疗胃癌(TOGA)试验中[13]，针对HER2靶向治疗(曲妥珠单抗)与标准化疗联合可以显著地改善HER2阳性晚期胃癌患者的生存期。然而，HER2在BE和EC的发展和预后中的作用仍待阐明。

至今，关于BE和EC中HER2发生率的Meta分析尚未见报道。我们的目的是结合关于BE和EC中HER2状态的研究报道结果进行Meta分析，从而提供在BE和EC中HER2阳性发生率的定量评估及患者生存率的预测。我们猜测BE和EC患者的HER2阳性发生率将会增加。我们还推测，HER2阳性将会缩短EC患者的存活时间。

1 方法

1.1 文献检索策略

我们遵循了系统综述和Meta分析优先报告的条目(PRISMA)的指导方针。在以下几个数据库中进行系统检索，如MEDLINE(自1950年始)、PubMed(自1946年始)、EMBASE(自1949年始)、PubMed(自1950年始)和Current Contents Connect(自1980年始)。截止日期设为2013年，进行相关的文章检索。以检索词"EC"或"BE"和"HER2"或"c-erbB2"进行一般检索，如对应医学主题词也进行检索。相关文献的参考文献也被作为合适的对象进行检索。在调查或研究的选择中不设语种限制。未公开发表的文献检索不被纳入。

1.2 研究选择

我们纳入的研究需要符合以下几个条件：1)关于BE方面的HER2阳性率检测；2)关于EC方面的HER2阳性率检测；3)诊断方法报道；4)BE或EC的HER2阳性发生率的报道。我们排除不符合纳入标准的研究。

1.3 数据提取

使用标准化数据提取表格进行数据提取，文献提取信息包括：出版年份、研究设计、实验组例数、对照组例数(如有)、总样本大小、人口类型、国家、洲、平均年龄、调节变量、风险估计或用于计算风险估计的数据、置信区间(CI)或用于计算置信区间的数据、HER2表达与扩增的参数。研究质量没有被评估，并且也未因数据缺失而联系作者。

1.4 统计分析

采用合并时间的发病率(ER)和95% CI计算BE或EC患者HER2阳性的发生率[14]。我们采用科克伦的Q统计测试异质性，以$P<0.10$表明异质性，并使用I^2统计量定量异质性程度，其表示异质性研究的总变异的百分率。25%、50%和75%的I^2值分别表示低、中和高程度的

异质性[15]。发表偏倚使用Egger回归模型评估，偏差影响使用失安全系数法进行评估[16]。失安全系数是指要加入多少研究才能使现有研究结论逆转，且在$P<0.05$的检验水准上。如果失安全数小于5n+10，其中n是被纳入Meta分析的研究中的数据，则普遍认为是需要留意发表偏倚的[17]。本研究所有的统计分析都通过Comprehensive Meta-analysis version 2.0软件(Biostat, Englewood，New Jersey，2005)完成。

2 结果

2.1 研究特点

从1 403项研究中，初步确定33项符合我们的纳入标准(图1)。纳入研究的选择特性如表1、表2所示。该研究代表了各种地理区域。样本大小范围在BE研究方面是6~124，在EC研究方面是14~713。

2.2 BE

与BE相关的493项研究中，共10项研究被纳入Meta分析。患者平均年龄为63.85岁。Barrett与ADC相关的男性的平均比例为85.06%。患有BE的女性的平均比例为12.82%。只有2项研究报告了男性与女性HER2

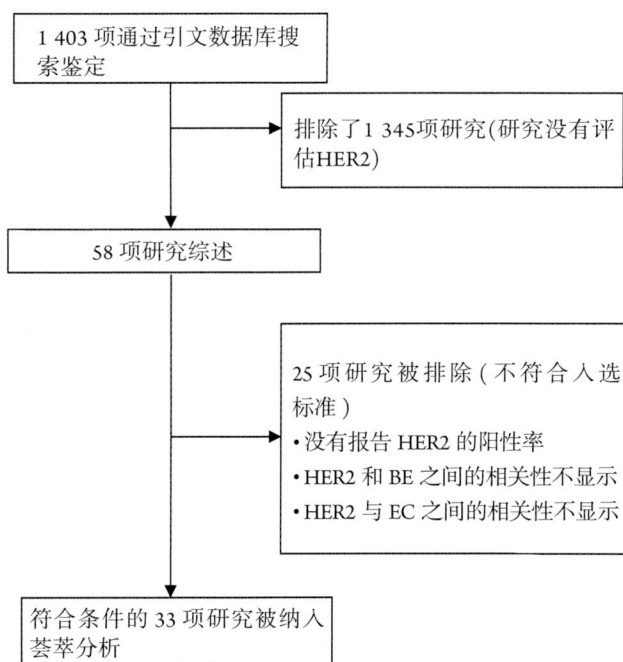

图1　研究选择流程图

表1 纳入系统回顾的BE研究

No.	作者	年份	地区	检测方法	样本量
1	Rossi et al.[18]	2010	欧洲	IHC，FISH	44
2	Rauser et al.[19]	2007	欧洲	IHC，FISH	124
3	Brien et al.[20]	2000	北美	FISH	63
4	Walch et al.[21]	2001	欧洲	FISH	23
5	Geddert et al.[22]	2002	欧洲	IHC	46
6	Flejou et al.[23]	1994	欧洲	IHC	66
7	Hardwick et al.[24]	1995	欧洲	IHC	31
8	Nakamura et al.[25]	1994	欧洲	IHC	80
9	Kim et al.[26]	1997	北美	IHC	10
10	Walch et al.[27]	2000	欧洲	IHC, FISH	6

表2 纳入系统回顾的EC研究

No.	作者	年份	地区	样本量	检测方法	组织病理
1	Yoon et al.[28]	2012	北美	713	IHC，FISH	EAC
2	Thompson et al.[29]	2011	澳洲	89	IHC，SISH	EAC
3	Hu et al.[30]	2011	北美	116	IHC，CISH	EAC
4	Reichelt et al.[31]	2006	欧洲	255	IHC，FISH	EAC
5	Hardwick et al.[32]	1997	欧洲	127	IHC	EAC & SCC
6	Duhaylongsod et al.[33]	1995	北美	42	IHC	EAC
7	Sauter et al.[34]	1993	北美	14	IHC	EAC
8	Langer et al.[35]	2011	欧洲	142	IHC，FISH	EAC
9	Friess et al.[36]	1999	北美	39	IHC	EAC & SCC
10	Mimura et al.[37]	2005	亚洲	66	IHC, FISH	SCC
11	Stoecklein et al.[38]	2008	欧洲	107	FISH	EAC & SCC
12	Polkowski et al.[39]	1999	欧洲	41	IHC	EAC
13	Sato-Kuwabara et al.[40]	2009	南美	185	IHC，FISH	SCC
14	Yamamoto et al.[41]	2012	亚洲	142	IHC	SCC
15	Birner et al.[42]	2011	欧洲	330	IHC	EAC & SCC
16	Wei et al.[43]	2007	欧洲	40	IHC	SCC
17	Sano et al.[44]	1997	北美	32	IHC	EAC & SCC
18	Brien et al.[20]	2000	北美	63	ISH	EAC
19	Nakamura et al.[21]	1994	欧洲	62	IHC	EAC
20	Zhan et al.[45]	2012	亚洲	145	IHC，FISH	SCC
21	Flejou et al.[23]	1994	欧洲	66	IHC	EAC & SCC
22	Bizari et al.[46]	2006	南美	40	IHC，FISH	SCC
23	Schoppmann[47]	2011	欧洲	176	IHC，CISH	EAC & SCC

阳性的百分比。

2.3　BE和IHC

7项研究通过IHC检测发现HER2的阳性率为0.24(95% CI：0.15~0.36)(图2)。异质性具有显著统计学意义(I^2=69.14%，P=0.006)。Egger试验测得的发表偏倚不具有统计学意义(P=0.43)。由于7项关于BE的研究中6项在欧洲进行，所以区域比较没有进行。

2.4　BE和FISH

5项研究通过FISH评估HER2阳性的发生率，结果为0.15(95% CI：0.06~0.33)(图3)。异质性具有显著统计学意义(I^2=80.00%，P<0.001)。Egger试验测得的发表偏倚不具有统计学意义(P=0.89)。由于5项关于BE的研究中4项在欧洲进行，所以区域比较没有进行。

2.5　EC

在被纳入Meta分析的3 032个研究中，23个是关于EC和HER2的。患者的平均年龄为63岁。患有EC的男性的平均百分比为85.0%，其中约25.14%是HER2阳性。患有EC的女性的平均百分比是15.0%，其中约28.14%为HER2阳性。

2.6　EC和IHC

本研究通过IHC检测发现HER2的阳性率为0.26(95% CI：0.19~0.34)(图4)。异质性具有显著的统计学意义(I^2=92.45%，P<0.001)。Egger试验测得的发表偏倚不具有统计学意义(P=0.25)。测定在ADC中HER2阳性的发生率是0.21(95% CI：0.14~0.32，P<0.001)。在鳞状细胞癌(SCC)中检测到HER2阳性的发生率为0.32(95% CI：0.20~0.48)。研究发现在ADC和SCC中HER2阳性的发生率是0.30(95% CI：0.13~0.55)。在ADC、SCC和联合组

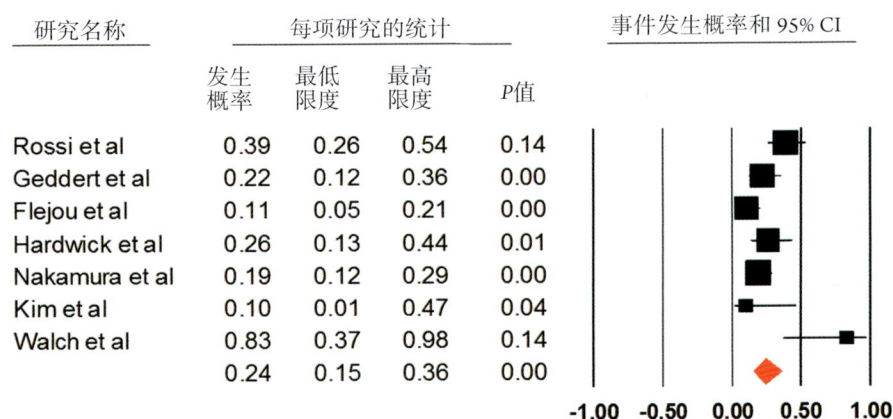

研究名称	每项研究的统计				事件发生概率和95% CI
	发生概率	最低限度	最高限度	P值	
Rossi et al	0.39	0.26	0.54	0.14	
Geddert et al	0.22	0.12	0.36	0.00	
Flejou et al	0.11	0.05	0.21	0.00	
Hardwick et al	0.26	0.13	0.44	0.01	
Nakamura et al	0.19	0.12	0.29	0.00	
Kim et al	0.10	0.01	0.47	0.04	
Walch et al	0.83	0.37	0.98	0.14	
	0.24	0.15	0.36	0.00	

图2　在BE研究中IHC检测HER2阳性的概率

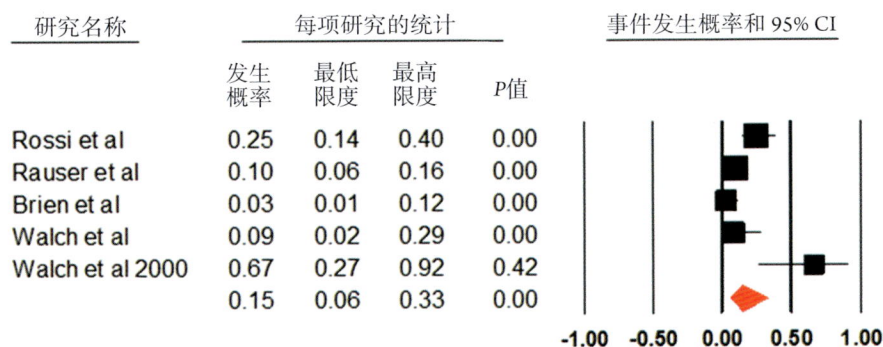

研究名称	每项研究的统计				事件发生概率和95% CI
	发生概率	最低限度	最高限度	P值	
Rossi et al	0.25	0.14	0.40	0.00	
Rauser et al	0.10	0.06	0.16	0.00	
Brien et al	0.03	0.01	0.12	0.00	
Walch et al	0.09	0.02	0.29	0.00	
Walch et al 2000	0.67	0.27	0.92	0.42	
	0.15	0.06	0.33	0.00	

图3　在BE研究中FISH检测HER2阳性的概率

三组中，异质性均具有显著的统计学意义(I²=91.67%、I²=88.08和I²=95.03，P<0.001)。我们也评估了EC在HER2阳性方面的地区差异。结果发现，亚洲的发病率为0.42(95% CI：0.22~0.64)，异质性具有显著的统计学意义(I²=88.82%，P=0.003)。欧洲具有0.17的发病率(95% CI：0.10~0.27)，异质性具有显著的统计学意义(I²=90.79%，P=0.001)。北美的发病率是0.33(95% CI：0.21~0.48)，异质性具有显著的统计学意义(I²=86.93%，P<0.001)。

2.7 EC 和 ISH

我们发现HER2的阳性率为0.15(95% CI：0.10~0.22)

(图5)。异质性具有显著的统计学意义(I²=86.01%，P<0.001)。Egger试验测得的发表偏倚不具有统计学意义(P=0.43)。这些研究也对不同的癌症类型进行了评价(ADC和SCC)(图6)。我们发现在ADC中HER2阳性的发生率是0.15(95% CI：0.09~0.26)，异质性具有显著的统计学意义(I²=91.13%，P<0.001)。在SCC中HER2+的发生率为0.16(95% CI：0.10~0.24)，异质性不具有统计学意义(I²=0%，P=0.43)。我们也评估了EC在HER2阳性方面的地区差异。结果发现，欧洲有0.12的发病率(95% CI：0.08~0.19)。异质性不具有统计学意义(I²=60.17%，P=0.08)。北美的发病率是0.20(95% CI：0.08~0.41)。异

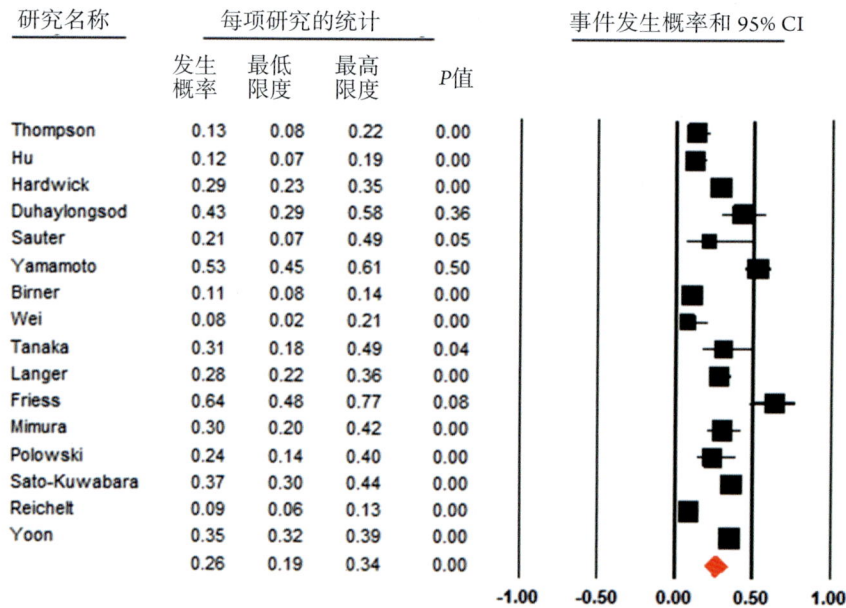

图4 在EC研究中IHC检测HER2阳性的概率

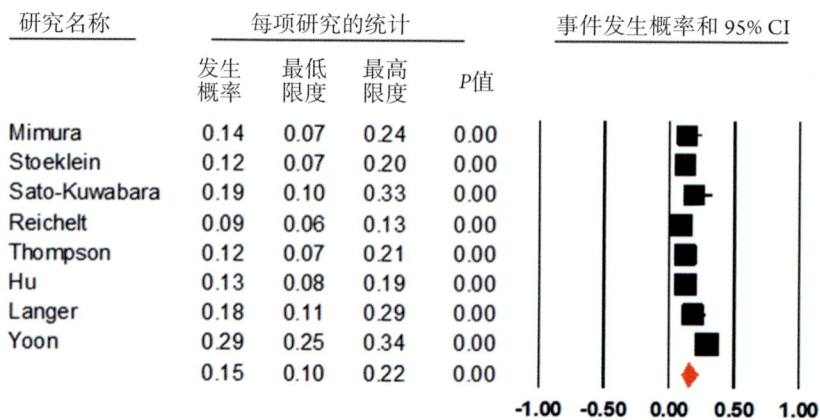

图5 在EC研究中FISH检测HER2阳性的概率

Group by Cancer Type	研究名称	每项研究的统计				事件发生概率和95% CI
		发生概率	最低限度	最高限度	P值	
ADC	Reichelt	0.09	0.06	0.13	0.00	
ADC	Thompson	0.12	0.07	0.21	0.00	
ADC	Hu	0.13	0.08	0.19	0.00	
ADC	Langer	0.18	0.11	0.29	0.00	
ADC	Yoon	0.29	0.25	0.34	0.00	
ADC		0.15	0.09	0.26	0.00	
ADC & SCC	Stoecklein	0.12	0.07	0.20	0.00	
ADC & SCC		0.12	0.07	0.20	0.00	
SCC	Mimura	0.14	0.07	0.24	0.00	
SCC	Sato-Kuwabara	0.19	0.10	0.33	0.00	
SCC		0.16	0.10	0.24	0.00	
Overall		0.15	0.11	0.19	0.00	

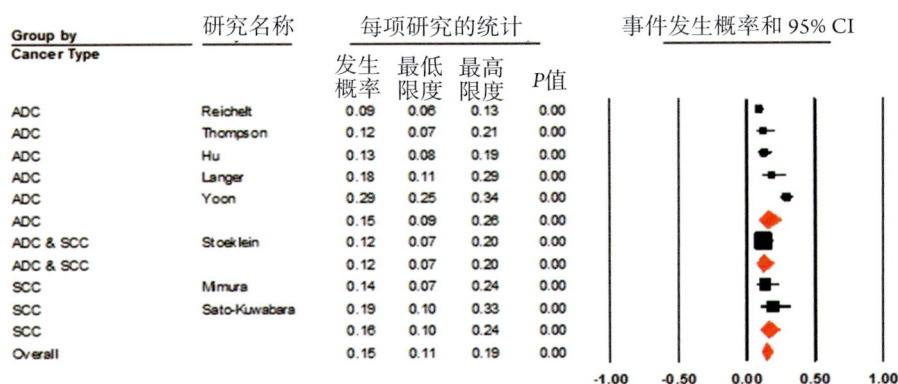

图6 在病理类型(ADC或SCC)的EC研究中HER2阳性的概率

质性具有显著的统计学意义(I^2=93.83%，$P<0.001$)。

2.8 EC和生存期

合并HR为1.45(95% CI：0.85~2.48)。但是没有统计学意义($P=0.17$)。在HER2阳性和HER2阴性两组之间，有7个月的生存期差异(95% CI：6~20个月)。差异没有统计学意义($P=0.29$)。

3 讨论

我们的Meta分析表明，在BE和EC人群中HER2阳性具有高患病率，分别为24%和26%。EC和BE中HER2阳性的发生率比乳腺癌高[12,48]。在BE和EC受试者的研究中，男性和女性之间的比为5：1。关于EC的研究表明，尽管确诊为EC的女性的比例低于男性，但是HER2阳性的发生率略高。男性拥有25.14%的发生率，而妇女是28.14%。相反，在2项关于BE的男女之间HER2阳性百分比的研究中显示，男性的HER2阳性的患病率几乎是女性的2倍。BE和EC的研究表明，处在Ⅲ期的患者占有相当高比例。在Ⅰ期和Ⅱ期患者中，HER2阳性发病率较低可能是因为疾病确诊较晚。HER2阳性在肿瘤分期中的意义尚不清楚。Ryu等的研究表明[49]，乳腺癌患者血清中HER2的增加与肿瘤分期和组织学分级有关。另一方面，Mahzouni等的研究表明[6]，脑膜瘤患者的HER2阳性和肿瘤分期之间没有相关性。

在评估BE的研究中，HER2阳性表现出很大的差异。几乎一半的研究把这一患者群体归类为低度或高度不典型增生，而其他研究把患者归类为与Berrett食管相关的ADC。由于这两组的归类混淆，这些研究具有误判

偏差和异质性增加的潜在风险。针对单纯性的Barrett食管患者的研究需要进一步进行。胃食管反流病对HER2阳性发生率的影响尚未知晓，因为尚没有专门针对这类患者的研究。

有较高比例的BE研究使用IHC检测对HER2的状态进行分析，而极少数使用FISH检测。在被纳入研究后，采用具有相同性质的诊断方法验证这些结果。在BE研究发现的另一个一致的因素是地区差异。大多数研究已进行了欧洲患者/区域的分析，把这些数据为一个整体分析时，能再次提高精度。BE的样本比较少，这可能会降低我们对BE分析的质量和能力。我们的研究结果提示，HER2的调查研究可能有益于我们了解从BO到发育不良和ADC的发展特征。这些潜在的标记也可能有助于确定替代治疗方法[50]。

SCC患者中HER2阳性的发生率明显高于ADC患者的。对比关于ADC和SCC的研究，ADC和SCC之间HER2阳性存在差异的原因目前尚不清楚。Hardwick等[32]分别分析了ADC和SCC之间HER2阳性的状态，结果表明，SCC比ADC具有更高的HER2阳性发生率。另一方面，Birner等[42]已经表明，ADC比SCC具有较高的HER2阳性发生率。剩下的2项研究是由Stoecklein等[38]和Friess等[36]报道的，他们将ADC和SCC的HER2阳性发病率合二为一，因此两组的患病率并不清楚。Meta分析显示，在亚洲地区EC的HER2阳性发生率是最高。这可能是基于这样一个事实——亚洲地区，特别是中国，拥有世界上最高的SCC发病率[51-52]。这种发病率的增加可能是由于一些危险因素造成的，如遗传倾向[51]、高浓度硝酸盐的饮用水[53]和其他的水资源[54]。

对被纳入研究的EC患者进行生存分析发现，HER2

阳性患者的平均生存期下降7个月。虽然积累的实验结果推断得出，相对于HER2阴性，HER2阳性会导致不良预后，但是一些被纳入研究的报道都表示，相对于HER2阴性，HER2阳性能提高生存率，如Duhaylongsod等[33]和Yoon等[28]的报道。有4项研究[29-30,32,36]推断HER2阳性对患者的生存率没有影响，但是有6项研究[31,35,37-40]报道HER2阳性能降低生存率。结果之间的差异可能由以下几个因素引起，如患者的选择、诊断方法和HER2阳性的分类。有学者认为，HER2阳性鳞癌患者较差的存活率可能是由于对放射治疗[55]和基于顺铂的化疗[56]抵抗增强引起的。此外，曲妥单抗的加入似乎能增强照射对头部和颈部鳞状细胞癌细胞株的效果[57]。

在被纳入研究的报道中，具有统计学意义的异质性和发表偏倚可能是由于几种因素造成的。每项研究中被选择的患者都有轻微差异。患者定义的差异会导致潜在的偏差，并可能在一个方向上驱动所述分析。剔除存在异常值的研究可能潜在地降低了异质性。由于在这一领域所能获得的研究数量有限，剔除这些研究将减少样本量，从而再次增加异质性。

同理，分类系统被用在每一个检测HER2阳性变化的研究中。Hu等[30]、Reichelt等[31]、Wei等[43]和Sato-Kuwabara等人[40]将HER2阳性定义为IHC≥2。但是Mimura等[37]划定分界线为IHC≥1。Langer等[35]将IHC 3阳性分类为HER2阳性。同样，在FISH检测中，Langer等[35]、Mimura等[37]、Thompson等[29]和Hu等[30]将HER2阳性定义为FISH 2阳性，而Sato-Kuwabara等[40]将HER2阳性定义为FISH 3阳性。由此看来，为了确定在EC中HER2阳性的全部潜在作用，一个标准化的分类系统是必需的。IHC结果误分类进而影响FISH结果。在这两种诊断方法中，患病率是有变化的。在BE与EC中，与通过FISH测定的HER2阳性的发生率相比，通过IHC测定的HER2阳性的发生率较高。Ahmed等[58]指出，在乳腺癌方面通过IHC和FISH测得的结果最低需要95%的一致性，这是我们在当前研究中没有观察到的。Barrett等[59]强调，在乳腺癌组织中IHC2弱阳性往往不伴随FISH阳性或代表基因的扩增。HercepTest™被认为是确定胃癌HER2阳性状态的有效方法[60]，但在EC方面却无分级系统得以实施。所述IHC HER2 阳性结果的准确性对于确定FISH地位是至关重要的。基于每项研究所用的诊断方法，实验结果的准确性也是经常被质疑的。

Reichelt等[31]研究提供了有力的临床和实验数据，并通过收集他们提供的患者生存期的结果，我们得到了在生存分析方面至关重要的数据。这项研究也具有较强的FISH和IHC的一致性。这些研究EC的任意一项组织学(ADC或SCC)研究，相对于那些将这些数据合二为一的研究而言，拥有更高质量的数据。这是实验样本同质性的反应。

Langer等人[35]指出，生物标记和增加的死亡率之间的关系只能通过3D原位杂交技术演示。这就增加了对没有开展这项技术但却完成了生存分析的所有其他研究的准确性的疑问。在2000年之前发表的文献都检测了分子标记物，如c-erb2和p53，而2000年以后发表的文献都集中在HER2上。预后影响因素有了明显的变化。但是，Yoon等[28]曾报道，两名病理学家分别检测HER2的阳性率，其他许多研究都没有提及用来分析HER2阳性的方法。

梅奥诊所[28]公布了迄今为止最大的队列研究，它评估了HER2/ErbB2的表达和食管腺癌的关系，得出713例EAC$_S$患者(占样本的17%)是HER2阳性状态，并保持了HER2扩增和表达的高度一致性(K=0.83)。HER2阳性与肿瘤的较低分级，较少的侵润，更少恶性淋巴结转移和相邻BE的存在有显著相关。相比于不合并BE的EAC$_S$，合并有BE的EAC$_S$的HER2阳性概率更高，并且不依赖于病理特征(OR=1.8，95% CI：1.1~2.8)。在所有情况下，由于BE存在或不存的不同，HER2阳性率与疾病相关存活率(DSS)显著相关($P_{interaction}$=0.0047)。在合并BE的EAC$_S$中，HER2阳性率与DSS的增加(HR=0.54(95% CI：0.35~0.84)，P=0.0065)和整体生存(P=0.0022)显著相关，并且不依赖于病理特征，但HER2阳性率却不是未合并BE的EAC$_S$预后的影响因素。

最近报道的ToGA试验[13]，是第一次随机的具有对照的III期临床试验，为了测定曲妥珠单抗治疗胃癌的效果。试验测试了594例局部晚期或转移的HER2过度表达的胃腺癌或胃食管交界处腺癌患者，这些患者随机接受曲妥珠单抗联合化疗或单纯化疗治疗。在从24个国家筛选出的3 800多例患者中，22%的患者显示出HER2的表达，并且在IHC染色和FISH之间具有很高的一致性。肿瘤的HER2基因扩增通过FISH被证实，或HER2蛋白质过度表达通过IHC被证实。患者只有当肿瘤评分为IHC 3阳性或者同时IHC 2阳性和FISH 2阳性时，就可以被纳入研究。

在被纳入该研究的患者中，82%是原发性胃癌和18%是原发性胃食管交界处腺癌。97%的患者出现了转移。中位数年龄为60岁(年龄范围为21~83岁)，

76%为男性。早期的治疗包括胃切除术(23%)、早期新辅助治疗和/或辅助治疗(7%)和早期放射治疗(2%)。曲妥珠单抗在应用时，初始剂量采用8 mg/kg，静脉滴注，在疾病进展或出现明显毒性之前，后续治疗剂量是6 mg/kg，每3周重复。化疗的方案是顺铂联合氟嘧啶。顺铂的初始剂量是80 mg/m²，静脉给药，每3周重复，共6个周期。氟嘧啶有两种：卡培他滨和5-氟尿嘧啶(二选一。卡培他滨口服，每次用量为1 000 mg/m²，每天2次，连用14天为一周期，共6个周期。5-氟尿嘧啶用量是800 mg/m²·天，静脉给药，每3周重复治疗5天，连续6个周期)。

当曲妥珠单抗组出现167人死亡和对照组出现184人死亡时，第二次中期分析进行后试验终止。最后的分析发现，与单纯化疗组的11.1个月的中位生存期相比，曲妥珠单抗联合化疗组患者的中位生存期为13.8个月($P=0.0046$)。与单纯化疗组相比，曲妥珠单抗加化疗组的总体肿瘤反应，是显著增加的(47%比35%)。风险比(HR)是0.74(95% CI：0.60~0.91；$P=0.0036$，双侧)。HR支持曲妥珠单抗的疗效。对利用IHC检测方法的亚分组进行探究性生存分析，结果显示，曲妥珠单抗在延长IHC3阳性肿瘤生存期方面的效果最佳，对IHC2阳性肿瘤的效果较差。但是，最终的探索性生存分析仅仅只纳入了HER2/neu FISH检测为阳性的患者。

2010年10月，美国FDA批准了曲妥珠单抗联合顺铂和氟嘧啶(卡培他滨或5-氟尿嘧啶)的联合疗法，以治疗对转移癌未进行前期治疗的HER2过度表达的转移性胃癌或胃食管结合部腺癌[13]。几项研究正在进行，研究的目的是评估曲妥珠单抗联合化疗作为一线用药治疗胃食管结合部癌和/或胃癌的疗效，或者是评估曲妥珠单抗作为挽救性用药治疗复发癌症的疗效。

总之，显而易见的是，BE和EC的HER2阳性发生率是相当高的，约为HER2阳性患者的1/4。EC的HER2阳性已经表明可以降低生存期。对符合条件的患者进行HER2阳性靶向治疗应当被考虑和在临床试验中进行。通过应用所有相关的诊断方法和分类系统，观察HER2阳性对生存率的影响的进一步研究也需要进行。

参考文献

[1] Lepage C, Rachet B, Jooste V, et al. Continuing rapid increase in esophageal adenocarcinoma in England and Wales. Am J Gastroenterol, 2008, 103: 2694-2699.

[2] Bremholm L, Funch-Jensen P, Eriksen J, et al. Barrett's esophagus. Diagnosis, follow-up and treatment. Dan Med J, 2012, 59: C4499.

[3] Thrift AP, Whiteman DC. The incidence of esophageal adenocarcinoma continues to rise: analysis of period and birth cohort effects on recent trends. Ann Oncol, 2012, 23: 3155-3162.

[4] Wang S, Zheng G, Chen L, et al. Effect of HER-2/neu over-expression on prognosis in gastric cancer: a meta-analysis. Asian Pac J Cancer Prev, 2011, 12: 1417-1423.

[5] Picardo SL, Maher SG, O'Sullivan JN, et al. Barrett's to oesophageal cancer sequence: a model of inflammatory-driven upper gastrointestinal cancer. Dig Surg, 2012, 29: 251-260.

[6] Mahzouni P, Movahedipour M. An immunohistochemical study of HER2 expression in meningioma and its correlation with tumor grade. Pathol Res Pract, 2012, 208: 221-224.

[7] Agarwal A, Polineni R, Hussein Z, et al. Role of epigenetic alterations in the pathogenesis of Barrett's esophagus and esophageal adenocarcinoma. Int J Clin Exp Pathol, 2012, 5: 382-396.

[8] Yu GZ, Chen Y, Wang JJ, et al. Overexpression of Grb2/HER2 signaling in Chinese gastric cancer: their relationship with clinicopathological parameters and prognostic significance. J Cancer Res Clin Oncol, 2009, 135: 1331-1339.

[9] Liang Z, Zeng X, Gao J, et al. Analysis of EGFR, HER2, and TOP2A gene status and chromosomal polysomy in gastric adenocarcinoma from Chinese patients. BMC Cancer, 2008, 8: 363.

[10] Cobleigh MA, Vogel CL, Tripathy D, et al. Multinational study of the efficacy and safety of humanized anti-HER2 monoclonal antibody in women who have HER2-overexpressing metastatic breast cancer that has progressed after chemotherapy for metastatic disease. J Clin Oncol, 1999, 17: 2639-2648.

[11] Murphy CG, Morris PG. Recent advances in novel targeted therapies for HER2-positive breast cancer. Anticancer Drugs, 2012, 23: 765-776.

[12] Guiu S, Arnould L, Bonnetain F, et al. Pathological response and survival after neoadjuvant therapy for breast cancer: A 30-year study. Breast, 2013, 22: 301-308.

[13] Bang YJ, Van Cutsem E, Feyereislova A, et al. Trastuzumab in combination with chemotherapy versus chemotherapy alone for treatment of HER2-positive advanced gastric or gastro-oesophageal junction cancer (ToGA): a phase 3, open-label, randomised controlled trial. Lancet, 2010, 376: 687-697.

[14] DerSimonian R, Laird N. Meta-analysis in clinical trials. Controlled Clinical Trials, 1986, 7: 177-188.

[15] Higgins JP, Thompson SG, Deeks JJ, et al. Measuring inconsistency in meta-analyses. BMJ, 2003, 327: 557-560.

[16] Egger M, Smith GD, Schneider M, et al. Bias in meta-analysis detected by a simple, graphical test. BMJ, 1997, 315: 629-634.

[17] Orwin RG. A fail-safe N for effect size in meta-analysis. Journal of Educational Statistics, 1983, 8: 157-159.

[18] Rossi E, Villanacci V, Bassotti G, et al. TOPOIIalpha and HER-2/neu overexpression/amplification in Barrett's oesophagus, dysplasia and adenocarcinoma. Histopathology, 2010, 57: 81-89.

[19] Rauser S, Weis R, Braselmann H, et al. Significance of HER2 low-level copy gain in Barrett's cancer: implications for fluorescence in situ hybridization testing in tissues. Clin Cancer Res, 2007, 13: 5115-5123.

[20] Brien TP, Odze RD, Sheehan CE, et al. HER-2/neu gene amplification by FISH predicts poor survival in Barrett's esophagus-associated adenocarcinoma. Hum Pathol, 2000, 31: 35-39.

[21] Walch A, Specht K, Bink K, et al. Her-2/neu gene amplification, elevated mRNA expression, and protein overexpression in the metaplasia-dysplasia-adenocarcinoma sequence of Barrett's esophagus. Lab Invest, 2001, 81: 791-801.

[22] Geddert H, Zeriouh M, Wolter M, et al. Gene amplification and protein overexpression of c-erb-b2 in Barrett carcinoma and its precursor lesions. Am J Clin Pathol, 2002, 118: 60-66.

[23] Fléjou JF, Paraf F, Muzeau F, et al. Expression of c-erbB-2 oncogene product in Barrett's adenocarcinoma: pathological and prognostic correlations. J Clin Pathol, 1994, 47: 23-26.

[24] Hardwick RH, Shepherd NA, Moorghen M, et al. c-erbB-2 overexpression in the dysplasia/carcinoma sequence of Barrett's oesophagus. J Clin Pathol, 1995, 48: 129-132.

[25] Nakamura T, Nekarda H, Hoelscher AH, et al. Prognostic value of DNA ploidy and c-erbB-2 oncoprotein overexpression in adenocarcinoma of Barrett's esophagus. Cancer, 1994, 73: 1785-1794.

[26] Kim R, Clarke MR, Melhem MF, et al. Expression of p53, PCNA, and C-erbB-2 in Barrett's metaplasia and adenocarcinoma. Dig Dis Sci, 1997, 42: 2453-2462.

[27] Walch A, Bink K, Hutzler P, et al. HER-2/neu gene amplification by FISH predicts poor survival in Barrett's esophagus-associated adenocarcinoma. Hum Pathol, 2000, 31: 1332-1334.

[28] Yoon HH, Shi Q, Sukov WR, et al. Association of HER2/ErbB2 expression and gene amplification with pathologic features and prognosis in esophageal adenocarcinomas. Clin Cancer Res, 2012, 18: 546-554.

[29] Thompson SK, Sullivan TR, Davies R, et al. Her-2/neu gene amplification in esophageal adenocarcinoma and its influence on survival. Ann Surg Oncol, 2011, 18: 2010-2017.

[30] Hu Y, Bandla S, Godfrey TE, et al. HER2 amplification, overexpression and score criteria in esophageal adenocarcinoma. Mod Pathol, 2011, 24: 899-907.

[31] Reichelt U, Duesedau P, Tsourlakis M, et al. Frequent homogeneous HER-2 amplification in primary and metastatic adenocarcinoma of the esophagus. Mod Pathol, 2007, 20: 120-129.

[32] Hardwick RH, Barham CP, Ozua P, et al. Immunohistochemical detection of p53 and c-erbB-2 in oesophageal carcinoma, no correlation with prognosis. Eur J Surg Oncol, 1997, 23: 30-35.

[33] Duhaylongsod FG, Gottfried MR, Iglehart JD, et al. The significance of c-erb B-2 and p53 immunoreactivity in patients with adenocarcinoma of the esophagus. Ann Surg, 1995, 221: 677-683.

[34] Sauter ER, Keller SM, Erner S, et al. HER-2/neu: a differentiation marker in adenocarcinoma of the esophagus. Cancer Lett, 1993, 75: 41-44.

[35] Langer R, Rauser S, Feith M, et al. Assessment of ErbB2 (Her2) in oesophageal adenocarcinomas: summary of a revised immunohistochemical evaluation system, bright field double in situ hybridisation and fluorescence in situ hybridisation. Mod Pathol, 2011, 24: 908-916.

[36] Friess H, Fukuda A, Tang WH, et al. Concomitant analysis of the epidermal growth factor receptor family in esophageal cancer: overexpression of epidermal growth factor receptor mRNA but not of c-erbB-2 and c-erbB-3. World J Surg, 1999, 23: 1010-1018.

[37] Mimura K, Kono K, Hanawa M, et al. Frequencies of HER-2/neu expression and gene amplification in patients with oesophageal squamous cell carcinoma. Br J Cancer, 2005, 92: 1253-1260.

[38] Stoecklein NH, Hosch SB, Bezler M, et al. Direct genetic analysis of single disseminated cancer cells for prediction of outcome and therapy selection in esophageal cancer. Cancer Cell, 2008, 13: 441-453.

[39] Polkowski W, van Sandick JW, Offerhaus GJ, et al. Prognostic value of Lauren classification and c-erbB-2 oncogene overexpression in adenocarcinoma of the esophagus and gastroesophageal junction. Ann Surg Oncol, 1999, 6: 290-297.

[40] Sato-Kuwabara Y, Neves JI, Fregnani JH, et al. Evaluation of gene amplification and protein expression of HER-2/neu in esophageal squamous cell carcinoma using Fluorescence in situ Hybridization (FISH) and immunohistochemistry. BMC Cancer, 2009, 9: 6.

[41] Yamamoto Y, Yamai H, Seike J, et al. Prognosis of esophageal squamous cell carcinoma in patients positive for human epidermal growth factor receptor family can be improved by initial chemotherapy with docetaxel, fluorouracil, and cisplatin. Ann Surg Oncol, 2012, 19: 757-765.

[42] Birner P, Jesch B, Friedrich J, et al. Carbonic anhydrase IX overexpression is associated with diminished prognosis in esophageal cancer and correlates with Her-2 expression. Ann Surg Oncol, 2011, 18: 3330-3337.

[43] Wei Q, Chen L, Sheng L, et al. EGFR, HER2 and HER3 expression in esophageal primary tumours and corresponding metastases. Int J Oncol, 2007, 31: 493-499.

[44] Sano A, Kato H, Sakurai S, et al. CD24 expression is a novel prognostic factor in esophageal squamous cell carcinoma. Ann Surg Oncol, 2009, 16: 506-514.

[45] Zhan N, Dong WG, Tang YF, et al. Analysis of HER2 gene amplification and protein expression in esophageal squamous cell carcinoma. Med Oncol, 2012, 29: 933-940.

[46] Bizari L, Borim AA, Leite KR, et al. Alterations of the CCND1 and HER-2/neu (ERBB2) proteins in esophageal and gastric cancers. Cancer Genet Cytogenet, 2006, 165: 41-50.

[47] Schoppmann SF, Jesch B, Zacherl J, et al. HER-2 status in primary oesophageal cancer, lymph nodes and distant metastases. Br J Surg, 2011, 98: 1408-1413.

[48] Engelstaedter V, Schiffers J, Kahlert S, et al. Her-2/neu and topoisomerase IIalpha in advanced breast cancer: a comprehensive FISH analysis of 245 cases. Diagn Mol Pathol, 2012, 21: 77-83.

[49] Ryu DW, Lee CH. Impact of Serum HER2 Levels on Survival and Its Correlation with Clinicopathological Parameters in Women with Breast Cancer. J Breast Cancer, 2012, 15: 71-78.

[50] Villanacci V, Rossi E, Grisanti S, et al. Targeted therapy with trastuzumab in dysplasia and adenocarcinoma arising in Barrett's esophagus: a translational approach. Minerva Gastroenterol Dietol, 2008, 54: 347-353.

[51] Zhang H, Chen Z, Cheng J, et al. The high incidence of esophageal cancer in parts of China may result primarily from genetic rather than environmental factors. Dis Esophagus, 2010, 23: 392-397.

[52] Zheng S, Vuitton L, Sheyhidin I, et al. Northwestern China: a place to learn more on oesophageal cancer. Part one: behavioural and environmental risk factors. Eur J Gastroenterol Hepatol, 2010, 22: 917-925.

[53] Zhang N, Yu C, Wen D, et al. Association of nitrogen compounds in drinking water with incidence of esophageal squamous cell carcinoma in Shexian, China. Tohoku J Exp Med, 2012, 226: 11-17.

[54] He Z, Zhao Y, Guo C, et al. Prevalence and risk factors for esophageal squamous cell cancer and precursor lesions in Anyang, China: a population-based endoscopic survey. Br J Cancer, 2010, 103: 1085-1088.

[55] Dreilich M, Wanders A, Brattstrom D, et al. HER-2 overexpression (3+) in patients with squamous cell esophageal carcinoma correlates with poorer survival. Dis Esophagus, 2006, 19: 224-231.

[56] Akamatsu M, Matsumoto T, Oka K, et al. c-erbB-2 oncoprotein expression related to chemoradioresistance in esophageal squamous cell carcinoma. Int J Radiat Oncol Biol Phys, 2003, 57: 1323-1327.

[57] Uno M, Otsuki T, Kurebayashi J, et al. Anti-HER2-antibody enhances irradiation-induced growth inhibition in head and neck carcinoma. Int J Cancer, 2001, 94: 474-479.

[58] Ahmed SS, Iqbal J, Thike AA, et al. HER2/neu revisited: quality and interpretive issues. J Clin Pathol, 2011, 64: 120-124.

[59] Barrett C, Magee H, O'Toole D, et al. Amplification of the HER2 gene in breast cancers testing 2+ weak positive by HercepTest immunohistochemistry: false-positive or false-negative immunohistochemistry? J Clin Pathol, 2007, 60: 690-693.

[60] Hofmann M, Stoss O, Shi D, et al. Assessment of a HER2 scoring system for gastric cancer: results from a validation study. Histopathology, 2008, 52: 797-805.

译者：徐磊，河南肿瘤医院
　　　郑燕，河南肿瘤医院

Cite this article as: Gowryshankar A, Nagaraja V, Eslick GD. HER2 status in Barrett's Esophagus & Esophageal Cancer: a meta analysis. J Gastrointest Oncol 2014;5(1):25-35. doi: 10.3978/j.issn.2078-6891.2013.039

第三十五章　即将到来的食管癌预后判断标志物：系统回顾与荟萃分析

Vinayak Nagaraja, Guy D. Eslick

The Whiteley-Martin Research Centre, Discipline of Surgery, The Sydney Medical School Nepean, Penrith, New South Wales, Australia

Correspondence to: Associate Professor Guy D. Eslick. The Whiteley-Martin Research Centre, Discipline of Surgery, The University of Sydney Nepean Hospital, Level 5, South Block, P.O. Box 63, Penrith, NSW 2751, Australia. Email: guy.eslick@sydney.edu.au.

背景：食管癌的发生率持续上升，而生存率仍维持在较低水平。本文总结了5种与食管癌疾病进展相关的分子机制，用以判断预后。

研究对象与方法：系统检索文献数据库MEDLINE、PubMed、EMBASE、Current Contents Connect、Cochrane library、Google Scholar、Science Direct和Web of Science。摘录每一项相关研究的原始数据，并计算合并比值比(OR)及95%置信区间(95% CI)。

结果：我们的分析纳入了5项关于干细胞多能性调节基因(八聚体结合转录因子4，OCT4)的研究(564例患者)，6项关于性别决定区Y框蛋白2(SOX2)的研究(336例患者)，5项关于雌激素受体(ER)的研究(367例患者)，7项关于MET或MNNG HOS转化基因(c-Met)的研究(1 015例患者)，6项关于胰岛素样生长因子受体的研究(764例患者)。鳞状细胞癌(SCC)中OCT4的发生率为53.6%(95% CI：0.182~0.857)，预示临床疗效欠佳的总体风险比为2.9(95% CI：1.843~4.565)。SCC中SOX2的发生率为69.2%(95% CI：0.361~0.899)，但存在明显的异质性(90.94%)。SCC中雌激素受体α和β的发生率分别为37.90%(95% CI：0.317~0.444)和67.2%(95% CI：0.314~0.901)。食管腺癌(EAC)中MET的发生率为33.20%(95% CI：0.031~0.884)，胰岛素样生长因子-1受体(IGF-1R)的发生率为67.7%(95% CI：0.333~0.898)。

结论：我们的研究结果显示，ER、OCT4、SOX2的表达状态与食管鳞状细胞癌(ESCC)的预后不良相关，同时强调了IGF-1R对EAC潜在的生物学影响，以及Met的表达可视为有意义的预后判断因子。我们的数据支持(新)辅助疗法时，IGF轴、ER、Met、OCT4和SOX2的表达受抑制的观点。

关键词：食管癌；胰岛素样生长因子轴(IGF轴)；雌激素受体(ER)；MET或MNNG HOS转化基因(c-Met)；八聚体结合转录因子4(OCT4)；性别决定区Y框蛋白2(SOX2)

View this article at: http://www.thejgo.org/article/view/1979/2667

1 引言

1991年至2006年间，美国各类癌症的发生率及死亡率均在下降[1]，而与此相反的是，食管癌的发生率却持续上升。2010年美国估计的食管癌新发病例数为16 640例，死亡病例数总计14 500例[1]。自那时起，美国食管腺癌的发生率以20.6%的比例逐年增长[2]。据此估计，2008年新发食管癌病例16 470例，死亡14 280例[1]。

食管癌是一类高致死性的疾病，仅约1/3的患者癌肿具有可切除性。即使是此类特定群组，5年生存率也仅为35%~45%[3]。原因之一在于，我们在针对新辅助疗法的肿瘤特异性应答预测方面的能力差强人意。近年来，上消化道肿瘤的分子靶向疗法已成为一项越来越热门的研究课题。在某种程度上，这得益于我们描述肿瘤生物学特征的能力和技术的迅猛发展。通过荟萃分析，人们已经深入研究了食管癌中VEGF[4]、E-钙黏蛋白[5]、COX2[6]、存活素[7]、EGFR[8]及HER2[9]等受体。而胰岛素样生长因子轴(IGF轴)、雌激素受体(ER)、MET或MNNG HOS转化基因(c-Met)、八聚体结合转录因子4(OCT4)、性别决定区Y框蛋白2(SOX2)尚未被检验过。

现有观念认为，与外周皮下脂肪相比，中央沉积脂肪(又称内脏脂肪组织)代谢更活跃，在代谢紊乱及代谢相关性疾病包括肝癌的病理过程中充当更重要的能量来源[10]。IGF轴被认为在肥胖与肿瘤的疾病关联中发挥重要作用[11]。观察发现，胰岛素抵抗使罹患肿瘤的风险大大增加，甚至有假说认为该病理过程也通过IGF轴调控[12-13]。

肿瘤携带的MET基因扩增，导致编码的受体酪氨酸激酶MET过表达并发生组成性激活，是另一个备受关注的研究课题[14-15]。在一项大规模的实验室筛查中，约20%的胃癌细胞系预先进行了MET基因扩增，结果显示，扩增使细胞对于选择性MET抑制药PHA-665752(辉瑞制药，拉荷亚，美国加州)过于敏感而发生凋亡[16]。近来，克唑替尼(PF-02341066，辉瑞制药)作为一种口服生物利用率高的、强效的ATP竞争性小分子制剂，被用于抑制MET激酶的催化活性[17-18]。

SOX2是SOX基因家族的重要成员。SOX(SRY盒)基因与性别决定因子(SRY)相关高迁移率蛋白(HMG)盒(79个氨基酸组成)有高度同源性[19-22]。SOX基因编码的转录因子通过其高度保守的HMG结构域与DNA发生相互作用[23-24]。SOX基因在多种组织中广泛表达，在调控器官发育和细胞定向分化过程中发挥重要作用[20,22]。研究发现，食管鳞状细胞癌(ESCC)患者染色体3q26区域存在高频扩增，而该区域内的SOX2基因处于扩增和过表达的状态[25]。

OCT4，同OCT3，属于POU(Pit-Oct-Unc)转录因子家族[26]。POU转录因子家族通过与八聚体序列基元的AGTCAAAT共有序列结合，激活靶基因的表达[27-28]。该基因的表达是维持胚胎干细胞(ESCs)和原始生殖细胞多能性的必要条件，不论离体还是在体，其抑制所有细胞分化的作用是相同的[28]。

备受关注的是：有研究者观察到，在某些地区，ESCC在男性中多见[29-30]。在死亡率和疾病预后方面产生的如此明显的性别差异，其分子机制尚不清楚。性激素，尤其是典型的雌甾二醇/雌激素以及它们各自的受体，被认为是性别相关的癌症易感性的关键决定因素。雌激素受体和黄体酮受体(ER和PR)在食管癌组织中过表达，而在胎儿成熟的正常食管黏膜中不表达[31]。在大鼠ESCC模型上可观察到雌激素对ESCC的生长和浸润有抑制效果[32]。对乳腺癌和子宫内膜癌的研究发现，人类ER有两种不同的表型，ER种和ER种，两者均为雌甾二醇的受体。近期研究表明，ESCC表达ERC提示预后不良[33]。

本荟萃分析旨在小结与疾病进展相关的这5种分子机制，用以判断预后。

2 方法

2.1 研究方案

我们根据适用的系统评价和荟萃分析优先报告条目——PRISMA指南完成本文[14]。我们通过MEDLINE(自1950年始)、PubMed(自1946年始)、EMBASE(自1949年始)、期刊题录快讯数据库(自1998年始)、Cochrane图书馆、谷歌学术、科学指引数据库、科学网进行系统检索，限定文献收录截止时间为2013年5月。检索词包括"食管癌""SOX2""OCT4""MET""IGF""雌激素"，执行关键词检索，必要时采纳扩展的医学主题词检索。检索过程及文献筛选均不限定语言类型。相关文献的参考文献也一并进行检索及筛选。未发表的灰色文献未进行检索。

2.2 文献筛选

筛选满足以下纳入标准的文献研究：研究群体为食管癌患者；研究试图分析SOX2、OCT4、MET、胰岛素样生长因子受体或雌激素与食管癌之间的关系。

2.3 数据提取

我们采用标准化数据提取格式进行数据抽提，采集信息包括文献发表年份、研究设计类型、病例数、总样本容量、患者类型、国家、洲、平均年龄以及相关临床资料。计算事件发生率和置信区间(CIs)。

2.4 统计分析

采用随机效应模型计算合并的事件发生率及95%CI[35]。采用Cochrane's Q检验进行异质性分析，$P<0.10$提示存在异质性；采用统计量I^2定量评价异质性的程度，I^2反映各项研究之间的异质性部分在效应量总的变异中所占的比重，I^2值为25%、50%、75%，分别相当于低度、中度、高度异质性[36]。采用Egger's回归模型定量检验文献发表偏倚[37]，采用失安全系数法(Nfs)评估发表偏倚对合并效应量产生的影响。失安全系数即在$P<0.05$时，要使有统计学意义的合并效应量变为无统计学意义的合并效应量(Meta分析结论逆转)，我们可能需要的未发表的文献数目。当失安全系数低于5n+10(n为纳入Meta分析的文献数目)，通常视为存在较明显的发表偏倚[38]。所有统计分析均采用Comprehensive Meta-analysis(CMA 2.0版)软件。

3 结果

原始检索策略共获得3 584篇文献研究(图1)。回顾文献摘要并进行全文评价。所有二次筛选的文献中，仅27项研究(共12 484例患者)满足全部的评价分析标准，总结于表1。包括5项关于干细胞多能性调节基因(八聚体结合转录因子4，OCT4)的研究(564例患者)，6项关于性别决定区Y框蛋白2(SOX2)的研究(336例患者)，5项关于雌激素受体(ER)的研究(367例患者)，7项关于MET或MNNG HOS转化基因(c-Met)的研究(1 015例患者)，6项关于胰岛素样生长因子受体的研究(764例患者)。文献发表年份跨度为1990年至2012年。

鳞状细胞癌(SCC)中OCT4的发生率为53.6%(95%

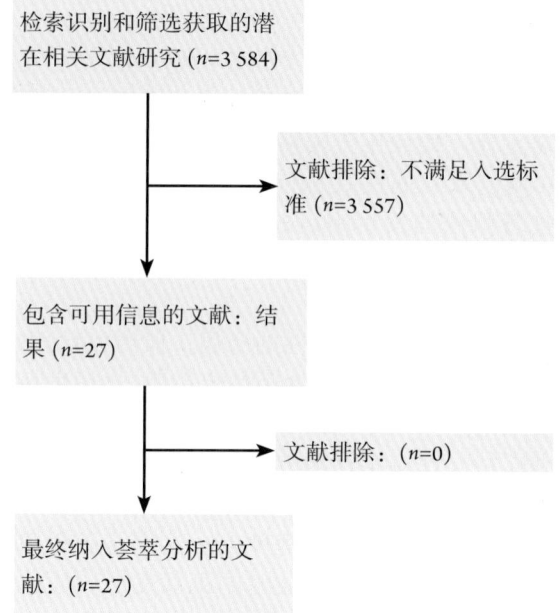

图1 研究纳入流程图

CI：0.182~0.857)，预示临床疗效欠佳的总体风险比为2.9(95% CI：1.843~4.565)。SCC中SOX2的发生率为69.2%(95% CI：0.361~0.899)，但存在约90.94%的异质性。SCC中雌激素受体α和β的发生率分别为37.90%(95% CI：0.317~0.444)和67.2%(95% CI：0.314~0.901)。食管腺癌(EAC)中MET的发生率为33.20%(95% CI：0.031~0.884)，胰岛素样生长因子-1受体(IGF-1R)的发生率为67.7%(95% CI：0.333~0.898)。

3.1 异质性和发表偏倚

纳入研究中患者治疗效果的异质性总结于表2。患者人群特征的差异性可能是导致显著研究异质性的原因。Egger's回归模型显示无发表偏倚。

4 讨论

食管癌是极具侵袭性的恶性肿瘤之一，患者的总体预后较差[64]。低存活率的原因之一在于：肿瘤自身对各种临床疗法，尤其是化疗，存在抗性。化疗通常缩减了瘤体体积，但无法预防肿瘤复发，提示可能存在肿瘤干细胞团。该研究为"人类肿瘤生长可能取决于一小部分肿瘤干细胞"这一观点提供了实验证据[65]。

表1　纳入系统回顾与Meta分析的文献特点

作者	生物标志物	肿瘤类型	国家	年份	患者例数
Li 等[39]	OCT4	ESCC	中国	2012	50
Wang 等[40]	SOX2和OCT4	ESCC	挪威	2009	162
He W 等[41]	OCT4	ESCC	中国	2012	153
Zhou Xi 等[42]	OCT4	ESCC	中国	2011	174
Bass 等[43]	SOX2	ESCC	美国	2009	40
Bahl等[44]	SOX2和OCT4	ESCC	印度	2012	25
Saigusa等[45]	SOX2	ESCC	日本	2011	20
Gen 等[25]	SOX2	ESCC	日本	2010	40
Long 等[46]	SOX2	ESCC和EAC	美国	2009	49
Nozoe等[33]	雌激素受体α激素	ESCC	日本	2007	73
Liu 等[47]	雌激素受体β	EAC	美国	2004	27
Wang 等[48]	雌激素受体β	ESCC	中国	2011	132
Kalayarasan等[49]	雌激素和孕激素受体	ESCC和EAC	印度	2008	45
Zuguchi等[50]	雌激素受体α激素	ESCC	日本	2012	90
Saeki 等[51]	C-MET	ESCC	日本	2002	76
Tuynman 等[52]	C-MET	EAC	荷兰	2008	145
Houldsworth等[53]	C-MET	EAC	美国	1990	1
Porte 等[54]	C-MET	ESCC和EAC	意大利	1998	36
Anderson 等[55]	C-MET	EAC	英国	2006	72
Lennerz等[56]	C-MET	EAC	美国	2011	489
Kato 等[57]	C-MET	ESCC	日本	2013	196
Imsumran等[58]	IGF-Ir	ESCC	美国	2007	100
Donohoe等[59]	IGF-Ir	EAC	爱尔兰	2012	220
Doyle 等[60]	IGF-Ir	EAC	爱尔兰	2012	124
Kalinina等[61]	IGF-Ir	EAC	德国	2010	234
Iravani等[62]	IGF-Ir	EAC	美国	2003	34
Zhao 等[63]	IGF-Ir	EAC	加拿大	2009	52

表2　患者总体状况的 OR 值和 95%CI

患者状况	事件发生率 (%)	95%CI	I^2	P 值
SCC 出现 OCT4	53.6	0.182~0.857	97.65	<0.001
OCT4 合并风险比	2.9	1.843~4.565	0.00	0.51
SCC 出现 SOX2	69.2	0.361~0.899	94.37	<0.001
SCC 出现雌激素受体 β	67.2	0.314~0.901	94.88	<0.001
SCC 出现雌激素受体 α	37.9	0.317~0.444	0.00	0.41
EAC 出现 MET	33.2	0.031~0.884	98.81	<0.001
EAC 出现 IGF-1R	67.7	0.333~0.898	89.87	<0.001

4.1　SOX2和OCT4

通过在人食管鳞癌细胞系中应用R&D System的AF1759和MAB2018抗体进行免疫细胞化学染色，人们首次发现OCT3/4及SOX2的表达。来自郑州大学肿瘤科的153份样本[66]中，105份(68.7%)呈OCT4染色阴性或弱阳性；21份(13.7%)呈中度阳性，27份(17.6%)呈强阳性表现。较高水平的OCT4表达与较高的组织学分级显著相关(P<0.001)，提示其与肿瘤细胞的去分化相关。56例仍存活的患者的中位随访时间为124个月(范围：118~155个月)，其余97例患者在随访过程中亡故，他们的中位随访时间为61个月(范围：1~139个月)。单因素分析显示，肿瘤组织中OCT4呈低水平表达的患者比中等水平或高水平表达OCT4的患者总体生存期更长(P值分别为0.002和<0.001)。Zhou等[42]的研究显示绝大多数(93.7%)ESCC患者的肿瘤样本中可检出OCT4蛋白，而在正常食管黏膜中并未测得。ESCCs过表达OCT4蛋白提示其可能作为ESCC潜在的治疗靶标。OCT4蛋白可作为一个有效的肿瘤标志物制成免疫组化平板用以区分ESCC与正常食管黏膜。瘤体细胞表达OCT4蛋白提示瘤体中可能存在一群ECSCs，而移植瘤中表达OCT4提示OCT4与肿瘤远处转移相关。SOX2基因是ESCC患者染色体3q26.3区域扩增的靶基因，体外研究显示SOX2促进ESCC细胞增殖[25]。磷脂酰肌醇-3激酶抑制剂LY294002，以及mTORC1抑制剂雷帕霉素，能在体外抑制SOX2增强ESCC细胞增殖的能力。敲减SOX2基因可通过逆转组成性激活AKT，下调AKT磷酸化水平，抑制ESCC细胞增殖，同时使多种进展期肿瘤突变基因(PTEN)表达减少。在大鼠异种移植瘤模型中，SOX2促进体内ESCC肿瘤的生长，主要取决于AKT/mTORC1的活化。LY294002通过减少肿瘤细胞的增殖而非促进细胞凋亡的方式抑制SOX2，从而增强ESCC细胞增殖的能力。上述结果表明SOX2在体内通过激活AKT/mTORC1信号通路来促进细胞增殖和ESCC肿瘤生长[67]。

Wang等[40]的研究证实了SOX2蛋白的表达与较高的组织学分级具有显著相关性(P<0.001)，提示两者与肿瘤的去分化有关。免疫染色中SOX2表达水平增加与患者存活率下降有显著相关性(P<0.001)。按照组织学分级分层后，SOX2的表达仍然与不良的总生存期相关(P值分别0.008和0.003)。

OCT4和SOX2在食管肿瘤形成中的作用仍需深入研究。

4.2　雌激素受体

雌激素作为最主要的雌性激素，与癌症罹患风险和癌症发生发展的多个方面均有直接联系。受雌激素激活的信号通路与乳腺[68]、卵巢及结肠[69]等多种器官癌变之间的相互关联已被清楚阐明，但其在食管，尤其是食管腺癌中是否存在类似的致癌作用尚未明确。此外，雌激素积极参与脂肪组织的新陈代谢调控[70]——不论男女，在脂肪细胞中均可通过活性芳香化酶作用局部合成雌激素[71]。因此推测雌性激素与食管腺癌的性别差异分布有关似乎是合理的。雌激素参与调控脂肪组织的新陈代谢提示雌激素效应与男性肥胖——食管腺癌的主要风险因素之一——之间可能存在关联。

近期日本的一项研究[50]表明，99例ESCC患者中有38例在肿瘤细胞胞核中检测出ERα免疫活性，88例检出大量的ERβ免疫活性。ERβ免疫活性状态与90例ESCC患者临床病理变异的关联分析显示，ERβ H评分与肿瘤分化程度、TNM-pM(LYM)存在显著的统计学正相关(P值分别为0.0403、0.0164)。ERβH评分与Ki67/MIB1 LI之间也存在有统计学意义的但较弱的正相关(P=0.0497，r=0.207)。ERβ免疫活性与年龄、性别、肿瘤大小、肿瘤浸润深度、是否存在淋巴结转移、TNM分期、淋巴侵润、血管侵袭或该研究中患者接受检查的其他肿瘤浸润性生长模式无显著相关性。

肿瘤细胞胞核中ERα免疫反应呈阳性的患者并未显示出更长的生存期或更好的临床结局(log-rank检验：OS，P=0.4660；DFS，P=0.3468)。在目前的研究中，高胞核ERβ免疫活性的患者与更短的生存期或不良的临床结局相关(log-rank检验：OS，P=0.0017；DFS，P=0.0005)。单因素分析结果(表2)显示，90例ESCC患者的病理分期(OS，P=0.0003；DFS，P=0.0006)、瘤细胞胞核ERβ免疫活性状态(OS，P=0.0025；DFS，P=0.0010)、肿瘤大小(OS，P=0.0485；DFS，P=0.0366)及浸润类型(OS，P=0.0200；DFS，P=0.0416)均可作为OS和/或DFS有意义的预后判断因素。在此基础上的多因素分析显示，ERβ免疫活性状态(OS，P=0.0010；DFS，P=0.0007)、病理分期(OS，P=0.0019；DFS，P=0.0091)、浸润类型(OS，P=0.0185；DFS，P=0.0328)是独立判断OS和DFS的预后因素。

未来的发展前景在于：如若两者间确有紧密联系，将为ERβ作为治疗靶标或预后分子标志应用于临床提供强有力的理论支持。

4.3　MET 表达与食管腺癌

MET受体是一种酪氨酸激酶受体，是原癌基因的产物[72]。也是肝细胞生长因子(HGF)的受体、高效的促细胞分裂素和促上皮细胞能动性因子[73-74]。HGF主要由间充质细胞产生，以旁分泌的方式作用于表达MET的上皮细胞[75]。

上皮组织的主要粘附蛋白是E-钙黏蛋白[13]，而食管癌患者的E-钙黏蛋白表达下调[76]。E-钙黏蛋白结合细胞膜上的β链蛋白后，调控β链蛋白介导的转录[77-78]。β链蛋白主要存在于三种细胞组分：胞膜、胞浆、胞核，其在三者之间的迁移易位受到精细的调控[79]，并且这种动态的平衡决定了信号分子的作用[80]。核内β链蛋白见于食管肿瘤形成[81]，许多链蛋白靶基因表达增加[82-83]。研究表明，HGF/MET刺激并上调细胞系的β链蛋白磷酸化水平[84-86]。

研究显示，食管恶性肿瘤中MET表达增加，高于正常黏膜组织[51,77-87]。食管癌MET表达被激活后诱导的一系列变化与肿瘤的早期侵润行为如下调E-钙黏蛋白、增加核内TCF/β链蛋白信号及非锚定生长(克隆性生长)保持一致。食管腺癌中MET表达与个体预后不良相关[55]。

麻省总医院/哈佛大学医学院进行的克唑替尼I期扩大队列研究[56]显示，筛查的489例患者中有10例(2%)存在MET阳性扩增，23例(4.7%)存在EGFR阳性扩增，45例(8.9%)存在HER2阳性扩增，411例(84%)上述三种基因均为野生型(即阴性扩增)。80例临床晚期患者中有4例(5%)存在MET扩增，为典型的高级别腺瘤。EGFR扩增的肿瘤为鳞状细胞癌的比例最高(4/23，17%)。HER2、MET、EGFR三者几乎不同时出现阳性扩增，仅有1例例外(MET和EGFR均呈阳性扩增)。肿瘤分期为Ⅲ~Ⅳ期患者的生存分析显示，MET/EGFR扩增群组的中位生存时间大幅缩短，所有患者群组按中位生存期排列次序(侵袭性由高到低)：MET(7.1个月，$P<0.001$)，短于EGFR(11.2个月，$P=0.16$)，短于HER2(16.9个月，$P=0.89$)，而阴性扩增组的中位生存期为16.2个月。4例采用克唑替尼治疗的MET阳性扩增患者中，有2例发生了肿瘤缩减(分别缩减了30%和16%)，无进展生存期分别延长了3.7个月和3.5个月。MET扩增界定了一个侵袭性强的GEC小亚群，对MET靶向抑制药克唑替尼(PF-02341066)具有短效敏感性。

上述研究工作提示，开展大规模的、全基因组分析——包括MET及其他低频基因扩增拷贝数的评定——可能是鉴定多种罕见亚群以利于实施靶向治疗的有效途径。

4.4　胰岛素样生长因子轴与食管腺癌

胰岛素抵抗导致IGF结合蛋白水平下降，进而导致游离IGF-1水平增加[88]。前瞻性研究显示循环血液中游离IGF-1水平与前列腺癌、乳腺癌、结直肠癌及其他癌症的持续进展风险相关[12]。IGF-1R在建立和维持细胞转化机制中发挥作用[89]，在人类肿瘤中该受体或其配体呈过表达状态[90-91]。其功能为防止细胞凋亡、增强侵袭性和转移能力[92-93]。

Howard等[94]认为，91%的食管腺癌患者表达瘦素受体(ObR)，95%表达脂联素受体-1(AdipR1)，100%表达脂联素受体-2(AdipR2)。相对于基准样本，ObR的表达量上调了67%，AdipR1和AdipR2的表达量分别下调了55%和68%。ObR和AdipR2表达上调与肥胖的人体学测量值及影像学测量值显著相关。上调的ObR与肿瘤进展及淋巴结转移分类相关(P值分别为0.036和0.025)，上调的AdipR2与淋巴结受累相关($P=0.037$)。

体内研究表明，IGF轴在食管腺癌的进展中发挥作用。阻断IGF-1R可引起细胞凋亡[95]，激活IGF-1可促进细胞增殖[62]。食管癌中，过表达IGF-1R与Barrett食管恶变为腺癌相关[96]。

三一学院[60]报道，SCC细胞比食管腺癌细胞表达更高水平的IGF-1R蛋白，但仅腺癌细胞系在IGF-1刺激下出现了显著的细胞增殖($P<0.01$)。与非肥胖型患者相比，食管腺癌患者血清中IGF-1水平最高($P<0.01$)，其次为向心性肥胖患者($P<0.05$)。已切除的食管腺癌标本中，IGF-1R在瘤体和受侵润的切缘表达高于肿瘤相关基质($P<0.05$)，这与受累肿瘤切缘周围的基质组织中CD68+细胞增加的现象一致($P<0.01$)。

Donohoe等[59]研究了220例患者，向心性肥胖患者的血清中总体及游离的IGF-1水平均显著增加。基因表达谱分析显示，肥胖状态与肿瘤中IGF-1R($P=0.021$)及IGF-1($P=0.031$)水平均有显著相关性。TMA分析显示，已切除的肿瘤组织中向心性肥胖患者的IGF-1R表达显著高于正常体重患者($P=0.023$)。IGF-1R表达阴性患者的疾病相关存活期显著长于IGF-1R阳性的患者(中位生存期分别为60月和23.4月，$P=0.027$)。以上研究结果强调了IGF轴与内脏型肥胖的相关性，可能通过其受体影响食管腺癌的生物学表现。

其他靶向胰岛素样生长因子受体、其配体IGF-1及端粒酶的新型试剂正在研究和开发过程中[97]。

声明

本文作者宣称无任何利益冲突。

参考文献

[1] Jemal A, Siegel R, Xu J, et al. Cancer statistics, 2010. CA Cancer J Clin, 2010, 60: 277-300.

[2] Bollschweiler E, Wolfgarten E, Gutschow C, et al. Demographic variations in the rising incidence of esophageal adenocarcinoma in white males. Cancer, 2001, 92: 549-555.

[3] Thompson SK, Ruszkiewicz AR, Jamieson GG, et al. Improving the accuracy of TNM staging in esophageal cancer: a pathological review of resected specimens. Ann Surg Oncol, 2008, 15: 3447-3458.

[4] Chen M, Cai E, Huang J, et al. Prognostic value of vascular endothelial growth factor expression in patients with esophageal cancer: a systematic review and meta-analysis. Cancer Epidemiol Biomarkers Prev, 2012, 21: 1126-1134.

[5] Xu XL, Ling ZQ, Chen SZ, et al. The impact of E-cadherin expression on the prognosis of esophageal cancer: a meta-analysis. Dis Esophagus, 2014, 27: 79-86.

[6] Li L, Zhao J, Wu Z, et al. Meta-analysis: clinicopathological and prognostic significance of cyclooxygenase-2 expression on oesophageal squamous cell carcinoma. Aliment Pharmacol Ther, 2009, 30: 589-596.

[7] Li C, Li Z, Zhu M, et al. Clinicopathological and prognostic significance of survivin over-expression in patients with esophageal squamous cell carcinoma: a meta-analysis. PLoS One, 2012, 7: e44764.

[8] Yu WW, Guo YM, Zhu M, et al. Clinicopathological and prognostic significance of EGFR over-expression in esophageal squamous cell carcinoma: a meta-analysis. Hepatogastroenterology, 2011, 58: 426-431.

[9] Chan DS, Twine CP, Lewis WG. Systematic review and meta-analysis of the influence of HER2 expression and amplification in operable oesophageal Cancer. J Gastrointest Surg, 2012, 16: 1821-1829.

[10] Kershaw EE, Flier JS. Adipose tissue as an endocrine organ. J Clin Endocrinol Metab, 2004, 89: 2548-2556.

[11] Donohoe CL, Pidgeon GP, Lysaght J, et al. Obesity and gastrointestinal cancer. Br J Surg, 2010, 97: 628-642.

[12] Pollak MN, Schernhammer ES, Hankinson SE. Insulin-like growth factors and neoplasia. Nat Rev Cancer, 2004, 4: 505-518.

[13] Pollak M. Insulin and insulin-like growth factor signalling in neoplasia. Nat Rev Cancer, 2008, 8: 915-928.

[14] Comoglio PM, Giordano S, Trusolino L. Drug development of Met inhibitors: targeting oncogene addiction and expedience. Nat Rev Drug Discov, 2008, 7: 504-516.

[15] Salgia R. Role of c-Met in cancer: emphasis on lung cancer. Semin Oncol, 2009, 36: S52-S58.

[16] Smolen GA, Sordella R, Muir B, et al. Amplification of MET may identify a subset of cancers with extreme sensitivity to the selective tyrosine kinase inhibitor PHA-665752. Proc Natl Acad Sci U S A, 2006, 103: 2316-2321.

[17] Christensen JG, Zou HY, Arango ME, et al. Cytoreductive antitumor activity of PF-2341066, a novel inhibitor of anaplastic lymphoma kinase and c-Met, in experimental models of anaplastic large-cell lymphoma. Mol Cancer Ther, 2007, 6: 3314-3322.

[18] Zou HY, Li Q, Lee JH, et al. An orally available small-molecule inhibitor of c-Met, PF-2341066, exhibits cytoreductive antitumor efficacy through antiproliferative and antiangiogenic mechanisms. Cancer Res, 2007, 67: 4408-4417.

[19] Gubbay J, Collignon J, Koopman P, et al. A gene mapping to the sex-determining region of the mouse Y chromosome is a member of a novel family of embryonically expressed genes. Nature, 1990, 346: 245-250.

[20] Pevny LH, Lovell-Badge R. Sox genes find their feet. Curr Opin Genet Dev, 1997, 7: 338-344.

[21] Sinclair AH, Berta P, Palmer MS, et al. A gene from the human sex-determining region encodes a protein with homology to a conserved DNA-binding motif. Nature, 1990, 346: 240-244.

[22] Wegner M. From head to toes: the multiple facets of Sox proteins. Nucleic Acids Res, 1999, 27: 1409-1420.

[23] Ferrari S, Harley VR, Pontiggia A, et al. SRY, like HMG1, recognizes sharp angles in DNA. EMBO J, 1992, 11: 4497-4506.

[24] Weiss MA. Floppy SOX: mutual induced fit in hmg (high-mobility group) box-DNA recognition. Mol Endocrinol, 2001, 15: 353-362.

[25] Gen Y, Yasui K, Zen Y, et al. SOX2 identified as a target gene for the amplification at 3q26 that is frequently detected in esophageal squamous cell carcinoma. Cancer Genet Cytogenet, 2010, 202: 82-93.

[26] Schöler HR, Ruppert S, Suzuki N, et al. New type of POU domain in germ line-specific protein Oct-4. Nature, 1990, 344: 435-439.

[27] Schöler HR. Octamania: the POU factors in murine development. Trends Genet, 1991, 7: 323-329.

[28] Pesce M, Schöler HR. Oct-4: gatekeeper in the beginnings of

mammalian development. Stem Cells, 2001, 19: 271-278.

[29] Holmes RS, Vaughan TL. Epidemiology and pathogenesis of esophageal cancer. Semin Radiat Oncol, 2007, 17: 2-9.

[30] Ke L. Mortality and incidence trends from esophagus cancer in selected geographic areas of China circa 1970-90. Int J Cancer, 2002, 102: 271-274.

[31] Wang LY. Estrogen and progesterone receptors in esophageal carcinoma cells. Zhonghua Zhong Liu Za Zhi, 1991, 13: 23-25.

[32] Utsumi Y, Nakamura T, Nagasue N, et al. Role of estrogen receptors in the growth of human esophageal carcinoma. Cancer, 1989, 64: 88-93.

[33] Nozoe T, Oyama T, Takenoyama M, et al. Significance of immunohistochemical expression of estrogen receptors alpha and beta in squamous cell carcinoma of the esophagus. Clin Cancer Res, 2007, 13: 4046-2750.

[34] Moher D, Liberati A, Tetzlaff J, et al. Preferred reporting items for systematic reviews and Meta-Analyses: the PRISMA statement. J Clin Epidemiol, 2009, 62: 1006-1012.

[35] Dersimonian R, Laird N. Meta-analysis in clinical trials. Control Clin Trials, 1986, 7: 177-188.

[36] Higgins JP, Thompson SG, Deeks JJ, et al. Measuring inconsistency in meta-analyses. BMJ, 2003, 327: 557-560.

[37] Egger M, Davey Smith G, Schneider M, et al. Bias in meta-analysis detected by a simple, graphical test. BMJ, 1997, 315: 629-634.

[38] Orwin R. A fail-safe N for effect size in meta-analysis. Journal of educational statistics, 1983, 8: 157-159.

[39] Li C, Yan Y, Ji W, et al. OCT4 positively regulates Survivin expression to promote cancer cell proliferation and leads to poor prognosis in esophageal squamous cell carcinoma. PLoS One, 2012, 7: e49693.

[40] Wang Q, He W, Lu C, et al. Oct3/4 and Sox2 are significantly associated with an unfavorable clinical outcome in human esophageal squamous cell carcinoma. Anticancer Res, 2009, 29: 1233-1241.

[41] Akin I, Kische S, Paranskaya L, et al. Predictive factors for pacemaker requirement after transcatheter aortic valve implantation. BMC Cardiovasc Disord, 2012, 12: 87.

[42] Zhou X, Huang GR, Hu P. Over-expression of Oct4 in human esophageal squamous cell carcinoma. Mol Cells, 2011, 32: 39-45.

[43] Bass AJ, Watanabe H, Mermel CH, et al. SOX2 is an amplified lineage-survival oncogene in lung and esophageal squamous cell carcinomas. Nat Genet, 2009, 41: 1238-1242.

[44] Bahl K, Saraya A, Sharma R. Increased levels of circulating and tissue mRNAs of Oct-4, Sox-2, Bmi-1 and nanog is ESCC patients: potential Tool for minimally invasive cancer diagnosis. Biomark Insights, 2012, 7: 27-37.

[45] Saigusa S, Mohri Y, Ohi M, et al. Podoplanin and SOX2 expression in esophageal squamous cell carcinoma after neoadjuvant chemo-radiotherapy. Oncol Rep, 2011, 26: 1069-1074.

[46] Long KB, Hornick JL. SOX2 is highly expressed in squamous cell carcinomas of the gastrointestinal tract. Hum Pathol, 2009, 40: 1768-1773.

[47] Liu L, Chirala M, Younes M. Expression of estrogen receptor-beta isoforms in Barrett's metaplasia, dysplasia and esophageal adenocarcinoma. Anticancer Res, 2004, 24: 2919-2924.

[48] Wang QM, Qi YJ, Jiang Q, et al. Relevance of serum estradiol and estrogen receptor beta expression from a high-incidence area for esophageal squamous cell carcinoma in China. Med Oncol, 2011, 28: 188-193.

[49] Kalayarasan R, Ananthakrishnan N, Kate V, et al. Estrogen and progesterone receptors in esophageal carcinoma. Dis Esophagus, 2008, 21: 298-303.

[50] Zuguchi M, Miki Y, Onodera Y, et al. Estrogen receptor α and β in esophageal squamous cell carcinoma. Cancer Sci, 2012, 103: 1348-1355.

[51] Saeki H, Oda S, Kawaguchi H, et al. Concurrent overexpression of Ets-1 and c-Met correlates with a phenotype of high cellular motility in human esophageal cancer. Int J Cancer, 2002, 98: 8-13.

[52] Tuynman JB, Lagarde SM, Ten Kate FJ, et al. Met expression is an independent prognostic risk factor in patients with oesophageal adenocarcinoma. Br J Cancer, 2008, 98: 1102-1108.

[53] Houldsworth J, Cordon-Cardo C, Ladanyi M, et al. Gene amplification in gastric and esophageal adenocarcinomas. Cancer Res, 1990, 50: 6417-6422.

[54] Porte H, Triboulet JP, Kotelevets L, et al. Overexpression of stromelysin-3, BM-40/SPARC, and Met genes in human esophageal carcinoma: implications for prognosis. Clin Cancer Res, 1998, 4: 1375-1382.

[55] Anderson MR, Harrison R, Atherfold PA, et al. Met receptor signaling: a key effector in esophageal adenocarcinoma. Clin Cancer Res, 2006, 12: 5936-5943.

[56] Lennerz JK, Kwak EL, Ackerman A, et al. Met amplification identifies a small and aggressive subgroup of esophagogastric adenocarcinoma with evidence of responsiveness to crizotinib. J Clin Oncol, 2011, 29: 4803-4810.

[57] Kato H, Arao T, Matsumoto K, et al. Gene amplification of EGFR, HER2, FGFR2 and Met in esophageal squamous cell carcinoma. Int J Oncol, 2013, 42: 1151-1158.

[58] Imsumran A, Adachi Y, Yamamoto H, et al. Insulin-like growth factor-I receptor as a marker for prognosis and a therapeutic target in human esophageal squamous cell carcinoma. Carcinogenesis, 2007, 28: 947-956.

[59] Donohoe CL, Doyle SL, Mcgarrigle S, et al. Role of the insulin-like growth factor 1 axis and visceral adiposity in oesophageal adenocarcinoma. Br J Surg, 2012, 99: 387-396.

[60] Doyle SL, Donohoe CL, Finn SP, et al. IGF-1 and its receptor in esophageal cancer: association with adenocarcinoma and visceral obesity. Am J Gastroenterol, 2012, 107: 196-204.

[61] Kalinina T, Bockhorn M, Kaifi JT, et al. Insulin-like growth factor-1 receptor as a novel prognostic marker and its implication as a cotarget in the treatment of human adenocarcinoma of the esophagus. Int J Cancer, 2010, 127: 1931-1940.

[62] Iravani S, Zhang HQ, Yuan ZQ, et al. Modification of insulin-like growth factor 1 receptor, c-Src, and Bcl-XL protein expression during the progression of Barrett's neoplasia. Hum Pathol, 2003, 34: 975-982.

[63] Zhao R, Macdonald K, Casson AG. Insulin-like growth factor type I receptor gene expression and obesity in esophageal adenocarcinoma. Mol Carcinog, 2009, 48: 982-988.

[64] Lin YC, Wu MY, Li DR, et al. Prognostic and clinicopathological features of E-cadherin, alpha-catenin, beta-catenin, gamma-catenin and cyclin D1 expression in human esophageal squamous cell carcinoma. World J Gastroenterol, 2004, 10: 3235-3239.

[65] Reya T, Morrison SJ, Clarke MF, et al. Stem cells, cancer, and cancer stem cells. Nature, 2001, 414: 105-111.

[66] He W, Li K, Wang F, et al. Expression of OCT4 in human esophageal squamous cell carcinoma is significantly associated with poorer prognosis. World J Gastroenterol, 2012, 18: 712-719.

[67] Gen Y, Yasui K, Nishikawa T, et al. SOX2 promotes tumor growth of esophageal squamous cell carcinoma through the AKT/mammalian target of rapamycin complex 1 signaling pathway. Cancer Sci, 2013, 104: 810-816.

[68] Russo J, Russo IH. Breast development, hormones and cancer. Adv Exp Med Biol, 2008, 630: 52-56.

[69] Chen JQ, Brown TR, Yager JD. Mechanisms of hormone carcinogenesis: evolution of views, role of mitochondria. Adv Exp Med Biol, 2008, 630: 1-18.

[70] Rose DP, Vona-Davis L. Interaction between menopausal status and obesity in affecting breast cancer risk. Maturitas, 2010, 66: 33-38.

[71] Sharpe RM. The roles of oestrogen in the male. Trends Endocrinol Metab, 1998, 9: 371-377.

[72] Cooper CS, Park M, Blair DG, et al. Molecular cloning of a new transforming gene from a chemically transformed human cell line. Nature, 1984, 311: 29-33.

[73] Stoker M, Perryman M. An epithelial scatter factor released by embryo fibroblasts. J Cell Sci, 1985, 77: 209-223.

[74] Nakamura T, Teramoto H, Ichihara A. Purification and characterization of a growth factor from rat platelets for mature parenchymal hepatocytes in primary cultures. Proc Natl Acad Sci U S A, 1986, 83: 6489-6493.

[75] Maulik G, Shrikhande A, Kijima T, et al. Role of the hepatocyte growth factor receptor, c-Met, in oncogenesis and potential for therapeutic inhibition. Cytokine Growth Factor Rev, 2002, 13: 41-59.

[76] Sanders DS, Bruton R, Darnton SJ, et al. Sequential changes in cadherin-catenin expression associated with the progression and heterogeneity of primary oesophageal squamous carcinoma. Int J Cancer, 1998, 79: 573-579.

[77] Gottardi CJ, Wong E, Gumbiner BM. E-cadherin suppresses cellular transformation by inhibiting beta-catenin signaling in an adhesion-independent manner. J Cell Biol, 2001, 153: 1049-1060.

[78] Stockinger A, Eger A, Wolf J, et al. E-cadherin regulates cell growth by modulating proliferation-dependent beta-catenin transcriptional activity. J Cell Biol, 2001, 154: 1185-1196.

[79] Stewart DB, Nelson WJ. Identification of four distinct pools of catenins in mammalian cells and transformation-dependent changes in catenin distributions among these pools. J Biol Chem, 1997, 272: 29652-29662.

[80] Barker N, Morin PJ, Clevers H. The Yin-Yang of TCF/beta-catenin signaling. Adv Cancer Res, 2000, 77: 1-24.

[81] Bailey T, Biddlestone L, Shepherd N, et al. Altered cadherin and catenin complexes in the Barrett's esophagus-dysplasia-adenocarcinoma sequence: correlation with disease progression and dedifferentiation. Am J Pathol, 1998, 152: 135-144.

[82] Arber N, Lightdale C, Rotterdam H, et al. Increased expression of the cyclin D1 gene in Barrett's esophagus. Cancer Epidemiol Biomarkers Prev, 1996, 5: 457-459.

[83] Morris CD, Armstrong GR, Bigley G, et al. Cyclooxygenase-2 expression in the Barrett's metaplasia-dysplasia-adenocarcinoma sequence. Am J Gastroenterol, 2001, 96: 990-996.

[84] Hiscox S, Jiang WG. Association of the HGF/SF receptor, c-met, with the cell-surface adhesion molecule, E-cadherin, and catenins in human tumor cells. Biochem Biophys Res Commun, 1999, 261: 406-411.

[85] Davies G, Jiang WG, Mason MD. Cell-cell adhesion molecules and their associated proteins in bladder cancer cells and their role in mitogen induced cell-cell dissociation and invasion. Anticancer Res, 1999, 19: 547-552.

[86] Monga SP, Mars WM, Pediaditakis P, et al. Hepatocyte growth factor induces Wnt-independent nuclear translocation of beta-catenin after Met-beta-catenin dissociation in hepatocytes. Cancer Res, 2002, 62: 2064-2071.

[87] Herrera LJ, El-Hefnawy T, Queiroz de Oliveira PE, et al. The HGF receptor c-Met is overexpressed in esophageal adenocarcinoma. Neoplasia, 2005, 7: 75-84.

[88] Lukanova A, Söderberg S, Stattin P, et al. Nonlinear relationship of insulin-like growth factor (IGF)-I and IGF-I/IGF-binding protein-3 ratio with indices of adiposity and plasma insulin concentrations (Sweden). Cancer Causes Control 2002, 13: 509-16.

[89] Sell C, Rubini M, Rubin R, et al. Simian virus 40 large tumor antigen is unable to transform mouse embryonic fibroblasts lacking type 1 insulin-like growth factor receptor. Proc Natl Acad Sci U S A 1993, 90: 11217-21.

[90] Hellawell GO, Turner GD, Davies DR, et al. Expression of the type 1 insulin-like growth factor receptor is up-regulated in primary prostate cancer and commonly persists in metastatic disease. Cancer Res 2002, 62: 2942-50.

[91] Law JH, Habibi G, Hu K, et al. Phosphorylated insulin-like growth factor-i/insulin receptor is present in all breast cancer subtypes and is related to poor survival. Cancer Res 2008, 68: 10238-46.

[92] Frasca F, Pandini G, Sciacca L, et al. The role of insulin receptors and IGF-I receptors in cancer and other diseases. Arch Physiol Biochem 2008, 114: 23-37.

[93] Samani AA, Yakar S, Leroith D, et al. The role of the IGF system in cancer growth and metastasis: overview and recent insights. Endocr Rev 2007, 28: 20-47.

[94] Howard JM, Beddy P, Ennis D, et al. Associations between leptin and adiponectin receptor upregulation, visceral obesity and tumour stage in oesophageal and junctional adenocarcinoma. Br J Surg 2010, 97: 1020-7.

[95] Piao W, Wang Y, Adachi Y, et al. Insulin-like growth factor-I receptor blockade by a specific tyrosine kinase inhibitor for human gastrointestinal carcinomas. Mol Cancer Ther 2008, 7: 1483-93.

[96] Liu YC, Leu CM, Wong FH, et al. Autocrine stimulation by insulin-like growth factor I is involved in the growth, tumorigenicity and chemoresistance of human esophageal carcinoma cells. J Biomed Sci 2002, 9: 665-74.

[97] Turner NC, Reis-Filho JS, Russell AM, et al. BRCA1 dysfunction in sporadic basal-like breast cancer. Oncogene 2007, 26: 2126-32.

译者：朱季香，内科学硕士，四川省遂宁市第一人民医院
　　　消化内科医师
审校：高树庚，中国医学科学院肿瘤医院

Cite this article as: Nagaraja V, Eslick GD. Forthcoming prognostic markers for esophageal cancer: a systematic review and meta-analysis. J Gastrointest Oncol 2014;5(1):67-76. doi: 10.3978/j.issn.2078-6891.2013.054

第三十六章　食管癌患者同步放化疗后生存期的预测：我们做到了么？

Abraham J. Wu, Karyn A. Goodman

Department of Radiation Oncology, Memorial Sloan Kettering Cancer Center, New York, NY 10065, USA
Correspondence to: Abraham Wu, MD. Department of Radiation Oncology, Memorial Sloan Kettering Cancer Center, 1275 York Avenue, Box 22, New York, NY 10065, USA. Email: wua@mskcc.org.

摘要： 同步放化疗(CRT)是一项成熟的食管癌治疗方法，但是疾病复发仍很常见且多数患者并没有从单一的同步CRT治疗中得到缓解。因此，我们需要可靠的预测手段，以评估患者的预后和指导下一步治疗，尤其针对同步CRT治疗后将接受手术治疗的患者。本文综述了临床基线特征如组织学和肿瘤负荷等在预测同步CRT疗效中的作用。同步CRT治疗后的评估，尤其是PET-CT扫描，可能为获得完全缓解的几率及预后提供更多的信息，但是其对于临床预后的评估作用仍非常有限。近期涌现的研究有望可以探索出能够特异地、精准地预测同步CRT治疗疗效的分子标记物。

关键词： 食管癌；放射治疗；放化疗(CRT)；疗效预测

View this article at: http://dx.doi.org/10.3978/j.issn.2078-6891.2014.099

1　引言

放射治疗与增加放疗敏感性的化疗同步进行，是非转移性食管癌的治疗方法之一。RTOG850临床试验结果显示：与单纯放疗无长期生存相比，大约1/4的患者在接受同步放化疗后可以获得长期生存[1-2]。不幸的是，绝大多数患者在接受同步放化疗后仍会出现疾病复发，因此，医生们试图通过增强CRT治疗的强度或联合其他治疗特别是手术治疗，以期改善患者的预后。

对于多数患者而言，治疗的失败源于局部进展。RTOG 8501研究中，局部进展的患者超过50%，这说明很多患者不仅仅出现了局部复发，且存在局部病情控制不佳。迄今为主，试图通过增加放射治疗强度来提高局部控制率的试验均以失败告终[3-4]。考虑到现行同步CRT治疗方案的中度放疗剂量已伴有显著的急性不良反应，

更高的放疗剂量并不能提高同步CRT的疗效。尽管如此，对于仅仅接受同步CRT治疗的患者，最优的放疗剂量至今仍没有明确，而是取决于原始肿块的位置、组织学类型等。为了制定更佳的个体化治疗策略，判断哪些患者可能会从强化的放疗剂量中获益，哪些患者适合中等强度的放疗剂量，提高同步放化疗疗效预测的需求迫在眉睫。

对于可手术切除的患者，CRT治疗后通常采用包含手术的三联治疗方案。由于CRT治疗的病理完全缓解(pCR)率仅仅为20%~30%，手术可降低残留肿瘤导致的局部进展或远处转移可能[5]。有两项随机临床试验表明，CRT治疗后接受包含手术的三联治疗方案的患者与不接受手术治疗的患者相比，局部复发率更低[6-7]。然而，这两项研究均未能证实手术可以延长患者的生存期，治疗相关性死亡率升高可能是导致这一结果的原

因。

尽管目前的资料未能显示可明显延长生存期的优势，但是部分患者确实可从CRT后的手术治疗中获益。手术可以彻底切除对CRT治疗无反应的残存肿瘤病灶，正因如此，手术是肿瘤未发生播散前的有效治疗方法。相反，对于CRT治疗后获得pCR的少数患者而言，手术似乎无明显治疗意义，徒增手术相关疾病的风险。因此，预测及判断患者是否能够从单纯CRT治疗中获得pCR具有重大的临床意义。

关于预测CRT疗效的潜在预测因子的研究有很多，这些预测因子大致可分为两大类：①基于治疗前患者或肿瘤的特征；②基于CRT治疗过程中或治疗结束时的诊断性检查或肿瘤特征。

2　CRT 治疗前的预测因子

除了肿瘤分期外，预测食管癌治疗疗效及预后的最重要的因素是组织学类型。RTOG 8501临床试验的绝大部分研究对象均是鳞癌(SCC)患者，因而目前支持同步CRT治疗疗效的证据几乎仅限于食管鳞状细胞癌，同样的，上述另外两项关于CRT治疗后是否接受手术切除的临床研究也是如此。同步CRT治疗也是目前西方食管腺癌(AC)的主要治疗策略，但是关于其治疗效果目前还没有前瞻性临床研究。多项证据表明与腺癌相比，食管鳞癌对同步CRT治疗具有更高的反应率。例如，一项配对研究分析显示，同步CRT治疗在食管鳞癌患者中的临床完全缓解率(cCR)明显高于腺癌患者[8]。

研究显示pCR率与患者预后相关[9]，在研究术前CRT治疗的试验中，pCR率通常是同步CRT治疗预期疗效的替代指标。在著名的CROSS临床试验中患者术前接受卡铂加紫杉醇化疗，同步予剂量为4140cGy的放疗，与单纯手术治疗的疗效相比，结果显示，尽管食管鳞癌与腺癌患者均可以从术前的同步CRT治疗中获益，但是鳞癌患者的完全缓解率明显高于腺癌患者(49% vs. 23%，P=0.008)[5]。MSK癌症研究中心的一项研究对CRT治疗后食管切除的标本进行了分析，其结果显示食管鳞癌的pCR率明显高于腺癌[10]。而腺癌中印戒细胞及分级较高的肿瘤细胞对CRT治疗的反应率可能更低[11-13]。

由于食管鳞癌患者同步CRT治疗的疗效优于腺癌，因而当同步CRT治疗达到cCR时，部分临床医生更加倾向于延迟鳞癌患者CRT治疗后的手术治疗。有证据表明达到cCR的食管鳞癌患者更有可能达到pCR，无需手术

即可治愈。安德森癌症中心的一项分析结果显示，在CRT治疗后获得cCR的患者中，组织学为鳞状细胞癌的患者可获得更长的无病生存期(DFS)[13]。然而，仍有不少达到cCR的SCC患者存在镜下残存病灶，因此，对于能够安全接受手术的cCR患者，是否行手术治疗目前尚无定论[14]。

同步CRT后手术治疗存在潜在风险，而明确残存病灶又有其必要性，在这两者之间寻求一种平衡，即是挽救性手术。只有当患者存在残存肿瘤或者局部复发时，才进行手术治疗，这一方法可能会提高局控率。RTOG报道了一个小样本的单臂研究结果，显示同步CRT治疗后多数腺癌患者接受挽救了性手术，治疗效果良好[15]。尽管如此，该治疗方案的选择仍依赖于对CRT治疗有效和无效的区别能力。

除了组织学的差异，基线的肿瘤体积和侵犯范围通常被认为与同步CRT治疗的疗效相关。安德森癌症研究中心的研究团队发现，有淋巴结转移和T3/T4的患者接受同步CRT治疗后DFS更差[13]。一项来自台湾的研究报道，治疗前肿瘤浸润的程度越深，直径越大，CRT治疗后局部复发率越高[16]。日本的研究者发现，与T、N分期一致，淋巴结大小是SCC患者接受同步CRT治疗疗效的独立性预测因子[17]。从逻辑上说，基线肿瘤负荷较大的患者，即使CRT治疗获得cCR，其复发风险仍然较高，但是目前还没有一个明确的区分标准，来鉴别哪些患者应接受进一步的治疗，如手术。

FDG-PET扫描成像在发现食管癌患者转移病灶方面具有明确的价值，该方法作为CRT治疗疗效的预测手段被广泛研究。FDG摄取的强度与肿瘤细胞代谢活性相关，可能在预测肿瘤生物学行为及治疗反应性方面也具有一定作用。诸多试验研究了食管癌患者基线的最大标准摄取值(SUVmax)的预后预测价值，多数结果显示SUVmax与预后相关[18]。然而，基线SUVmax在CRT治疗中是否是一个独立的疗效预测因子还不清楚。Rizk等发现，对于仅仅接受手术切除的患者而言，SUVmax越低，预后越好，但是对于术前接受CRT治疗的患者，SUVmax并不能预测患者的预后[19-20]。实际上，SUVmax>4.5的患者在接受CRT治疗后更容易达到pCR，提示基线FDG摄取值高实际上预示着同步CRT治疗疗效更佳。但是，Suzuki等对接受同步CRT治疗的患者分析研究却得出了相反的结论，认为基线SUVmax越大，总生存期越短[21]。该研究小组最近的研究结果显示基线SUVmax<6的患者接受单纯CRT治疗与接受三联治疗的

疗效相当，这一发现有待于进一步证实[22]。

3 CRT 治疗后的预测因子

尽管对肿瘤分期、组织学类型，以及代谢活性进行严格的界定，仅仅依赖治疗前临床特征分类鉴别出对CRT治疗有效的食管癌患者似乎不可能。CRT治疗后肿瘤负荷的评估，直接衡量CRT治疗的有效性，可能是患者长期生存预后的更可靠指标。CRT治疗后仍发现有恶性细胞(如活检发现)证明同步CRT治疗无法达到治愈。但是，由于微小病灶难以识别，当未检测到恶性细胞时，难以证实CRT治疗已达到治愈效果。唯一能够证实已获得pCR的方法是切除肿块进行病理分析，但是这明显与我们希望通过预测疗效以判断是否需要手术的初衷相悖。

最常见的明确CRT疗效的方法是内镜下活检。不出所料，CRT治疗后活检阴性的患者与活检阳性的患者相比，预后更佳，因为活检阴性至少为真正的pCR添加了一线希望[23]。然而，多项研究结果显示，大多数CRT治疗后活检呈阴性的患者在食管切除标本中仍发现了残存肿瘤病灶。总的来说，内镜下活检的阴性预测值的准确率大约为30%[23-26]。基于前文所提及的同步CRT是否联合手术的随机研究的结果，是否可以通过手术切除残留的病灶从而提高患者的总生存期仍不清楚。无论怎样，有一点是十分明确的，取材误差会明显限制CRT治疗后活检的预后预测作用。CRT治疗后通过超声内镜对疾病进行重新分期的准确率同样非常低[27]。

CRT治疗后PET扫描是否可以鉴别完全缓解和非完全缓解已被广泛研究。一项来自维克森林大学的研究结果非常令人振奋，研究者发现代谢水平的完全缓解是患者接受同步CRT治疗后生存期的最有效的预测因子，这预示着只有未达到代谢性缓解的患者才需要接受手术治疗[28]。安德森癌症研究中心的研究者报道，只有当CRT治疗后达到明显的代谢缓解时，同步CRT治疗才可与三联治疗获得同样的生存期，CRT治疗后是否存在FDG摄取活性可作为是否需要手术治疗的可靠性判断指标[29]。

迄今为止，有多个研究小组报道了CRT治疗后代谢性反应与患者疗效、预后存在明显的相关性，包括pCR及生存期[30-34]。然而，有些研究小组也报道了残余FDG活性与pCR之间无明显相关性或临床意义[35-36]。有一篇综述试图整合这些关于诱导化疗或CRT治疗后PET反应性的研究的不同结果，由于患者临床特征的不同及FDG-PET技术的差异性，从这些回顾性的研究中得出一个总的结论非常困难，但是作者仍然发现，残余FDG摄取活性具有预测预后的价值[18]。CRT治疗后PET反应性的评估价值可能不及单纯化疗后，因为放射性食管炎导致的持续性FDG摄取活性难以与恶性细胞呈现出的摄取活性相鉴别。

FDG-PET对于评估化疗后的食管腺癌的疗效具有特殊的价值。来自德国的一项非常有趣的前瞻性研究结果显示，在诱导化疗开始后，早期的PET反应性可以预测患者是否可以获得明显的病理缓解[37]。在化疗后2周进行PET扫描，SUVmax值降低超过基线水平的35%即预示着更长的PFS。MSK癌症研究中心的一项前瞻性研究显示，患者接受术前诱导化疗后序贯CRT治疗，化疗后PET的反应率与CRT治疗后pCR的发生率相关[38]。因为RTOG 8501临床试验证明了放疗联合有效的化疗即可达到治愈效果，诱导化疗后PET反应性可能是一个有效的同步CRT治疗预后预测因素。目前正在进行的前瞻性研究CALGB 80803试验，研究的是利用诱导化疗后PET扫描来指导放射增敏性化疗方案的选择，这一试验可能会进一步证实诱导化疗后PET的反应性可以预测CRT治疗后患者的预后。

综合多种临床因素比单一因素更能准确地判断患者的预后。Ajani等在对大规模患者的多种临床因素进行多元化分析的基础上，建立了一个CRT治疗后pCR的预测模型[12]。他们发现患者性别、肿瘤分级、T分期、治疗后SUVmax值，治疗后活检结果均是pCR的独立性相关因素，然后将这些因素整合入一个列线图。CRT治疗后列线图高数值预示着手术后获得pCR的概率大于60%。作者指出这一模型在用于临床之前还需要进一步的研究证实。即使得到验证，一个能够准确预测大约2/3的pCR的模型对于制定临床决策(如手术)是否已经足够，仍然具有争议。

4 分子标志物及未来发展方向

尽管临床参数和PET评估对同步CRT治疗反应性具有一定的预测价值，但是这些预测工具中没有任何一个足以确定某一患者接受单一的CRT治疗即可获得最佳生存时间，或者手术治疗一定会改善预后。那么，我们还需要进行更多的研究，来探索可能具有预测CRT反应率的潜在分子标志物。

研究报道多种分子标记物与CRT反应相关，包括

NF-kB[39]、P53[40]、ERCC1[41]、BRCA1[42]，以及ALDH-1[43]，等等。DNA修复[44]和凋亡相关性蛋白的表达水平[45]同样被认为可能具有CRT反应的预测作用。也有数个研究小组建立了多基因表达谱来区别CRT治疗有效患者及无效的患者[46-47]。

近期新领域的研究包括mi-RNA与CRT反应相关性的研究。Ko等人报道了一项研究结果，CRT治疗后呈现出完全缓解的患者显示出更加多样化的miRNA表达谱[48]。Skinner等随后建立了一个预测新辅助CRT疗效的miRNA表达模型[49]。血清分子标记物如蛋白补体水平[50]及IL-6水平[51]，同样与CRT反应性相关。荷兰的一个研究小组最近报道了肿瘤干细胞标记物可能在食管癌放疗的疗效预测中具有一定价值[52]。

上述任何一个预测因子或其他预测因子是否能经得住大样本的研究证实我们还不得而知，在有足够的证据表明这些分子标记物具有明确的预测价值，可广泛应用于临床工作及治疗决策的制定之前，我们仍有许多分析探索工作要做。CRT反应性预测因子探索研究的突破性进展也有可能源自于我们对现有研究结果的进一步分析。

5　结论

目前，临床医师无法根据现有的临床工具来预测同步CRT是否可以达到治愈效果，或者是pCR。然而，仍有多个临床因素被证实与CRT治疗预后具有相关性，虽然结果不甚完美，但也有相当分量的依据。基线临床特征，最显著的是病理类型，以及SUVmax可能与pCR具有明显相关性。此外，CRT治疗后的多项评估，如活检和PET扫描，同样具有预测价值。CRT治疗后活检呈阳性预示着单一的CRT治疗不能达到治疗效果，需要手术获得更佳的疗效。CRT后PET阴性加上活检呈阴性提示无需手术即可获得良好的预后，但是这种情况下是否完全无需手术依然存在争议，因为仍有残留微小病灶的风险。即使目前CRT治疗后活检和PET扫描的敏感性均不足以检测出残存的微小病灶，但它们对于手术风险较高的食管癌患者来说意义重大，它们可以评估预期疗效及指导下一步治疗。分子标记物的相关研究一定程度上改善了现有的预测状况，但是哪一种分子标记物的预测效果最佳目前还不确定，而这些预测工具何时能够用于指导临床决策的制定同样未知。

声明

作者宣称无任何利益冲突。

参考文献

[1] Cooper JS, Guo MD, Herskovic A, et al. Chemoradiotherapy of locally advanced esophageal cancer: long-term follow-up of a prospective randomized trial (RTOG 85-01). Radiation Therapy Oncology Group. JAMA, 1999, 281: 1623-1627.

[2] Herskovic A, Martz K, al-Sarraf M, et al. Combined chemotherapy and radiotherapy compared with radiotherapy alone in patients with cancer of the esophagus. N Engl J Med, 1992, 326: 1593-1598.

[3] Gaspar LE, Winter K, Kocha WI, et al. A phase I/II study of external beam radiation, brachytherapy, and concurrent chemotherapy for patients with localized carcinoma of the esophagus (Radiation Therapy Oncology Group Study 9207): final report. Cancer, 2000, 88: 988-995.

[4] Minsky BD, Pajak TF, Ginsberg RJ, et al. INT 0123 (Radiation Therapy Oncology Group 94-05) phase III trial of combined-modality therapy for esophageal cancer: high-dose versus standard-dose radiation therapy. J Clin Oncol, 2002, 20: 1167-1174.

[5] van Hagen P, Hulshof MC, van Lanschot JJ, et al. Preoperative chemoradiotherapy for esophageal or junctional cancer. N Engl J Med, 2012, 366: 2074-2084.

[6] Bedenne L, Michel P, Bouché O, et al. Chemoradiation followed by surgery compared with chemoradiation alone in squamous cancer of the esophagus: FFCD 9102. J Clin Oncol, 2007, 25: 1160-1168.

[7] Stahl M, Stuschke M, Lehmann N, et al. Chemoradiation with and without surgery in patients with locally advanced squamous cell carcinoma of the esophagus. J Clin Oncol, 2005, 23: 2310-2317.

[8] Tougeron D, Di Fiore F, Hamidou H, et al. Response to definitive chemoradiotherapy and survival in patients with an oesophageal adenocarcinoma versus squamous cell carcinoma: a matched-pair analysis. Oncology, 2007, 73: 328-334.

[9] Berger AC, Farma J, Scott WJ, et al. Complete response to neoadjuvant chemoradiotherapy in esophageal carcinoma is associated with significantly improved survival. J Clin Oncol, 2005, 23: 4330-4337.

[10] Rizk NP, Seshan VE, Bains MS, et al. Prognostic factors after combined modality treatment of squamous cell carcinoma of the esophagus. J Thorac Oncol, 2007, 2: 1117-1123.

[11] Patel VR, Hofstetter WL, Correa AM, et al. Signet ring cells in

esophageal adenocarcinoma predict poor response to preoperative chemoradiation. Ann Thorac Surg, 2014, 98: 1064-1071.

[12] Ajani JA, Correa AM, Hofstetter WL, et al. Clinical parameters model for predicting pathologic complete response following preoperative chemoradiation in patients with esophageal cancer. Ann Oncol, 2012, 23: 2638-2642.

[13] Amini A, Ajani J, Komaki R, et al. Factors associated with local-regional failure after definitive chemoradiation for locally advanced esophageal cancer. Ann Surg Oncol, 2014, 21: 306-314.

[14] Molena D, Sun HH, Badr AS, et al. Clinical tools do not predict pathological complete response in patients with esophageal squamous cell cancer treated with definitive chemoradiotherapy. Dis Esophagus, 2014, 27: 355-359.

[15] Swisher SG, Winter KA, Komaki RU, et al. A Phase II study of a paclitaxel-based chemoradiation regimen with selective surgical salvage for resectable locoregionally advanced esophageal cancer: initial reporting of RTOG 0246. Int J Radiat Oncol Biol, Phys 2012, 82: 1967-1972.

[16] Chao YK, Tseng CK, Wen YW, et al. Using pretreatment tumor depth and length to select esophageal squamous cell carcinoma patients for nonoperative treatment after neoadjuvant chemoradiotherapy. Ann Surg Oncol, 2013, 20: 3000-3008.

[17] Nomura M, Shitara K, Kodaira T, et al. Recursive partitioning analysis for new classification of patients with esophageal cancer treated by chemoradiotherapy. Int J Radiat Oncol Biol Phys, 2012, 84: 786-792.

[18] Omloo JM, van Heijl M, Hoekstra OS, et al. FDG-PET parameters as prognostic factor in esophageal cancer patients: a review. Ann Surg Oncol, 2011, 18: 3338-3352.

[19] Rizk N, Downey RJ, Akhurst T, et al. Preoperative 18[F]-fluorodeoxyglucose positron emission tomography standardized uptake values predict survival after esophageal adenocarcinoma resection. Ann Thorac Surg, 2006, 81: 1076-1081.

[20] Rizk NP, Tang L, Adusumilli PS, et al. Predictive value of initial pet-suvmax in patients with locally advanced esophageal and gastroesophageal junction adenocarcinoma. J Thorac Oncol, 2009, 4: 875-879.

[21] Suzuki A, Xiao L, Hayashi Y, et al. Prognostic significance of baseline positron emission tomography and importance of clinical complete response in patients with esophageal or gastroesophageal junction cancer treated with definitive chemoradiotherapy. Cancer, 2011, 117: 4823-4833.

[22] Suzuki A, Xiao L, Taketa T, et al. Results of the baseline positron emission tomography can customize therapy of localized esophageal adenocarcinoma patients who achieve a clinical complete response after chemoradiation. Ann Oncol, 2013, 24: 2854-2859.

[23] Miyata H, Yamasaki M, Takiguchi S, et al. Prognostic value of endoscopic biopsy findings after induction chemoradiotherapy with and without surgery for esophageal cancer. Ann Surg, 2011, 253: 279-284.

[24] Peng HQ, Halsey K, Sun CC, et al. Clinical utility of postchemoradiation endoscopic brush cytology and biopsy in predicting residual esophageal adenocarcinoma. Cancer, 2009, 117: 463-472.

[25] Sarkaria IS, Rizk NP, Bains MS, et al. Post-treatment endoscopic biopsy is a poor-predictor of pathologic response in patients undergoing chemoradiation therapy for esophageal cancer. Ann Surg, 2009, 249: 764-767.

[26] Yang Q, Cleary KR, Yao JC, et al. Significance of post-chemoradiation biopsy in predicting residual esophageal carcinoma in the surgical specimen. Dis Esophagus, 2004, 17: 38-43.

[27] Griffin JM, Reed CE, Denlinger CE. Utility of restaging endoscopic ultrasound after neoadjuvant therapy for esophageal cancer. Ann Thorac Surg, 2012, 93: 1855-1859; discussion 1860.

[28] Monjazeb AM, Riedlinger G, Aklilu M, et al. Outcomes of patients with esophageal cancer staged with [18F] fluorodeoxyglucose positron emission tomography (FDG-PET): can postchemoradiotherapy FDG-PET predict the utility of resection? J Clin Oncol, 2010, 28: 4714-4721.

[29] Murthy SB, Patnana SV, Xiao L, et al. The standardized uptake value of 18-fluorodeoxyglucose positron emission tomography after chemoradiation and clinical outcome in patients with localized gastroesophageal carcinoma. Oncology, 2010, 78: 316-322.

[30] Flamen P, Van Cutsem E, Lerut A, et al. Positron emission tomography for assessment of the response to induction radiochemotherapy in locally advanced oesophageal cancer. Ann Oncol, 2002, 13: 361-368.

[31] Javeri H, Xiao L, Rohren E, et al. The higher the decrease in the standardized uptake value of positron emission tomography after chemoradiation, the better the survival of patients with gastroesophageal adenocarcinoma. Cancer, 2009, 115: 5184-5192.

[32] Jayachandran P, Pai RK, Quon A, et al. Postchemoradiotherapy positron emission tomography predicts pathologic response and survival in patients with esophageal cancer. Int J Radiat Oncol Biol Phys, 2012, 84: 471-477.

[33] Kim MK, Ryu JS, Kim SB, et al. Value of complete metabolic response by (18)F-fluorodeoxyglucose-positron emission tomography in oesophageal cancer for prediction of pathologic response and survival after preoperative chemoradiotherapy. Eur J Cancer, 2007, 43: 1385-1391.

[34] Swisher SG, Erasmus J, Maish M, et al. 2-Fluoro-2-deoxy-D-glucose positron emission tomography imaging is predictive of pathologic response and survival after preoperative

chemoradiation in patients with esophageal carcinoma. Cancer, 2004, 101: 1776-1785.

[35] Piessen G, Petyt G, Duhamel A, et al. Ineffectiveness of 18F-fluorodeoxyglucose positron emission tomography in the evaluation of tumor response after completion of neoadjuvant chemoradiation in esophageal cancer. Ann Surg, 2013, 258: 66-76.

[36] Vallböhmer D, Hölscher AH, Dietlein M, et al. [18F]-Fluorodeoxyglucose-positron emission tomography for the assessment of histopathologic response and prognosis after completion of neoadjuvant chemoradiation in esophageal cancer. Ann Surg, 2009, 250: 888-894.

[37] Lordick F, Ott K, Krause BJ, et al. PET to assess early metabolic response and to guide treatment of adenocarcinoma of the oesophagogastric junction: the MUNICON phase II trial. Lancet Oncol, 2007, 8: 797-805.

[38] Ilson DH, Minsky BD, Ku GY, et al. Phase 2 trial of induction and concurrent chemoradiotherapy with weekly irinotecan and cisplatin followed by surgery for esophageal cancer. Cancer, 2012, 118: 2820-2827.

[39] Izzo JG, Malhotra U, Wu TT, et al. Association of activated transcription factor nuclear factor kappab with chemoradiation resistance and poor outcome in esophageal carcinoma. J Clin Oncol, 2006, 24: 748-754.

[40] Makino T, Yamasaki M, Miyata H, et al. p53 Mutation status predicts pathological response to chemoradiotherapy in locally advanced esophageal cancer. Ann Surg Oncol, 2010, 17: 804-811.

[41] Brabender J, Vallböhmer D, Grimminger P, et al. ERCC1 RNA expression in peripheral blood predicts minor histopathological response to neoadjuvant radio-chemotherapy in patients with locally advanced cancer of the esophagus. J Gastrointest Surg, 2008, 12: 1815-1821.

[42] Gao Y, Zhu J, Zhang X, et al. BRCA1 mRNA expression as a predictive and prognostic marker in advanced esophageal squamous cell carcinoma treated with cisplatin- or docetaxel-based chemotherapy/chemoradiotherapy. PLoS One, 2013, 8: e52589.

[43] Ajani JA, Wang X, Song S, et al. ALDH-1 expression levels predict response or resistance to preoperative chemoradiation in resectable esophageal cancer patients. Mol Oncol, 2014, 8: 142-149.

[44] Alexander BM, Wang XZ, Niemierko A, et al. DNA repair biomarkers predict response to neoadjuvant chemoradiotherapy in esophageal cancer. Int J Radiat Oncol Biol Phys, 2012, 83: 164-171.

[45] Chen Y, Wang Y, Song H, et al. Expression profile of apoptosis-related genes potentially explains early recurrence after definitive chemoradiation in esophageal squamous cell carcinoma. Tumour Biol, 2014, 35: 4339-4346.

[46] Duong C, Greenawalt DM, Kowalczyk A, et al. Pretreatment gene expression profiles can be used to predict response to neoadjuvant chemoradiotherapy in esophageal cancer. Ann Surg Oncol, 2007, 14: 3602-3609.

[47] Wen J, Yang H, Liu MZ, et al. Gene expression analysis of pretreatment biopsies predicts the pathological response of esophageal squamous cell carcinomas to neo-chemoradiotherapy. Ann Oncol, 2014, 25: 1769-1774.

[48] Ko MA, Zehong G, Virtanen C, et al. MicroRNA expression profiling of esophageal cancer before and after induction chemoradiotherapy. Ann Thorac Surg 2012, 94: 1094-1102, discussion, 1102-1103.

[49] Skinner HD, Lee JH, Bhutani MS, et al. A validated miRNA profile predicts response to therapy in esophageal adenocarcinoma. Cancer, 2014. [Epub ahead of print].

[50] Maher SG, McDowell DT, Collins BC, et al. Serum proteomic profiling reveals that pretreatment complement protein levels are predictive of esophageal cancer patient response to neoadjuvant chemoradiation. Ann Surg, 2011, 254: 809-816; discussion 816-817.

[51] Makuuchi Y, Honda K, Osaka Y, et al. Soluble interleukin-6 receptor is a serum biomarker for the response of esophageal carcinoma to neoadjuvant chemoradiotherapy. Cancer Sci, 2013, 104: 1045-1051.

[52] Smit JK, Faber H, Niemantsverdriet M, et al. Prediction of response to radiotherapy in the treatment of esophageal cancer using stem cell markers. Radiother Oncol, 2013, 107: 434-441.

译者：庄园，常州肿瘤医院
审校：邓垒，中国医学科学院肿瘤医院；
　　　惠周光，中国医学科学院肿瘤医院

Cite this article as: Wu AJ, Goodman KA. Clinical tools to predict outcomes in patients with esophageal cancer treated with definitive chemoradiation: are we there yet? J Gastrointest Oncol 2015;6(1):53-59. doi: 10.3978/j.issn.2078-6891.2014.099

第三十七章　食管及食管胃结合部肿瘤皮肤转移2例

Fernando AM Herbella[1], Marco G Patti[2], Guilherme F Takassi[1]

[1]Department of Surgery, Escola Paulista de Medicina, Federal University of Sao Paulo, Sao Paulo, Brazil; [2]Department of Surgery, Pritzker School of Medicine, University of Chicago, Chicago, IL
Correspondence to: Fernando AM Herbella, MD. Hospital Sao Paulo, Department of Surgery, Escola Paulista de Medicina, Federal University of Sao Paulo, Rua Diogo de Faria 1087 cj 301, Sao Paulo 04037-003, SP, Brazil. Tel: +55-11-99922824; Fax: +55-11-39267610. Email: herbella.dcir@epm.br.

关键词：食管癌；转移；皮肤

View this article at: http://www.thejgo.org/article/view/34/html_27

1　引言

大部分食管癌患者初诊时已是晚期[1]。20%的患者会发生远处转移[2-3]，肝和肺是常见的转移部位[2-3]。皮肤转移很少被报道[4-12]。

我们报道2例食管癌皮肤转移病例。

2　病例报告

2.1　病例1

一名68岁的男性患者因吞咽困难3个月入院。上消化道内镜及CT检查提示胸中段食管鳞癌、侵及气道，无法手术。未发现淋巴结外的远处转移灶。患者鼻部及颈部皮肤并发两个快速增长的无痛性的红色结节，表面有溃疡(图1)。活检示鳞状细胞癌，考虑为转移灶，因为，尽管组织学无法区分食管转移鳞癌和皮肤原发鳞癌，但皮肤原发鳞癌不太可能同时在两处呈非典型、快速生长。患者接受了肿瘤专科治疗。

2.2　病例2

一名73岁的老年男性食管胃结合部肿瘤患者(T3N1M0)，在接受全胃及远端食管切除术并辅助化疗2年后，腹部皮肤出现大面积红斑(图2)。活检示腺癌。未发现其他复发部位。患者接受了肿瘤专科治疗。

3　讨论

皮肤不是肿瘤转移的常见部位。超过4 000例转移癌的病例回顾性分析发现，皮肤转移癌仅占10%[4]。而食管癌皮肤转移的发生率不足1%[9,13]。转移灶可来源于腺癌或鳞癌[4-12]。食管胃结合部肿瘤的特性和胃癌类似，较少发生皮肤转移[7]，胃癌皮肤转移的报道[9,14-15]也很罕见。皮肤转移灶有不同的表现，然而结节仍然是最常见的形式[5,8,10]。身体任何部位的皮肤均可能受累。

皮肤转移灶的出现表明肿瘤已经属于晚期，平均生存期仅为4个月[4]。外科医生必须认识到，皮肤病灶可能是食管癌全身播散的第一体征[4,9]。

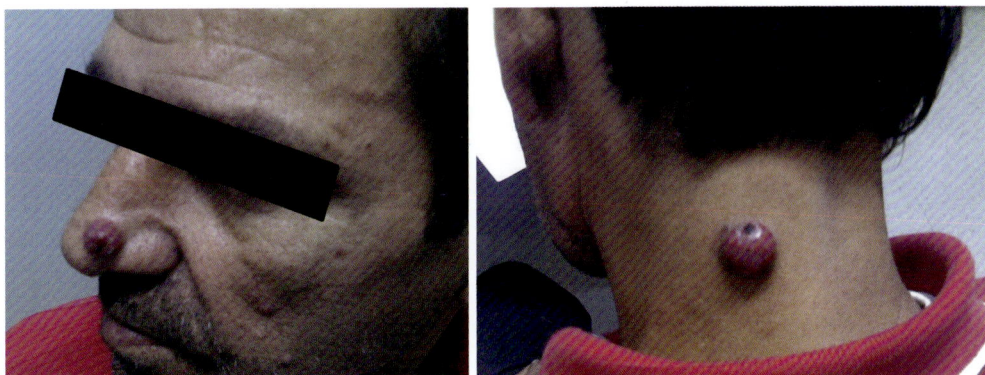

图1　食管鳞癌皮肤转移灶

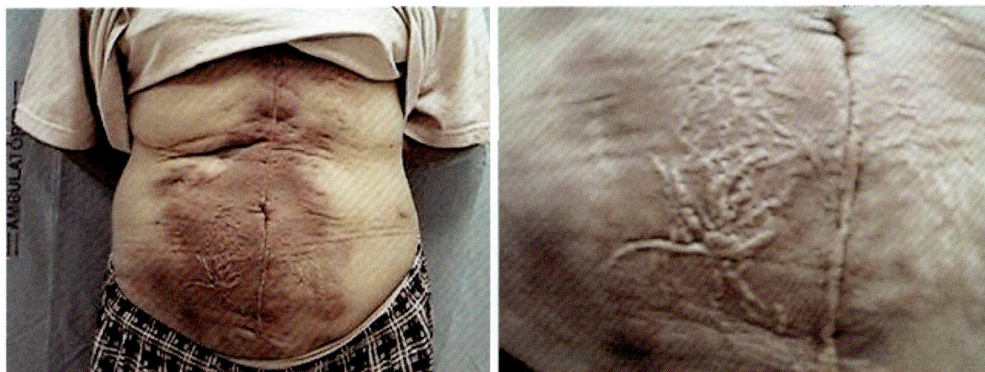

图2　食管胃结合部腺癌皮肤转移灶

声明

本文作者宣称无任何利益冲突。

参考文献

[1] Lightdale CJ. Esophageal cancer. American College of Gastroenterology. Am J Gastroenterol, 1999, 94: 20-29.

[2] van Vliet EP, Steyerberg EW, Eijkemans MJ, Kuipers EJ, Siersema PD. Detection of distant metastases in patients with oesophageal or gastric cardia cancer: a diagnostic decision analysis. Br J Cancer, 2007, 97: 868-876.

[3] van Vliet EP, Eijkemans MJ, Kuipers EJ, Hermans JJ, Steyerberg EW, Tilanus HW, et al. A comparison between low-volume referring regional centers and a high-volume referral center in quality of preoperative metastases detection in esophageal carcinoma. Am J Gastroenterol, 2006, 101: 234-242.

[4] Lookingbill DP, Spangler N, Helm KF. Cutaneous metastases in patients with metastatic carcinoma: a retrospective study of 4020 patients. J Am Acad Dermatol, 1993, 29: 228-236.

[5] Stein RH, Spencer JM. Painful cutaneous metastases from esophageal carcinoma. Cutis, 2002, 70: 230-232.

[6] Roh EK, Nord R, Juk ic DM. Scalp metastases from esophageal adenocarcinoma. Cutis, 2006, 77: 106-108.

[7] Nisi G, Grimaldi L, Brandi C, Silvestri A, Brafa A, Calabrò M, et al. Cutaneous metastases of the superior lip from adenocarcinoma of the gastro-oesophageal junction. A case report. Chir Ital, 2007, 59: 883-886.

[8] Fereidooni F, Kovacs K, Azizi MR, Nikoo M. Skin metastases from an occult esophageal adenocarcinoma. Can J Gastroenterol, 2005, 19: 673-676.

[9] Hu SC, Chen GS, Wu CS, Chai CY, Chen WT, Lan CC. Rates of cutaneous metastases from different internal malignancies: experience from a Taiwanese medical center. J Am Acad Dermatol, 2009, 60: 379-387.

[10] Park JM, Kim DS, Oh SH, Kwon YS, Lee KH. A case of esophageal adenoc arcinoma metastasized to the scalp. Ann Dermatol, 2009, 21: 164-167.

[11] Riley S, Wah T. Cutaneous metastasis of esophageal adenocarcinoma with an unusual presentation. J Clin Ultrasound, 2007, 35: 289-292.

[12] Adyanthaya R. Multiple cutaneous metastases from esophageal adenocarcinoma. J Gastrointest Cancer, 2008, 39: 22-25.

[13] Quint LE, Hepburn LM, Francis IR, Whyte RI, Orringer MB. Incidence and distribution of distant metastases from newly diagnosed esophageal carcinoma. Cancer, 1995, 76: 1120-1125.

[14] Aneiros-Fernandez J, Husein-ElAhmed H, Arias-Santiago S, Escobar Gómez-Villalva F, Nicolae A, O' Valle Ravassa F, et al. Cutaneous metastasis as first clinical manifestation of signet ring cell gastric carcinoma. Dermatol Online J, 2010, 16: 9.

[15] Xavier MH, Vergueiro Tde R, Vilar EG, Pinto JM, Issa MC, Pereira GB, et al. Cutaneous metastasis of gastric adenocarcinoma: an exuberant and unusual clinical presentation. Dermatol Online J, 2008, 14: 8.

译者: 祝鸿程, 南京医科大学第一附属医院
审校: 高树庚, 中国医学科学院肿瘤医院

Cite this article as: Herbella F, Patti M, Takassi G. Skin metastases from esophageal and esophagogastric junction cancer. J Gastrointest Oncol 2011;2(2):104-105. doi:10.3978/j.issn.2078-6891.2011.007

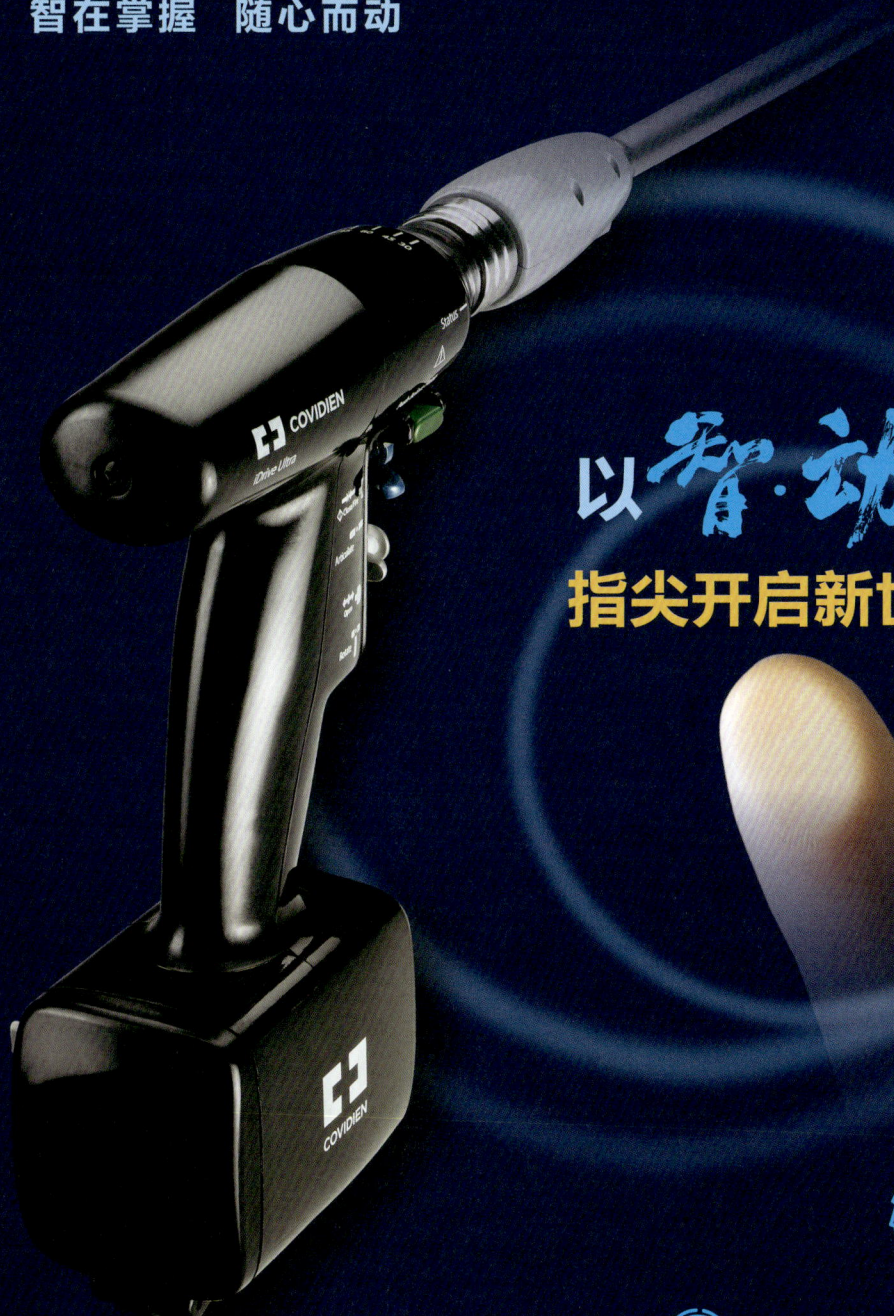

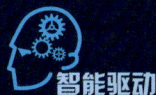

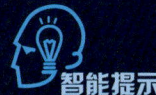

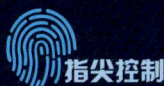

Tri-Staple™ 智能吻合技术

系列钉仓及新一代腔镜下切割吻合器

内紧外松、三排不同高度缝钉设计

- 血液容易滋养到吻合口唇边，帮助愈合；
- 提供宽泛的组织适应范围。

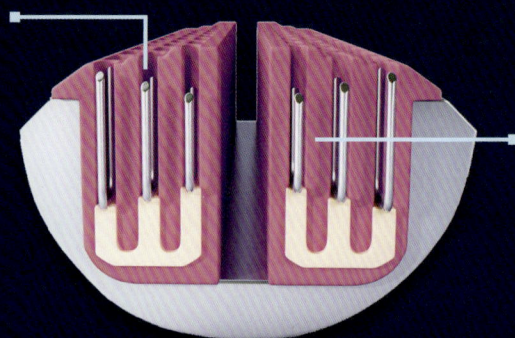

阶梯型钉匣设计，渐进型组织夹闭

- 在闭合和击发的过程中方便组织液向两侧宣泄，组织易被压缩到适合缝合的厚度；
- 侧向力的分散，防止远端组织被推挤出，确保有效工作长度。

Tri-Staple™ Technology

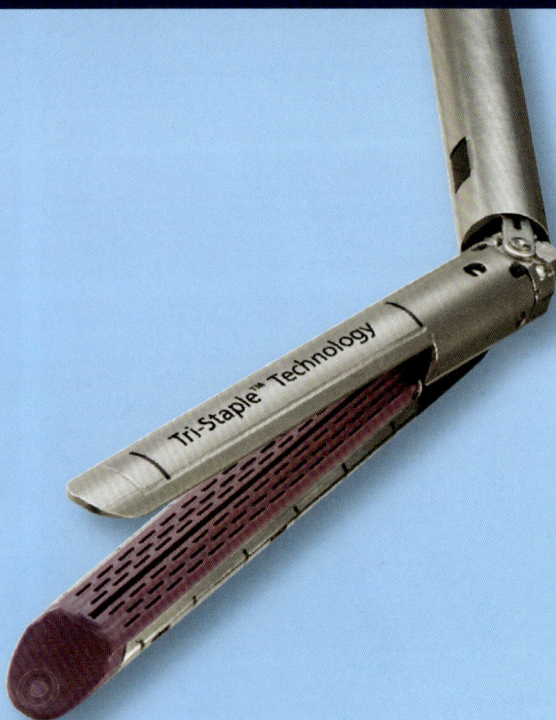

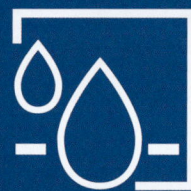

Tri-Staple™ Technology

更好的血供、帮助愈合

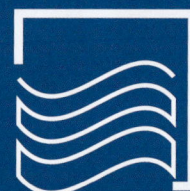

更好的组织厚度适应性

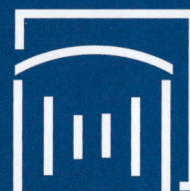

更少的组织压榨损伤

智能吻合技术整体解决方案

沪医械广审（文）字第2017040478号

国械注进20153660082

腔镜下切割吻合器及一次性钉匣

禁忌内容或注意事项请见说明书

Covidien llc

Medtronic
Further, Together

AME
Publishing Company

ESOPHAGEAL CANCER

Editors: Jie He, MD, PhD; Wayne L. Hofstetter, MD;

Guy D. Eslick, DrPH, PhD

Associate Editors: Shugeng Gao, MD, PhD; Haiquan Chen, MD, PhD;

Yin Li, MD, PhD; Yong tao Han, MD

Contents include:

- ◆ Molecular Biology
- ◆ Overview of Diagnosis and Treatment
- ◆ Therapeutic Endoscopy
- ◆ Surgery
- ◆ Radiotherapy and Medical Treatment
- ◆ Prognosis and Prediction

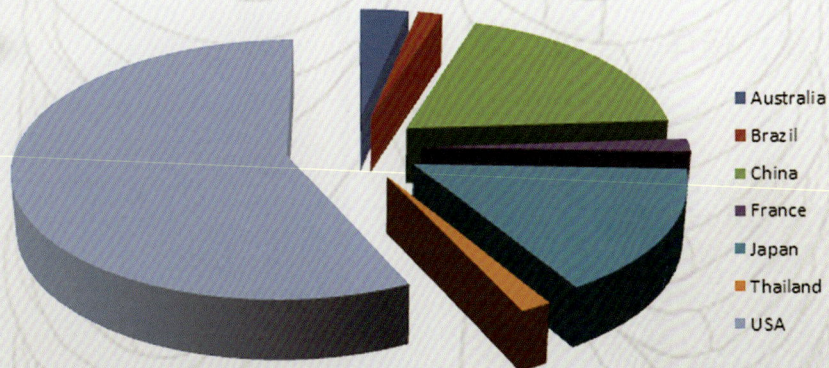

- ■ Australia
- ■ Brazil
- ■ China
- ■ France
- ■ Japan
- ■ Thailand
- ■ USA

来自Memorial Sloan–Kettering Cancer Center，MD Anderson Cancer Center，Duke University Medical Center, Yale University School of Medicine和Chinese National Cancer Center等众多国际著名癌症研究中心共120多位国际专家联手打造食管癌著作《Esophageal Cancer》

ASVIDE
AME Surgical Video Database

amazon

www.amegroups.com

On book cover:

AME 科研时间系列医学图书012

食管癌

主编 何杰 Wayne Hofstetter、Guy Eslick

丁香园
www.dxy.cn

ESOPHAGEAL CANCER

Editors Jie He, MD, PhD; Wayne L. Hofstetter, MD;
Guy D. Eslick, DrPH, PhD
Associate Editors Shugeng Gao, MD, PhD; Haiquan Chen, MD, PhD;
Yin Li, MD, PhD; Yong tao Han, MD,

AME
ASVIDE
www.amegroups.com

从住院医师到退休：
打造成功的胸外科职业生涯

AME 学术盛宴系列图书 002

特邀主编：Sean C. Grondin;

　　　　　F. Griffith Pearson

顾　　问：Mark Ferguson

主　　审：姜格宁

主　　译：戴洁、励逑元

副 主 译：杨洋、姜超

AME Wechat

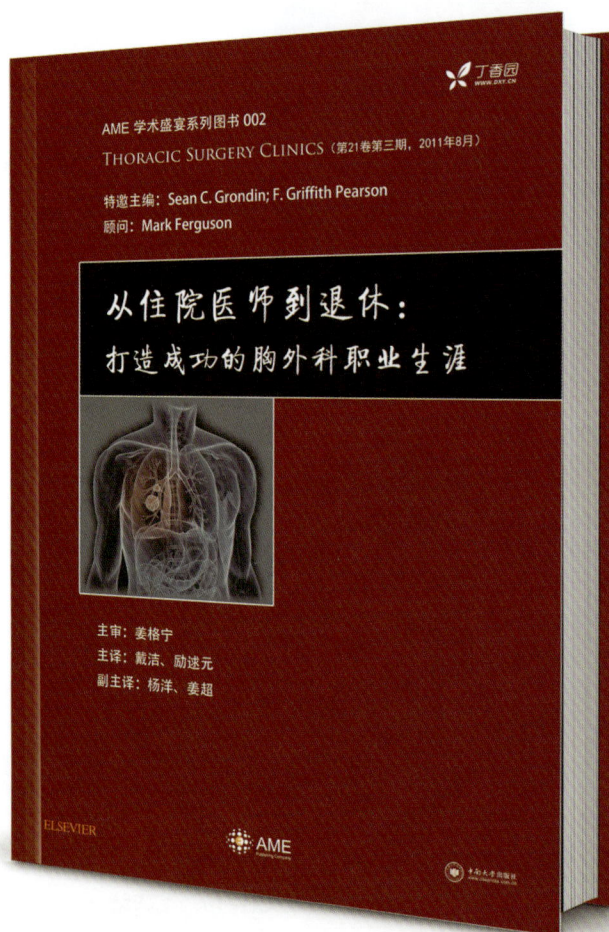

AME
Publishing Company

LUNG CANCER PRECISION MEDICINE

EDITORS: JIE HE,

RAFAEL ROSELL,

ERIC Y. CHUANG

Legend:
- USA
- Japan
- France
- Spain
- Australia
- Belgium
- Canada
- Italy
- The Netherlands
- UK
- Switzerland
- China
- Germany
- Korea
- Poland
- Austria
- Czech Republic
- Hungary

Pie chart values: 49%, 11%, 7%, 6%, 4%, 3%, 3%, 3%, 3%, 2%, 2%, 2%, 1%, 1%, 1%, 1%, 1%, 1%

Geographical distribution of the authors
for the book *Lung Cancer Precision Medicine*

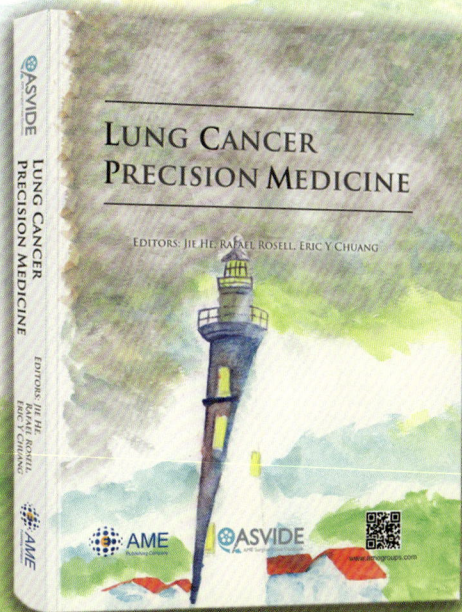

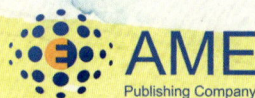

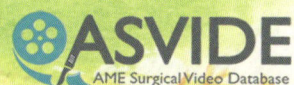

LUNG CANCER
PRECISION MEDICINE

EDITORS: JIE HE, RAFAEL ROSELL, ERIC Y CHUANG

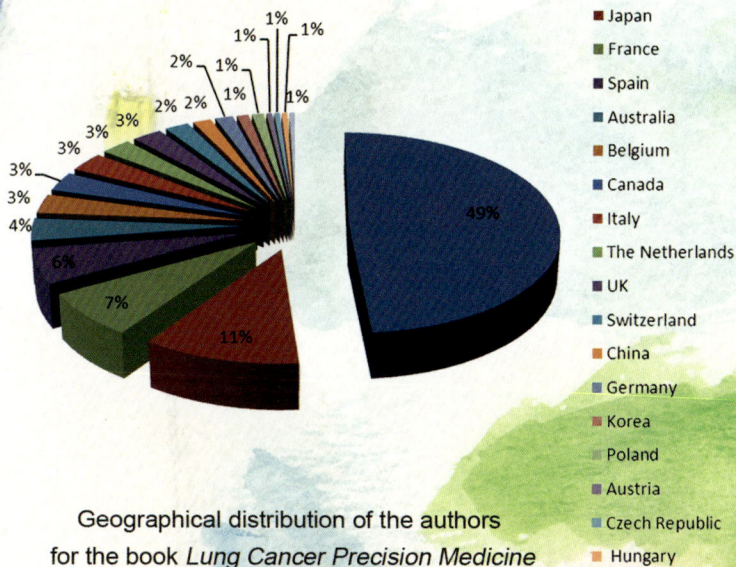